Theodor Puschmann, Max Neuburger, Julius Pagel

Handbuch der Geschichte der Medizin

2. Band 2. Teil

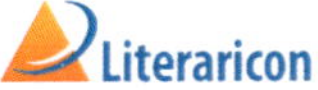

Theodor Puschmann, Max Neuburger, Julius Pagel

Handbuch der Geschichte der Medizin

2. Band 2. Teil

ISBN/EAN: 9783965063105

Auflage: 1

Erscheinungsjahr: 2019

Erscheinungsort: Treuchtlingen, Deutschland

Literaricon Verlag UG (haftungsbeschränkt), Uhlbergstr. 18, 91757 Treuchtlingen. Geschäftsführer: Günther Reiter-Werdin, www.literaricon.de. Dieser Titel ist ein Nachdruck eines historischen Buches. Es musste auf alte Vorlagen zurückgegriffen werden; hieraus zwangsläufig resultierende Qualitätsverluste bitten wir zu entschuldigen.

Printed in Germany

HANDBUCH

DER

GESCHICHTE DER MEDIZIN.

BEGRÜNDET VON

DR. MED. **TH. PUSCHMANN,**

WEILAND PROFESSOR AN DER UNIVERSITÄT IN WIEN.

BEARBEITET VON

GEH. SAN.-RAT DR. BARTELS, BERLIN; DR. WOLF BECHER, BERLIN; DR. IWAN BLOCH, BERLIN; PROFESSOR DR. BORUTTAU, GÖTTINGEN; PROFESSOR DR. CHIARI, PRAG; SAN.-RAT DR. LEOPOLD EWER, BERLIN; PROFESSOR DR. FASBENDER, BERLIN; PROFESSOR DR. FOSSEL, GRAZ; PROFESSOR DR. ROBERT FUCHS, DRESDEN; DR. GEIST-JACOBI, FRANKFURT A. MAIN; PROFESSOR DR. HELFREICH, WÜRZBURG; PROFESSOR DR. HEYMANN, BERLIN; HOFRAT DR. HÖFLER, TÖLZ; PROFESSOR DR. HORSTMANN, BERLIN; PROFESSOR DR. HUSEMANN (†), GÖTTINGEN; PROFESSOR DR. IPSEN, INNSBRUCK; OBERSTABSARZT PROFESSOR DR. KÖHLER, BERLIN; DR. G. KORN, BERLIN; PROFESSOR DR. KOSSMANN, BERLIN; PRIVATDOZENT DR. P. TH. MÜLLER, GRAZ; PRIVATDOCENT DR. NEUBURGER, WIEN; DR. FREIHERR FELIX V. OEFELE, NEUENAHR; DR. OTT, BERLIN; PROFESSOR DR. PAGEL, BERLIN; PROFESSOR DR. PAUSNITZ, GRAZ; DR. PREUSS, BERLIN; PROFESSOR DR. RILLE, LEIPZIG; DR. M. SACHS, BERLIN; PROFESSOR DR. SCHAER, STRASSBURG i/E.; SANITÄTSRAT DR. SCHEUBE, GREIZ; PROFESSOR DR. SCHRUTZ, PRAG; PRIVATDOCENT DR. RITTER VON TÖPLY, WIEN; PROFESSOR DR. VIERORDT, TÜBINGEN

HERAUSGEGEBEN VON

DR. MED. **MAX NEUBURGER,** UND DR. MED. **JULIUS PAGEL,**

DOCENT AN DER UNIVERSITÄT IN WIEN — PROFESSOR AN DER UNIVERSITÄT IN BERLIN.

ZWEITER BAND.

2. Teil

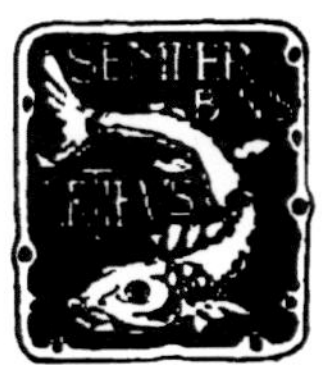

JENA.

VERLAG VON GUSTAV FISCHER.

1903.

Im vorliegenden II. Bande beginnt nunmehr ganz nach dem Plane des Begründers dieses Werks die geschichtliche Darstellung der neuzeitlichen Medizin und zwar geordnet nach den einzelnen Sondergebieten der Biologie und Pathologie. Ueber die Reihenfolge der Kapitel giebt das nachfolgende Inhaltsverzeichnis den erforderlichen Aufschluss. Dass mehrere der Herren Mitarbeiter in kurzen Rückblicken auch auf die ältere Zeit eingegangen sind, wird sicher das Verständnis des Zusammenhanges in der Entwicklung erleichtern. Aus gleichem Grunde dürfen wir hoffen, dass die im ursprünglichen Entwurf von Puschmann nicht vorgesehene, erst nachträglich von dem Mitherausgeber Neuburger bearbeitete allgemeine Einleitung als eine willkommene Zugabe erachtet werden wird, deren Notwendigkeit überdies keiner weiteren Begründung bedarf.

Wien und Berlin, im September 1903.

Neuburger. Pagel.

Inhaltsübersicht.

Seite

Die neuere Zeit.

Geschichte der Balneologie und der Grenzgebiete in der Neuzeit.

Von

von Oefele (Bad Neuenahr).

Schon bei den Tieren prägt sich vielfach das Bestreben deutlich aus sich zu baden oder anderweit zu reinigen. Während Hund und Pferd direkt in das Wasser gehen, reinigt sich die wasserscheue Hauskatze mit dem eigenen Speichel. Vögel baden sich teils in Wasser teils in Sand. Ohne Gelegenheit zu solchen Bädern nimmt das Ungeziefer im Gefieder sehr leicht überhand. Verschiedene Tiere besitzen ein weitgehendes Bedürfnis nach Licht, Luft und Wärme. Zur Gesundheit gehört auch die Möglichkeit der zeitweisen Lagerung in der Sonne bei manchen Tieren. Für Sommer- und Winteraufenthalt wählen Strich- und Zugvögel verschiedene Gegenden. Das wilde Rentier, das Reh und andere wechseln nach Klima und Jahreszeit Wald, Feld und Gegend. Selbst Fische wandern. Bewegung im engeren Rahmen, als niederste Gymnastik führen alle Tiere der Menagerien aus, soweit sie nicht dem Dahinsiechen verfallen sind. Alle anderen gehen, laufen, klettern oder fliegen im Tage hunderte und tausende Male denselben kurzen Weg.

Mit den ersten Anfängen der Chirurgie, den ersten Aufängen der aktiven wie der hygienisch-präservativen Abwehr der Parasiten erscheinen somit die ersten Anfänge der aktiven sowie präservativen physikalischen Therapie nicht nur prähistorisch sondern prähuman und zwar nicht metaphysisch, sondern roh empirisch. Balneotherapie, Hydrotherapie und Klimatotherapie beginnen schon vor der Prähistorie bei den Tieren.

In dunkler Ahnung dieser Verhältnisse stellt Matthiolus z. B. Heilmittel, vor allem Heilpflanzen zusammen, welche angeblich von Tieren zweckmässig verwendet werden. Ausserdem sollen aber auch in mittelalterlichen Berichten häufig Tiere zuerst auf die Heilkräfte einer Quelle aufmerksam gemacht haben.

Prähistorisch müssen darum Bäder etc. überall vermutet werden und lassen sich bei den Naturvölkern erweisen. Wo historische Denkmäler der ältesten Zeiten erschlossen werden können, finden sich Bäder, Waschungen und Reisen für Patienten z. B. in Keilschriftbelegen. Hier drängt sich aber durch Vermittelung der Jahreszeitenbeobachtung die Astronomie, dann Astrologie, dann Metaphysik auch in die Balneologie mit dem Anspruche ein, die veredelnde Systematik in den lawinenhaft anschwellenden Erfahrungen abgeben zu müssen. Ueberbleibsel dieser Abwege haben sich in Laienkreisen bis heute erhalten.

Die Balneologie, noch heute zum grössten Teile eine Empirie, fügte sich nicht in die Schablonen der ärztlichen Systeme. Darum sind schon im klassischen Altertume die bekannteren Aerzte nur die Befürworter von Süsswasserbädern und eventuell hydrotherapeutischen Massnahmen. Mineralbäder wurden viel mehr von Laien wie Horaz, Livius und Celsus als wie von den Aerzten Hippokrates nnd Galenos erwähnt. Celsus empfiehlt auch zuerst den Klimawechsel bei Phthisis z. B. von Italien nach Alexandrien. Paulus von Aegina (ungefähr 9. Jahrh.) ist der erste Arzt mit einem besonderen Kapitel über natürliche Mineralquellen. Aber beim Publikum der Römer und Griechen waren natürliche Mineralquellen, Klimawechsel in Verbindung mit speziellen Medikamenten und Wasserverwendungen in kaltem und warmem Zustande, verbunden mit kleineren Abänderungen der Verwendung vielfach im Gebrauche.

Kein therapeutisches Gebiet ist praktisch so sehr vom Kulturzustande und der allgemeinen Wohlhabenheit abhängig, wie die Balneologie. Nur durch Massenbesuch finanzkräftiger Leute können die Einkünfte der Bäder hinreichen, der Höhe der jeweiligen Zeit entsprechend alle Anforderungen zu befriedigen. Ein solcher Massenbesuch setzt aber einen hohen Bruchteil der Bevölkerung mit einem Einkommen voraus, das trotz längerer Unterbrechung der Berufsthätigkeit die zeitweise Verteuerung der Lebenshaltung durch Badereise und Badeaufenthalt gestattet.

Daneben herrscht die Mode. Die Furcht vor dem Aussatze verallgemeinerte im 12. Jahrhundert neben den natürlichen Bädern die Badestuben. Die Verordnungen aus Schrecken vor der Frantzosenkrankheit, welche z. B. der Nürnberger Rat 1496 erliess, behinderten die Bäder wieder. Dem früheren Wohlstande und der Lebenslust trat am Ende des Mittelalters eine ernstere Lebensauffassung gegenüber. Religionsstreitigkeiten führten zur Reformation und diese wieder zu blutigen Kriegen und einer nationalökonomischen Verarmung in Deutschland, was dem früheren feucht-fröhlichen Badeleben nicht hold war. Die Bäder waren nun gezwungen ihrem drohenden Niedergang mit Hilfe der neuen Erfindung der Buchdruckerkunst entgegenzuarbeiten.

Das Baden der alten Germanen, das Tacitus beschreibt, das Erbe der alten Römer in den mittelalterlichen Staatengründungen und das arabische Erbe der Kopten resp. Aegypter einerseits und der Sassaniden resp. Keilschriftkultur anderseits sind die Grundlagen der Balneologie, denen sich das Mittelalter je nach Wohlhabenheit und Neigung zu Luxus angepasst hat. Meist mangelt dem Mittelalter durch unbedingten Autoritätsglauben in der Religion gegenüber den Kirchenvätern und in Naturwissenschaften und Medizin gegenüber Aristoteles (und Pseudaristoteles) und Galenos die Kritik.

Konrad von Megenberg,[1]) der sich ausnahmsweise aufrafft wiederholt zu erklären: „Das glaube ich nicht", sagt schon richtig: „Das Wasser entnimmt seinen Geschmack und seine Eigenart dem Erdreich, das es durchfliesst." Er setzt aber hinzu: „Desshalb riechen die heissen Quellen, die man Wildbäder nennt, nach Schwefel, weil das Wasser durch brennendes, schwefelhaltiges Erdreich hindurchfliesst, wodurch es sich erhitzt und den übelen Geruch annimmt ... und desshalb zieht solches Wasser auch die Feuchtigkeit aus, die zwischen Haut und Fleisch sich findet." Megenberg († 1374) bespricht dann auch die Nutzwässer und Medizinalwässer ungetrennt unter gemeinsamen Gesichtspunkten und fügt[2]) eine bunte Aufzählung von Mineralquellen und Fabelwässern an.

Die Konsequenzen solcher Geistesrichtung legten im Interesse der Reklame des einzelnen Badeortes objektive Beobachtungen und Spekulationen in Flugschriften nieder, deren genügende Vervielfältigung sehr bald die Entdeckung der Buchdruckerkunst ermöglichte.

Während noch im 13. Jahrhundert balneologische Spezialschriften äusserst selten sind, treten im 14. und 15. Jahrhundert teils sonst unbekannte Aerzte, teils bekannte Praktiker und Schriftsteller wie Michael Savonarola, Joh. de Dondis, Gentilis de Fulgineo, Petrus de Albano u. a. mit zahlreichen solchen Schriften teils zusammenfassenden Inhaltes teils bestimmte Badeorte besprechend auf. Sie können aber nicht als wissenschaftliche Schriften bezeichnet werden, da dieselben als Flugschriften für Laien deren Reiselust und Badelust nicht erkalten lassen wollten gegenüber dem „Bade zu Hause!" der öffentlichen Badestuben der Gemeinden. Meist als Pächter der letzteren bildeten die niederen Chirurgen (balneatores oder Bader) in Deutschland bis zum 16. Jahrhundert eine eigene Zunft und Konkurrenz der Bäder.

So trat die Balneologie in die Neuzeit ein. Wer die Quellen zur Geschichte selbst einsehen will, findet die Grundlage meiner Darstellung sozusagen in der vorhergehenden Auflage dieses Handbuchs: Haeser, Lehrbuch der Geschichte der Medizin, Jena, mehrere Auflagen. Für Altertum und Mittelalter sind die balneologischen Texte in lateinischer Sprache von Thomas Junta 1552—1554 in Venedig in einem dicken *de balneis* betitelten Bande gesammelt. Eine Sammlung von Materialien für die Geschichte der Balneologie hat Lersch 1863 in Würzburg als: *Geschichte der Balneologie, Hydroposie und Pegologie* herausgegeben. Je mehr wir uns der Neuzeit nähern, umsomehr schwillt auch die historisch-balneologische Litteratur an, ohne dass aber ein drittes Buch den beiden genannten an Bedeutung auch nur nahe käme. Für den allgemeinen Ueberblick des Praktikers sind die historischen Einleitungen der einzelnen Kapitel von Pagel im *Handbuch der physikalischen Therapie* von Goldscheider genügend.

Für die oben angedeuteten Bäderschriften an der Grenze von Mittelalter und Neuzeit kann Paracelsus († 1541) als Wendepunkt bezeichnet werden. Die Chemie der Balneologie verdankt ihm z. B. Anwendung der Galläpfeltinktur zur Prüfung des Eisengehalts der Mineralwässer. Ebenso versuchte er die künstliche Nachbildung derselben.

Am höchsten schätzte Paracelsus die Thermen von Pfäfers, ihnen

[1]) Ausgabe von Hugo Schulz, Greifswald, p. 83.
[2]) Ausgabe von Hugo Schulz, Greifswald, p. 414.

zunächst die von Teplitz, Wildbad und Baden. Unter den heilkräftigen Trinkwässern preist er am meisten St. Moritz im Engadin. Er hat sich Verdienste erworben um die Kenntnis der Heilquellen der Schweiz und der rheinischen Säuerlinge.

> Vonn dem Bad Pfeffers in Oberschwytz gelegen, Tugenden, Krefften vnnd würckung, Vrsprung vnnd herkommen, Regiment vnd Ordinantz, Durch den hochgeleerten Doctorem Theophrastum Paracelsum etc. 1535 gedruckt. — 1562 erschien zum ersten Male durch Bodenstein publiziert: Baderbüchlein. Sechs köſtliche Tractat, armen und reychen nutzlich vnd notwendig von waſſerbädern. Woher die ſelbige warm, vnd andere waſſer kalt, vnnd auſs was vrsach ſy ſollicher gewaltiger kräfften, das jhr vrſsprung mit wachſender arth auſs der erdtglobel, gleich wie die kreuter vnnd böwme von jhrem ſamen, mit ſchönem bericht, wie mennigklich jhrs brauchs ſich behelffen mag. etc. (Sudhoff, die unter Hohenheim's Namen erschienen Druckschriften Berlin 1894).

Die Chemie der Heilquellen war aber in diesen Anfängen noch sehr kindlich: „Wo das Salz nicht wäre, wären alle Metalle Wasser und das Gestein dergleichen; so folgt aus dem, dass aus Zerbrechung des Salzes wiederum Metallen und Stein zu Wasser werden. . . . So ein Metall über sein Zeit daliegt und dieser kalten Feuchte unterworfen wird, wie ein Eisen dem Rost, der Rost der Humidität, alsdann folgt desselben Erz Resolvierung und was sich resolviert, das centriert sich zum Brunnen . . . und gibt den Ursprung der leiblichen Wasser. . . . Also werden viele mineralia, die in vollkommener Geburt sind, vom Menschen nicht ausgegraben werden und über ihr Zeit liegen, verloren und verwandeln sich in Wasser. . . . Solcher Wasser species erscheinen in mancherlei Weg. Einmal aus jeglichem Metall ein besonderes und auch dieselbigen stärker und schwächer. . . . Es begeben sich auch mancherlei . . . rechte Wasser laufen aber über ein Erz, von welchem sie Art empfahen. Derselbigen Kräfte sind aber nicht vollkommen. . . . Die Ursach der warmen Bäder . . . dass ein jeglicher Kalch das Wasser heiss macht, so über ihn gossen wird, also mögen auch die Wasser aus dem Kalch der Erden solche Hitz empfahen. . . . Die Tugenden der Wasser sind so viel und mancherlei, so viel und mancherlei species der Krankeiten sind. . . . Es ist das höchst an einem Arzt, der die Kranken in die Bäder schickt, anfänglich zu wissen, ob derselbig Krank in keinerlei Weg durch andere Arznei möchte geheilt werden. Aber der Brauch ist also, so ein Arzt an einem Kranken verzweifelt oder besorgt zukünftig Böseres, dass einem solchen in ein Bad gerathen wird zu einer Entschuldigung."

Wenn wir Paracelsus als beredten Empfehler einzelner Quellen kennen lernten, so musste sein unleugbarer Einfluss auf das chemische Denken auch jener Aerzte, welche in keiner Weise zur Schule des Paracelsus gehören wollten, der Anerkennung der Balneotherapie schaden. Denn bis zu einer wirklich chemisch-pharmakologischen Auffassung der balneologischen Erfolge mussten noch mehr als drei Jahrhunderte vergehen. Auch das 19. Jahrhundert konnte den mystischen Quellgeist noch nicht aus den Köpfen aller angeblich wissenschaftlich gebildeten Balneologen vertreiben. Und die wirklich nüchternen chemischen Anschauungen sind noch in keiner Weise unantastbar festgelegt; denn die Ionenlehre hat erst neuerlich diese Anschauungen bis auf den tiefsten Grund aufgerührt und umgestaltet. Und kein Mensch weiss, was hier wenige Jahre an tiefgehenden Umgestaltungen bringen können. Ernste Bearbeitung der Ionen fehlt noch.

Beim Aufblühen der Naturwissenschaften musste vorerst die Wirkung der Quellen als etwas Imponderabiles als Einbildung zurückgedrängt werden. In konservativen Laienkreisen behielten die Badeorte ihr Ansehen wieder mehr trotz der wissenschaftlichen Vorkämpfer der Heilkunde als durch diese. Die Bäder wurden wieder zum ultimum refugium des chronischen Patienten, wenn sich Patient und Hausarzt nicht mehr verständigen konnten. Die Badeärzte wurden somit als eine bessere Sorte Pfuscher und Charlatane der oberen Zehntausend angesehen, während die contribuens plebs oft schon von Anfang an aus Armut die Aerzte umgehen musste und unter den Hausmitteln unapprobierter Heilkünstler gelegentlich auch mit Hydrotherapie und ähnlichem behandelt wurde. Die „wissenschaftliche“ Medizin fand zudem ja schon im corpus hippocraticum in „de aëre, aquis et locis“ eine Verurteilung aller ausgesprochen mineralhaltigen Quellen.

Im Papyrus Brugsch ist altägyptisch niemals nach den Zusammenstellungen Neuburgers Salz innerlich verwendet. Auch Dioskurides vermeidet in seiner langen Besprechung des Salzes jede innerliche Empfehlung. Wenn hier das Salz ein Massstab dafür sein darf für die geringe Schätzung der Mineralien und Mineralquellen bei den vorhippokratischen und klassischen Kulturvölkern des Mittelmeerbeckens, so ist die Wertschätzung bei den Nordariern um so höher. Nach Tacitus führten die Chatten und Hermunduren im Jahre 58 n. Chr. wegen heiliger Salzquellen in ihrem Grenzbezirke einen erbitterten Kampf, was Sooden a. d. Werra, Soden-Salmünster und andere Orte auf sich zu beziehen geneigt sind.

Diesen heiligen Quellen des Norden wurden schon prähistorisch kostbare Geschenke in Gestalt von Schmucksachen oder Geld geopfert. Das Gebiet von Pyrmont war niemals in dem Grade und auf die Dauer dem römischen Reiche angegliedert, dass Pyrmont als römische Badegründung erscheinen könnte. Die Möglichkeit zur Entwicklung eines römischen Badelebens war durch die Gefahr von Ueberraschungen ähnlich der Schlacht im Teutoburger Walde ausgeschlossen. Im Jahre 1863 bei der Neufassung des Brodelbrunnens in Pyrmont wurden 1 Schöpfgefäss, circa 200 Fibeln und 3 Denare auf dem Boden der Quelle gefunden, deren jüngste den Kopf des Kaisers Caracalla trägt. Pyrmont ist somit ein altgermanisches Bad, das schon in römischer Kaiserzeit bestand.

Die Kochsalzquellen waren aber wohl am geschätztesten. Schon lange vor Gründung des Bonifaciusklosters (744) am Ufer der Fulda soll ein ansehnlicher für jene Zeit bedeutender Siedelort im Gebiete der Salzquellen von Soden-Salmünster entstanden sein. In der zweiten Hälfte des 8. Jahrhunderts wird unter dem älteren Namen Westera Sooden zum erstenmal sicher genannt, als der Frankenkönig den Ort mit vielen Salzwerkstätten und reichen Quellen Salzes dem Stifte Fulda zum Geschenke macht.

Die Quellen werden meist nur gelegentlich in der Geschichte der Klöster genannt, so dass die heidnische Vorgeschichte verschollen ist. Ungefähr 1140 war in Rippoldsau ein Benediktinerkloster gegründet worden. Rippoldsau selbst wird 1178 zum erstenmal in einer Urkunde erwähnt. Man schliesst daraus, dass die Benediktiner die Mineralquellen aufgefunden haben. Ebenso berechtigt ist aber der Schluss, dass die Benediktiner einen alten Quellkultort zur Klostergründung gewählt hatten. Denn das Laienelement blieb meist auch im Bereich der Quellen angesiedelt und wuchs mit den Klöstern. Als Barbarossa (1190) in seiner Pfalz in Gelnhausen weilte, hatte sich Soden-Salmünster zu einem Städtchen entwickelt.

Die slavischen Völker schätzten auch schon prähistorisch die Heilquellen. An der Stelle des jetzigen Ortes Salzbrunn bestand bereits 1221 eine Ansiedelung deutscher Kolonisten. Die Namensgebung Salzbrunn setzt schon vor 1221 die Bekanntschaft der Polen mit der Existenz der Mineralquellen voraus und da in der Vorzeit nur der angesiedelte Volksstamm Eigentümer und Nutzniesser der Quellen war, so erscheint 1221 der Uebergang alter polnischer Quellen in deutsches Eigentum. Die Existenz der Quellen dürfte ausschlaggebend gewesen sein, die Wahl des Ortes für wertvoll erscheinen zu lassen.

Im Jahre 1296 wurde durch König Adolf von Nassau auf dem Reichstage zu Tribur dem Bade Soden-Salmünster unter dem Namen Stolzenthal Stadtrechte verliehen. Wir sehen damit, welchen Aufschwung im Mittelalter das Badewesen nahm.

Die angeführten Beispiele und viele andere Erwähnungen sind aber nur Gelegenheitsnachrichten, so dass selbst das prähistorische Bad Pyrmont historisch zuerst vom Dominikaner Heinrich von Hervorden († 1373) mit seinen Quellen erwähnt wird, indem er die Fassung zweier Quellen des Brodelbrunnens (fons bulliens) und der Trinkquelle (fons sacer) bespricht.

Im Jahre 1385 ist der Ort Salzbrunn schon derartig angewachsen, dass eine Teilung in die Gemeinden Ober- und Niedersalzbrunn erfolgte.

In die letzte Periode des Mittelalters fällt die Glanzzeit von Soden-Salmünster durch einen schwunghaften Salzhandel. Damals wurde der ältere Name Stolzenthal durch die Sood (später Soden) als die damals allgemein gebräuchliche Bezeichnung für eine Salzsiedestätte verdrängt. Wie Ausgrabungen im Jahre 1837 ergaben, besassen diese Quellen eine uralte herrliche Fassung von Blei und schweren Eichenhölzern. Die Badeorte waren reiche Orte infolge der Wertschätzung bei den Laien.

In konservativer Erhaltung von Aeusserlichkeiten äussert sich dieser Einfluss der Laienwelt z. B. dem Becher von 6 Unzen, der sich dem metrischen Systeme höchstens in Abzug einer Unze oder Zusatz einer halben Unze anschmiegt. Baden bei Wien, Baden-Baden, Pyrmont, Wiesbaden, Schwalbach, Spaa behielten ihren Ruf vom Altertum auch in die Neuzeit hinein. Karlsbad, Teplitz, Wildbad und viele andere kamen zu neuem Rufe. Johann Winter von Andernach konnte 1565 ungefähr 75 Badeorte aufzählen. Der Regensburger Arzt Ruland gab 1568 schon 28 Blätter alphabetisches Verzeichnis von Erkrankungen mit Indikation der geeigneten Badeorte jedenfalls aber noch ohne die bei Rudolf Mosse nötige Insertionsgebühr. Von den bekannteren Aerzten verfassten noch Etschenreutter (1571), Baccius (1571), Thurneysser (1573), Tabernämontanus (1584) und Bauhinus (1588) balneologische Schriften.

Von einem Uebermasse der balneologischen Litteratur kann noch nicht die Rede sein und ihren Zweck hat sie auch erreicht; im

16. Jahrhundert haben erst die Badestuben, aber noch nicht die Mineralbäder unter dem Niedergange des Badewesens zu leiden. Im 17. Jahrhundert setzt dann die Hochflut der balneologischen Schriften pro domo ein, ohne den Rückgang des Besuches der Mineralbäder aufhalten zu können. Es ist die Zeit allgemeinen Niederganges.

So wurden durch elementare Ereignisse (Ueberschwemmungen) sowie durch den Bauernkrieg und den dreissigjährigen Krieg die Ansiedelungen und die Quellfassungen von Soden-Salmünster zerstört und liessen diese Quellen in völlige Vergessenheit geraten. Doch treten auch noch neue Quellen auf. So wird 1601 im Catalogus stirpium et fossilium Silesiae des Hirschberger Arztes Caspar Schwenckfeld zum erstenmal der Oberbrunnen in Salzbrunn als Heilquelle (Salsula) genannt. Die Indikationen sind schon scharf umschrieben und entsprechen den modernen für die gleiche Quelle.

Nachdem ein öffentlicher „Truck“ etlicher Aerzte oder Doctores im Jahre 1556 in vier Wochen über 10000 Gäste nach Pyrmont gelockt hatte, kam der Rückschlag, dass im 17. Jahrhundert mit der Aufzählung von Misserfolgen in den Bädern von Seite der ärztlichen Schriftsteller nicht zurückgehalten wurde z. B. Solenander, Dortomann, Bauhin und Toxites. De Montaigne zählt als die bedeutendsten Bäder seiner Zeit Banieres in Frankreich, Plombiers in Lothringen, Baden in der Schweiz und Lucca (Villa) in Toscana auf.

Pyrmont blieb im 17. und 18. Jahrhundert das Bad der Fürstlichkeiten. Im Jahre 1681 waren nicht weniger wie 40 fürstliche Persönlichkeiten in Pyrmont vereint. Im Jahre 1683 besuchte der grosse Kurfürst mit zahlreichem Gefolge und 600 Pferden wiederum das Bad.

Durch die Entdeckungen von Boyle, Glauber, van Helmont u. a. wurde die chemische Untersuchung der Mineralwässer ermöglicht, die sich vorzüglich allerdings nur mit der Kohlensäure, dem Eisen und der Bestimmung des Abdampfrückstandes befasste. Baco von Verulam konnte dadurch dem Gedanken der künstlichen Herstellung der Mineralwässer schon einen Schritt näher als Paracelsus treten.

In dem Bestreben, den Badeschriften, welche doch in erster Linie für Laien bestimmt waren, das Beiwerk modernster Wissenschaft äusserlich zu geben, werden die chemischen Analysen der Wässer aufgenommen, z. B. Albinus über den Brunnen zu Freienwalde (1685), Joh. Christ. Strauss über diejenigen von Karlsbad, Fovet über die Thermen von Vichy (1686), Horst über Selters 1682, Peirie über Bath 1694. Auch die ersten Lehrbücher der Balneologie stammen aus dem 17. Jahrhundert.

Friedrich Hoffmann (1660—1742) besuchte zahlreiche altbekannte Mineralquellen wie Spaa, Selters, Schwalbach, Karlsbad etc., prüfte sie und beschrieb sie. Neu führte er z. B. Lauchstedt bei Halle ein. Die Methodus examinandi aquas salubres schrieb er 1703. Seine Quellensystematik ist in der Grundlage bis heute beibehalten worden trotz der seitherigen grossen umwälzenden Fortschritte der Chemie, ein Zeichen, dass die Wissenschaftlichkeit der Balneologie in den grösseren Zügen bald zwei Jahrhunderte dem Stillstand verfallen ist. Hoffmann teilte die Quellen in indifferente Thermen, Bitterwässer, Eisenwässer und alkalihaltige Quellen. Dabei wies er zuerst das Vorkommen der Alkalien in den Säuerlingen nach.

Hoffmann erfand die Zusammensetzung des Sal Sedlinense und des Sal thermarum Carolinensium und die Nachbildung der Säuerlinge und veröffentlichte 1722 eine Anleitung zur künstlichen Nachbildung von Mineralwässern.

Der Mineralwasserverbrauch liess solche Versuche in jener Zeit lohnend erscheinen. Denn der Mineralwasserversand war schon sehr bedeutend, so dass nach Dr. Marcurd z. B. 1785 500000 Flaschen allein von Pyrmont nach England ausgeführt wurden.

Im Jahre 1747 wurde Brückenau medizinisch bekannt und erlebte seine erste Blüte unter den Fürstbischöfen von Fulda. Und schon zwei Jahre später kennt Schlereth (1749) den Nutzen des Mineralwassers von Brückenau bei Steinleiden. Wie die Quellen so vieler späterer Badeorte waren die Mineralbrunnen des Bades Brückenau zum Teil schon in alter Zeit bekannt und als erquickender Labetrunk und wohl auch als Gesundbrunnen erkannt und geschätzt. Im Jahre 1747 wurden durch den Fuldaer Fürstbischof Amand von Buseck, den Landesherrn des sogenannten Buchenlandes, die Heilquellen neu entdeckt und gefasst. Derselbe zeigte grosses Interesse für die Hebung des Kurortes; er erbaute eine Anzahl Kurhäuser für Gäste, liess die Sinn überbrücken und die Hauptallee mit vier Baumreihen anlegen. Fürstbischof Heinrich von Bibra (1759—1788) brachte dann das Bad Brückenau zur höchsten Blüte.

Stahl in Halle und Boerhave in den Niederlanden veröffentlichten Einzelforschungen zur Balneo-Pharmakodynamik. Der schwedische Leibarzt Urban Hjärne (1641—1724) bemühte sich eifrig um die Erschliessung der schwedischen Heilquellen. Besonders in Deutschland und Frankreich mehren sich die balneologischen Veröffentlichungen. Der Chemiker Venel (1723—1775) untersuchte im Auftrage der französischen Regierung sämtliche mineralhaltigen Quellen Frankreichs systematisch und publizierte deren Analysen. Venel verbesserte auch Hoffmanns Versuche zur Bereitung künstlicher Mineralwässer.

Die Verwendung der Mineralquellen war aber und blieb in der Praxis wie die übrige praktische Therapie bis heute reine Empirie. Anläufe, aus dem Gewerbe der Medizin eine Wissenschaft zu machen, finden sich für die Balneologie bei A. v. Haller (1765), Seguin (1792) und Abernethy (1797).

Der Schein der Wissenschaftlichkeit durch begrenzte Indikationen für die einzelne Quelle und das Streben nach möglichst vielen Badebesuchern liess den Wunsch nach einer Vielheit von Quellen im einzelnen Bade aufkommen. Wer sucht, der findet. 1790 wurde in Obersalzbrunn in Schlesien zu den bisherigen Quellen der Mühlbrunnen entdeckt und seit 1802 therapeutisch verwendet. Andere Beispiele seien übergangen!

Im Jahre 1797 berichtet Zwirlein von Brückenau, dass bei Fehlern der Nieren und Blase, insbesondere aber bei Sand, Gries und Stein schleunigste Hilfe durch diese Wässer erzielt wurde.

Samuel Gottlieb von Vogel (1750—1830) führte für Deutschland zuerst den therapeutischen Gebrauch der Seebäder ein (1794). Doberan bei Rostock und Norderney sind die ältesten Seebäder Deutschlands. Den Aufschwung Doberans veranlasste Vogel und nach ihm Johann David Wilhelm Sachse (1772—1860).

Eine Uebersicht über die Fortschritte und Leistungen auf dem Gebiet der Balneologie für das 18. Jahrhundert bietet, nachdem hier das empfohlene Buch von Lersch summarisch zu werden beginnt, Sprengel in seinem 5. Bande der Geschichte der Arzneikunde (p. 548 ff.).

Für das 19. Jahrhundert kommen die Fortschritte in den Quellenanalysen durch Berzelius, Liebig und Fresenius in Betracht. Friedrich Adolph August Struve (1781—1840) veröffentlichte in Dresden (1824 bis 1826) 2 Hefte „Ueber Nachbildung der natürlichen Heilquellen“ und wurde dadurch der Begründer der künstlichen Mineralwasserfabrikation. Er eröffnete in Dresden die erste seiner Anstalten, der bald zahlreiche ähnliche an anderen Orten folgten.

Im 19. Jahrhundert wurden die kompilatorischen Handbücher über allgemeine Balneologie häufiger und entsprachen einem Bedürfnis der ärztlichen Praxis. Wenigstens in der sogenannten Praxis aurea wurde der Hausarzt resp. Consiliarius zur indikatorischen Auswahl von Bädern, Luftkurorten und klimatischen Kuren herangezogen. Die Reiseverbindungen verbesserten sich, die Reiselust mehrte sich und eine wachsende Zahl von Kurorten selbst in grösserer Entfernung fiel in den Bereich der möglichen Auswahl. So wurden die Lehrbücher der Balneologie ein Bedürfnis des beschäftigten Hausarztes.

Eine physikalisch-medizinische Darstellung der bekannten Heilquellen der vorzüglichsten Länder Europas erschien vom Neffen und Schwiegersohn C. W. Hufelands, nämlich von Emil Osann (1787—1842) in Berlin 1839—1841. August Vetter (1794—1850) schrieb ein theoretisch-praktisches Handbuch der allgemeinen und speziellen Heilquellenlehre (Berlin 1845). Als Ergänzungen solcher Werke wurden bei der Hochflut der balneologischen Flugschriftenlitteratur Uebersichten über die Erscheinungen kürzerer oder längerer Perioden notwendig. So besitzen wir von Burkard Eble (Wien 1840) einen Ueberblick der Fortschritte und Leistungen auf dem Gebiete der Balneologie für 1800 bis 1825.

Eine geographisch begrenzte Bibliographie stellt Fascikel IV, 3 der Bibliographie der schweizerischen Landeskunde dar. Hier hat 1900 Reber in Genf den „Versuch einer schweizerischen Bibliographie der Litteratur auf den Gebieten des Badewesens, der Heilquellen, der klimatischen Kurorte u. s. w.“ ein klein gedrucktes Heft von 111 Seiten zusammenstellen können, wobei nirgends auf den Inhalt eingegangen wird, sodass wir einzig Buchtitel erfahren. Bedenken wir die geringe Ausdehnung der Schweiz, so berechnet sich für die balneologische Weltlitteratur ein grosses Lexikonwerk, wenn nur die Titel der Badeschriften zusammengetragen werden sollten. Der grösste Teil dieser Schriften trägt Jahreszahlen aus dem 19. Jahrhundert und zwar meist aus der zweiten Hälfte des 19. Jahrhunderts.

Manche Bäder verblassen in ihrem Ruhme, wobei geographische Verschiebungen der Mode eine Rolle spielen. So erhielten im 19. Jahrhundert die Bäder in den Gebirgen beiderseits des Rheines die Gunst des Publikum in erhöhtem Masse, während die fränkischen Bäder z. B. Rothenburg ob der Tauber und Wildbad bei Burgbernheim in Vergessenheit gerieten und deshalb die Quellfassungen und andere Einrichtungen in den Verfall kommen lassen mussten.

Die beliebige Vermehrung der Mineralquellen wird mit dem 19. Jahrhundert ermöglicht. Angeblich soll schon den alten orientalischen Kulturen eine Brunnenbohrtechnik eigen gewesen sein, so dass die Erbohrung des Brunnens des Karthenserklosters zu Lillers in Artois (1126) nur alte Tradition verwandt hätte. Glaubhaft sind diese Angaben bei der Einfachheit der Grundlage für die Seilbohrung. Im letzten Jahrhundert trat aber das feste Gestänge und die Dampfmaschine in den Dienst der Bohrtechnik. Immerhin waren die gebräuchlichen Durchmesser der Bohrlöcher von meist 6 Zoll ziemlich Zeit und Geld raubend und konnten infolge der unnötig grossen Erschliessungen von Wassermassen z. B. in Schneidemühl zu unangenehmen Ereignissen führen. Vereinfachungen der Bohrinstrumente ermöglichten aber auch billige Bohrungen bei geringen Tiefen schon von $1^1/_2$ Zoll Durchmesser und bis zu mehreren Hundert Meter Tiefe mit 2 Zoll Durchmesser. Die Fortschritte der Geologie konnten zur Beratung zu Hilfe genommen werden. So konnten künstliche Quellen und Brunnen nicht nur zur Versorgung mit Nutzwasser, sondern auch Mineralwässer erschlossen werden, wie Oeynhausen, Nauheim, Neuenahr[1]) und unzählige andere.

Im Jahre 1812 kam zum erstenmal von auswärts ein Patient nach Obersalzbrunn. Im Jahre 1816 veranlasste dann dort der spätere Brunnenarzt Zemplin die Einrichtung einer ordnungsmässig geleiteten Brunnenanstalt. Im gleichen Jahre ist hier der Uebergang des Bades Brückenau an das Königreich Bayern einzuschalten, dessen Regierung nun die Verwaltung des Bades übernahm. Seit 1818 ist dann in Obersalzbrunn auch die Kronenquelle bekannt, welche aber erst seit 1881 therapeutisch benutzt wird und zwar fast nur als Versandwasser.

Seit 1819 wird Wyk auf Föhr als ältestes unter den nordfriesischen Seebädern besucht, nachdem Norderney in Ostfriesland schon vor 1783 in Aufnahme gekommen war. In England war 1751 Russel, de usu aquae marinae in morbis glandularum als erste Schrift über Seebäder erschienen.

Für jene Zeiten charakteristisch ist es, dass 1820 und 1821 für das junge Bad Obersalzbrunn die Errichtung einer grossen Molkenanstalt und einer Filialapotheke als nötig befunden wurde.

Wenn bisher meist weltliche und geistliche Fürsten als Begründer, Förderer und Besitzer von Bädern erscheinen, so werden im 19. Jahrhundert Erschliessung und Ausnützung von Heilbädern Anlagen für bürgerliches Kapital. Rippoldsau ging 1824, nachdem es lange Jahre nur mit kurzen Unterbrechungen im Besitze des Hauses Fürstenberg war, an die Familie Goeringer über. Viele Bäder bleiben aber fürstliches oder staatliches Eigentum. Erwähnenswert ist hier, dass König Ludwig I. von Bayern 26 Sommer regelmässig Brückenau besuchte, was diesem Bade sehr zum Vorteil gereichte. Er liess die Anlagen erweitern und verschönern, neue Fahr- und Reitwege, Aussichtsplätze etc. anlegen. Aus der Geschichte Brückenaus ist 1823 an Stelle des alten engen Badehauses ein neuer Badbau zu verzeichnen. Die Quellen erhielten 1827 eine neue Fassung, was zu ihrer Ergiebigkeit wesentlich beitrug, und zwar die Stahlquelle eine Schachtfassung und die Wernazer Quelle eine eiserne Röhrenfassung. Von 1827—1833 liess Ludwig I. in Brückenau nach Guttensohns Entwurf einen neuen prachtvollen Kursaal aufführen.

Die Zeit wurde auch wieder Neugründungen von Bädern hold. Im Jahre 1833 wurde die Eigenschaft der Arminiusquelle in Lippspringe bei Paderborn erkannt und darauf das Bad begründet, das im Jahre 1901 5000 Besucher zählte. Im Jahre 1837 wurden in

---

[1]) Schriften über Bad Neuenahr auch aus der Feder des Verfassers, der daselbst seit über ein Jahrzehnt praktiziert.

Soden-Salmünster die uralten, vergessenen Quellfassungen aufgefunden und von neuem zu Trink- und Badezwecken nutzbar gemacht.

Im Jahre 1845 wurden in Brückenau eisenhaltige Moorbäder eingeführt und 1846 die Molkereianstalt gegründet und 1856 die Wernazer Quelle zum letztenmal und zwar durch Scherer in Würzburg analysiert. Nun hört die staatliche Fürsorge auf. Die politischen Verhältnisse verringern 1864 und 1866 die Frequenz und 1875 geht Brückenau aus dem staatlichen Regiebetrieb in die Pacht privater Kapitalisten über, womit wir dies Beispiel eines Bades aus Fürsten Gunst verlassen wollen.

Die Fluten der Nordsee vernichteten 1855 das blühende Nordseebad Wangerooge, das sich später erst allmählich wieder in die Höhe schwang. Im Jahre 1857 wurden durch den Altonaer Arzt Dr. Ross die Bäder Westerland und Wenningstedt auf Sylt begründet und haben sich so sehr entwickelt, dass 1901 die Frequenz die Zahl von 16000 überschritten hat.

In Rippoldsau wurde 1862 die neue Badquelle gefasst.

Seit 1872 wurden auch die Herzkrankheiten, welche früher eine Kontraindikation für Badekuren waren, einer rationellen Badebehandlung zugeführt dadurch, dass Benecke fand, dass lauwarme Nauheimer Soolbäder regelmässige Beruhigung der Herzthätigkeit bewirkten. Es giebt kaum mehr eine Indikation, welcher nicht das eine oder andere Bad entspricht. Dazu machte sich der internationale Wohlstand in der Friedensperiode des letzten Viertels des 19. Jahrhunderts geltend. Auf das Anwachsen des Fremdenverkehrs wurde schon mehrfach hingewiesen. Pyrmonts Fremdenverkehr hat sich von 1873 bis 1901 mit 20000 Besuchern ungefähr verdoppelt.

Wislicenus in Würzburg analysierte 1877 die Moorerde von Gersfeld bei Brückenau, welche vielfach auch nach anderen Badeorten durch Bahn verschickt wird. 1877 bis 1891 war Wehner alleiniger Arzt in Brückenau und die Hälfte der dortigen Badegäste litt an Frauenkrankheiten; nur 7,3 % waren Harnkranke. Nach einer Publikation Wehners im Jahre 1883 über die Erkrankungen der Harnorgane liessen sich mehrere Spezialärzte nieder und die Harnkranken stiegen auf den grössten Anteil der Besucher. So wechseln auch in anderen Bädern die Indikationen. Meist sind es aber uralte Indikationen, welche wieder neu in den Vordergrund treten.

Freudenstadt im Schwarzwald begann 1879 als Luftkurort besucht zu werden und stieg bis 1901 in der Frequenz auf 4000 an.

Der deutsche Verein für Kinderheilstätten an der See eröffnete 1883 seine Thätigkeit mit der Erbauung eines Hospizes in Wyk.

In Obersalzbrunn wird seit 1885 die Aufnahme des Kefirverbrauches datiert. In allen grösseren Städten wurden fast gleichzeitig Kefiranstalten eröffnet. Ein nennenswerter Verbrauch über die Zeit der Neuheit hinaus hielt sich nur in den Badeorten.

Rippoldsau hat 1888 seine Moorbäder neu eingerichtet, wozu Moorerde aus Franzensbad bezogen wurde.

Obersalzbrunn datiert die Einführung der Sterilisation der Kuhmilch vermittels Riedel-Hennebergschen Dampfapparates von 1891. Diese und ähnliche Neuerungen drängten in den Badeorten die früher beliebten Kuren mit Milch von Eselinnen, Ziegen oder Schafen zurück.

In Soden-Salmünster wurde 1896 am östlichen Abhange des Burgberges unabhängig vom Soolbade eine Wasserheilanstalt Sanatorium Stolzenberg errichtet. (Siehe folgende Abschnitte.)

Brückenau feierte 1897 das 150jährige Jubiläum. In der Jubiläumsfestschrift fand die Geschichte des Bades ihre Bearbeitung durch Prof. Dr. Hans Reidelbach (München 1897). Die Geschichte der Badeorte war allmählich zu einem beliebten Studium lokalpatriotischer Forscher geworden. Kaum ein besseres Bad versäumte es mehr seinen Reklameschriften einen historischen Abschnitt einzufügen. Zur Orientierung über die Geschichte der Balneologie sind diese Schriftchen zu wertvollen sekundären Quellen geworden, deren ich hier eine Reihe benützt habe. Eine grössere Zahl umfassend zu verwenden würde den Umfang des Werkes weit überschreiten. Der wissenschaftliche Gehalt der Reklameschriften wurde auch mehrfach durch Zusammenschluss mehrerer Mitarbeiter erhöht. In Brückenau wurde 1899 das Kollegium der Badeärzte gegründet, das gemeinsame Schriften herausgiebt. An anderen Orten steckt aber mehrfach noch Badedirektor und ein einzelner Patienten bedürftiger Arzt unter einer Decke zur Herstellung einer unlauteren Reklameschrift, durch welche andere Kollegen benachteiligt werden.

Die Zunahme der Frequenz wurde mehrfach erwähnt. Von 1858 bis 1899 hat sich die Zahl der Badegäste von Wyk von 600 auf 5170 vermehrt. Das entspricht aber kaum einem höheren Gewinn der Badeorte, da die Anforderungen des Badepublikums ganz unverhältnismässig wuchsen. Herbergen, mit welchen vor wenigen Jahrhunderten Fürsten sich begnügten, würde heute kein Arbeiter einer Fabrikkrankenkasse beziehen. In Brückenau wurde 1900 das neue Kurhotel eröffnet, das auf Staatskosten mit einem Aufwand von circa $^1/_2$ Million Mark erbaut wurde; demgegenüber betrug die Frequenz von 1899 doch nur 2300 Badegäste.

Auch die Brunnenkur ferne der bestimmten Quelle stieg wieder und damit der Versand des Wassers. Von 1868 bis 1900 stieg z. B. der Versand des Salzbrunner Oberbrunnens von 126152 auf 1249104 Flaschen, hat sich also fast verzehnfacht, während der Versand von 1855 bis 1868 mit geringen Schwankungen konstant geblieben war.

Eine neue Zuthat der Bäder war die Fangobehandlung, welche z. B. Sooden neben den genuinen Soolbädern 1902 einführte. Einen Schritt weiter muss die Neuschaffung von Bädern an einem willkürlich von Menschen gewählten Orte genannt werden. So hat das Kuretablissement Seelisberg am Vierwaldstättersee 1902 eine vollständige hydrotherapeutische Anstalt, Douchen, Wickel- und Massageräume, kohlensaures Bad und elektrisches Bad neu eingerichtet.

Wissenschaftliche physiologische Fragen wurden unter balneologischen Bedingungen studiert. Braun, Beneke, Marcard und Petri lieferten Arbeiten über die Veränderung der Pulsfrequenz beim Gebrauch der Bäder. Genth (1856) studierte die Wirkung von Trinkkuren auf den Stoffwechsel, Mosler die Wirkung von gewöhnlichem Wasser auf den Stoffwechsel, C. G. Lehmann, L. Lehmann und Liebermeister die Bestimmung der Kohlensäure im allgemeinen und speziell in den Soolthermalbädern, Röhrig (1870) die Resorptionsverhältnisse im Bade.

Die Bäder waren immer mehr oder weniger Orte für Spezialbehandlung gewesen. Der allgemeine Zug zum Spezialistentume im

19. Jahrhundert veränderte darum die Bäder nur noch mehr in der Richtung, Orte zu werden, welche auch abgesehen von der spezifischen Wirkung der Quelle oder Quellen alles zu vereinigen und zu bieten suchten, was für ein einzelnes oder wenige bestimmte Leiden der Fortschritt oder die Polypragmasie der Therapie ersinnt. Diesen Betrieb von Saison zu Saison zu unterbrechen, verlangte hohe finanzielle Opfer. Klimatisch begünstigte Thermalbadeorte richteten sich nun zu Winterkuren ein, z. B. Wiesbaden und Baden-Baden.

Das Klima wurde aber auch in anderer Richtung direkt als Heilfaktor verwendet. Nicht nur die klimatotherapeutischen Reisen aus ältester Zeit nach Aegypten kamen wieder in Aufnahme, sondern in Deutschland selbst entwickelten sich klimatische Heilanstalten. 1854 gründete Dr. Hermann Brehmer in Görbersdorf in Schlesien eine Heilanstalt für Lungenkranke, welche allen späteren Sanatorien als Muster diente. Für die Therapie der Phthise begann Brehmer und es dürften sich bald noch eine Reihe von anderen Indikationen anschliessen. Schon wird für Psychosen ein ähnliches Prinzip anerkannt und, unter dem Namen „Nervenheilanstalten" verdeckt, den staatlichen Irrenhäusern in den Kreisen der zahlungsfähigen Patienten erfolgreich Konkurrenz gemacht.

Für Sanatorien ist nicht der enge Bezirk einer Quelle mit exceptionellen chemischen oder physikalischen Eigenschaften nötig; sondern meist fern der Grossstadt bietet ein grösserer Bezirk durch Klima, Höhengliederung und Bewuchs, aber auch durch nahe verwandtschaftliche Beziehungen des ersten Unternehmers zu den einflussreichsten Einwohnern und durch relativ geringere Hindernisse von Seite des Bureaukratismus besonders günstige Bedingungen für alle jene Einrichtungen, welche auf den Verlauf irgend einer Krankheit oder ihrer Rückbleibsel bessernden oder heilenden Einfluss haben. Ein Punkt dieses Bezirkes wird nun auch noch durch Menschenhand in eine Centrale für den dauernden oder zeitweiligen Aufenthalt dieser Kranken umgestaltet und erhält nun einen ganz ähnlichen Ruf in seiner Art, wie eine natürliche Mineralquelle. Wo der erste Unternehmer seine Rechnung findet, leiht nach kurzem ein Finanzmann dem Konkurrenten das nötige Geld, um nebenan eine zweite Anstalt zu bauen. Der Arzt, der in der Stadt der Knecht der Kassenvorstände war, wird hier der Knecht des Geldverleihers. Spezialverbesserungen werden fortgesetzt gegenseitig erzwungen durch die Nachbarschaft der Konkurrenz. Görbersdorf besitzt drei Lungenheilstätten, Bendorf bei Neuwied mehrere Nervenheilanstalten.

In Pyrmont wurde 1893 im Anschlusse an die örtlichen Kurmittel das Helenen-Kinderheim eröffnet und 1901 das Genesungsheim Friedrichshöhe der Landesversicherung Hannover.

Vielfach wählten diese Sanatorien auch geeignete Badeorte für ihre Begründung oder stehen anderweitig mit einer vielleicht nur nebensächlichen Quelle in Verbindung. So denkt wohl niemand bei dem stark in Aufschwung gekommenen G o d e s b e r g am Rheine im ersten Augenblicke an die dortige Quelle, sondern an die vielfachen Sanatorien dieses Platzes. Eine Reihe von Gästen wird dadurch den Bädern mit Heilquellen entzogen, während die zunehmenden Verkehrsmittel, der zunehmende Wohlstand und die persönliche Steigerung der Ansprüche an Lebensgenuss immer neue Kreise von Kranken anderseits Bädern wie auch Sanatorien zuführt. So blühten besonders in der Schweiz viele Sanatorien mit internationalen Patienten auf, dank einer staunenswerten Rührigkeit. Z. B. die ärztlichen Leiter der Senatorien am Genfer See sind häufig auf Reisen, um in allen Kulturländern stets die Neuerrungenschaften der Spezialindikation ihres Senatoriums persönlich kennen zu lernen.

Zwischen Heilquellen und Sanatorien stehen eine grosse Zahl Luftkurorte und Aehnliches, so dass eine Scheidung unmöglichst wird. Die Konkurrenz zwischen den verschiedenen Heilquellen, Luftkurorten und Sanatorien veranlasste starke Benützung aller Reklamemittel zum Anlocken von Gästen. Die Vorstufen der Verstaatlichung der Standesehre der Aerzte zwangen diese als den durch Schulen gebildetsten Teil der Badeinteressenten, ihre Reklame hinter wissenschaftlichen Formen zu verstecken, trotzdem fast immer der wissenschaftliche Inhalt gleich Null war. Die balneologische Litteratur über jedes einzelne Bad ist zu einer selbst für den Arzt am Ort unübersehbaren Hochflut angeschwollen, welche dem Hausarzte vielfach nicht anders wie die gesamte Reklamelitteratur Papierkorbfutter ist. Ausserdem sind zur Bestechung gegen ungünstige Artikel für alle Badeverwaltungen hohe Annoncenaufgaben an Tages- und Familienblätter nötig. Reklameunternehmungen wie der Bäderalmanach, welcher seit 1882 erscheint und sich rühmt, dass der Arzt sicher alles Einschlägige in ihm finde und doch nur aus sehr einseitig bezahlten Annoncen in wissenschaftlicher Vermummung besteht, wirken auf die wissenschaftliche Balneologie lähmend und vergiftend. Diese Zustände hindern bis heute auch eine volle Ausdehnung der chemischen Errungenschaften auf die Klassifikation der Heilquellen. Hält es eine Badeverwaltung für die Schablone ihrer Reklame für vorteilhafter, so wird ein hoher Kalk- und Magnesiagehalt wegen der alkalischen Reaktion dieser Erden dazu herangezogen, diese Quelle alkalisch zu nennen. Ein anderes Mal muss derselbe Name Vorspann leisten, weil der hohe Gehalt der Quelle an Chlor und Schwefelsäure durch Alkalien neutralisiert wird. Säuerlinge benennt man mit kühner Wortverkehrung vorzüglich solche CO_2-reiche Quellen, welche alkalisch auf Lakmus reagieren. In kühner Willkür werden in den Analysen Säuren und Basen verbunden mit demselben Rechte, als ob es sich um die stündlich wechselnde Benennung einer Dirne als Braut durch irgend einen Zuhälter handelte. Für die Analysen stehen jene Laboratorien im höchsten Ansehen, welche von den Stoffen der Quellen die längste Reihe an Dezimalen bieten. Ein Fehler in der zweiten Stelle wird entschuldigt, wenn das Auge nur die Genugthuung hat, in der 6. Stelle noch bestimmte, wenn auch nicht stimmende Zahlen zu sehen.

Diesen mannigfachen Auswüchsen gegenüber konnte die Reaktion nicht ausbleiben. Das Laienelement trat seit einem Jahrhundert wiederholt hervor, verzichtete nicht nur auf die Haarspaltereien der chemischen Analysen, sondern überhaupt auf den Gehalt an aussergewöhnlichen Stoffen. Ein Teil der Erfolge früherer Jahrhunderte an Mineralquellen liessen sich, wie die Erfahrung lehrte, bei geeigneter Anwendung mit jedem Wasser erzielen. Was diese Laien, deren Namensregister ich wohl keinem Arzte zu nennen brauche, angeregt haben, haben im letzten Jahrhundert vorurteilsfreiere Aerzte als Hydrotherapie der ärztlichen Wissenschaft angegliedert, wobei allerdings einige Aerzte als Opfer dieser laienhaften Einseitigkeit und des Fehlens genügender praktischer Schulung an den Universitäten für immer jede Verbindung mit der Wissenschaft verloren, als Strafe des verschleierten Bildes von Sais.

Wegen der Beschränkung des verfügbaren Raumes kann auf Details nicht eingegangen werden. Wenn auch nicht viele Lichtblicke geboten werden konnten, so ist für die Zukunft der Balneologie doch insofern eine günstigere Prognose zu stellen, als die Badeärzte bisher relativ frei von der Bedrückung durch die Krankenkassenentwicklung geblieben sind.

Geschichte der Perkussion und Auskultation.

Von

Hermann Vierordt (Tübingen).

Litteratur.

Leop. Auenbrugger, *Inventum novum ex percussione thoracis humani ut signo abstrusos interni pectoris morbos detegendi, Vindobonae, J. Th. Trattner, 1761, 8°, 95 S.; 2. Aufl. 1763. Wiederabgedruckt bei: Clar, Leop. Auenbrugger ... und sein Inventum novum, Graz 1867 (mit Auenbruggers Bildnis). Wiederherausgegeben mit nebenstehender Uebersetzung von S. Ungar, Wien 1843 (s. a. Haeser, Lehrbuch II p. 638). — Herausgegeben mit französischer Uebersetzung und Commentar von: J. N. Corvisart, Nouvelle méthode pour reconnaître les maladies internes de la poitrine par la percussion de cette cavité, Paris 1808 (wiederabgedruckt in: Encyclopédie des sciences médicales, Collection des auteurs classiques, Paris 1838).*

J. N. Corvisart, *Essai sur les maladies et les lésions organiques du coeur et des gros vaisseaux, Paris 1806, 3. Ausgabe 1818.*

R. T. Laennec, *Traité de l'auscultation mediate et des maladies des poumons et du coeur, 2 Vol., Paris 1819. 4. Edition, 3 Vol., 1837 (von Andral). Ausgabe der Pariser medicin. Fakultät von 1879 nach der 2. Edition von 1826. Beste Uebersetzung von Fr. L. Meissner, Abhandlung von den Krankheiten der Lunge und des Herzens und der mittelbaren Auscultation, Leipzig 1832.*

J. A. Le Jumeau de Kergaradec, *Mémoire sur l'auscultation appliquée à l'étude de la grossesse ou recherches sur deux nouveaux signes propres à faire reconnaître plusieurs circonstances de l'état de gestation, Paris 1822. Uebersetzt Weimar 1822 (Abdruck aus Froriep's Notizen).*

P. A. Piorry, *De la percussion médiate et des signes obtenus à l'aide de ce nouveau moyen d'exploration dans les maladies des organes thoraciques et abdominaux, Paris 1828. Uebersetzt von F. A. Balling, Die mittelbare Perkussion ... Würzburg 1828.*

Piorry, *Traité du plessimétrisme et d'organographisme; anatomie des organes sains et malades établie pendant la vie au moyen de la percussion médiate et du dessin ... Paris 1866.*

Josef Skoda, *Abhandlung über Perkussion und Auskultation, Wien 1839, 6. Auflage 1864.*

M. A. Wintrich, *Krankheiten der Respirationsorgane, Erlangen 1854 (in Virchow's Handbuch 5. Bd. 1. Abteilung).*

Julius Hofmann, *De limitanda laude auscultationis praemissa brevi hujus artis historia. Dissertatio Lipsiae 1836, Bibliographie p. 23.*

G. Joseph, *Geschichte der Physiologie der Herztöne vor und nach Laennec bis 1852. Janus [Central-Magazin ...] II. Bd., Gotha 1853, p. 1, 345, 505.*

F. Küchenmeister, *Die physikalische Diagnostik des Hippokrates in Bezug auf Krankheiten der Respirationsorgane und der Milz. Schmidt's Jahrbücher 144. Bd., 1869, p. 97.*

P. Niemeyer, *Handbuch der theoretischen und clinischen Percussion und Auscultation, Erlangen, I. Bd. 1869 (Geschichte der Percussion und Auscultation); II. Bd. 1. Abtheilung 1870, 2. Abth. 1871. 3 Litteraturverzeichnisse.*

Levi, *Historische Notiz über die ersten Anfänge (resp. Spuren) der Percussion. Jahresbericht der Gesellschaft für Natur- und Heilkunde in Dresden (September 1878 bis Mai 1879) p. 71.*

Heinr. Haeser, *Lehrbuch der Geschichte der Medicin ... 3. Bearbeitung, 2. Bd., Jena 1881, p. 637 („die Erfindung der Percussion"); p. 888 („Begründung der physikalischen Diagnostik").*

Henry Hughes, *Allgemeine Perkussionslehre, Wiesbaden 1894; p. 5 Litteratur.*

Artikel Percussion in Dictionnaire encyclopédique des sciences médicales II. Serie T. XXII p. 733 (Lereboullet); Bibliographie ibid. p. 755 (L. Hahn).

Artikel Percussion, im Index Catalogue of the library of the surgeon general office, Vol. X, 1889.

Artikel Auscultation im Dictionnaire encycl. (s. o.), T. VII, 1867. — Auscultation médicale (Barth et Roger) p. 262; Bibliographie p. 298. — Ausc. chirurgicale — Ausc. obstétricale (Depaul) p. 301; Bibliographie p. 339 (L. Hahn).

Artikel Auscultation im Index Catalogue (s. o.), Vol. I, 1880. Second series Vol. I, 1896.

Artikel Stéthoscope im Dict. encyclop. (s. o.) III. Sér. T. XII 1883 p. 62 (A. Dechambre et André Petit) — giebt die Darstellung verschiedener Stethoskope bis in die neuere Zeit: starre, flexible, binaurale etc. Stethoskope.

Zur Vorgeschichte des Sthetoskops (!). Ein Originalbrief Laennec's [an Baron Bevier vom 18. Mai 1826] mit Bemerkungen von **C. Gerhardt.** *Die medicinische Woche 1900 Nr. 50.*

W. Ebstein, *Einige Bemerkungen zu der Geschichte des Stethoskops. Deutsches Archiv für klin. Medicin 69. Bd. 1901 p. 488.*

Artikel Succussion (H. Barth) im Dict. encycl. (s. o.) III. Sér. T. XII 1883 p. 610.

Auscultation et percussion bei **Alph. Pauly,** *Bibliographie des sciences médicales, Paris 1874, p. 897 (6 Titel).*

Auscultation und Percussion bei **Jul. Pagel,** *Historisch-medicinische Bibliographie für die Jahre 1875—1896, Berlin 1898, p. 824 (4 Titel).*

Geht man auf die leisesten, oft gewiss mehr zufälligen Aeusserungen über akustische Phänomene bei Kranken (und Gesunden) zurück, so kann man sie fraglos da und dort bei verschiedenen älteren Autoren finden. Freilich begnügen sich manche mit blossen Andeutungen, und so nehme ich auch die durch keinerlei Belegstellen erhärtete Auslassung nicht ganz ernst, welche sich bei Bhagvat Sinh Jee (A short history of Aryan medical science, London 1896, p. 156) findet: „Palpation, percussion and auscultation are not altogether modern. They are referred to in the works of Charaka. Atreya, in his interesting dialogue with his favourite pupil Harita [vgl. Bd. I p. 133] speaks with even more precision on the subject. His directions are all of a piece with those in any of our modern works." — Von P. Niemeyer (l. c. p. 226) sind die Auskultation und Perkussion betreffenden Stellen in leidlicher Vollständigkeit zusammengetragen. Am berühmtesten ist wohl die Stelle über „Succussion" — die Bezeichnung von Laennec — bei Hippokrates (περὶ νούσων II. cap. 47. Edit. Kühn II p. 258; Uebersetzung R. Fuchs II p. 438), wonach der auf einen Stuhl gesetzte und an den Schultern gerüttelte Kranke durch ein Geräusch die Seite erkennen lässt, welche den durch Einschnitt zu entleerenden Eiter enthält. Eine Parallelstelle (Κωακαὶ προγνώσεις, Littré § 20 Nr. 424. Edit. Kühn I p. 306; Fuchs II p. 65) hebt hervor, dass die Empyematiker mit grossem Geräusch weniger

Eiter haben, als die stärker dyspnoischen mit wenig Geräusch. Bei Daremberg (Oeuvres choisies d'Hippocrate, 2. Edit. Paris 1855, p. 282) sind die hippokratischen Stellen über Empyem im Zusammenhang zu lesen. Ambroise Paré (Oeuvres, Edit. Malgaigne I p. 93, Table méthodique) verwertet das Schüttelgeräusch in ähnlicher Weise. — Die auf Auskultation, speziell Rasselgeräusche, bezogene zweite Stelle bei Hippokrates (περὶ νούσων II cap. 61. Edit. Kühn II p. 277; Fuchs II p. 451) ist verdorben und nicht ohne weiteres richtig zu stellen. Dagegen mag eine weitere Stelle (ebenda II cap. 59. Kühn II p. 275; Fuchs II p. 450), wo von einem hör- (oder fühl-)baren Geräusch des Blutes (!) wie Leder (μάσθλης) bei Schmerz, Atembehinderung, „weissem" Sputum und vom Liegen auf der kranken Seite die Rede ist, füglich auf akute Pleuritis gedeutet werden. Aus Aretaeus Kappadox führt Lewi drei Stellen an, zwei aus dem Kapitel περὶ ὕδρωπος (Edit. Kühn p. 125 u. 127) und eine aus dem Abschnitt περὶ τετάνου (Kühn p. 9), welche ohne sonderlichen Zwang auf eine Art Perkussion (πατάσσειν, ἐπικρούειν), mindestens auf eine mit der Hand ausgeführte, stärkere Erschütterung des „tympanitisch" schallenden Abdomens sich beziehen lässt. Von einer Perkussion des Thorax liest man aber erstmals bei Auenbrugger. Den einem „Tympanon" vergleichbaren Schall verwerten ebenso spätere Autoren, als Aretaeus, z. B. Galen, Actuarius, Paulus Aegineta, Tagault, Paré (a. a. O. I p. 391, de l'hydropisie) zur Unterscheidung von Ascites und Meteorismus, der τυμπανίας der Alten; auch in „de aegritudinum curatione Tractatus", resp. Joh. Platearius' Practica (s. S. de Renzi's Collectio Salernitana II, Napoli 1853 p. 298) gibt der Ascites „percussus" den Ton eines halbgefüllten Schlauches, der „Thimpanites" (!) den einer Pauke. Auch Soranus (περὶ γυναικείων παθῶν cap. 58. Edit. Dietz p. 277; Edit. Ermerins p. 252; Edit. Val. Rose p. 330) unterscheidet Mole des Uterus, Tympanites und Ascites durch Perkussion und Succussion, Alexander von Tralles im Abschnitt περὶ ὑδέρου (Edit. Puschmann II p. 441) Ascites, Tympanias und den ὕδερος „ἀνὰ σάρκα" durch Succussion, Perkussion und Fingerdruck.

Von einer in der Schweiz durch die Tierärzte behufs Ermittelung von Cysticerken im Gehirn mittelst eines Hammers geübten Perkussion des Kopfes berichtet J. J. Wepfer (1620—95) in seinen „Observationes anatomicae ex cadaveribus eorum, quos sustulit apoplexia", Schaffhusii 1675 p. 69 und bei Lancisi (s. Abschnitt „Geschichte der Herzkrankheiten") ist von der Perkussion des Brustbeins beim „Aneurysma" des Herzens die Rede.

Die Hörbarkeit des „Pulses" des Herzens erwähnt W. Harvey (Exercitatio anatomica de motu cordis et sanguinis in animalibus I cap. V Edit. Francofurti 1628 p. 30, Roterdami 1661 p. 51), was ihm den Spott des Aemilius Parisanus eintrug, und ebenso verzeichnet Morgagni (De sedibus et causis morborum, Lib. II, Epist. XVI, Art. 24) einen Fall von Stalpaart van der Wiel, wo bei einem Mädchen Geräusche des sich (wie man annahm, in der Flüssigkeit?) bewegenden Herzens vernehmbar waren; er meint, von diesem Zeichen „Medicis, qui ad pericardii regionem manum auremve admovendo aliquid ibi fluctuationis animadvertant, egregium utique prae ceteris signum futurum et pro pathognomonico habendum".

System kam aber in die Lehre, zunächst die der Perkussion, erst durch Leopold Auenbrugger's (Graz 19. Nov. 1722, Wien

17. Mai 1809) Inventum novum (1761), welcher in 48 Sätzen mit angehängten „Scholien“ die Grundzüge der unmittelbaren Perkussion, auch die Grenzen ihrer Leistungsfähigkeit festlegte, die Bedeutung der verschiedenen Modifikationen des Schalls bei den akuten und chronischen Krankheiten der Brust, auch einiger Herzaffektionen darthat (s. das Exposé von Merbach im Jahresberichte der Gesellschaft für Natur- und Heilkunde in Dresden 1861—62, p. 59 und bei Clar, l. c. p. 17, Auszug bei Haeser, l. c. p. 639). Von den chronischen Affektionen der Lunge bespricht Auenbrugger, der übrigens den weiteren Ausbau seiner Methode empfahl, hauptsächlich den Scirrhus pulmonum, worunter er Verdichtungen i. w. S., auch akute, versteht, Kavernen, Empyem, dessen Operation er geübt zu haben scheint, Hydrops pectoris und pericardii. Von den massgebenden Zeitgenossen mit rühmlichen Ausnahmen (Maximilian Stoll, Joh. Peter Frank) wenig beachtet, kaum ernst genommen — selbst die Satire fehlte nicht (vgl. „Medizinisches Vademekum für lustige Aerzte und für lustige Kranke“, Frankfurt und Leipzig 1798) — wurde die Technik durch Auenbruggers Uebersetzer und Kommentator J. N. Corvisart (1755—1821) wieder neu belebt und in selbständigem Ausbau der Methode auf die Erkennung der Krankheiten des Herzens und der grossen Gefässe ausgedehnt. Erst von dieser Zeit ab datiert die prinzipielle Einfügung der Perkussion in die ärztliche Technik, was freilich in Deutschland am spätesten, später als in Frankreich und England, geschah.

Der Bretone René Théophile Hyacinthe Laënnec (Quimper 17. Febr. 1781, Kerlouanec 13. August 1826) ist als der selbständige Schöpfer einer klinischen Auskultation zu verehren, welche er, man kann sagen, aus dem Nichts heraus geschaffen, in den verschiedensten Krankheiten und wieder in den einzelnen Phasen derselben aufs genaueste verfolgt hat, überall mit dem anatomischen Zustand der Organe Beziehung suchend, wozu ihm ein umfangreiches Krankenmaterial am Hospital Necker (seit 1817) die ausgiebigste Gelegenheit verschaffte. — Laennecs Werk, zumal in der 2. Auflage von 1826, ist ein vollständiges Handbuch der Diagnostik und Behandlung der Krankheiten der Brustorgane, worin er auch der (Auenbruggerschen) Perkussion gedenkt, ihre Leistungen für sich allein zwar eng begrenzt und für zweifelhaft hält, in Verbindung jedoch mit der mittelbaren Auskultation ihre Bedeutung, z. B. für den Pneumothorax, das Lungenemphysem, die Spitzentuberkulose, anerkennt. Gegliedert ist das Buch (2. Aufl.) in drei Hauptteile: „Untersuchung der Brust, Krankheiten der Lunge, Krankheiten des Cirkulationsapparates“. Es enthält eine solche Fülle gut beobachteter und ebenso gut beschriebener physikalisch-diagnostischer Zeichen, dass man es heute noch mit Interesse und Nutzen zu lesen vermag. Krankengeschichten und Nekropsien sind aufs sorgfältigste wiedergegeben. Ein Meister aber erscheint Laennec in der Determination der akustischen Zeichen; er hat in der Auskultation die Nomenklatur, deren wir uns bedienen, recht eigentlich geschaffen, und selbst da, wo die Ausdrücke fast gesucht erscheinen mögen, wie in der Résonnance de pot fêlé, der Égophonie, dem Frémissement cataire, haben sie sich in Ermangelung streng physikalischer Begriffsbestimmungen nicht wohl durch bezeichnendere ersetzen lassen. Die minutiöse Beschreibung und Auswertung all' der Geräusche und Geräuschchen, die bei den einzelnen

Lungen- und Brustaffektionen zu beobachten sind, — viel Neues ist ja hier kaum noch hinzuzufügen gewesen — erregt unsere Bewunderung, wobei freilich das Suchen nach pathognomonischen Zeichen allzusehr hervortritt und andererseits die etwas weit gehende Spezialisierung ein auf grössere Gesichtspunkte gegründetes (der Physik angepasstes) System vermissen lässt. — Die Krankheiten des Herzens nehmen den kleineren Teil des Werkes ein; auch hier ist der Autor überaus sorgfältig und vielseitig, für alle, auch die entfernter liegenden und selteneren Affektionen, z. B. Pneumopericard, sucht er nach akustisch-diagnostischen Merkmalen, überall kritisch und sichtend (man vgl. nur das Kapitel XVIII des 3. Teils über die „Polypen des Herzens und der Gefässe"). Von den Veränderungen des Herzens interessieren ihn vor allem die Zustände der Hypertrophie und Dilatation, aber schon erscheinen Diagnosen wie „Végétations ou rétrécissement cartilagineux de la valvule mitrale, Ossification de la valvule mitrale, des valvules sigmoides de l'aorte" etc.

Das Instrument, dessen sich Laennec zu seiner „mittelbaren" Auskultation bediente und dessen Entstehung bis in das Jahr 1816 zurückreicht (Traité, Introduction), das „Stethoskop", war ein 32½ cm (1') langer, 16''' (= 36 mm) dicker, zwar innen durchbohrter, aber immerhin noch 230 g. schwerer „Cylinder" aus (Eichen-) Holz, der später handlicheren, vor allem leichteren Instrumenten Platz gemacht hat.

Allgemeine Anerkennung hat Laennec auch bei seinen Landsleuten zunächst nicht gefunden. Von mancher Seite wurde gegen die „Cylindromanes" geeifert. Mit den vielfachen, meist recht kleinlichen Ausstellungen und Bemängelungen Broussais' (Examen des doctrines médicales ... T. II Paris 1821) setzt er sich in der Vorrede zur 2. Auflage auseinander, doch verzeichnet er ebenda mit Genugthuung, dass mehr als „300 junge Aerzte aus allen Nationen Europas" unter seiner eigenen Anleitung die „Observations stéthoscopiques" geübt haben. Unter den namentlich aufgeführten, von Laennec genauer gekannten sind meist Engländer, nur 1—2 Deutsche, wie denn Deutschland zuletzt die Laennecschen Lehren aufnahm, während in England Männer wie Ch. Williams in London und W. Stokes in Dublin die Disziplin weiter ausbauten. Uebrigens erwähnt Laennec als Anhänger und Bestätiger seiner Lehre von deutschen Klinikern K. A. W. Berends in Berlin, Chr. Fr. Nasse in Bonn, von späteren wären Schönlein in Berlin, Krukenberg in Halle zu nennen, welche in richtiger Erkenntnis der Bedeutung der physikalischen Diagnostik für die Entwicklung der innern Klinik sie eifrig pflegten.

Eine wertvolle Ergänzung fand, wieder auf französischem Boden, die physikalische Diagnostik durch eine weitere Verfeinerung der Perkussion von seiten Pierre Adolphe Piorry's (1794—1879). Die Erfindung eines kleinen Instrumentes, des elfenbeinernen, runden Plessimeters, galt dem virtuosen, oft übrigens nicht genügend objektiven Perkuteur für wesentlich, wie er denn auch das Stethoskop in eine bequemere, fast zu kurze Form brachte, andererseits aber den schon von „Barry" (David? B.) angegebenen, von Wintrich 1841 wieder eingeführten Perkussionshammer und die (in England geübte, von Stokes (Vorrede zu den Brustkrankheiten) empfohlene Finger-

Fingerperkussion,[1]) welche ihm „mehrere englische und amerikanische Aerzte“ in seinen Vorlesungen demonstrierten (s. Uebersetzung Balling p. 26), energisch zurückwies. Piorrys Verdienst bleibt es, die genaue Absteckung der Organgrenzen und namentlich auch die Perkussion des Bauches und seiner Organe, der Milz vor allem, weiters die graphische Fixierung der Grenzen, die Dermographie, den „Organographisme“ (Atlas de plessimétrisme ... Paris 1851) eingeführt zu haben. Wenn er, zumal in seinen späteren Arbeiten, z. B. dem Traité de plessimétrisme, Paris 1866, aber auch schon im Traité de diagnostic et de séméiologie, Paris 1836—37, von seinem Virtuosentum verleitet, zu weit ging, mehr beweisen wollte, als er konnte, und sogar halb unbewusster Selbsttäuschung verfiel, so ist dies zu bedauern und hat der Methode jedenfalls mehr geschadet, als sie eigentlich verdiente.

In der nach-laennecschen Zeit schlug der weitere Ausbau seiner Lehre in den einzelnen Ländern verschiedene Wege ein; in Frankreich machte sich eine nur zu sehr verfeinerte Symptomenlehre, das Haschen nach pathognomonischen Zeichen, breit, während in England eine mehr selbständige Weiterentwicklung sich Bahn brach und an unabhängigen Männern, wie Williams, der zuerst nach akustischen Grundlagen forschte, Stokes, R. J. Graves, Laennecs Uebersetzer John Forbes, mächtige Förderung fand. Die Werke von Stokes und W. H. Walshe fanden auch in Deutschland ziemliche Verbreitung.

Ein hervorragendes und bleibendes Verdienst um die wissenschaftliche Begründung und Feststellung der Perkussion und Auskultation hat Josef Škoda (1805—13. Juni 1881), mit C. Rokitansky der Führer der jüngeren Wiener Schule, sich erworben. Er ist der Neuschöpfer der Lehre, deren Hauptzüge er vor mehr als 60 Jahren in heute noch unanfechtbare, in gleicher Präcision zuvor nicht ausgesprochene Sätze zu fassen wusste. Die 1839 in Wien erschienene „Abhandlung über Perkussion und Auskultation“ ist, wenn auch späterhin einzelnes modifiziert werden musste, die Grundlage der heute geltenden Theorie geworden. Zunächst wurden die verschiedenen von Piorry aufgestellten Perkussionsschalle wesentlich vereinfacht, als massgebend für den Schall nicht das spezifische (gesunde oder kranke) Gewebe, sondern ganz allgemein gesagt, der physikalische Zustand des Organs, sein Luftgehalt, resp. das Fehlen desselben nachgewiesen, womit die gekünstelte und gefährliche Lehre Piorrys von der Spezifizität der Schalle der Einzelorgane hinfällig wurde. An den Auslassungen über den Perkussionsschall (S. 3—18) dürfte auch heute noch wenig zu bemängeln sein. Wie recht hat Skoda nur in der Frage über den tympanitischen Schall bei Pleuritis behalten, das „Bruit skodique“ der gerade in diesem Punkt ihn anfänglich stark befehdenden Franzosen! Schwieriger gestalteten sich die Auseinandersetzungen über gewisse auskultatorische Phänomene, wo auch Skoda, im Drang selbständigen Schaffens und ablehnender Kritik, Laennecs Verdiensten nicht immer ganz gerecht geworden sein mag. Jedenfalls verdichteten sich Skodas Untersuchungen, die besonders auch dem Leichenexperiment sich zuwandten, zu einer eigentlichen, brauchbaren und formulierbaren Theorie der

[1]) Bei Wintrich (l. c. p. 4) steht die Bemerkung, dass „Dr. Skerrett (?)“ die Finger-Fingerperkussion zuerst geübt habe.

Perkussion und Auskultation; dabei hatte sie den besonderen Vorzug einer einfacheren, dem deutschen Sprachgefühl näher gerückten Nomenklatur,[1]) wenn auch Hyperkritische da und dort der formalen Logik nicht Rechnung getragen sahen und beispielsweise die gewiss praktische Unterscheidung zwischen tympanitischem und nichttympanitischem Schall bespöttelten. So sind denn die Skodaschen Lehren, z. T. getragen vom Enthusiasmus, den die aufblühende Wiener Schule in der jüngeren Aerztewelt erregte, rasch in die Praxis eingedrungen,[2]) die von den Franzosen stets bevorzugte Auskultation hat der Perkussion neben sich einen ebenbürtigen Platz einräumen müssen, beide Untersuchungsmethoden ergänzen sich jetzt gegenseitig. Nach Skoda sind zwar da und dort, namentlich auch in den theoretischen Teilen, z. B. der Lehre vom Perkussionsschall der Lunge, ob Luft oder Membran „Schallherrscher" sei, Ergänzungen oder mehr oder minder einleuchtende Verbesserungen aufgetaucht — Skoda selbst war in den späteren Auflagen seines Buchs zu manchen Antikritiken genötigt — die Grundzüge sind trotzdem nicht verwischt, einzelne theoretische Streitfragen bis heute nicht zum Austrag gebracht worden.

Um die Befestigung der physikalischen Grundlagen der Perkussion und Auskultation hat sich, auf experimentelle Untersuchungen sich stützend, M. Anton Wintrich (1812—1882) in Erlangen bemüht. Auch der Physiker Friedr. Zamminer hat in dieser Richtung gearbeitet (Einleitung zu Eug. Seitz, Die Auskultation und Perkussion der Respirationsorgane, Erlangen 1860), von den neuesten Publikationen möge die von Hughes genannt sein. Doch sind wir noch weit davon entfernt, allseitig befriedigende physikalische Grundlagen geschaffen zu haben, und C. Gerhardt hat gewiss recht: „der Bau wird erst vollendet, erhält erst die Krone, die wissenschaftliche Weihe, wenn alle diese Ergebnisse der ärztlichen Beobachtung anstatt auf bekannte physikalische Thatsachen, auf die Grundgesetze der Lehre vom Schalle zurückgeführt sein werden" (Lehrbuch der Auscultation und Percussion, 2. Aufl., Tübingen 1871, 6. Aufl. 1900, p. 7). Einzelheiten, etwa die vielfachen Kontroversen und Streitigkeiten hauptsächlich auch theoretischer Natur, über Perkussionsschall, Entstehung der Herztöne (s. a. das Kapitel „Herzkrankheiten") u. a., auch die Aufzählung einzelner Zeichen und Phänomene kann im allgemeinen hier übergangen werden. Erwähnt mögen sein der Pektoralfremitus (J. Jos. Reynaud 1819), ferner die verschiedenen Arten von Schallwechsel (Wintrich 1854, Friedreich 1856, Gerhardt 1859, Biermer 1862, eigentlich schon Geigel 1861), worüber das Wichtigste bei P. Niemeyer zu finden ist. Ausdrücklich soll hingewiesen sein auf die Benützung der Auskultation zu geburtshilflichen Zwecken: François

---

[1]) Ein „Index sämmtlicher in- und ausländischer Kunstausdrücke" findet sich bei P. Niemeyer, Grundriss der Percussion und Auscultation, 3. Aufl., Stuttgart 1880.

[2]) In einer Rezension über Škodas Buch (Schmidts Jahrbücher, 32. Bd., p. 100—106) sagt Kürschner am Schluss: „Es wird, wenn die vorgetragenen Grundsätze allgemeiner bekannt werden, die mythische Epoche der Auskultation vorüber sein, die Epoche, wo man die wenigen, in deren Händen sie war, bewunderte, und die Zeit wird näher rücken, wo jeder, der Ohren hat zu hören, hören wird und hören muss. Demzufolge stehen wir nicht an, den Dr. Skoda, unsern stets geachteten Lehrer und Freund, für den wahren Apostel der Auskultation in Deutschland zu erklären."

Isaac Mayor in Genf — „bruits du coeur du foetus" (Bibliothèque univ. des sciences et arts IX, Genève 1818, p. 248) — verwertete zuerst die Auskultation der kindlichen Herztöne zur Diagnose des Lebens des Kindes. Jean Al. Le Jumeau Vicomte de Kergaradec beschrieb 1822 erstmals das (Uterin- oder) Placentargeräusch, Evory Kennedy 1830 (Dublin Hosp. reports) das Nabelschnurgeräusch, John D. Fisher in Boston das später sog. systolische Hirnblasen, seine „cephalic bellow's sound" (Medical Magazine II Boston 1834 und American Journal of the medical sciences 1838 p. 277). Das pleuritische Reibegeräusch (Reynaud 1822), das perikardiale Reiben (V. Collin 1824), das peritonitische Reiben (A. Desprès 1834), das Hydatidenschwirren, frémissement hydatique (P. A. Briançon, Thèse von 1828), die Auskultation der Flüsterstimme (G. Baccelli 1877) mögen ausserdem Erwähnung finden.

Kombination von Perkussion und Auskultation ist zu verschiedenen Malen mit wechselndem Erfolg zur genaueren Grenzbestimmung der Organe verwertet worden, so von Camman und Clark (New York Journal of medicine and surgery 1840 July; ausführliches Referat bei Barth et Roger, Traité pratique d'auscultation, 11. Aufl., Paris 1887, p. 756); in neuester Zeit soll das Phonendoskop von A. Bianchi und E. Bazzi eben solchen Zwecken dienen. — Historisches Interesse hat der bei Piorry (Uebersetzung Balling p. 27) erwähnte Versuch von Jules de Dervieux, welcher im Innern des Stethoskops einen kleinen Hammer anbrachte.

Lungenkrankheiten
(ausschliesslich Tuberkulose).

Von

Hermann Vierordt (Tübingen).

Litteratur.

a) Pleuritis und Pneumonie.

Ausser den im einzelnen nicht aufzuführenden, im Text ihre Erwähnung findenden medizinischen Klassikern und verschiedenen, im Kapitel „Perkussion und Auskultation" (s. o.) angebenen Verweisen seien besonders namhaft gemacht:

Antonio Guainierio *(c. 1440), Opus praeclarum ad praxin non mediocriter necessarium, Papiae 1518, 4°. Kapitel: de aegritudinibus pectoris et pulmonum; de pleuresi.*

Pierre Brissot, *Apologetica disceptatio, qua docetur, per qua loca sanguis mitti debeat in viscerum inflammationibus, praesertim in pleuritide, Parisiis 1525, 4°.*

Petrus Vascus Castellus, *Exercitationes medicinales ad omnes thoracis affectus . . . Tolosae 1616; Tractatus quintus, de pleuritide; tract. sextus de peripneumonia.*

C. Schrödter, *De pleuripneumonia dissertatio medica, in qua statuitur veram sedem peripneumoniae esse utrumque, pleuritidis vero alterutrum tantum latus pulmonum; quae sententia rationibus Hippocratisque auctoritate inprimis stabilitur, Wittenbergae 1679, 4°.*

Dan. Wilh. Triller, *De pleuritide ejusque curatione, Francofurto 1740, von pag. 126 bis Schluss: Selecta quaedam capita de pleuritide e . . . Cornelio Celso, Caelio Aureliano et Theodoro Prisciano excerpta.*

Michele Sarcone, *Istoria ragionata dei mali osservati in Napoli nell' intero corso dell' anno 1764, Napoli 1765, parte seconda. (Deutsche Uebersetzung v. Schmid u. Füssly, Zürich 1770—72.)*

Laennec, *Traité de l'auscultation médiate 1826. — Vgl. S. 599.*

P. J. Schneider, *Haematomanie im 19. Jahrhundert, Tübingen 1827.*

Jos. Dietl, *Der Aderlass in der Lungenentzündung, Wien 1849.*

A. Bernhardi, *Ueber die Pneumonie-Lehre der Gegenwart . . . Zeitschrift für Erfahrungsheilkunde, Berlin 1851, IV, p. 353—522 (homoeopathisch!).*

M. A. Wintrich, *Krankheiten der Pleura in Virchow's Handbuch der speciellen Pathologie u. Therapie, 5. Band 1. Abtheilung, Erlangen 1854, p. 225.*

A. Biermer, *Krankheiten der Bronchien und des Lungen-Parenchyms, ibid. 5. Band 4. u. 5. Lieferung 1865—67.*

H. Ziemssen, *Pleuritis und Pneumonie im Kindesalter, Berlin 1862.*

P. Niemeyer, *Uebersicht der neueren Forschungen über Pneumonie. Schmidt's Jahrbücher 113. Bd. 1862 p. 337; 132. Bd. 1866 p. 317.*

A. Grisolle, *Traité pratique de la pneumonie aux différents âges . . . Paris 1841, 2. édit. 1864.*

O. Seidel, *Der Aderlass in der croupösen Pneumonie historisch dargestellt. Berliner Dissertation 1869.*

Reinh. Köhler, *Handbuch der speciellen Therapie. Erster Band. 3. Aufl., Tübingen 1867, p. 771, 893.*

J. Bauer, *Geschichte der Aderlässe, Bonn 1870.*

Jul. Petersen, *Hauptmomente in der geschichtlichen Entwickelung der medicinischen Therapie, Kopenhagen 1877.*

Th. Jürgensen, *Croupöse Pneumonie in Ziemssen's Handbuch V. Band, Leipzig 1874, p. 4. — Katarrhalpneumonie, ibid. p. 184. — Interstitielle Pneumonie, id. opus, Supplementband 1878 p. 312.*

O. Wyss, *Die Catarrhalpneumonie in Gerhardt's Handbuch 3. Bd. 2. Hälfte, Tübingen 1878, p. 729.*

Leichtenstern, *Krankheiten d. Pleura, ibid. p. 863.*

C. Gerhardt, *Atelektase, ibid. p. 497.*

O. v. Gizycki, *Die operative Behandlung der Pleuritis bis Trousseau. Berliner Dissertation 1880.*

Th. Jürgensen u. A. Fränkel, *Referat u. Correferat „Ueber die genuine Pneumonie" in Verhandlungen des Congresses für innere Medicin. 3. Congress (Berlin), Wiesbaden 1884, p. 6 und anschliessende Discussion.*

Aug. Hirsch, *Handbuch der historisch-geographischen Pathologie, 2. Bearbeitung, 3. Abtheilung, Stuttgart 1886, p. 77 (Artikel Lungenentzündung).*

Gottfr. Krüger, *Der Aderlass im neunzehnten Jahrhundert. Berliner Dissertation 1886.*

Léon Delattre, *Essai sur l'histoire de la saignée. Thèse de Paris 1886.*

H. Barth, *Artikel „Pneumonie" im Dictionnaire encyclop. des sciences méd. II. série t. 27, Paris 1888, p. 228 (Historique).*

Artikel „Pneumonie" im Index Catalogue of the library of the surgeon general office Vol. X, 1890, p. 400—455 (auch die Unterabteilungen Pn. in Infants and children, Catarrhal or lobular Pn. etc. zu vergleichen!). — Artikel „Pleurisy", ibid., p. 374. — Artikel „Bronchopneumonia", Vol. II, 1881, p. 482; second series vol. II, 1897, p. 837—38.

A. Weichselbaum, *Zusammenfassender historischer Bericht über die Aetiologie der acuten Lungen- und Rippenfellentzündungen. Centralblatt für Bacteriologie und Parasitenkunde, Erster Jahrgang I. Band, Jena 1887, p. 553, 587.*

C. Gerhardt, *Die Geschichte des Bruststiches, Berlin 1890 [Verschiedenes auch b. Leichtenstern, l. c. — Gerhardt's Handbuch — p. 946].*

C. Friedländer, *Ueber die Schizomyceten bei der acuten fibrösen (!) Pneumonie. Virchow's Archiv 87. Bd., 1882, p. 319.*

Derselbe (mit Frobenius), *Die Mikrokokken der Pneumonie. Fortschritte der Medicin, 1. Jahrgang, 1883, p. 715.*

E. Cestan, *La thérapeutique des empyèmes, Paris 1898 (mit historischen Notizen namentlich über neuere Operationsmethoden).*

H. Eppinger, *Krankheiten der Lunge, in: Lubarsch & Ostertag, Ergebnisse der allgemeinen Pathologie und patholog. Anatomie, 3. Abteilung, Wiesbaden 1896, p. 137.*

Iv. Honl, *Spaltspitze bei Pneumonie, ibid., 1. Abteilung, 1896 p. 648.*

Pleuritis pulsans: **Alfr. Keppler,** *Deutsches Archiv f. klin. Medicin 41. Bd. (Litteratur bis 1887);* **Th. Fuchs,** *Zeitschrift für klin. Medicin 32. Bd. Supplement-Heft 1897 p. 255.*

Alfr. Wolff, *Die Geschichte der Pleuritis mit besonderer Berücksichtigung der Therapie und der Probepunktion. Allgemeine medicinische Central-Zeitung 1900 Nr. 24.*

G. Sticker, *Die Entwicklung der ärztlichen Kunst in der Behandlung der hitzigen Lungenentzündungen, Wien 1902.*

b) Sonstige Lungenkrankheiten.

Aus dem Index-Catalogue of the library of the surgeon general office seien folgende Artikel genannt: Bronchia (Dilatation of), Vol. II, 1881, p. 474—76; second series Vol. II, 1897, p. 828. — Bronchial glands, ibid. p. 474—76; second series p. 831. — Bronchitis, ibid. 476—82, second series p. 832—37. — Embolism (pulmonary), Vol. IV, 1883, p. 195; second series Vol. IV, 1899, p. 864. — Embolism and gangrene, ibid. p. 199; Emphysema (pulmonary), ibid. p. 219; second series Vol. IV, p. 897. — Lungs (Gangrene of), Vol. VIII, 1887, p. 417. — Pneumothorax, Vol. XI, 1890, p. 456.

J. **Mögling,** *Zur Entstehung des haemorrhagischen Infarcts. Historische Skizze; in: Arbeiten aus dem Gebiete der pathol. Anatomie und der allgem. Pathologie, herausgegeben von E Ziegler. I. Band: Jena 1886, p. 133.*

Bezüglich des kindlichen Alters findet sich manches bei **Rilliet et Barthez,** *Traité des maladies des enfants. 3e édition, wo die wichtigsten Krankheiten mit einem Abschnitt „Historique" eingeleitet sind, der freilich die französischen Autoren bevorzugt, und in* **C. Gerhardt's** *Handbuch der Kinderkrankheiten, 3. Bd. 2. Hälfte, Tübingen 1878, die Artikel Krankheiten der Bronchien (Ad. Weil), Emphysem (L. Fürst), hämorrhagischer Infarct (C. Gerhardt), Lungengangrän (Kohts).*

A. Biermer, *Bronchitis capillaris, Virchow's Handbuch 5. Bd. I. Abthlg. 4./5. Lieferung, Erlangen 1865—67, p. 647, Bronchitis crouposa, ibid. p. 714.*

Riegel, *Krankheiten der Trachea und der Bronchien (Bronchitis catarrhalis; Br. fibrinosa), Ziemssen's Handbuch IV. Bd. 2. Hälfte, Leipzig 1875.*

Ph. Phöbus, *Der typische Frühsommer-Katarrh oder das sog. Heufieber, Giessen 1862.* — **Biermer,** *Idiosynkrasischer Sommer-Katarrh, l. c. p. 635.* — **G. Sticker,** *Der Bostock'sche Sommerkatarrh. Nothnagels spec. Pathol. u. Therapie IV. Bd. II. Theil II. Abthlg., Wien 1896, p. 85.*

Biermer, *Die Lehre vom Auswurf, Würzburg 1855.*

Sam. West, *Plastic bronchitis. The Practitioner. London 1889, XLIII, p. 83 (mit Litteratur).*

O. Beschorner, *Ueber chronische essentielle fibrinöse Bronchitis (Bronchialcroup), Leipzig 1893 [Volkmann's Sammlung N. F. Nr. 73].*

Biermer, *Bronchiectasie, l. c. (Virchow's Handbuch) p. 734.*

Dechambre, *Article „Anthracosis, historique" im Dict. encyclop. des sciences méd. T. V, 1866, p. 248.*

Rossignol, *Recherches anatomiques, cliniques et expérimentales sur la nature et les causes de l'emphysème pulmonaire (asthme continu des anciens), Bruxelles 1849.*

W. A. Freund, *Der Zusammenhang gewisser Lungenkrankheiten mit primären Rippenknorpelanomalien. Mit 7 Tafeln, Erlangen 1859. — Vgl. S. 618.*

Biermer, *Lungenemphysem, l. c. (Virchow's Handbuch) p. 781.*

Th. H. Knauthe, *Ueber das substantive Lungenemphysem. Schmidt's Jahrbücher, Jahrgang 1874, 163. Bd. p. 169, 281 [Sammelbericht].*

Hertz, *Anaemie und Oedem der Lunge, Lungenemphysem, Lungenbrand in Ziemssen's Handbuch, V. Band, Leipzig 1874 (z. Teil gekürzt in 3. Aufl., Lpzg. 1887).*

E. Wittcke, *Ueber Geschichte und pathologische Veränderungen des Lungenemphysems. Würzburger Dissertation 1891.*

F. A. Hoffmann, *Emphysem und Atelektase. Wien 1900 [Nothnagel's spec. Pathologie u. Therapie XIV. Bd. II. Theil III. Abtheilung].*

E. Aufrecht, *Lungenentzündungen in Nothnagel's spec. Pathol. u. Therapie XIV. Bd. I. Hälfte II. Theil, Wien 1899; darin: Die Pneumonokoniosen p. 303; Embolie, Thrombose und Infarct p. 381; das Lungencarcinom p. 362; der Lungenabscess p. 410; Lungengangrän p. 419.*

Wintrich, *l. c. (Virchow's Handbuch): Hydrothorax p. 365; Pneumothorax p. 336; Haemothorax p. 362.*

A Weil, *Zur Lehre vom Pneumothorax, insbesondere vom Pneumothorax bei Lungenschwindsucht, Leipzig 1882 (Separat aus: Deutsches Archiv f. klin. Medicin Bd. 25, 29, 31); ferner ibid. Bd. 40, 1887.*

N. Goluboff, *Das Bronchialasthma und seine Behandlung, Leipzig 1899 [Sammlung klinischer Vorträge Nr. 256/57 — enthält eine Geschichte der Krankheit].*

J Pagel *in Goldscheider's und P. Jacob's Handbuch der physikalischen Therapie, Teil I Band I, Leipzig 1901: Verschiedene „historische Einleitungen", zu Pneumato- und Inhalationstherapie p. 181; zu Klimato- und Höhenlufttherapie p. 1 u. s. w.*

Von den Lungenaffektionen kommen bis zu der Zeit, da die pathologische Anatomie auch die anderen und selteneren (nicht tuberkulösen) Krankheiten der Lunge unterscheiden lehrte, eigentlich nur Pneumonie und Pleuritis in Betracht. Und selbst diese hat eine frühere Zeit, obschon ihr beide Affektionen wohl bekannt waren, nicht so, wie es uns als selbstverständlich erscheint, auseinandergehalten, was in der keineswegs einheitlichen, fast verwirrenden Nomenklatur genugsam zum Ausdruck kommt. Im allgemeinen heisst die akute

Lungenentzündung bei den Hippokratikern und den späteren Autoren, eigentlich bis in das 19. Jahrhundert herein περιπνευμονία (auch περιπλευμονία), während πλευρῖτις mehr den Seitenstich, oft bloss rein symptomatisch, bezeichnet. Erschwerend ist der Umstand, dass man beide Affektionen nur mehr gradweise verschieden sein liess und ihr nicht so seltenes gleichzeitiges Vorkommen nicht zugeben wollte. Die akuten Lungenaffektionen, welche Hippokrates unter verschiedenen Bezeichnungen beschreibt: ὁ πλεύμων οἰδέων ὑπὸ τῆς θερμασίης (περὶ νούσων III, 7 — Edit. Kühn II, 297. Uebersetzung Fuchs II, 466), oder πλεύμων πλησθείς (ibid. II, 58 — Kühn II, 274; Fuchs II 449), ἄρθρα [ἄορτρα nach anderer Lesart] τοῦ πλεύμονος σπασθέντα (ibid. II. 54 — Kühn II, 268; Fuchs II, 445) lassen sich in Anbetracht der Dyspnoë („aufgeblähte Nasenlöcher, wie ein Pferd nach dem Ritt"), der zuweilen blutigen Sputa, des Entscheids am vierten oder besser siebenten Tag ganz wohl als akute Pneumonien deuten. Das „Auffallen der Lunge auf die Seite" — ὁ πλεύμων προςπεσὼν ἐς τὸ πλευρόν (περὶ νούσων II, 59 — Kühn II, 275; Fuchs II, 450) — entspricht aber mehr unserer (exsudativen) Pleuritis mit dem Ausgang in „Empyem" und dementsprechender operativer Behandlung, die den Hippokratikern geläufig gewesen zu scheint. Darüber wären auch zur Vermeidung von Wiederholungen die einschlägigen Stellen bei dem Abschnitt „Perkussion und Auskultation" (S. 605) zu vergleichen. Auch vom Ausgang in Schwindsucht (φθίσις) ist vielfach die Rede, vielleicht auch von dem in Brand (κωακαὶ προγνώσεις — Kühn I, 302, Fuchs II, 63 Nr. 401), wenn der Auswurf als aus schwarzen, russigen Massen bestehend geschildert oder mit „dunkelm Wein" verglichen wird bei einer ausdrücklich als tödlich bezeichneten Affektion. Ueberhaupt ist in den koischen Prognosen (Kühn I, 293—306; Fuchs II, 56 ff., Littré § 20 Nr. 373—424) viel Prognostisches von „Pleuritikern und Peripleumonikern" angeführt; dass freilich die „turnerisch geübten und festen Körper eher erliegen, als die ungeübten" (Nr. 392 — Kühn I, 299) will uns befremdlich erscheinen, während andererseits (Nr. 423 — Kühn I, 306) gesagt ist, dass an den aus Lungenentzündung sich entwickelnden „Empyemen" mehr die Bejahrten zu Grunde gehen. Aphor. VII, 11 wird eine auf Seitenstechen folgende περιπλευμονίη als ein schlimmes Ding bezeichnet, wozu auch koische Prognosen (Fuchs II, 56 Nr. 391) zu vergleichen ist. Im übrigen gilt der bald nach Hippokrates (in Athen?) lebende Diokles von Karystos als derjenige, welcher zuerst die Pleuritis in das Brustfell, die Lungenentzündung in die Lungensubstanz, und zwar in die Venen verlegte, während Erasistratus die Arterien vermutete. — Eine Erklärung der Pleuritis giebt Galen an verschiedenen Stellen, so De locis affectis Lib. II (Edit. Kühn VIII, 77): ἡ πλευρῖτις νόσημ' ἐστὶ τοῦ τὰς πλευρὰς ὑποζωκότος ὑμένος; ebenso Lib. V (Kühn VIII, 326), wo sie als „φλεγμονή" dieser Membran bezeichnet ist — vgl. auch den Kühnschen Index (Bd. XX), S. 488. Aretaios von Kappadocien (περὶ αἰτιῶν καὶ σημειῶν ὀξέων καὶ χρονίων παθῶν Lib. II cap. I — περὶ πνευμονίης) definiert die „περιπνευμονίη" als „Entzündung (φλεγμονή) der Lunge mit akutem Fieber", die an sich keine Schmerzen mache, wenn nicht die umgebende Membran zugleich entzündet sei. Nicht viel anders sind die Anschauungen des Alexander von Tralles, welcher den Symptomen der Lungenentzündung das 2. Kapitel des 5. Buches (Edit. Puschmann II S. 151), der eigentlichen „πλευρῖτις“ und ihrer Therapie das ganze 6. Buch (Puschmann II, 229) widmet. Auch Paulos von Aegina (Lib. III cap. 30) ist zu erwähnen, nicht minder Caelius Aurelianus (de morbis acutis et chronicis II, 13—29). Dagegen ist die Schilderung des wesentlich an Hippokrates sich anlehnenden Corn. Celsus (Lib. IV cap. 6 u. 7) ziemlich dürftig. In van Swieten's Commentaria, Kapitel „Peripneumonia vera“ (Bd. II § 820 ff.) und „Pleuritis“ (Bd. III § 875) sind die Anschauungen des Altertums ausführlich wiedergegeben, ohne dass beide Affektionen genügend auseinandergehalten sind; desgleichen findet man sie zusammengestellt, namentlich auch mit Berücksichtigung Galens, bei Puschmann in der Einleitung zu Alexander von Tralles p. 190.

Die therapeutischen Grundsätze der Alten sind keineswegs durchaus verwerflich; vielfach war ein mehr kühlendes Verfahren im Gebrauch, so bei Hippokrates, und die Anwendung des Aderlasses scheint sich, freilich nicht ohne Ausnahmen (περὶ διαίτης ὀξέων νόθα — Appendice bei Littré II p. 457; Edit. H. Kühlewein, Vol. I S. 162, Lipsiae 1894) in mässigen Grenzen gehalten zu haben. Die ohnedies im wesentlichen an Galen sich haltenden Araber, vor allen Rhazes und Avicenna, bringen nichts neues bei und das gleiche gilt von dem ganzen Mittelalter. In therapeutischer Beziehung hatten die blutscheuen Araber im Anschluss an Oreibasios bei der akuten Entzündung der Brustorgane die Methode der „Revulsion“ ausgebildet, den geringfügigen oder gar nur tropfenweisen Aderlass aus einer ganz entfernten Vene. Es erregte einen Sturm der Entrüstung und wurde einer wahren Häresie gleich erachtet, als Pierre Brissot (1478—1522), auf Hippokrates zurückgreifend, wieder den ergiebigeren Aderlass in der Nähe des erkrankten Teils, bei der „Pleuritis“ an der Armvene der leidenden Seite, die „Derivation“ empfahl und auch praktisch erprobte, so namentlich bei einer „Pleuritis“-Epidemie in Evora, Portugal, wohin er sich vor den Verfolgungen seiner Feinde geflüchtet hatte. Seine berühmte „Apologetik“ (s. Lit.), eine Antwort auf eine Schrift des portugiesischen Leibarztes Dionysius, auch als Quellenwerk über die Ansichten der Alten von Bedeutung, erschien erst drei Jahre nach seinem Tode, herausgegeben von seinem Freunde Ant. Luceus.

Erst das 18. Jahrhundert hat, wenigstens bezüglich der Beobachtung am Krankenbette, gewisse Fortschritte zu verzeichnen, obwohl das Zusammenwerfen von Peripneumonie und Pleuritis noch keineswegs überwunden ist, oder gelegentlich gar (in Anlehnung an Hippokrates, περὶ τόπων τῶν κατ' ἄνθρωπον, XIV. Kühn II, 121, Fuchs II, 579) die Peripneumonie als eine doppel-, die Pleuritis als eine einseitige Lungenaffektion aufgefasst, also nur eine Differenz dem Grade nach angenommen wird (s. Litt.: Schrödters Dissertation von 1679). Die Doppelbezeichnung gebraucht zuerst Vincenzio Baronio, „De pleuripneumonia ... libri II, Forlivii 1636. — Hatte noch Baglivi den resignierten Ausspruch gethan: „O quam difficile curare morbos pulmonum, o quanto difficilius eosdem cognoscere!“, so wusste auch Borsieri (Institutiones medicae practicae ... Mailand 1781 ff.) zwischen Pleuritis und Pneumonie als einzigen Unterschied lediglich „den heftigen und anhaltenden Schmerz“ aufzustellen. Aehnlichen Standpunkt vertrat Michele Sarcone, „vielleicht der bedeutendste Praktiker des 18. Jahrhunderts“ (Laennec), und auch später noch glaubte Aug. Gottl. Richter (Specielle Therapie I p. 171) die von den Nosologen aufgestellten Unterscheidungsmerkmale zwischen Pneumonie und Pleuritis, als am Krankenbette und in der Natur nicht Stich haltend, nicht anerkennen zu sollen, hielt sogar die Unterscheidung als bedeutungslos für den Praktiker, „da die Kurmethode dieser verschiedenen Entzündungen wenig voneinander abweiche“ (vgl. auch Voigtel, Handbuch der pathologischen Anatomie, 2. Bd., Halle 1804, p. 248). Dabei fällt es fast auf, dass C. v. Linné in seinen bekanntlich kaum massgebenden „Genera morborum“ Upsaliae 1763 deutlich unterscheidet (theoretisch?): Nr. 27 Pleuritis = Inflammatio pleurae, Nr. 37 Peripneumonia = Inflammatio pulmonis; ferner Pleuritica = Thoracis dolor lateralis punctorius; Pneumonica = Pulmonis dolor (cum Orthopnoea, tussi, haemoptysi). Nicht uninteressant ist im Vergleich hierzu die lange Reihe von Synonyma, die Boissier de Sauvages in seiner für Linné vorbildlichen „Nosologia methodica“ bei Pleuritis (Klasse III Nr. XXI) und Peripneumonie (Nr. XIII) aufzählt. Auch Charles Barbeyrac († 1699) könnte als einer der wenigen angeführt werden, welche Brustfell- und Lungenentzündung schärfer zu trennen bestrebt waren (Dissertations nouvelles sur les maladies de la poitrine, du coeur etc.). Im übrigen ist die Zahl der Abhandlungen und namentlich Dissertationen über Pleuritis vera und „notha“. Peripneumonia u. s. w. im 18. Jahrhundert, zumal in Deutschland, eine überaus grosse.

Ausdrücke wie Pleuresch, Pleures (echte, falsche und verkehrte), Fleiresin (aus πλευρῖτις) sind auch in die (medizinische) Vulgärsprache übergegangen (s. M. Wölfler, Deutsches Krankheitsnamen-Buch, München 1899, p. 474); auch die in Norddeutschland verbreitete Bezeichnung „Fleier“ gehört hierher.

Dieser unfruchtbaren, rein symptomatischen Anschauungsweise gegenüber war Laennec's Betonung des anatomischen Standpunktes, wodurch die pathologische Anatomie der Lungenentzündung mit der klinischen, von ihm selbst in so genialer Weise ausgebauten Symptomatologie in (fast übertreibend genauen) Einklang gebracht wurde, eine erlösende That. Einiges in pathologisch-anatomischer Beziehung hatte, ohne sich übrigens von den Alten ganz zu emanzipieren, J. B. Morgagni vorgearbeitet, indem er wenigstens die Möglichkeit des getrennten Vorkommens von Pleuritis und Pneumonie erkannte (Epist. XX, 37 ff.; XXI, 37 ff.); freilich vermochte er die in ihrer Art ausgezeichneten Arbeiten von Lazare Rivière (gest. 1655 — Praxis medica Lib. VII cap. 2 pag. 248—253), der schon eine Differentialdiagnose zwischen Pleuritis spuria und legitima versucht, sowie von Ysbrand van Diemerbroeck (gest. 1674 — Anatome corporis humani Lib. II cap. XIII pag. 309), welcher zwei Fälle von Pleuritis mit reichlichem Exsudat ohne Beteiligung der Lungen beschreibt, seinerseits nicht rückhaltslos anzuerkennen. Laennec hat mit der Aufstellung verschiedener, allerdings nicht gar so streng zu trennender Stadien (degré) der Pneumonie, Engouement (Bayle), Anschoppung mit der Crepitation, Hepatisation (Laelius a Fonte in Venedig ca. 1600, s. bei Morgagni, Epist. XXI Art. 28) mit Bronchialatmen, Infiltration purulente mit Subcrepitation und gröberen Geräuschen, viel Klarheit und Verständnis des pathologisch-anatomischen Prozesses geschaffen, durch die parallel gehende genaue Festlegung der objektiven Zeichen auch die Beobachtung der Krankheit mächtig gefördert, ferner im Gegensatz zur bisherigen gewaltsamen und schwächenden Therapie der „physiologischen Medizin“ unter Fr. Jos. Vict. Broussais (1772—1838) eine rationellere Behandlung mit wirksamen Mitteln, China (auch Tartarus stibiatus) und Stimulantien, eingeführt. Laennec kannte auch das Zurücktreten der physikalischen Zeichen bei der centralen Pneumonie und schuf die genaue Differentialdiagnose gegenüber den, perkussorisch schon durch Auenbrugger genugsam unterschiedenen Ergüssen in das Brustfell. Nach pathologisch-anatomischen und zugleich praktisch-medizinischen Gesichtspunkten unterschied er 8 Arten der Pleuritis (s. Traité, Partie II Sect. IV Chap. I), worunter namentlich das konsekutive, von ihm genau geschilderte und abgebildete (Tafel II) „rétrécissement de la poitrine“ und die „pleurésie sèche“, als eine Art der partiellen oder circumskripten Pleuritis, angeführt sein mögen. Dass noch vor Laennec Philipp Pinel (1745—1826: Nosographie philosophique t. II p. 408, Paris 1818) die Pleuritis in die Entzündung der serösen Häute eingereiht hat, soll nicht unerwähnt bleiben.

Nach Laennec haben sich noch verschiedene Franzosen um die Kenntnis der Pneumonie verdient gemacht, unter denen ausser Andral und Piorry Augustin Grisolle wegen seiner Monographie (s. Litt.) namhaft gemacht sein mag — vgl. Wunderlich, Handbuch der Pathologie u. Therapie, 3. Bd., 2. Aufl., Stuttgart 1856, p. 298.

Deutschland blieb diesen und auch anderen z. B. englischen (Stokes, Walshe) Forschungen gegenüber zunächst zurück, bis in C. Rokitansky (Handbuch der patholog. Anatomie, III. Bd., Wien 1842, p. 84) die anatomische Darstellung der genuinen „croupösen“ Pneumonie ihren unübertroffenen Meister fand und Škoda in der Zeichenlehre der Pneumonie wie Pleuritis eine weitere Vertiefung und Verfeinerung unserer Kenntnisse herbeiführte, zugleich auch durch seinen therapeutischen Skeptizismus mit den Anstoss zu Aenderungen in den Grundsätzen der Therapie gab. Nachdem schon Broussais’ erklärter Gegner P. Ch. Al. Louis (1787—1872), der hochverdiente Kliniker und Begründer der „méthode numérique“ mit seinen „Recherches sur les effets de la saignée . . .“ 1835 den Nutzen des Aderlasses, mindestens des frühen, in der Pneumonie sehr in Frage gestellt hatte, erregte auf deutschem Boden Dietl’s (s. Litt.) erfolgreicher Angriff auf die prinzipielle Aderlassbehandlung der Lungenentzündung Aufsehen; im weiteren Verlauf der von Dietl hervorgerufenen Bewegung wurde der Aderlass in vielleicht allzu radikaler Weise aus dem Heilapparat des inneren Arztes verbannt.

Experimentelle Studien über Entzündung der Pleura machte Wintrich (l. c. p. 230), ebenso fand die Histologie der „Pseudomembranen“, des Exsudats und Transsudats — vgl. namentlich Virchow „Ueber den Faserstoff“ in „Ges. Abhandlungen“ 1856 p. 57 — vielfach Bearbeiter. Auch der Versuch der Wiederbelebung der alten (hippokratischen und galenischen) Lehre von den kritischen Tagen durch L. Traube 1851/52 (Ges. Beiträge . . . Bd. II p. 235, 689) darf nicht übergangen werden. — Die Temperaturverhältnisse bei Pneumonie haben hauptsächlich in C. A. Wunderlich (Verhalten der Eigenwärme in Krankheiten, Leipzig 1868) ihren exakten Beobachter und Beschreiber gefunden.

Die Pneumonie der Kinder haben zuerst J. Cruveilhier (Archives génér. de méd. IV, 1824, p. 169), dann Guersant, Valleix, Grisolle, Rilliet et Barthez, von anderen zu schweigen, genauer studiert; die Monographie H. Ziemssens (s. Litt.) sei ausdrücklich erwähnt. Cruveilhiers Ausspruch, dass ebenso viele Neugeborene an Lungenerkrankungen sterben, als Erwachsene, war für seine Zeit ein gewichtiges Wort.

Die Greisenpneumonie ist seit Hourman et Dechambre (Archives génér. de méd. 3e sér. 1836, t. X) öfters, namentlich auch von französischer Seite behandelt worden (s. Wunderlich l. c. Handbuch 3. Bd., p. 299; É. Dermont, De la pneumonie des vieillards, Thèse de Montpellier 1884 p. 11). — Die besondere Form der Pleuritis (Empyema) pulsans (vgl. Litt. S. 613) ist schon von G. de Baillou (Ballonius, gest. 1616) gesehen, aber erst von R. L. Mac Donnell (Montreal), früherem Assistenten von Graves und Stokes, 1844 (Dublin Journal of med. and chemical science, Vol. XXV) eingehender gewürdigt worden.

In neueren Zeiten ist nun bei der Pneumonie wie Pleuritis mehr der ätiologische, nicht bloss mit „Erkältung" sich begnügende Standpunkt zur Geltung gekommen. Hatten in früheren Zeiten schon einzelne (Sydenham) die Pneumonie oder Pleuritis als Lokalisation einer Blutkrankheit aufgefasst, Grisolle für manche Fälle von Pneumonie ein unfassbares verborgenes Agens („cause occulte, insaisissable") vermutet, Parrot (Gaz. hebd. 1871) die Pneumonie als „fièvre herpétique avec manifestation sur le poumon" bezeichnet, so ist die Anerkennung der echten krupösen Lungenentzündung als einer Infektionskrankheit immer mehr zur Geltung gekommen. Th. Jürgensen ist wohl derjenige gewesen, welcher zuerst aus dem Verhalten der Pneumonie nach ätiologischen, experimentellen und besonders klinischen Gesichtspunkten den infektiösen Charakter der Krankheit erschlossen und nachdrücklich vertreten hat; so schon in seiner Darstellung der krupösen Pneumonie in Ziemssens Handbuch 1875 p. 153, 143: „Die Annahme eines specifischen Krankheitserregers ist notwendig" ... „Die krupöse Pneumonie gehört also zu der Gruppe der Infektionskrankheiten" ... Die Erkältung liess er nur noch als „seltene Gelegenheitsursache" gelten, während z. B. noch 1886 A. Hirsch (Histor.-geograph. Pathol., 2. Bearbeitung, Dritte Abteilung, p. 103 ff.) bei Besprechung der Pneumonie-Epidemien und dem von ihm bedingungsweise anerkannten infektiösen Charakter der Krankheit die Erkältungspneumonie „nicht aus der Nosologie streichen" möchte. In der That wurde dann auch der Krankheitserreger bald nachgewiesen, nach ersten Anläufen von E. Klebs, Eberth, R. Koch, durch C. Friedländer 1882 und mit der hinreichenden experimentellen Begründung 1883 (s. Litt.). Der von Friedländer im Verein mit Frobenius gezüchtete „Pneumonie-Mikrococcus" wurde zwar von A. Fränkel (Verhandlungen des Congresses für innere Medicin, 3. Congress in Berlin, Wiesbaden 1884, p. 17) nicht in vollem Umfang bestätigt, insbesondere die „Kapsel" und das sog. „nagelförmige Wachstum" wurden von ihm als keineswegs wesentlich, den Pneumoniecoccus als solchen auszeichnend hingestellt. Von anderen Untersuchungen abgesehen stellte Weichselbaum die Thatsache fest, dass bei „Pneumonie" verschiedene Mikroben vorkommen und dass der meist ovale „Diplococcus" (lanceolatus) am häufigsten vertreten sei, dass aber auch ein „Bacillus" pneumoniae (Friedländer) angenommen werden müsse, mithin eine Einheitlichkeit des pneumonischen Virus eigentlich nicht existiere. Andererseits hat der Diplococcus auch bei allerlei Affektionen, welche an eine Pneumonie anschliessen, Pleuritis, Meningitis, Peritonitis und dann wieder in normalem Bronchialsekret und Sputum sich nachweisen lassen. Auch Streptococcen-Pneumonien sind, freilich wohl nur sehr selten primär, beobachtet (Weichselbaum) und als sicher sekundär solche durch Staphylococcus pyogenes aureus et albus.

In ähnlicher Weise wurde von der Pleuritis, soweit sie überhaupt als eine „primäre" angesehen werden konnte, der Nachweis von allerlei Mikroben erbracht, meist Streptococcenarten. Jedenfalls ist auch hier keine Einheitlichkeit des Virus vorhanden, die umsoweniger anzunehmen ist, als eine Reihe von scheinbar selbständig entstandenen Pleuritiden auf tuberkulöser Grundlage beruht. Die „metapneumonischen" mehr bei jüngeren Individuen, auch in Endemien auftretenden Pleuritiden (Empyeme), welche durch den Pneumoniecoccus verursacht sind, hat Netter (Bullet. et mém. de la soc. méd. des hôpitaux de Paris, 3e série, 6e année, 1889) zuerst beschrieben. — Die Therapie der Pleuritis, die in diagnostischer Beziehung durch die Probepunktion mit der Pravazschen Spritze (zuerst vorgeschlagen von Mader, Wiener med. Wochenschrift 1866 p. 301; 1868 19. Sept. erstmals geübt bei einer Cyste von Bernhard Arnold in Donzdorf, Med. Corresp.-Blatt des Württ. ärztl. Vereins 39. Bd. 1869 p. 269) wesentlich gefördert wurde, ist zum grossen Teil, jedenfalls mit den eitrigen und veralteten Ergüssen mit Recht der Chirurgie zugefallen, die sich seit Trousseau in einer stattlichen Reihe von Operationsmethoden mit wechselndem Glück versucht hat. Die „antiseptische" Pleurotomie scheint zuerst 1873 Ewart in Calcutta vollführt zu haben (s. darüber viele Notizen bei E. Cestan, Litt. S. 608). Die alte Uebung des Bruststiches hat durch C. Gerhardt eine zusammenfassende und übersichtliche Darstellung erfahren.

Von sonstigen entzündlichen Affektionen der Lunge sei die Katarrhalpneumonie genannt, deren erste deutliche Beschreibung freilich in verhältnismässig späte Zeit fällt. Jürgensen (l. c.) stellt einige diesbezügliche Angaben zusammen. Von alten Autoren ist höchstens Aetius von Amida (6. Jahrhundert) anzuführen, dann aber Th. Sydenham und ihm eng sich anschliessend van Swieten (Bd. II § 867—74). Aus Morgagni möchte Jürgensen einen Sektionsbefund bei einem 14tägigen Mädchen der Katarrhalpneumonie zuweisen (Lib. II Epist. XX Art. 15).

Hatte man früher in solchen Fällen wohl von Peripneumonia notha (z. B. A. G. Richter 1813) oder auch Pneumonia „notha" gesprochen, vermochte auch Laennec über gewisse symptomatische Bezeichnungen, wie „Catarrhe suffocant", nicht hinauszukommen, so sind einzelne der späteren Franzosen schon deutlicher; ich nenne Rilliet et Barthez, bei denen (Traité t. I Chap. X, 3. édit. p. 594) eine genauere geschichtliche Skizze der Bronchopneumonie zu finden ist, dann auch Grisolle, welcher schon eine Pneumonie lobulaire, mamelonnée (der Kinder) unterscheidet. Die Bezeichnung Katarrhalpneumonie gebraucht, freilich nicht genau mit der jetzigen Auffassung übereinstimmend, der die erworbene und oft falsch gedeutete Atelektase wohl kennende Fr. L. Legendre, den Ausdruck „lobuläre Pneumonie" F. Bournet 1833 (Journal univ. et hebd. de méd. et chir. prat.). Von der „Bronchiopneumonie der Neugeborenen und Säuglinge“ handelt Phil. M. Seifert 1837; um die Erforschung der angeborenen und erworbenen Atelektase der Lungen hat sich Ed. Jörg (Die Fötuslunge im geborenen Kinde ... Grimma 1835 — erweiterte Bearbeitung der Dissertation: De morbo pulmonum organico ... Lipsiae 1832) besonders verdient gemacht und damit auch die Lehre von der Katarrhalpneumonie bedeutend gefördert. Die grobe pathologische Anatomie der „lobulären Pneumonie der Kinder“ legte an grossem Material Joh. Steiner (Prager Vierteljahrsschrift 1862 Bd. 3) fest, die Masernpneumonie und deren Therapie studierte Bartels (Virchows Archiv 21. Bd. 1861 p. 65, 129), H. Ziemssen (L. c.) den Temperaturverlauf und L. Buhl (Lungenentzündung, Tuberkulose und Schwindsucht, München 1872) die histologischen Vorgänge („Desquamativpneumonie“).

Bronchialkatarrh. Die alte Zeit leitete die Schleimflüsse aus dem Gehirn ab und es dauerte lange, bis dieser unbegreiflich hartnäckige Rest hippokratisch-galenischer Doktrin, gegen die übrigens schon Hier. Cardanus und J. B. van Helmont angekämpft hatten, durch J. Vict. Schneider's unvergessene Schrift „De catarrhis“, Vitenbergae 1660 endgültig beseitigt wurde. — Sonst lief der gewöhnliche Katarrh der Bronchien unter allerlei, oft rein symptomatischen Namen, und gewiss auch dem der „Peripneumonia notha“ (Sydenham, Huxham). Bei Max. Stoll findet sich eine „Angina bronchialis“. Der von Laennec nicht gebilligte und durch Catarrhe pulmonaire ersetzte Ausdruck Bronchitis wird zuerst gebraucht von Ch. Badham (An essay on Bronchitis, 2. Aufl. übers. von L. A. Kraus, Bremen 1814), dann auch bei Joh. Peter Frank (Interpretationes clinicae observat. electarum Tubingae 1810 p. 110 — „Br. lethalis“ bei einer 25jährigen Frau). Nach Laennec ist der Lungenkatarrh „sans contredit une des maladies les plus fréquentes“; er unterschied schon den akuten und chronischen Schleimkatarrh. Bei den späteren Autoren sind, wie bei Biermer (l. c. p. 649) zusammengestellt ist, z. T. ziemlich komplizierte Einteilungen zu finden; den Ausdruck „Bronchitis capillaris“ scheinen A. L. de la Berge et Ed. Monneret (Compendium de médecine pratique ... Paris 1836—46), dann A. M. Fauvel (Pariser Thèse von 1840) zuerst eingeführt zu haben. Die schwereren Formen der Bronchitis der Kinder sind von den eigentlichen Bronchopneumonien nicht immer streng getrennt gehalten worden (vergl. o. S. 615). Die geographische Verbreitung der „katarrhalischen Krankheiten“ der Atmungsorgane behandelt Hirsch in seinem Handbuch 3. Bd. p. 1.

Hier sei der bezüglich seiner Aetiologie eine gewisse Sonderstellung einnehmende Catarrhus aestivus (Heufieber, Heuasthma) eingereiht. Der englische Arzt John Bostock, nach dem die Affektion vielfach auch benannt wird, hat sie an sich selbst zuerst 1819 geschildert (Medico-chirurg. Transact. Vol. X) als „a periodical affection of the eye and chest“, nachdem vor ihm Heberden mit kurzen Worten eines im Sommer auftretenden lästigen Katarrhs Erwähnung gethan. Im Jahr 1828 (2. Mitteilung Bostocks Trans. Vol. XIV) ist bereits die Bezeichnung „Catarrhus aestivus or summer catarrh“ acceptiert. Als Ursache der Krankheit vermutete man schon früher die Emanationen gewisser Pflanzen; Gordon 1829 dachte mehr bloss an die Riechstoffe, Elliotson 1831 u. a. an den Blütenstaub, den

Pollen, was dann (1873) Blackley besonders auch experimentell bestätigte. Aus dem Jahr 1862 ist die allerdings umständliche, aber verdienstliche Monographie von Ph. Phöbus (s. Litt.) zu erwähnen.

Die Bronchitis fibrinosa s. crouposa ist in früheren Zeiten bekannt gewesen, da man von ausgeworfenen Lungengefässen (Galen, Tulpius), von polypenartigen Bildungen (Th. Bonnetus, Ruysch) unter Betonung der verzweigten Gestalt der Gebilde sprach. Die Bezeichnung Bronchitis fibrinosa hat schon 1845 Rob. Remak gebraucht, Lebert 1869 (Deutsches Archiv f. klin. Medizin VI Bd. p. 74, 126) sie eigentlich in die Litteratur eingeführt. Ausser des letzeren Abhandlungen sind namentlich Biermer's Darstellungen und zuletzt noch Riegel's Bearbeitung des Gegenstandes als für den heutigen Stand unseres Wissens massgebend anzuführen.

Der etwas schwankende Begriff der schon Laennec, Andral u. a. bekannten Bronchitis putrida sollte, wie es auch Traube hervorgehoben (Ges. Beiträge ... II p. 556, 684), auf die Fälle von Katarrh mit faulig zersetztem Sekret beschränkt werden, ohne Hereinziehung der ulcerösen Formen mit Substanzverlusten der Schleimhaut und des Bronchialrohrs oder von Bronchiektasie und Lungengangrän. Die bei ihr (aber auch bei Lungengangrän) im dreifach geschichteten Sputum sich findenden bis bohnengrossen „Dittrichschen Pfröpfe" sind von dem eben genannten als „pfropfartige, heftig stinkende, missfarbige Massen" in „Beiträgen z. path. Anatomie der Lungen-Krankheiten," Erlangen 1850, (2. Abhdlg.: über Lungenbrand ...) erstmals beschrieben worden. Die wichtigsten historischen Notizen über fötide Bronchitis s. bei Riegel, Ziemssens Handbuch IV, 2 p. 121.

Die Bronchiektasie, wenn zunächst auch nicht als Ausgang einer interstitiellen Pneumonie, welche Anschauung einer späteren Zeit angehört, ist mit genügender Deutlichkeit zuerst bei Laennec erwähnt; er widmet ihr ein besonderes Kapitel (II) der Lungenkrankheiten: De la dilatation des bronches. Laennec erzählt, dass er durch den damaligen Studenten, späteren (bis zur Julirevolution!) Professor der Medizin J. B. Cayol (1787—1856) auf die eigenartige Affektion, welche übrigens nicht allzu selten sei und bei Kindern nach Keuchhusten, sowie bei alten Leuten vorkomme, aufmerksam gemacht worden sei. Laennec nahm als Ursache der Erweiterung Anhäufung von schleimigem Sekret in den Bronchien an, was durch Lichtheim's zunächst der Lungenatelektase gewidmeten Tierexperimente (Archiv für experiment. Pathologie und Pharmakologie Bd. X 1879) eine gewisse Bestätigung erfuhr, indem derselbe in abgeschlossenen und entzündeten Bronchien Ansammlung von (eitrigem) Sekret und event. Ektasie beobachtete. Andral liess die Bronchien noch in der Ernährung und Widerstandsfähigkeit beeinträchtigt sein, während Reynaud der Inspiration, Williams der Exspiration eine Wirkung zuschrieb. Erst Corrigan, mit der Lebercirrhose vergleichend (On cirrhosis of the lung, Dublin journal Vol. XIII 1838), zog das „fibrös-zellige" Zwischengewebe und dessen Schrumpfung nach vorausgegangener Entzündung heran. C. E. Hasse, Rokitansky beschäftigten sich vorzugsweise auch mit den weiteren Folgezuständen, z. B. Lungenblutungen, und Ausgängen der Bronchiektasien, letzterer auch mit dem anatomischen Begriff der „interstitiellen Pneumonie". Von weiteren Autoren (Litteratur bei Biermer) seien Rilliet et Barthez (Traité ...), A. Mendelsohn (Mechanismus der Respiration und Circulation . . . 1845), van Geuns, (Nederlandsch Lancet 1854), J. B. Barth (1856), Trojanowsky (Dorpater Dissertation 1864), dann namentlich Biermers Aufsatz in Virchows Archiv XIX 1860 und seine zusammenfassende Darstellung in Virchow's Handbuch 5. Bd. 1. Abteil. hervorgehoben. Die ätiologische Seite bespricht Fr. A. Hoffmann (Krankheiten der Bronchien 1896 in Nothnagels Sammelwerk XIII Bd. III. Teil I. Abteilung p. 168) ausführlicher, auch unter Anführung der wichtigeren älteren Theorien.

Die durch Staubinhalation hervorgerufenen chronischen Entzündungen, die Pneumonokoniosis in Form der Anthracosis, Siderosis, Chalicosis, Aluminosis, Tabacosis etc. sind seit Traubes (Deutsche Klinik 1860; Ges. Beiträge II p. 511; 765) grundlegenden Untersuchungen über den Kohlenstaub in den Lungen und Zenkers eingehenden pathologischen Forschungen wiederholt, auch nach der klinischen Seite (Škoda, Bamberger, Biermer, Lebert) bearbeitet worden, und bis in die neueste Zeit sind immer neue Formen der Staubinhalation bei den verschiedensten gewerblichen Betrieben festgestellt worden, die allerdings im Grunde genommen schon früher bekannt waren. Sagt doch schon Laennec im Kapitel „Mélanose du poumon“: „J'ai quelquefois soupçonné que cette matière noire pouvait provenir, en moins en partie, de la fumée des lampes et des corps combustibles, dont nous nous servons pour nous chauffer et nous éclairer“ etc.

Das Lungenemphysem ist von Laennec in die Pathologie eingeführt, wenn es auch vor ihm in einzelnen Fällen (Bonnet, Ruysch, Morgagni, Baillie s. bei Laennec, Kapitel „Emphysème du poumon“) beschrieben ist. Bei älteren Aerzten war es teils zum Asthma siccum, teils zur Brustwassersucht gerechnet worden. Laennec traf auch schon die Unterscheidung in eigentliches (vesikuläres oder alveoläres) Emphysem und in interlobuläres. Die pathologische Anatomie des Emphysems wurde durch Rokitansky, die klinische Diagnose durch Casp. Friedr. Fuchs (Abhandlung über das Emphysem der Lunge, Leipzig 1845), dann durch A. Mendelsohn (s. o.) eingehend erörtert. Die Anhänger der mechanischen Theorie der Entstehung der Lungenblähung teilten sich in solche, welche im Inspirationsdruck (Laennec, Rokitansky, Kompensationstheorie von Williams und besonders Gairdner) und in solche, die im Exspirationsdruck (Jenner 1857, Med.-chirur. Transact. Vol. XL; Ziemssen 1858, Deutsche Klinik) die hauptsächlichste Ursache erblickten, während wieder andere, Frey (Mannheim), F. Niemeyer, Gerhardt, Biermer, beiden (dabei aber meist der Exspiration die grössere) Bedeutung zuschrieben. Dem gegenüber wollten Aerzte wie pathologische Anatomen (Rainey, Hertz, Steffen, Villemin, Archives génér. 1866, Rindfleisch) Ernährungsstörungen des Lungengewebes oder auch gewisse angeborene, krankhafte Veränderungen des Lungengewebes in den Vordergrund stellen, wohin z. B. Wilh. Alex. Freund's Theorie von den „primären Rippenknorpelanomalien“ (1859) gehört, welche Erweiterung des Brustkorbs und ihr folgendes Emphysem annahm (vergl. Berl. klin. Wochenschrift 1902 p. 1, 29; Diskussion p. 39, 81). Rossignol's Abhandlung von 1849 (s. Litt.) sei besonders erwähnt. Die bei Kindern vorkommenden Formen des

Emphysems sind erst später nach dem Vorgang der Franzosen Bailly (1843), Guillot (1851), Rilliet et Barthez etc. in die Untersuchung hereingezogen worden (s. bei Fürst l. c.).

Um die klinische Therapie des Emphysems haben sich A. Biermann, um eine rationelle pneumatische Behandlung J. Lange, R. v. Vivenot d. J., G. v. Liebig, Waldenburg, Biedert Verdienste erworben (s. J. Lazarus, Die pneumatische Therapie von 1875—1900; Berliner klin. Wochenschrift 1900 p. 51, 79).

Auch die Pathologie des Oedems der Lunge ist im wesentlichen von Laennec geschaffen, für das E. Darwin die Bezeichnung Anasarca pulmonum, Itard Hydropneumonie einzuführen versucht hatte. Die akute und höchst akute Form hat Andral besonders gewürdigt.

Lungeninfarkt, in früherer Zeit unter die Hämoptysis oder Pneumorrhagie eingereiht, ist zunächst von Laennec geschildert (Kapitel „Apoplexie pulmonaire") und auch anatomisch gut beschrieben. Die Lungenblutung ist mit der Gehirnblutung (exhalation sanguine cérébrale) in Parallele gesetzt: auch der ältere Ausdruck „infarctus" wird gebraucht, die keilförmige Form hervorgehoben, die primäre Arterienverstopfung freilich nicht beachtet, was durch J. Bouillaud (Archives génér. t. XII 1826 p. 392) erstmals geschah. Cruveilhier, dann Bochdalek (Prager Vierteljahrsschrift 1846) wiesen die Hindernisse im Gefässsystem nach. Während aber letzterer die Neigung des Bluts zur Gerinnung und Bildung von Faserstoffpfröpfen auf eine Arterienentzündung zurückführte, liess Rokitansky (Handbuch 1. Aufl.) den Faserstoff des Blutes mehr direkt oder unter dem Einfluss einer pyogenen Blutkrasis, von Pyämie, Typhus, akuten Exanthemen, erkrankt und zur Gerinnung geneigt sein.

Völlig neue Gesichtspunkte von grundlegender Bedeutung brachte R. Virchow in die Lehre hinein. Als Schöpfer und experimenteller Begründer der Lehre von der Embolie, der Verschleppung von Blutgerinnseln mit dem Blutstrom, lag auch ihm der Zusammenhang des Lungeninfarkts mit einem Embolus überaus nahe, doch liess er in weiser Zurückhaltung die von manchen anderen sofort bejahte Frage noch offen, da ihm die experimentelle Erzeugung speziell eines Lungeninfarktes nicht gelang. Einige, wie B. Cohn (Klinik der embolischen Gefässkrankheiten, Berlin 1860 — enthält auch die wichtigsten Daten der vorhergehenden Zeit) erklärten den Infarkt im wesentlichen als aus einer Obturation der kapillären Bahnen hervorgegangen. Die etwas früher fallenden Ansichten von Engel oder von Dittrich bedeuten so wie so einen Rückschritt in der Auffassung, während Heschl für den Lungeninfarkt „kapilläre Embolien" annahm. Von Wichtigkeit sind Panum's Experimente (Virchows Archiv Bd. 27—29), mit zweckmässigerem Material (Wachskügelchen) angestellt, freilich im Resultat insoferne noch nicht ausgereift, als augenscheinliche Infarkte als „pneumonische entzündliche Knoten" beschrieben werden, während der wahre, unkomplizierte, nicht infektiöse Infarkt mit Entzündung nichts zu thun haben dürfte (Cohnheim, Litten). Eine erneute Umwälzung in den Anschauungen bewirkten P. Cohnheims bekannte „Untersuchungen über die embolischen Prozesse" (Berlin 1872), die von Litten mehrfach ergänzt wurden. Cohnheim schlug den Weg der direkten Beobachtung an der Froschzunge ein und verfolgte die Entstehung des Infarktes von Anbeginn an durch alle seine Stadien. Die Bedeutung der sekundären Degeneration der

Gefässwände für die Durchlässigkeit der prall gefüllten Venen und die daraus entstehende Hämorrhagie, sowie die der „Endarterie“, welche freilich nicht für alle einzelnen Fälle (Art. meseraica super.!) stimmen wollte, wurde hervorgehoben. — Zu voller Aufhellung ist die Frage des blutigen Infarktes (der Lunge) auch durch die weiteren, an Cohnheim anknüpfenden Untersuchungen nicht durchgedrungen; so sind z. B. v. Recklingshausen's gewichtige Einwände, seine „hyalinen Thrombosen“ in den Kapillaren, gegenüber den Cohnheimschen Lehren wohl zu beachten. Ueberhaupt ist im Prinzip die Möglichkeit nicht abzustreiten, dass hämorrhagischer Infarkt ohne Embolie sich bilden kann, wenn auch die Embolie der gewöhnliche Entstehungsmodus sein mag. — Bis in die neueste Zeit ist die Frage der Embolie und Thrombenbildung in der Lunge, ohne nach allen Richtungen hin aufgeklärt zu sein, immer wieder mit den verschiedensten experimentellen Mitteln — z. B. Paraffin, Gsell — untersucht worden (s. b. Aufrecht, Litt.). — Der klinischen Würdigung des Infarktes hat, wenn wir von Laennec absehen wollen, zunächst Gerhardt (1863) mit verschiedenen seiner Schüler, dann auch F. Niemeyer seine Aufmerksamkeit zugewandt. Dass ein Embolus, wenn er infektiös ist, den embolischen (metastatischen) schon von Laennec gekannten Abscess der Lunge erzeugt, ist eine wichtige Errungenschaft der neueren Zeit, die namentlich dieses Verhalten für die ulceröse, septische Endocarditis, welche selbst wieder durch verschiedene Krankheitserreger (insbesondere Staphylococcus pyogenes aureus, Streptococcus pyogenes etc.) bedingt sein kann, erwiesen hat.

Brand der Lunge, (Litteratur ausser bei Hertz, l. c., bei Wunderlich, Path. u. Therap. III Bd. II Abt. p. 509), war sicherlich schon den Alten (s. S. 615) bekannt, ist aber erst von Laennec genauer charakterisiert worden mit der allgemein angenommenen Unterscheidung in nicht umschriebenen und umschriebenen oder essentiellen Brand. Bei van Swieten sucht man vergebens nach der in Rede stehenden Affektion. Laennec betont den Fötor ex ore, das putride „Deliquium“ der Lunge, das eigenartige Sputum. Nach ihm hat Cruveilhier die pathologische Anatomie bereichert, desgleichen Schröder van der Kolk (diffuser Brand); Guislain beschrieb den Brand bei der Nahrungsverweigerung der Geisteskranken, Grisolle den an Pneumonie sich anschliessenden. Eine zusammenfassende Arbeit (Thèse von 1840) lieferte Laurence, ebenso Gerhardt-Philadelphia (citiert bei Hasse, Path. Anat. I, 300). — Die Therapie förderte Skoda, indem er eine mehr lokale Behandlung anstrebte, Traube erweiterte die Diagnostik. — Die Lungengangrän bei Kindern beschrieben Rilliet et Barthez (s. a. Traité Bd. I Chap. XIV), später Boudet (Archives génér. 1843 II & III). Die „Aetiologie des Lungenbrandes“ behandelt in einer brauchbaren Zusammenstellung Gustav Cohen (Strassburger Dissertation 1876). Auch über endemisches und epidemisches Vorkommen wird nicht so selten berichtet, so von G. H. Mosing über eine Endemie in der Strafanstalt zu Lemberg (1842); doch sind die diesbezüglichen Nachrichten nicht in jeder Beziehung klar und leicht verständlich.

Den Hydrothorax, die „Brustwassersucht“, als selbständige Krankheit, entgegen der vulgären Ansicht, auch vieler Aerzte (z. B. Jos. Frank, Praxeos medicae univ. praecepta, Pars II, Vol. II,

Sect. 1 p. 676), zurückgewiesen oder wenigstens als extrem selten — 1 Fall auf 2000 Sektionen! — hingestellt zu haben, ist wiederum Laennec's Verdienst; andererseits bezeichnet er den „symptomatischen" Hydrothorax „für ebenso häufig, als der idiopathische selten sei". Er kennt sein öfters dem Ende vorausgehendes und dieses beschleunigende Vorkommen bei anderen Affektionen (Herz-, Leberkrankheiten, Krebs). In der Folge haben Reynaud, Stokes, Rokitansky u. a. den Hydrothorax anatomisch noch genauer präcisiert, so dass jetzt allgemein nur das reine seröse Transsudat unter diesem Namen geht, wobei Entzündungserscheinungen gänzlich oder fast gänzlich zurücktreten.

Den Hydrops pectoris unterschied schon Luca Tozzi (1638—1717), 1695 Malpighi's Nachfolger in Rom, vom Hydrops pulmonum, dem Lungenödem; deutlicher ist es durch I. Fr. Albertini geschehen, der den letzteren mit den Herzkrankheiten (p. 636) in Verbindung brachte. Später hat Pierre Barrère (Observations anatomiques 1753) das Lungenödem beschrieben; im übrigen hat auch hier Laennec wieder die anatomischen und klinischen Grundlagen geschaffen, indem er — vergl. auch die spätere Unterscheidung des aktiven und passiven Oedems — das „idiopathische" oder „primitive" Oedem für selten erklärte.

Pneumothorax — der Name stammt von Itard (Dissertation sur le pneumo-thorax, Paris 1803) — war, wenigstens in der Form des Pyo-Pneumothorax, den Alten wohl bekannt, worüber das im Kapitel „Perkussion und Auskultation" von der Sukkussion Gesagte (S. 605) verglichen werden mag. Freilich haben die Alten das Hauptgewicht auf die Eiter-, nicht die Luftansammlung gelegt, trotz der offenkundigen Schüttelgeräusche. Morgagni registriert (Epist. XVI Nr. 36) 4 Fälle von Luftansammlung in der Pleura, denen Laennec (II. Teil 4. Abschnitt, 4. Kap., 3. Artikel) einen 5. aus Ambr. Paré anfügt. Van Swieten scheint den Pneumothorax nicht zu kennen.

Die Symptome der Gasansammlung in der Pleurahöhle lehrte Laennec mit ziemlicher Vollständigkeit kennen; er bestimmte die Bedeutung der Sukkussion und versucht auch eine Erklärung der metallischen Phänomene, die allerdings von Skoda in verschiedenen Punkten bekämpft und auf das Vorhandensein eines grösseren, zur „Reflexion" des Schalls der Beschaffenheit seiner Wände nach geeigneten, Luftraums zurückgeführt wurde. Piorry, Reynaud, der schon 1830 80 Fälle zusammenstellen konnte, Louis, Stokes, Andral, später Puchelt, welcher zuerst einen doppelten Pneumothorax beschreibt, Saussier (Pariser Thèse von 1841), Copland, Woillez u. a. sind zu erwähnen, aus neueren Zeiten besonders auch Arbeiten über den Metallklang und die experimentellen Untersuchungen von Ad. Weil (s. Litt.), der die Unterscheidung der einzelnen Arten des Pneumothorax, den geschlossenen und offenen, begründete.

Eine erste Darstellung des Bronchialasthmas, dessen Geschichte in Goluboff's Abhandlung (s. Litt.) eingehend besprochen ist, kann man schon bei Aretaios von Kappadocien erkennen. Dann finden wir es wieder bei dem selbst an Asthma leidenden van Helmont, welcher den asthmatischen Anfall mit dem epileptischen vergleicht. Thom. Willis (Pathologia cerebri et nervosi generis ... Oxoniae 1667) giebt eine genauere Beschreibung des Asthma bronchiale, das er aus einem durch Nerven vermittelten Spasmus der Bronchien erklärt; auch die Lungenblähung bespricht er und erwähnt eine Nekropsie mit einem, wenigstens was die Lunge betrifft, negativen Befund. Ein englischer Arzt, Rob. Bree (A practical inquiry into disordered respiration, distinguishing the species of convulsive asthma. 4. Ed. London 1807, übersetzt mit Anmerkungen von K. F. A. S.: „Untersuchung über krampfhaftes Athemholen", Leipzig 1800), machte als erster auf die reichliche Schleimabsonderung am Schluss des Anfalls aufmerksam, so wie späterhin Traube mit einem akutesten Bronchialkatarrh auskommen wollte. Laennec (Partie II Sect. III Chap. VIII), der die Reisseisenschen glatten Muskelfasern der Bronchien ausdrücklich erwähnt, dachte an einen Bronchialkrampf in Form eines primär nervösen Prozesses und Katarrhs. Vom nervösen Asthma selbst unterschied er zwei Arten: Asthme avec respiration puérile und Asthme spasmodique. Der „asthmatische Katarrh" kam auf. Die von Longet, A. W. Volkmann u. a. festgestellte Bedeutung des Vagus als des die Bronchien versorgenden Nerven veranlasste Romberg zu der Annahme eines eigentlichen Bronchialspasmus. Gegen die 1854 von Wintrich aufgestellte, unhaltbare Theorie des Zwerchfellkrampfes erhob Biermer 1870 die gewichtigsten Einwände. Er legte seiner Theorie den Spasmus der Bronchialmuskeln zu Grunde und betonte des weiteren die Zurückhaltung der Luft in den Alveolen, die Lungenblähung, die Kompression der kleinen Bronchien und der Alveolen durch den Exspirationsmechanismus. Den begleitenden Katarrh vermochte er nicht zu erklären. Riegel kam wieder auf den (Wintrichschen) Zwerchfellkrampf zurück, da er den Bronchialspasmus experimentell nicht erzielen konnte, was erst späteren Experimentatoren, namentlich Einthoven, Beer, durch Reizung des peripheren Vagusteils gelang. Th. Weber (1873) vertrat mit Glück eine angio-neuro-vasomotorische Theorie; Erweiterung der Gefässe und Anschwellung der Schleimhaut der Bronchien war ihm das wesentliche. 1875 entdeckte Leyden die als Charcot-Leydensche bezeichneten Asthmakrystalle, die nur selten im Anfalle fehlen, bei ca. 10 %. 1883 beschrieb Curschmann seine Spiralen und nahm eine spezifische „Bronchiolitis exsudativa" an. Als letztes möge der von verschiedenen Beobachtern geführte Nachweis eines gesteigerten Vorkommens von eosinophilen Zellen im Sputum und Blut erwähnt sein.

Geschichte der Herzkrankheiten.

Von

Hermann Vierordt (Tübingen).

Litteratur.

Sebast. Pissinius, *De cordis palpitatione cognoscenda et curanda libri II, Francof. 1609.*

Joh. Maria Lancisi, *De subitaneis mortibus libri II, Romae 1707 u. öfter; deutsch neu bearbeitet von Joh. Chr. Fahner, Leipzig 1790/91.*

Derselbe, *De motu cordis et de aneurysmatibus, Romae 1728 u. öfter.*

R. Vieussens, *Traité nouveau de la structure et des causes du mouvement naturel du coeur, Toulouse 1715.*

Hipp. Fr. Albertini, *Animadversiones super quibusdam difficilis respirationis vitiis a laesa cordis et praecordiorum structura pendentibus, 1748 (De Bononiensi scientiarum et artium instituto atque academia commentarius Vol. I); auch in Albertini Opuscula ed. atque praefatus est M. H. Romberg, Berolini 1828.*

D. Langhans, *Dissertatio de vasorum, corporis humani lithiasi (Praes. A. B. Winkler), Göttingae 1747.*

J. B. Sénac, *Traité de la structure du coeur, de son action et ses maladies, Paris 1749, 2 vol. (édit. Portal 1774). Deutsch [nur der letzte Abschnitt!]: Praktische Abhandlung von den Krankheiten des Herzens, Leipzig 1781.*

Alb. Haller, *Disputationes ad morborum historiam et curationem facientes, Lausannae, Tom. II, 1757, 4° [enthält verschiedene Abhandlungen].*

Scriptorum latinorum de aneurysmatibus collectio (Lancisi, Guattani, Matani, Verbrugge, Weltinus, Murray, Trew, Asman) ed. Th. Lauth, Argentorati 1785, 4°, c. 15 tab.

Allan Burns, *Observations on some of the most frequent and important diseases of the heart, Edinburgh 1809; übersetzt von P. Nasse, Lemgo 1817.*

Ant. Guiseppe Testa, *Delle malattie del cuore, loro cagioni, specie, segni e cura, 2. ediz., 3 Vol., Firenze 1823. — „Auszug mit Anmerkungen“ (der 1. Auflage): Ueber die Krankheiten des Herzens von Kurt Sprengel, Halle 1813.*

Corvisart, Laennec *s. bei Perkussion u. Auskultation S. 599.*

Fr. Ludwig Kreysig, *Die Krankheiten des Herzens systematisch bearbeitet und durch eigene Beobachtungen erläutert, 3 Theile in 4 Bänden, Berlin 1814/17.*

J. Johnson, *Practical researches on the nature, cure and prevention of gout in all its open and concealed forms ... London 1818. Deutsch von A. F. Bloch, Halberstadt 1819.*

Ludw. Kobelt, *Dissertatio inauguralis medica sistens disquisitionem historicam de cordis et praecordiorum vitiis organicis cura Valsalviana et Albertiniana persanandis, Heidelbergae 1833, 4°.*

J. B. Bouillaud, *Traité clinique des maladies du coeur ... 2 Vol., Paris 1835; 2. édit., 1841. Deutsche Uebersetzung von Alfr. Ferd. Becker, Leipzig 1836/37.*

Derselbe, *Nouvelles recherches sur le rhumatisme articulaire aigu en général et spécialement sur la loi de coincidence de péricardite et l'endocardite avec cette maladie ... Paris 1836; deutsch von Kersten, Magdeburg 1837. — Traité clinique du rhumatisme articulaire ... Paris 1840.*

William Stokes, *The diseases of the heart and the aorta, Dublin 1854; deutsch von J. Lindwurm, Würzburg 1855.*

P. J. Philipp, *Die Kenntniss von den Krankheiten des Herzens im 18. Jahrhundert, Berlin 1856. (Wiederabgedruckt aus Henschel's Janus II u. III [Vieussens u. Lancisi], sowie aus Göschen's Deutscher Klinik 1853 [Albertini, Morgagni], 1856 [Sénac]).*

H. Bamberger, *Lehrbuch der Krankheiten des Herzens, Wien 1857 (enthält auf pag. 8/9 die wichtigsten Monographien von Sénac bis 1856).*

H. Locher, *Zur Lehre vom Herzen, Erlangen 1860, p. 1—71. I. Beiträge zur Geschichte unserer Kenntnisse von den Herzkrankheiten [hauptsächlich Notizen über Sénac und Corvisart].*

O. Schüppel, *Zur älteren Literatur der Embolie. Archiv der Heilkunde, 5. Jahrgang 1864, p. 93.*

P. Niemeyer, *Die Herzgeräusche, ihre Geschichte und ihre Theorie. Deutsche Klinik 1869, p. 433.*

Ferd. Martini, *Beiträge zur Geschichte der Lehre vom Herzen und den Herzkrankheiten, von den frühesten Zeiten einer wissenschaftlichen Medicin bis zur Begründung der Lehre von den Herzkrankheiten durch Senac. Berliner Dissertation 1869.*

O. Schadewald, *Sphygmologiae historia inde ab antiquissimis temporibus usque ad aetatem Paracelsi. Dissertatio, Berolini 1869, cum 3 tab.*

Die Ueberanstrengung des Herzens. Sechs Abhandlungen von Albutt, Da Costa, Myers, Seitz, Thurn, herausgegeben von **Joh. Seitz,** *Berlin 1875 (besprochen von Waldenburg, Berliner klin. Wochenschrift 1875, p. 406).*

Cesare Taruffi, *Sulle malattie congenite e sulle anomalie del cuore, Bologna 1875, 4° (Memorie della società medico-chirurgica di Bologna, Vol. 8).*

Artikel „Coeur" im Dictionnaire encyclopéd. des sciences médicales, I. série, t. XVIII, Paris 1876; Anomalies (Larcher) p. 293, Pathologie générale (Parrot) p. 382, Historique p. 383, Bibliographie hiezu p. 433, Pathologie spéciale (Potain et Rendu) p. 487.

S. Rosenstein, L. Schrötter, H. Quincke, J. Bauer, H. Lebert, *Handbuch der Krankheiten des Circulationsapparates, 2. Aufl., Leipzig 1879 (Ziemssen's Handbuch der spec. Pathol. und Therapie 6. Band).*

L. Haeser, *Kapitel „Krankheiten des Herzens" im Lehrbuch der Geschichte der Medicin ... Zweiter Band, 3. Bearbeitung, Jena 1881, p. 628.*

Artikel „Heart" mit entsprechenden Unterabteilungen im „Index-Catalogue of the library of the surgeon general office", Vol. V, Washington 1884; second series Vol. VI, 1901.

Max Joseph Oertel, *Handbuch der allgemeinen Therapie der Kreislaufs-Störungen, Kraftabnahme des Herzmuskels, ungenügender Compensationen bei Herzfehlern, Fettherz und Fettsucht ... Leipzig 1884, 4. Aufl. 1891 (Ziemssen's Handbuch der allgemeinen Therapie 4. Band).*

Ch. Ozanam, *La circulation et le pouls, histoire, physiologie, séméiotique, indications thérapeutiques, Paris 1886.*

Oertel u. **Lichtheim,** *Referate: Die chronischen Herzmuskelerkrankungen und ihre Behandlung, nebst anschliessender Diskussion. 7. Congress für innere Medicin, Wiesbaden 1888, p. 13.*

Oscar Fräntzel, *Vorlesungen über die Krankheiten des Herzens, Berlin, I 1889, II 1891.*

V. Hanot, *Histoire résumée de la pathologie cardio-vasculaire. Archives générales de médecine 1890, t. I p. 82.*

J. Quantin, *Essai sur les maladies du coeur depuis Erasistrate jusqu'à Sénac, Thèse de Paris, 4°, 1892.*

Léon Huard, *Aperçu historique sur la sphygmographie, Thèse de Paris 1892.*

S. v. Basch, *Historisches und Kritisches zur Compensation der Herzfehler. Wiener klinische Wochenschrift 1893 p. 257, 274.*

Hermann Vierordt, *Die angeborenen Herzkrankheiten, Wien 1898 (Nothnagel's spec. Pathologie u. Therapie XV. Bd. I. Theil II. Abtheilung).*

L. v. Schrötter u. **Fr. Martius,** *Die Insufficienz des Herzmuskels. Referate mit anschliessender Diskussion. Verhandlungen des Congresses für innere Medicin, 17. Congress 1899.*

Th. Jürgensen, *Erkrankungen der Kreislaufsorgane — Insufficienz (Schwäche) des Herzens, Wien 1899 (Nothnagel's spec. Pathologie u. Therapie XV. Bd. I. Theil I. Abtheilung). — Endocarditis 1900; ibid. III. Abtheilung. — Klappenfehler 1903, ibid. IV. Abth.*
O. Rosenbach, *Ueber Erkrankungen des Herzens im Verlaufe der Syphilis und Gonorrhoe. Berliner klinische Wochenschrift 1900, p. 1081, 1109.*
Aug. Hoffmann, *Pathologie und Therapie der Herzneurosen und der funktionellen Kreislaufstörungen, Wiesbaden 1901.*

Die wissenschaftliche Ausgestaltung der Lehre von den Herzkrankheiten gehört ohne Frage den neueren und bezüglich einzelner Kapitel sogar neuesten Zeiten an. Dennoch lassen sich Spuren einer Pathologie des Herzens auch in entlegenere Zeiten zurückverfolgen, wobei wir allerdings den ägyptischen Glauben von dem im Alter sich ganz aufzehrenden Herzen (Plinius XI § 184) oder die legendenhafte Angabe über das „cor hirsutum" des Messeniers Aristomenes (7. Jahrhundert v. Chr.) — weitere Beispiele bei Morgagni, Lib. II, cap. XXIV, art. 4 — nicht hoch anschlagen werden. Auch des Pythagoras' und Platon zum Teil phantastische Anschauungen können übergangen werden. In den hippokratischen Schriften, aber nicht den echten, finden sich einzelne Angaben über Herzpathologie. Aphor. IV 17 u. 65, auch *περὶ νούσων* IV erwähnen den bis über das Mittelalter hinaus vielberufenen „*καρδιωγμός*", der freilich bei der wechselnden Bedeutung von *καρδία* bei den Alten, bald Magen, so bei Thucydides II, 49. 3, bald Herz — vgl. die spätere hippokratische Schrift *περὶ καρδίης* und Galens Bemerkungen zu Aphor. 65. Edit. Kühn XVII, 2 p. 745 —, ebenso Magendrücken als Herzbeklemmung bedeuten kann. Fuchs (I 95, 103 u. 250) übersetzt an den erwähnten Stellen gewiss richtig Magenkrampf oder Magendrücken. In *περὶ νούσων* IV (Edit. Kühn II, 331; Fuchs I, 245) ist eine Stelle, welche eine 3. (volkstümliche) Bedeutung von *καρδία* darthut: *ἀλγέει τὸ ἧπαρ, ὅπερ οἱ παῖδες καρδίην καλέουσιν.* Keineswegs aber ist es zwingend, an das Herz zu denken, wenn vom Gefühl, als ob sich etwas *κατὰ τὴν καρδίην* zusammenziehe (*Ἐπιδημιῶν* VII; Kühn III, 658; Fuchs II, 309), die Rede ist, oder wenn (Kühn III, 645; Fuchs II, 300) *ἄση* (Unbehagen) *περὶ τὴν καρδίην* verzeichnet ist. Die Kommentatoren, auch Fuchs, übersetzen im ersten Falle Herz, im zweiten Magenmund. Gleich hier mag erwähnt sein, dass Celsus I, 8 vom „praecordiorum dolor" spricht bei Schilderung des „Stomachus infirmus". Ebenso ist Fuchs (II, 323, Kühn III, 677) zuzustimmen, wenn er *πρὸς καρδίην ἄλγος δεινόν* entgegen dem hergebrachten „ad cor dolor ingens" mit „heftiger Schmerz am Magenmund" übersetzt, und auch bei der von ihm (II, 336) als „Kardialgie" wiedergegebenen *καρδιαλγίη* (Epidem. VII, Kühn III, 694 u. 695) möchte ich mit den Kommentatoren „oris ventriculi dolor" herauslesen. Ebenso führt der in der Auslegung durchaus nicht konsequente Galen aus (De compos. medic. sec. locos Lib. VIII. Edit. Kühn XIII, 121): „*Εἴρηται πολλάκις ὡς τὸ τῆς γαστρὸς* (ventriculi) *στόμα καλεῖν ἔθος ἐστὶ τοῖς ἰατροῖς ὥσπερ καρδίαν, οὕτω καὶ στόμαχον. ἀλλὰ πάλαι μὲν ἦν συνηθέστερον* (frequentior) *τὸ τῆς καρδίας ὄνομα, νυνὶ δὲ ἀπ' ἐκείνου μὲν ἔτι διαμένει τὸ καρδιώσσειν καὶ ἡ καρδιαλγία*" [quibus vocibus non cordis, sed oris ventris dolores significantur].

Die Herzwunden gelten als *θανατώδης* neben denen der Blase, des Gehirns, Zwerchfells, Dünndarms, Magen und der Leber (Aphor. VI, 18:

Kühn III, 752; Fuchs I, 122). Eine ähnliche Stelle περὶ νούσων I (Kühn II, 167/68; Fuchs II, 378) und wieder bei Celsus, Lib. V cap. 26, 2.

An 2 Stellen in περὶ νούσων IV (Kühn II 334 u. 339; Fuchs I, 247 u. 250) wird die Behauptung aufgestellt, dass das Herz als eine feste (στερεός) und dichte (πυκνός) Masse von einem reichlichen Säfteandrang keinen Schaden nehme und nicht von Schmerz befallen werde. Dies sind wohl die Stellen, welche die lang festgehaltene Behauptung (z. B. Plinius XI § 182) veranlasst haben, das Herz könne bei den Hippokratikern nicht erkranken. Immerhin liesse sich an das Herz denken bei einer Stelle in „περὶ ἱερῆς νόσου (Kühn I, 598; Fuchs II, 555), wo es heisst: „wenn der Fluss seinen Weg zum Herzen (καρδίη) nimmt, entstehen Palpitationen (παλμός), Asthma; die Brust wird angegriffen und einige werden auch bucklig“ (vornübergebeugte Haltung!). Es ist gewiss nicht zufällig, dass trotz vorausgehender καρδίη nicht von καρδιαλγίη (s. o.), sondern vom παλμός und anderen auf die Brustorgane bezüglichen Erscheinungen die Rede ist. — Der heftige „παλμὸς περὶ καρδίην“ in der langen Krankengeschichte des Sohnes des Eratolaus (Kühn III, 637; Fuchs II, 295) dürfte einer epigastrischen Pulsation entsprechen, um so mehr, als das Klopfen zwischen Nabel und „Knorpel“ verlegt wird. —

Bei der Bedeutung, welche diese hippokratischen, wie man aus dem Vorstehenden ersieht, durchaus nicht einheitlichen Anschauungen für die spätere Medizin gehabt haben, war eine etwas eingehendere Behandlung derselben sicherlich nicht ganz ungerechtfertigt.

Eine rationelle Pathologie des Herzens hat gründliche anatomische Kenntnisse zur selbstverständlichen Voraussetzung. Wenn nun auch die Anatomie des Herzens selbst in älteren Zeiten, wie wir aus Diogenes von Apollonia (Fragment bei Aristoteles, Tiergeschichte III, 1), den Hippokratikern — ausser der genannten Spezialschrift einige Bemerkungen in der älteren περὶ ἀνατομῆς — namentlich aber den Alexandrinern, voran Herophilos und Erasistratos, wissen, auf einer leidlichen Höhe stand, — Herophilos benannte die φλὲψ ἀρτηριώδης, letzterer kannte die Herzklappen, im ganzen 11, und die Herzostien —, so dauerte es doch lange, bis pathologische, auch heute noch verständliche Veränderungen am Herzen ausdrücklich namhaft gemacht werden.

Viel ist bei den Alten die Rede von „καρδιακόν, συγκοπὴ καρδιακή, morbus cardiacus, passio cardiaca, aber der Sitz des Leidens wird sehr verschieden angegeben. Das Uebel scheint populär gewesen zu sein, denn Cicero (De Divinitate I, 38), Horaz (Satir. II, 3 V. 161), Seneca (Epistolae Lib. II, cap. XV), Juvenal (V, 32) sprechen von den Cardiaci, bei denen übrigens auch gelegentlich mehr an psychische Affektion zu denken sein dürfte. Celsus (III cap. 19), zugleich von den „phrenetici“ redend, fasst den morbus cardiacus im wesentlichen als eine mit Schwäche und reichlichem Schweiss einhergehende Magenaffektion, wie auch Alexander Trallianus die Krankheit in den Magen, Asklepiades dagegen in das Herz verlegt, worin sich ihm Plinius (XI § 187) mit merkwürdigen Angaben über die Unverbrennlichkeit des Herzens und Aretaios Kappadox (De causis et signis acut. Lib. II, cap. 3. Edit. Kühn p. 39) anschliesst: „συγκοπὴ καρδίης ἐστὶ καὶ ζωῆς νοῦσος“. Er verspottet diejenigen, welche die

Synkope in den Magen verlegen. Galenos hinwiederum denkt an den Magen, hebt aber den sympathischen Einfluss der „καρδία“ auf Herz, Hirn etc. hervor, wie nach ihm Aetios von Amida (Tetrabiblion Edit. Cornarus III 5). So, wie späterhin Paulos von Aegina die „Syncope“ als eine Herzaffektion beschreibt, kann jede Ohnmachtsanwandlung darunter verstanden werden; allerdings ist es für manche Autoren, Aretaios, Alexander von Tralles, zuweilen eine tödliche Krankheit, und so mögen für die Alten mancherlei Affektionen, Magen- und Herzleiden, auch allerhand „Kachexien“ und schwere Anämien, unter diesem Namen figuriert haben. Die Definition, die beispielsweise Caelius Aurelianus (Lib. II cap. 30 ff.) mit einer Trennung in eine „communis und propria significatio“ und entsprechenden differentiell-diagnostischen Bemerkungen von der „cardiaca passio“ giebt, ist keinesfalls geeignet, Klarheit zu schaffen. Schon der Umstand, dass die einen, Celsus, Caelius Aurelianus, sie für fieberhaft erklären, andere, wie Asklepiades, nicht, macht die Sache sehr kompliziert. Hat doch sogar C. Hecker, an Jacques Houillier sich anlehnend, beim Malum cardiacum an den englischen Schweiss (!) erinnert (s. seine Monographie, Berlin 1834, p. 186).

Auch die Entzündung der Hohlvene hat bei den Alten und in späteren Jahrhunderten noch eine Rolle gespielt. Die Schilderung derselben bei Aretaios (Acut. Lib. II cap. 8; Kühn p. 51) ist mit Anmerkungen in deutscher Uebersetzung bei Testa-Sprengel (p. 215) nachzulesen. Da und dort wird bei den Alten von diagnostischen Zeichen am Gefässsystem gesprochen. Berühmt war des Herophilos (s. a. bei Ozanam, l. c. p. 9) verloren gegangene Schrift „περὶ σφυγμῶν πραγματείας“ und Plinius redet, auf ihn sich beziehend, XXIX § 6 vom venarum und deutlicher XI, 219 vom arteriarum pulsus als „index fere morborum“, wie auch Herophilos mit wunderbarer Kunst, in allzu grosser Spitzfindigkeit eine Art Metrik des Pulses aufgestellt habe. Die Wichtigkeit der Beobachtung des rascheren oder langsameren Pulses erkennt auch Plinius an.

Galen, der gegen des Erasistratos Annahme, dass die Arterien bloss Luft enthalten, eine besondere Schrift (Kühn IV, 307) gerichtet hat, ist der Schöpfer einer über Gebühr ausgesponnenen, in verschiedenen Einzelschriften niedergelegten Pulslehre, die, wie auch seine verworrenen Lehren von der Blutbewegung, bis in Harvey's Zeiten, ja noch länger ihren nicht gerade günstigen Einfluss geübt hat. Er spricht von Veränderung des Pulses bei leichten Dyskrasien, vom plötzlichen Tod bei „organischen“ Dyskrasien, bei anscheinend herzkranken Gladiatoren, von der Behinderung der Herzthätigkeit durch Ansammlung von Flüssigkeit im Herzbeutel, von einem Tumor im Perikard eines Affen, Hahns und nimmt ähnliche Veränderungen auch beim Menschen an. Ausdrücklich unterscheidet er gefährliche Herzwunden, welche den Ventrikel, zumal den linken, eröffnen und solche, welche das Herzfleisch nicht ganz durchbohren. Auch von einer vom Herzen ausgehenden Dyspnoë, deren Theorie uns freilich kaum ansprechen dürfte, ist die Rede.

Unter den arabischen Aerzten bietet die reichste Ausbeute Avenzoar (12. Jahrhundert), der in seinem „Altheisir“ Lib. I Tract. XII die Krankheiten des Herzens behandelt, dessen primäre und „sympathische“ Erkrankung unterscheidet, die Affektionen des linken und rechten Ventrikels, erstere als die wichtigeren, trennt. Nacheinander bespricht er in 6 Kapiteln die Herzpalpitationen, das „malum cardiacum“, das er als eine vielfach durch psychische Erregungen veranlasste Herzkrankheit auffasst, die (wie bei Galen mit dem Urin verglichenen!) serösen Ansammlungen im Herzbeutel, wobei er auch geronnener Säfte (also Pseudomembranen) und der Knorpelbildung im Herzbeutel gedenkt, fieberhaftes „Erysipel“ des Herzens und den Abscess desselben. In der Therapie der Herzkrankheiten spielt der reichliche Aderlass eine Rolle.

Das weitere Mittelalter bringt nicht viel Neues bei; höchstens wären (s. übrigens bei Testa p. 15—17) die „Consilia“ des Bartolomeo Montagnana d. Aelt., Prof. in Padua († ca. 1460) zu nennen, die sich in einzelnen Fällen auf Leichenöffnungen gründen. Er nimmt ursprüngliche Herzfehler an, spricht von motus tremulans et bipulsans cordis (Consil. 266). Aus dem spätesten Mittelalter ist der Florentiner Antonio Benivieni († 1502) — de abditis morborum causis — zu erwähnen, der verschiedene Herzbefunde, wovon einige lediglich Blutgerinnsel gewesen zu sein scheinen, geheilte Herzverletzung (Observ. 65), auch ein durch Rippencaries freigelegtes Herz beschreibt — vgl. Galen's Beobachtung: de anatom. administrationibus Lib. VII; Kühn II p. 631.

Sein Schüler, der Anatom Alessandro Benedetti († 1525) erwähnt in seiner „Anatomia“ (Lib. III cap. 12) die Verschiebungen des Herzens bei wechselnder Lage.

Nicolò Massa († 1569) — Liber introductorius anatomiae cap. XXII) beobachtete ein „Geschwür“ (Abscess) beider Herzhälften, desgleichen eine von ihm Cardiogmus genannte gewaltige Erweiterung des Herzens, welche übrigens auch die etwas älteren Achillini, Berengar von Carpi und Charles Estienne kennen. Vesalius erwähnt in seiner grossen Anatomie Edit II Lib. I cap. V (Edit. Basil. p. 24; Albin. p. 17) eine Herzanomalie mit anschliessendem Aussetzen des Pulses und Gangrän der linken Unterextremität (vgl. Anatom. G. Falloppiae observationum examen; Edit. Albin. p. 806). Den angeborenen Mangel des Herzbeutels bespricht zuerst bei einem an Ohnmachten leidenden, plötzlich verstorbenen Akademieschüler Realdo Colombo (De re anat. libri XV Venetiis 1559 p. 265), nach ihm Tulpius, Al. Littre (1712) u. a. — s. Taruffi, l. c. p. 308.

Auch der Morbus cardiacus erscheint bei den einzelnen Autoren sehr verschieden erklärt, so von Gi. Batt. de Monte († 1552) — Consultationes medicae — in einem Fall aus hysterischen Beschwerden.

Von sonstigen Schriftstellern nenne ich Guillaume Rondelet, welcher die Entzündung des Herzbeutels als sehr seltene Krankheit beschreibt, Jacques Houillier (1498—1562) mit manchen Beobachtungen in „De morbis internis“ und Antonio Donato d'Altomari (De medendis humani corporis malis 1553, cap. 54, 55).

Bezüglich der Kasuistik sollen Joh. Schenck's von Grafenberg in Württemberg (1530—98) namentlich auch die pathologische Anatomie berücksichtigendes Sammelwerk *Παρατηρήσεων* sive observationum medicarum . . . volumen, sowie des Marcellus Donatus De medica historia libri VI, Mantuae 1686 erwähnt sein und Guillaume Baillou (Ballonius, 1538—1616 — Consiliorum medicinalium libri III) sei als derjenige genannt, welcher zuerst die (verwirrende!) Bezeichnung „Aneurysma cordis“ für Herzerweiterung anwandte, während Jean Fernel († 1558) als erster Aneurysma für Arterienerweiterung mit der Unterscheidung in wahres und falsches An. gebraucht hat. Uebrigens verwendet auch Vesalius (Chirurgia magna Lib. V cap. I, Edit. Albini p. 1040 u. 1041) den Ausdruck „Aneurysma“ für die Geschwulst beim ungeschickten Aderlass. Eine reiche Zusammenstellung von Fällen knochiger und steinartiger Konkretionen in und am Herzen findet man, mit Berücksichtigung auch der früheren Zeit, in D. Langhans' Dissertation (s. Litt.) von 1747.

Schon hier sei angeführt, dass die Verkreidung der Coronar-Arterien von Lorenzo Bellini (1643—1704), Charles Drelincourt (1633—1697), J. F. Crell (Dissertation Wittenberg 1740, resp. G. S. Reinhold; auch in A. Hallers Disputationes s. Litt.) beschrieben ist, allerdings ohne Aufstellung einer spezifischen Symptomatologie. Die Verknöcherung der Aorta und Pulmonalis registriert Pechlin.

Verschiedene, namentlich ältere Angaben über knöcherne Neubildungen in und am Herzen findet man in Haller's Physiologie, Edit. Lausannae, Bd. I p. 325, 343, 349.

Das 17. Jahrhundert bringt, von schon Erwähntem abgesehen, der Lehre vom Herzen und den Herzkrankheiten einige Förderung. Des Sebastiano Pissini in Lucca Werk (s. Litt.) ist, wenn auch noch sehr in alten Anschauungen befangen, reichhaltiger, als sogar verschiedene spätere Werke, wie das des Attilius Bulgetius von 1657. Von Pissinius stammt die Bezeichnung „Polypus“ cordis, die so viel Unheil und Verwirrung in der Pathologie angerichtet hat. Fabrizio Bartoletti's († 1630) Methodus in Dyspnoeam, Bononiae 1620, enthält viele interessante Beobachtungen: Verwachsung des Herzens mit dem Herzbeutel, Fettansammlung in diesem, Verschwärung des Herzens, Verknöcherung der arteriösen Klappen; natürlich fehlen auch nicht die vielberufenen Polypen, welchen auch Marcello Malpighi eine Studie widmete; Th. Kerckring (Spicilegium anatomicum, Amstelodami 1670) erklärte sie für agonale Erscheinungen, während wieder Nicolaus Tulpius († 1678) in seinen verdienstlichen Observationes medicae Libri III — Lib. I cap. 72 — „echte“ Polypen beschreibt und abbildet. Auch in Harvey's epochemachender Schrift finden sich einzelne pathologische Beobachtungen, so der erste Fall einer (an Robert Darcy beobachteten) Ruptur der linken Herzkammer mit fingerbreitem Riss in der Exercitatio II ad Riolanum, Edit. Roterod. 1660 p. 251. Gleich darauf beschreibt er ein „bovinum cor“ mit stark erweiterter Aorta und skizziert die Symptome während des Lebens. Der berühmte Fall des jungen Lord Montgomery, dessen Herz nach traumatischer Eiterung der Brustwand freilag, steht in den Exercitationes anatomicae de generatione animalium Nr. LI, Londini 1651 p. 156. — Vgl. die Fälle Galen's und Benivieni's s. o. p. 633.

Auch der für die normale Anatomie und Physiologie bedeutungsvolle Tractatus de corde Londini 1669 von Richard Lower enthält einige Bemerkungen über die Herzbeutelergüsse infolge venöser Stauung und über deren Wirkung, auch eine Herzbeutelverwachsung bei einer alten Frau.

Wesentliche und nachhaltige Bereicherung erfuhr die Lehre von den Herzkrankheiten im 18. Jahrhundert, in welchem der Grund zu einer strengeren, wissenschaftlichen Behandlung des Gegenstandes gelegt wurde. Hier glänzen die Namen Vieussens, Lancisi,

Albertini und vor allem Sénac, dem sich der auch auf anderen Gebieten der Pathologie bahnbrechende Morgagni anschliesst.

Raymond (de) Vieussens (1641—1715) aus Vieussens in der Rouergue, Arzt und Professor in Montpellier, ein auch um die menschliche Neurologie hochverdienter Forscher, hat in seinem Hauptwerke (s. Litt.) sich zwar mehr der normalen Anatomie und Physiologie gewidmet, aber durch eingestreute Sektionen — er verfügte über ein reiches Leichenmaterial — doch der pathologischen Anatomie wesentlichen Vorschub geleistet. Erwähnt mag sein die vielfach angezweifelte Beschreibung eines doppelten Herzens bei einem bisher gesunden 35jährigen Soldaten, weiters (im XII. Kap.) die Beschreibung einer Stenose des Ostium venosum sin. mit Verkalkung der Bicuspidalklappe und Dilatation des rechten Herzens und die erste deutlich beschriebene Insufficienz der Aortenklappen infolge „Versteinerung" bei einem Epileptiker, freilich wohl nicht die erste überhaupt — vgl. o. Bartoletti — wie Vieussens meint. Bei beiden Fällen wird die Rückwirkung auf die Blutcirculation besprochen, im zweiten Fall auch der sehr volle und harte Puls hervorgehoben. Er war „so stark, dass die Arterien beider Arme die Spitzen meiner Finger wie eine straff gespannte und mit grosser Gewalt in Schwingung versetzte Saite trafen" — also der späterhin von Corrigan und Hope (s. u.) eingehender beschriebenen charakteristische Puls. „Je n'ai jamais vu pareille affection et j'éspère bien n'en jamais revoir." Oefters wagt Vieussens am Krankenbette die Diagnose einer Herzkrankheit, im besonderen der Herzbeutelwassersucht in Fällen, wo früher wohl „Asthma" und „Hydrothorax" vorausgesetzt wurde.

Reicher noch ist die pathologische Ausbeute, systematischer der Aufbau des ganzen Materials bei seinem Zeitgenossen, dem Römer Giovanni Maria Lancisi (1654—1720), zumal in dessen posthumem Hauptwerke über das Herz. Schon in der älteren kleinen Schrift (s. Litt.) wird der plötzliche Tod zurückgeführt auf Strukturfehler, mechanische Hindernisse (Tumoren, Polypen) oder nervöse Krankheiten des Herzens („Ohnmacht"); es werden unterschieden Hypertrophie (= nimis aucta moles) und Aneurysma cordis (Dilatation). Er spricht von knorpligen, verknöcherten, entzündeten Klappen und erwähnt erstmals warzenförmige Auswüchse derselben. — Der zweite Hauptteil des grösseren Werkes, der von den Aneurysmen handelt, ist besonders denen des Herzens gewidmet, worunter Lancisi die (nach seiner Ansicht am häufigsten in den Vorhöfen, im linken Ventrikel am seltensten zu treffende) Dilatation mit Wandverdünnung hauptsächlich versteht, obwohl ihm die gleichzeitig vorkommende Verdickung der Wand nicht unbekannt ist. Das Uebel erklärt er für häufiger, als die meisten Aerzte glauben; in ätiologischer Beziehung betont er mechanische Hindernisse durch Arterien- und Klappenerkrankung, Verengerung der Ostien, auch die „diuturna vis repercussi sanguinis", ferner chronischen Lungenkatarrh (vgl. das Lungenemphysem), psychische Depression, heftige Anstrengungen. Diese Momente wirken um so eher, wenn das Blut, wie bei Hypochondrie, Hysterie, Syphilis („Aneurysma gallicum"), mit scharfen und ätzenden (Aneurysma mercuriale) Stoffen beladen ist. Lancisi weist als erster ausdrücklich auf die Bedeutung der Schwellung der Halsvenen bei Erweiterung der rechten Herzhöhle hin. Er spricht dabei von der

Insufficienz der dreizipfligen Klappe, worin ihm merkwürdigereise Sénac späterhin nicht beipflichten will.

In diagnostischer Beziehung ragt rühmlich hervor der von einer ganzen Reihe von Autoren, Sprengel, Baas (Grundriss), Quantin, Pagel, mit Stillschweigen übergangene Ippolito Francesco Albertini aus Crevalcuore bei Bologna, also eines Landsmanns von Marcello Malpighi und wie dieser Professor in Bologna. Geboren ist er 1662, gestorben 1738, im gleichen Jahre wie Boerhaave. Nicht zu verwechseln ist er mit dem älteren Annibale Albertini, der 1618 „De affectionibus cordis“ geschrieben hat. Obwohl erst 1748 im Druck erschienen (s. Lit.), ist Albertini's Schrift schon 1726 als Mitteilung an die Akademie in Bologna verfasst, demnach noch vor Herausgabe von Lancisi's posthumem Werk; sie ist die Frucht langjähriger Beobachtung. Den verschiedenen Arten der Herzerweiterung sucht Albertini nach der diagnostischen Seite näher zu kommen, glaubt aber in seiner Bescheidenheit keine „distincta signa diagnostica“ aufstellen zu können. Mit seiner Trennung in aneurysmatische, durch fühlbares Schwirren und Stossen in der Präkordialgegend ausgezeichnete und in variköse Erweiterung scheint er die Dilatation mit oder ohne Wandverdickung zu meinen. Bei der Erweiterung des rechten Herzens kommt mehr die variköse Form in Betracht, bei der aneurysmatischen, mit starkem Anschlag verknüpften wird auch der gelegentlichen Usur der Wirbel Erwähnung gethan. Als besonders schwierig zu erkennen schildert Albertini die varikösen Erweiterungen mit schwacher (confusus et obscurus) Herzbewegung, da ja auch beim perikarditischen Exsudat schwacher Schlag vorkomme. Die Herzpulsation will er auch nach ihrer Ausdehnung am Thorax gewürdigt wissen. Die Dyspnoe der Herzkranken führt er auf die Blutüberfüllung der Lunge zurück, die sogar zu Blutaustritt in die Lungenbläschen, weiters zu Hydrops pectoris führen könne. Gefährlicher als dieser sei der Hydrops pulmonum. Dem Hydrops der äusseren Teile entspreche eine seröse Infiltration der inneren. — Bezüglich der Prognose lässt Albertini ältere und schwächere Individuen, sowie das weibliche Geschlecht bei Herzkrankheiten im ganzen weniger gefährdet sein. In therapeutischer Hinsicht ist die Venäsektion bei den Paroxysmen in den Vordergrund gestellt, sonst ist er mehr für milde Mittel (Eisenpräparate), perhorresciert Purgantia und Diuretica, überhaupt eingreifenderes Verfahren und empfiehlt im Gegenteil milde, aber stärkende Nahrungsmittel (Hühnerbrühe, Froschsuppe). Dem begleitenden Katarrh gebührt besondere Aufmerksamkeit (Honig, Plantago, Terpentin). Nur für die Aneurysmen der (inneren) Arterien hat er gemeinschaftlich mit Ant. Maria Valsalva (1666—1723) die an eine Venäsektion sich anschliessende 40tägige (im 19. Jahrhundert durch Bellingham u. Th. J. Tufnell modifizierte) Ruhe- und Hungerkur eingeführt, angeblich vielfach mit gutem Erfolg, namentlich wo es sich um die (oft wohl nur vermuteten!) Anfänge des Leidens handelte. War doch in jener Zeit die Furcht, an Herzaneurysma, sozusagen der Modekrankheit, zu erkranken, gerade auch bei den Aerzten weit verbreitet.

Morgagni, Schüler Albertini's, widmet den Herzkrankheiten mehrere seiner Briefe des II. Buches, in welchen die „Respiratio laesa“ der Reihe nach aus ihren Ursachen hergeleitet wird: Thoracis et pericardii hydrops (Epist. 16), Cordis aut magnae arteriae intra thoracem aneurysmata (Epist. 17 u. 18). Palpitatio et dolor cordis (Ep. 23), Pulsus praeter naturam (24), Lipothymia et Syncope (25), Mors repentina ex vitio vasorum sanguiferorum (26). Neben eigenen Beobachtungen figurieren namentlich auch solche von Valsalva, vom Schluss der 16. Epistel ab (s. daselbst) kennt er auch Sénac's Traité. Die Differentialdiagnose zwischen Brust- und Herzbeutelwassersucht wird an der Hand von Krankengeschichten erörtert, resp. ihre Schwierigkeit hervorgehoben, da die konventionellen Symptome nicht durchaus verlässlich seien, jedenfalls ein pathognomonisches Zeichen für die Herzbeutelwassersucht nicht existiere. Ausdrückliche Erwähnung verdient ein derartiger, berühmt gewordener Fall bei einer Nonne in Bologna (Epist. XVI Art. 42ff.), wobei Albertini's diagnostisches Können neben dem der anderen Aerzte sich in glänzendem Lichte zeigt. — In manchen Beziehungen stimmt Morgagni mit seinem Lehrer Albertini und seinem Freunde Lancisi überein, was die Arten der Herzvergrösserung (Hypertrophie und Dilatation), die Bedeutung der gestörten Klappenfunktion, des begleitenden Lungenkatarrhs etc. betrifft.

Es verdient angemerkt zu werden, dass Morgagni bei der angeborenen Cyanose mit Recht weniger an die Durchmischung beider Blutarten, als an die Rückstauung und Ueberfüllung im Venensystem denkt (Epist. XVII Art. 12, 13) und dass er den übrigens schon von Galen gekannten (echten) Puls der Venae jugulares richtig deutet (Epist. XVIII Art. 12) als auf Ventrikel-, ausdrücklich nicht Vorhofskontraktion beruhend. Wie im ganzen Werk, so wird auch hier an die Stelle vager Symptome die anatomische Veränderung zu setzen gesucht; als Grund der „Palpitationen“ lassen sich gar häufig wirkliche organische Krankheiten des Herzens und der Aorta nachweisen.

Ein für seine Zeit und auch für die spätere noch hervorragendes und umfassendes, jedenfalls eine im Ganzen gelungene systematische Anordnung aufweisendes Werk stellt Jean Bapt. Sénac's Traité (s. Litt.) dar, von welchem manche, Albertini's Verdienst übersehend, die eigentliche wissenschaftliche Lehre von den Herzkrankheiten datieren, indem sie das Werk als das erste seiner Art für das 18. Jahrhundert erklären. Sénac betont, — wenn wir vom anatomischen und physiologischen Teil absehen — die Zunahme der Herzkrankheiten mit dem höheren Alter (60—65 J.). Das „Aneurysma“ hält er für das häufigste Vorkommnis am Herzen, die Bedeutung der Polypen schränkt er ein, dagegen betont er als erster die Entzündung des Herzens (im 4. Kapitel) und des Herzbeutels, welch' letzteren er auch bei Entzündungen der Lunge und des Brustfells in Mitleidenschaft gezogen werden lässt. Pathognomonische Zeichen für die einzelnen Arten der Herzkrankheiten erkennt er nicht an, sucht aber einige, späterhin nicht bewährte Symptome für die Herzbeutelwassersucht zu fixieren. Im 1. Kapitel stellt er sehr beachtenswerte Normen für die Behandlung der Herzkrankheiten auf, zumal in diätetischer Hinsicht; gegen den sekundären Hydrops empfiehlt er Scilla. Das Missverhältnis zwischen Grösse des Ergusses ins Perikard und den dyspnoischen Beschwerden, die selbst bei grossen Ergüssen gering sein können, wird betont. Besondere Anerkennung verdient es, dass Sénac die legendäre Kasuistik vom haarigen Herzen, von Steinen und Würmern im Herzen sehr kritisch behandelt (5. Kapitel). — Die „Polypen“ des Herzens (6. Kap.) würdigt er als überwiegend agonale Erscheinungen, die durch Unebenheiten und Rauhigkeiten im Herzen begünstigt werden. Auch Sénac begreift unter Aneurysma die verschiedenen Arten der Herzvergrösserung (8. Kap.), ohne übrigens Hypertrophie und Dilatation ausdrücklich zu unterscheiden. In der Mehrzahl der Fälle lässt er die Wandungen verdickt sein. Er kennt (auf Distanz vernehmbare) Herzgeräusche, auch den Herzbuckel, den er unter den Zeichen des Aneurysmas mit verdickter Wand aufführt; Stenose der arteriellen Ostien (durch Klappenveränderung) lässt er häufiger sein, als die der venösen. Auch die Fettauflagerung auf dem Herzen wird nach der mechanischen Seite gewürdigt (5. Kap.).

In Auenbrugger's freilich erst später zu Geltung und Ansehen gelangtem Inventum novum vom Jahr 1761 (s. p. 604) ist der Hydrops pericardii (§ 46) — aquosus vel purulentus — und das Aneurysma cordis = Dilatatio cordis (§ 48) erwähnenswert; bei beiden ist ausser sonstigen Zeichen der „sonitus carnis percussae“ vorhanden.

Einschneidender ist, speziell für die Herzkrankheiten, die Bedeutung J. N. Corvisart's in seinen beiden Schriften. In seinem Essai sur les maladies du coeur (Litt. bei „Perkussion und Auskultation) ist die Lehre von den Herzkrankheiten auf Grund langjähriger Beobachtungen beträchtlich gefördert, namentlich im Kapitel der Erkrankungen der Herzmuskulatur (2. wohl bester Abschnitt) und der sehnigen und fibrösen Teile des Herzens. Von ihm stammt der Begriff der „Lésion organique“ des Herzens (l. c. Discours préliminaire, init.). Corvisart unterschied in nicht ganz zweckmässiger Weise ein aktives und passives Aneurysma des Herzens, d. h. Erweiterung mit Wandverdickung oder -verdünnung. Die verschiedenen Veränderungen an den Klappen und Ostien sind eingehend an der Hand zahlreicher persönlicher Beobachtungen geschildert; bei der 5. „Klasse“, welche dem Aortenaneurysma gewidmet ist, überrascht die genaue Symptomatologie: perkussorische Zeichen, allmählich vorspringende Geschwulst, Veränderung der Stimme, Ungleichheit der Pulse an den Extremitäten; die Usur der Knochen (s. a. p. 636), das Bersten des Sacks in die Trachea und vieles andere werden erwähnt. Im übrigen ist, während Aetiologie und Pathogenese, auch die Therapie, ziemlich berücksichtigt sind, die Lehre von den Herzkrankheiten im heutigen Sinne aus begreiflichen Gründen nicht sehr entwickelt; man lese in dieser Beziehung beispielsweise die Auseinandersetzung über die Zeichen des „rétrécissement des orifices“ (2. Kapitel der 3. Klasse). Eine Spur der Auskultation findet sich auch bei Corvisart. Wo er von den angeblich auf Distanz hörbaren Herzgeräuschen spricht, erwähnt er, dass er die Herzschläge nur gehört habe „en approchant l'oreille de la poitrine du malade“ (Corollaires, Art. II. État de la circulation). Das von Laennec als frémissement cataire bezeichnete fühlbare Schwirren hat auch Corvisart gekannt und gewürdigt.

In die Lücken springt hier wieder Laennec's Genie ein, vor dessen Auftreten etwa noch die Arbeiten von Allan Burns (1781 bis 1813) in Glasgow, Ant. Guiseppe Testa († 1713) in Bologna und L. Fr. Kreysig (1770—1839) in Dresden zu nennen wären, von welchen namentlich des letztgenannten Werk (s. Litt.) eine wertvolle Uebersicht über den jeweiligen Stand des Wissens giebt.

René Jos. Hyac. Bertin († 1828), der auch eine von Bouillaud redigierte Monographie über Herzkrankheiten (Traité des maladies du coeur) verfasst hat (1824), mag genannt sein als Schöpfer (1811) der vielfach missverstandenen Begriffe der „excentrischen“ und „koncentrischen“ Hypertrophie, welche Laennec einfacher als Hypertrophie mit Dilatation oder Kontraktion unterschied. Aber auch bei Laennec, so detailliert und klar seine pathologischen Befunde sind, die man heute noch mit Belehrung zu lesen vermag, fehlt noch für die einzelnen Herzklappenfehler die feinere Lokalisation, welche in den folgenden Jahrzehnten durch eifrigste Arbeit einer ganzen Reihe vorzüglicher Beobachter festgestellt wurde. Es war eine intensive Ausbildung der durch Auenbrugger-Corvisart und namentlich Laennec geschaffenen physikalisch-diagnostischen Grundlagen. Von 1829—1838 erschienen 6 Abhandlungen von Dominic John Corrigan (1802—1880), worunter besonders die über Aortenklappeninsufficienz — „on permanent patency of the mouth of the aorta or inadequacy of the aortic valves“ in Edinburgh medical and surgical Journal Vol. 37, 1832 p. 225 — berühmt geworden ist. Man vergleiche hierzu die Bezeichnung Maladie de Corrigan (Trousseau), pouls de Corrigan (s. übrigens p. 635). Fr. Cramer in seinem Kompendium „Die Krankheiten des Herzens“ Kassel 1837 bezeichnet die „Unzulänglichkeit der Klappen“ als „die jüngste Entdeckung im Gebiete der Herzkrankheiten“.

Uebrigens muss man den Hinweis auf eine Insufficienz der Aorta (oder Bicuspidalis?) auch herausfinden aus den Worten, mit welchen Chr. G. Selle (Neue Beiträge zur Natur- und Arzeneiwissenschaft Zweiter Theil. Berlin 1783, p. 23), eine Beobachtung von „knochenharten und unbeweglichen Valveln des Herzens“ begleitet bei einem im Leben „ausserordentlich grossen, geschwinden und harten Puls“ und die Gerechtigkeit erfordert es, darauf hinzuweisen, dass bereits 1827 Thomas Hodgkin in „Medical Gazette“ die „Retroversion“ der Aortenklappen mindestens ebenso genau, als später Corrigan, beschrieben, auch das diastolische „Bruit de scie“ hervorgehoben hat (s. Guy's Hospital Reports III Series Vol. XXIII 1878 p. 65). Auf die nicht allgemein anerkannte Verspätung der peripheren Pulse gegenüber dem Herzstoss hat Will. Henderson (Edinb. med. and surg. Journal Vol. 48 1837 p. 364) aufmerksam gemacht. — J. Hope, an dessen Werk über „Krankheiten des Herzens und der grossen Gefässe“ (London 1832) auch die Vorrede wegen seines Standpunktes Laennec gegenüber interessiert, nimmt für sich die schon 1825 gemachte, von Laennec übersehene Beobachtung in Anspruch, dass mangelnder Schluss der Zipfelklappen durch Regurgitation ein Aftergeräusch neben dem ersten Geräusch hervorrufe (Uebersetzung F. W. Becker, Berlin 1833 p. 39 und 18. u. 19. Krankheitsgeschichte). Grosses und bleibendes Verdienst erwarb sich Jean Bapt. Bouillaud (1796—1881), indem er die Häufigkeit der „Endocarditis“ nachwies, während z. B. noch Laennec die übrigens auch von Matth. Baillie und besonders Kreysig angenommene Entzündung der „inneren Membran“ des Herzens für eine „affection fort rare“ erklärt (III. Partie II. Sect. Chap. XIX), andererseits aber seine „végétations globuleuses“ (ibid. Chap. XX) für entzündliche (Eitercysten) gehalten hatte, die eine spätere Zeit als ältere, im ganzen unschuldige Gerinnsel erkannte. — Auf die den Gelenkrheumatismus komplizierenden Herzfehler hatte schon früher (s. Litt.) James Johnson (1777—1845), auf die Pericarditis beim Rheumatismus Fr. Chomel aufmerksam gemacht.

Von vielen Autoren, die Erwähnung verdienen, indem sie meist auch durch spezielle Werke über Herzkrankheiten sich bemerkbar machten, seien genannt Andral, Herausgeber der 4. Auflage von Laennec's Traité, Hope (s. o.), Williams, Walshe, Gendrin (relative Tricuspidalisinsufficienz, übrigens schon von Kreysig gekannt), Stokes (s. Litt.).

In Deutschland fanden die ausländischen Forschungen nur langsam Eingang — vgl. auch den Abschnitt über Perkussion und Auskultation p. 603 —, obwohl die hervorragenderen Schriftwerke fast ohne Ausnahme übersetzt wurden. Alte einflussreiche Praktiker, wie Hufeland, hatten ohnedies nichts von der Häufigkeit der Herzkrankheiten wissen wollen und die akuten Affektionen liefen so wie so unter allerlei hochtönenden Namen, wie Brustentzündung, entzündliches rheumatisches Fieber u. dergl. Dabei ist lange Zeit, auch bei den Franzosen, z. B. noch bei Grisolle (3. Aufl. von 1848 des Traité . . . de pathologie interne II. Bd.), eine gewisse zusammenfassende Behandlung der Stenosen und Insufficienzen zu bemerken, die doch anatomisch und klinisch so beträchtliche Unterschiede zeigen.

Auch bei den Herzkrankheiten erkennt man Skoda's mächtigen und massgebenden Einfluss. Die Nachdrücklichkeit, mit der er sich auf die pathologische Anatomie stützte, ist bezeichnend für seine Anschauungen. Bei ihm findet sich noch deutlicher, als bei Hope, schon in der 1. Auflage von 1839 die genaue Distinktion der „Klappenfehler", Insufficienz und Stenose der einzelnen Klappen, wie wir sie heutzutage zu unterscheiden gewohnt sind. Wenn er aber beispielsweise von der Verengerung des rechten Ostium venosum schreibt: „ich habe sie nie beobachtet und es findet sich selbst im hierortigen pathologischen Museum kein Beispiel davon" (Edit. I p. 263) oder „eine Insufficienz der Klappe an der Pulmonalarterie oder eine Verengerung der Einmündung der Pulmonalarterie infolge von Fehlern ihrer Klappen habe ich noch nie gefunden" — die späteren Auflagen geben sie mindestens als „ungemein selten" an —, so können wir auch hier ermessen, wie sehr sich unsere Detailkenntnis vertieft hat; beide Affektionen rechnen wir nicht mehr zu den extrem seltenen. Wie schwer uns jetzt selbstverständlich erscheinende Dinge sich eingebürgert haben und mangelndes Verständnis fanden, zeigt u. a. ein Aufsatz von G. Rapp (Zeitschrift für rat. Medizin 8. Bd. 1849 p. 146), in welchen die uns jetzt geläufigen physikalischen Zeichen der Bicuspidalinsufficienz gegen anderweitige falsche Auffassungen verteidigt werden müssen. Von Einzelheiten der Symptomatologie der Herzkrankheiten seien erwähnt: das von Fauvel (Arch. génér. de médecine 1843 IV sér. t. I p. 1) zuerst beschriebene, heutzutage als präsystolisches bezeichnete Geräusch bei Mitralstenose, die Verfolgung des schon von Sénac und Kreysig gekannten Phänomens der Leberpulsation durch H. Seidel (Deutsche Klinik 1864), Geigel (1864) und besonders auch Friedreich (Deutsches Archiv für klin. Medicin 1866 I 241, II 262), M. F. Mahot (Des battements du foie . . . Thèse de Paris 1869), ferner Potain's Bruit de galop (1875) — vgl. die Angaben bei Kriege u. Schmall, Zeitschrift für klin. Medicin 18. Bd. p. 261.

Manches, was früher in hohem Ansehen stand, wie die Carditis (s. John Ford Davis, An inquiry into the symptoms and treatment of carditis, Bath 1808, aus dem Engl. übersetzt von Choulant, mit

Anmerkungen von Kreysig, Halle 1816), Aortitis, Phlebitis (John Hunter, Breschet, Cruveilhier, der die ganze Pathologie von der Phlebitis beherrscht sein liess), hat vor der objektiven Kritik der pathologischen Anatomie nicht Stand gehalten. Nicht zum mindesten sind es Virchow's bahnbrechende Arbeiten über den Faserstoff, über Thrombose und Embolie (seit 1845) — vgl. „Gesammelte Abhandlungen" Abschnitt II u. IV — gewesen, welche an die Stelle mancher Hypothesen reellere pathologische Prozesse gesetzt haben.

Die Lehre von der Endocarditis fand insoferne eine weitere wichtige Ausbildung, als die in verschiedenen Zeiten auch verschieden beurteilte Endocarditis „ulcerosa" aufgestellt wurde. Schon der auch um die Lehre von der Embolie (Edinb. med. u. surg. Journ. 1853 Vol. 80 p. 119 oder Med.-chir. Trans. Vol. XXXV 1852 p. 281) verdiente Will. Senhouse Kirkes († 1864) spricht von „Ulcerative inflammation of the valves of the heart as a cause of pyaemia (British med. Journal Vol. II for 1863 p. 497) und Virchow (Ges. Abhandl. p. 711 ff. und Archiv 56. Bd. p. 415) hat bei dieser Form in einem exquisiten Fall bei einer Puerpera an eine „Materies sanguinem inficiens" gedacht, die durch die älteren „Mycosis endocardii" betr. Fälle von E. Winge und Hjalmar Heiberg (Virchows Archiv 56. Bd. 1872 p. 407) nur bestätigt wurden. Jetzt ist man zu der ätiologisch wichtigen Thatsache durchgedrungen, dass die Endocarditis der Einwanderung und Vermehrung von Spaltpilzen ihre Entstehung verdankt, und, wenn auch klinische Unterschiede nicht mit der wünschenswerten Deutlichkeit sich aufstellen lassen — man hat einerseits fast fieberlose ulceröse (sonst „bösartige") Endocarditis und wieder mit Frösten tödlich verlaufende „verruköse" (sonst „gutartige") E. beobachtet (A. Fränkel) —, so ist es doch sicher, dass die verschiedensten Erreger, Staphylococcen und Streptococcen, Diplococcus pneumoniae (Netter, Weichselbaum), Typhus-, Diphtherie- und Tuberkelbazillen, Bacterium coli, Gonococcen (J. Marty, Archives génér. de méd. 1876 Dez., mit 9 Fällen, worunter einer von Lorrain aus dem Jahre 1866, Morel, Thèse de Paris 1878, P. Schedler [Leydensche Klinik], Berliner Dissertation 1880, v. Leyden, D. med. W. 1893 Nr. 38) Endocarditis erzeugen können und zwar von allen nur denkbaren primären (namentlich septischen und pyämischen) Herden aus. Welch ein Umschwung in der Pathologie selbst seit den Zeiten, da die Endocarditis (gegen Laennec) als eine nicht allzu seltene Krankheit anerkannt wurde und der Zeit, da Gendrin die geringere Ziffer der Endocarditis bei Engländern und Deutschen gegenüber den Franzosen lediglich aus der einfacheren Behandlung, der selteneren Anwendung des Aderlasses, erklären wollte! So ist die von Virchow geschaffene Lehre von der Embolie, soweit sie die Verschleppung korpuskulärer Elemente durch den Blutstrom bedeutet — eine Lehre, die übrigens auch ihre „Vorgänger" in früherer Zeit gehabt hat (s. Litt. Schüppel) — gewissermassen auch in mikrobiologischem Sinne, nicht bloss in rein mechanischem, zu ihrem Recht gekommen.

Die Fettentartung des Herzens ist viel später, als das sog. (Mast-) Fettherz, die Fettumwachsung und -durchwachsung des Herzens, die früher schon gelegentlich berührt wurde, und als Teilerscheinung der Lipomatosis universalis eine, oft freilich etwas übertriebene Rolle spielt, klinisch und anatomisch bearbeitet worden. Es ist dies wohl begreiflich, da das Mikroskop erst genauere Aufklärung zu geben imstande war. Eine Trennung beider Arten des Fettherzens hat, wie schon vor ihm Corvisart (l. c. p. 177 II. Klasse, Chap. IV Art. 3), der einige ältere Fälle anführt, Laennec (Partie III Sect. II Chap. XIV) vorgenommen. Für die Herzrupturen hat Cruveilhier eine Fettentartung des Herzmuskels verantwortlich gemacht. Später haben namentlich Williams, Peacock (1844), Rich. Quain (1850 und 1852), Ormerod, in Deutschland Rokitansky (1847) und E. Wagner (Fettmetamorphose des Herzfleisches in Beziehung zu deren ursächlichen Krankheiten 1864; Verhandlungen der mediz. Gesellschaft zu Leipzig Bd. I) zur Förderung unserer Kenntnisse beigetragen. Insbesondere ist die, andere Affektionen begleitende Herzverfettung genauer studiert worden, wie sie bei Ernährungsstörungen, namentlich auch schweren Anämien (Biermer, Ponfick), dann bei fieberhaften Krankheiten, Typhus (Louis, F. A. Zenker, C. E. E. Hoffmann s. bei Liebermeister, Pathologie des Fiebers 1875 p. 437), Scharlach, Diphtherie, wobei auch Infektionswirkungen in Betracht kömmen mögen (Hayem), dann bei Syphilis, Pocken, Phosphor- und Alkoholvergiftung, Pericarditis, im Verlauf von Klappenfehlern und als Ausgang der parenchymatösen Myocarditis vorkommen, während die von Eiterbildung gefolgte Myocarditis unter der Bezeichnung „Geschwürsbildung“ schon älteren Autoren, Benivieni, Rota (1555), Bartoletti (s. p. 634), dann auch Morgagni bekannt war. Bei Sobernheim (Prakt. Diagnostik der innern Krankheiten ... Berlin 1837 p. 118) sind für uns allerdings jetzt unverbindliche „charakteristische Zeichen“ der Myocarditis aufgestellt. Den ersten mikroskopischen Befund einer Entzündung der Papillarmuskeln lieferte 1844 Hamernjk. Genaueres findet man in der „chronologischen Zusammenstellung“ von H. Stein's Preisschrift „Untersuchungen über die Myocarditis“ München 1861, auch bei Schrötter (l. c. Ziemssens Handbuch 6. Bd. p. 246). — Dass die Substrate des Herzens, Perikard, Myokard, Endokard, vielfach mit- und nebeneinander erkranken, ist durch neuere, namentlich in Leipzig ausgeführte Untersuchungen eingehend erwiesen; die prinzipielle Trennung der einzelnen Affektionen erfährt dadurch eine gewisse Einschränkung und füglich mag man von „Pancarditis“ reden.

Ueber die im ganzen seltene Syphilis des Herzens hat zuerst wohl Lancisi (s. p. 630), dann Morgagni, Corvisart, Ricord (1845), Virchow (1859, von späteren abgesehen, gehandelt; von letzterem ist auch die syphilitische Aortitis zuerst genau beschrieben — Casuistik der erworbenen und ererbten Herzsyphilis bei F. Mraček (Ergänzungshefte zum XXV. Band des Archivs für Dermatologie und Syphilis 1893 p. 279—411). Die jetzt als Herzaneurysma bezeichnete partielle Ausweitung der Herzwand ist von Dom. Mar. Guzman Galeazzi 1757 erstmals beschrieben (De Bonon. scient. et artium instituto atque academia commentarii t. IV — Academiarum quarundam opuscula varia 1757 p. 26—33). Später haben Breschet, Löbl und namentlich auch Rokitansky eingehendere Darstellungen geliefert — vgl. Pelvet, Des anévrysmes du coeur, Thèse de Paris 1867. — Die schon von R. Bright selbst gekannte und aus Veränderungen im Gefässsystem der Nieren erklärte Hypertrophie des Herzens bei Morbus Brighti hat L. Traube 1856 — Ges. Beiträge II p. 290, 421) eingehender, besonders für die Granularatrophie der Nieren behandelt, wenn er auch keine nach allen Richtungen befriedigende Erklärung zu geben vermochte. Darauf, dass Hypertrophie des Herzens auch ohne eigentliche Klappenfehler vorkomme, hatte Stokes hingewiesen. W. Gull's und H. Sutton's Arterio-capillary fibrosis (Med. chir. Transactions Vol. 55, 1872) mag hier Erwähnung finden.

Die Verbindung von Herzklopfen mit Kropf hat, wie später (1835) Graves, schon der römische Arzt Flajani (1802) hervorgehoben. Den Exophthalmus zusammen mit den vorerwähnten Symptomen nennt zuerst Caleb Hillier Parry († 1822 — Collection from the unpublished medical writings . . . London 1825); vgl. Maitland Ramsay (Glasgow med. Journal XXXVI 1891 p. 81); Karl v. Basedow (1850 Caspers Wochenschrift) hat wieder den Exophthalmus in den Vordergrund gestellt. — Genaueres in den Monographien von Buschan (Wien u. Leipzig 1894) und P. Mannheim (Berlin 1894).

In neueren Zeiten hat man mehr als früher der von Degeneration unabhängigen geschwächten Herzthätigkeit, der Insufficienz des Herzens, die Aufmerksamkeit zugewandt. Hatte schon früher (1853—1856) Jos. Hon. Sim. Beau († 1865), ein Hauptvertreter der pathologischen Physiologie, den Begriff der „Asystolie" (s. a. Traité expérimental et clinique d'auscultation . . . Paris 1856) aufgestellt und Bamberger (l. c. p. 313) ausdrücklich von der „verminderten Triebkraft" des Herzens, allerdings bloss im Anschluss an die Herzdegeneration gesprochen, Ausdrücke wie „wahre Insufficienz des Herzens" oder „Unzulänglichkeit des erkrankten Herzmuskels gegenüber den bestehenden Hindernissen" angewandt, Stokes vom „weakened heart" „von den vitalen und anatomischen Verhältnissen der Muskelfasern als Schlüssel zur Pathologie des Herzens" gesprochen, so hat doch eigentlich erst Ott. Rosenbach 1881 (s. Eulenburgs Realencyklopädie Bd. IX 2. Aufl. p. 412; Artikel Herzkrankheiten — Krankheiten des Herzmuskels, 3. Aufl. X p. 442) den Begriff der Herzinsufficienz schärfer herausgehoben, wobei er die klinische, funktionelle Seite in den Vordergrund stellte im Gegensatz zu Krehl u. a., welche später auf den Herzmuskel selbst und sein anatomisches Verhalten das Hauptgewicht legten, obwohl bei der Abhängigkeit des Herzmuskels von dritten Faktoren (den Vasomotoren, Coronararterien) noch weiteres, jedenfalls gewisse „nervöse" Störungen, in den Kreis der „Insufficienz" zu ziehen wäre.

Auch der Nachweis akuter Vergrösserung (Dehnung) infolge Ueberanstrengung mit konsekutiver Insufficienz gehört neueren Zeiten an. Da Costa (s. Litt. bei J. Seitz), Osc. Fräntzel (Virchows Archiv 57. Bd. 1872) wiesen beispielsweise den Einfluss der Kriegsstrapazen, dann aber auch sonstiger schwerer, selbst bloss vorübergehender Arbeit (Fräntzel, l. c. I p. 112) nach, und in ähnlicher Weise ist es ja in neuesten Zeiten von den sportlichen Ueberanstrengungen geschehen. Auf die unter besonderen Umständen, bei Lungenemphysen (Münzinger 1877 präsid. Jürgensen: „Tübinger Herz"), bei reichlichster Flüssigkeitszufuhr (s. Bauer u. Bollinger 1893 „Münchener Bierherz") sich ergebenden Störungen, bei denen Dilatation und hypertrophische Zustände nebeneinander herlaufen, muss noch ausdrücklich hingewiesen werden. Und so ist das früher grosse Gebiet der „idiopathischen" Herzvergrösserung ziemlich zusammengeschrumpft, wenn schon immer noch ein Rest von Fällen bleibt, für den man genügende Aetiologie nicht aufzufinden vermag.

Die von Renault (1877) als „Fragmentation“ des Myocardiums beschriebene Veränderung, welche gelegentlich auch für plötzliche Todesfälle in Betracht kommt, hat Jos. Coats 1872 als „fracture“ der Muskelfasern gesehen. Genaueres bei Tedeschi, Virchows Archiv 128. Bd. p. 185.

Von den in neuerer Zeit mehr gewürdigten Neurosen des Herzens, welche eigentlich dem neurologischen Abschnitt angehören, sei nur erwähnt, dass zwar Pissini und Albertini, auch Morgagni (s. o.) nervöses Herzklopfen schildern, dass ferner von Jos. Frank (1771—1842) beschrieben (Praxeos medic. univ. praecepta, Partis II Vol. II Sect. II, Lipsiae 1824, p. 373) eine Selbstbeobachtung von Joh. Peter Frank vorliegt („imaginationis laesae affectus“), dass aber erst Bamberger eine wissenschaftliche Behandlung begründete, indem er gesteigerte Innervation (mit Hyperkinese) und verminderte Innervation unterschied. Friedreich, Fräntzel, später G. Sée, O. Rosenbach, Beard, Lehr, Huchard haben die Lehre weiter ausgebaut, nicht zu reden von einer ausgedehnten, hier nicht weiter heranzuziehenden mehr kasuistischen Litteratur.

Dass man die Arbeit des (menschlichen) Herzens neuerdings verlässlicher zu taxieren gelernt hat (Zuntz, Benno Lewy) ist ein grosser Gewinn für die Pathologie, da die dem Herzen verfügbaren Reserven sich nunmehr in approximativen Zahlenwerten ausdrücken lassen. Auch das ist eine Errungenschaft, dass man die Herzleistung nicht mehr summarisch nach dem trügerischen Ausweis der Stärke des Herzstosses zu messen sucht, den man, wohl nach Gendrin's Vorgang (s. Citat bei Martius l. c. p. 71), als einen Index für die Grösse der Herzarbeit zu nehmen gewohnt war. Seit Sénac's Zeiten hat er die Aerzte beschäftigt und der „Theorien des Spitzenstosses“ giebt es eine grosse Zahl, um nur einige zu nennen: von Alderson (1825), Gutbrod-Skoda, Hamernjk, Kürschner, C. Ludwig, neuestens Fr. Martius.

Die angeborenen Herzkrankheiten können nur in Kürze behandelt werden. Die wichtigste Litteratur findet man in meiner Monographie, bes. p. 13, historische Notizen in den dort genannten Werken von Peacock, Taruffi, Rauchfuss u. a., sowie vielfach am Beginn der einzelnen Kapitel. Erwähnt mag sein, dass die angeborene Cyanose schon Paracelsus bekannt war, dass Morgagni (Lib. II Epist. XVII Art. 12. 13) gelegentlich eines Falls von Pulmonalstenose bei einem 16jährigen Mädchen erstmals eine Rückstauung im Venensystem (statt der angeblichen Durchmischung des arteriellen und venösen Blutes!) zur Erklärung der Cyanose annahm (s. p. 632), dass Hippokrates die Trommelschlägel, wenigstens bei Lungenphthise und Empyem kannte (*ὄνυχες περιτεταμένοι: περὶ τόπων τῶν κατ' ἄνθρωπον* cap. 14, Kühn II, 125; Fuchs II, 581; *ὄνυχες ἕλκοντει: περὶ τῶν ἐντὸς παθῶν* cap. X, Kühn II, 445; Fuchs II, 495; *ὄνυχες γρυποῦνται: προγνωστικόν* cap. XXX, Kühn I, 106; Fuchs I, 463; *κωακαὶ προγνώσεις* Nr. 396, Kühn I, 300; Fuchs II, 61), und dass Galen (*περὶ χρείας ... μορίων* Lib. XV; Kühn IV, 244) das mit einer Klappe versehene (*ὑμὴν δίκην ἐπιθήματος*) nach der Geburt sich schliessende (*σύμφυσις τοῦ τρήματος*) Foramen ovale, welches späterhin Riolan als Foramen Botalli bezeichnet hat, und den Ductus arteriosus samt seinem Obliterationsvorgang beschreibt (l. c. p. 245/46). Das erste Cor „biloculare“ s. simplex mit Defekt beider Septa hat bei einem

27jährigen Manne Pozzis beschrieben (1673), Sandifort (1677) den so häufigen Ursprung der Aorta aus beiden Ventrikeln. Die zuerst von Kürschner (1837) und W. Turner (1862), dann aber namentlich von Rokitansky (Die Defekte der Scheidewände des Herzens, Wien 1875) wissenschaftlich aus anomaler Scheidung des primären Truncus arteriosus befriedigend erklärte Transposition der Gefässe hat erstmals Math. Baillie 1797 geschildert. Die nicht allzu seltene Stenose der Aorta am Ductus arteriosus — bis jetzt ca. 140 Fälle — beschrieb zugleich mit der charakteristischen Entwicklung der Kollateralen zuerst 1789 Paris, Prosektor am Pariser Hôtel-Dieu.

Eine Erwähnung verdienen die zahlreichen, zunächst zwar aus mehr theoretischem Interesse unternommenen, indirekt aber auch der Praxis zu gute kommenden Versuche, welche zuerst von Rouanet (Analyse des bruits du coeur, Thèse de Paris 1832) über die Entstehung der Herztöne angestellt, von anderen fortgesetzt wurden, wobei die Experimente des Dubliner Comités an jungen Kälbern (London medical Gazette Vol. XVI 1834—35) und die Versuche von Chauveau und Faivre, welche die Unhaltbarkeit der Theorie Beau's und der Lyoner Schule darthaten, anzuführen sind. Eine Uebersicht findet sich bei Roger et Barth (Traité . . . d'auscultation, 11. édit., Paris 1887, p. 351); auch bei P. Niemeyer (s. Litt. bei Perkussion und Auskultation). — Um die Erklärung der pathologischen Geräusche, die bis heute noch nicht allseitig befriedigend gegeben ist, haben sich E. H. Weber, Traube, A. Geigel, Leared (Dublin quarterly Journal 1852 May), Heynsius, Talma u. a. bemüht; auch die Arbeiten A. Weil's (Auscultation der Arterien und Venen, Leipzig 1875) dürfen nicht unerwähnt bleiben. Ein tieferes Eingehen auf die historische Entwicklung dieser manche interessante Seiten bietenden Lehre von den Herztönen und -geräuschen lässt der beschränkte Raum nicht zu — vgl. a. (s. Litt. bei „Perkussion“) G. Joseph und P. Niemeyer, Handbuch II, 1 p. 62).

Der Puls ist seit Jahrhunderten als ein besonders verlässlicher Index des Herzens in gesundem und krankem Zustande angesehen worden, auch schon vor der Fixierung der Lehre eines systematischen Kreislaufes. Es darf an die komplizierte alte, freilich auf ihr Vaterland beschränkt gebliebene Pulslehre der Chinesen mit den verschiedenen Untersuchungsstellen der Pulse (Ausführliches bei Ozanam, l. c. p. 81) und ihre Kenntnis der puerperalen Bradykardie erinnert werden, während die in mancher Beziehung hochentwickelte indische Medizin vom Puls, wenigstens bei Charaka und Suśruta, nicht gar viel zu wissen scheint (vergl. Bd. I p. 140). Im Altertum hatten die, auch das Pathologische berücksichtigende Lehren des Herophilus (s. o. p. 632), welche später Rhuphos von Ephesus und Archigenes (beide ca. 100 n. Chr.) weiter ausbauten, Ansehen. Von Galens verwickelter Pulslehre ist oben (p. 632) einiges angedeutet; bei Ozanam ist sie genauer erörtert. Die Pulslehre der Hippokratiker findet man in Ant. de Haen's Ratio medendi in nosocomio practico . . . pars XII cap. 1 (Viennae 1768) besprochen, in den drei folgenden Kapiteln die spätere Zeit. Versuche, den Puls zu zählen, reichen weit zurück, auf den 1464 gestorbenen Kardinal Nicolaus Cusanus (s. C. Binz, Deutsche medic. Wochenschrift 1898 p. 640), der mit der Wasseruhr zählen wollte, während 1625 Santorio, welcher immerhin noch 73 Pulsarten unterschied (Galen 27 mit je 3 Unterabteilungen!), ein Pulsilogium, wie vor ihm

Galilei beschreibt (s. bei Huard, l. c. p. 7). Bei Joh. Keppler (Opera omnia ed. Chr. Frisch Vol. VI p. 248) ist für den Mann 70, für die Frau 80 als durchschnittliche Pulsfrequenz angenommen. Im übrigen machte sich gegenüber der weitausschweifenden Pulslehre der Alten späterhin eine gesunde Reaktion geltend, so bei Friedr. Hoffmann, der besonders auf Bellini's (s. o. p. 634) Schrift (De urinis et pulsibus ... Bononiae 1683) hinwies, bei A. v. Haller, auch noch bei Testa, welcher dem „Puls als Zeichen der Herzkrankheiten" zwar ein besonderes Kapitel widmet, aber ehrlich eingesteht: „ich bekenne, dass ich es immer weniger begreife, wie so viele grosse Meister der Kunst allein auf dieses Merkmal haben ihre Vorhersagungen bauen können." So war eine Objektivierung der Beobachtungen gewiss zu fordern, und zunächst für das Tierexperiment wurde eine Reihe von Apparaten — s. bei Ozanam p. 397 ff. — ersonnen, von denen ich nur Stephan Hales' Sphygmoskop (1748), Poiseuille's Hämodynamometer (1828), Ludwig's und Volkmann's Kymographion (1847) erwähnen will. Das erste brauchbare Instrument zur Untersuchung des Pulses am unverletzten Arterienrohr des Menschen war K. Vierordt's Sphygmograph, erstmals demonstriert auf der Naturforscherversammlung zu Tübingen 1853 — (Archiv für physiolog. Heilkunde 1854 p. 284 Lehre vom Arterienpuls in gesunden und kranken Zuständen, Braunschweig 1855). Erst seit dieser Zeit existiert eine eigentliche wissenschaftliche, auch auf das klinisch-pathologische Gebiet und die Symptomatologie und Diagnostik der Herzkrankheiten ausgedehnte Pulslehre, zu deren Ausban die Herstellung handlicherer, auch am Krankenbette anwendbarer Instrumente, von Marey an bis herab zu Dudgeon, Wesentliches beigetragen hat (s. Ozanam p. 399 ff.).

In neuerer Zeit ist die Kardiographie von seiten der Physiologen und Pathologen auch für die unmittelbare Untersuchung des fühlbaren Herzstosses — früher hatte man die Fälle von Fissura sterni bevorzugt — nach manchen Richtungen hin vervollkommnet worden; auch hier fehlen allseitig anerkannte Normen, wie denn die wichtige Lehre vom Herzstoss wohl mancherlei Verbesserung — von neueren Untersuchern seien Martius und Hürthle genannt —, aber immer noch nicht einheitliche Deutung erfahren hat.

Von Einzelheiten, die freilich nur mit Auswahl berücksichtigt werden können, übrigens auch früher schon gelegentliche Erwähnung gefunden haben, seien hier noch besonders aufgeführt: der von Kussmaul als Pulsus paradoxus (Berliner klin. Wochenschrift 1873 p. 433) bezeichnete, während der Inspiration aussetzende Puls ist erstmals von F. Hoppe (Deutsche Klinik 1854 Nr. 3), dann unter Griesinger's Leitung von A. Widenmann (Beitrag zur Diagnose der Mediastinitis, Tübinger Dissertation 1856) beschrieben worden. Als Charakteristikum für „eine schwielige Mediastinitis" kann er nicht mehr gelten, kommt er doch bei gewöhnlicher Pericarditis, zumal mit intraperikardialen Verwachsungen vor (Traube, Stricker), auch darf nicht vergessen werden, dass ein (sphygmographisch nachweisbares) Kleinerwerden des Pulses selbst bei Gesunden durch tiefere Inspiration bewirkt wird (Riegel, Sommerbrodt).

Die bei Herzbeutelobliteration unter Umständen vorkommende systolische Einziehung hat schon Williams registriert; später haben Skoda, auch Friedreich, Traube, die diesbezügliche Diagnostik weiter ausgebaut.

Das schwierige Kapitel der normalen und pathologischen Venenpulsation ist in neuerer Zeit mittels subtilster Sphygmographie namentlich auch von Riegel (Deutsches Archiv für klin. Medicin 31. Bd. 1882 p. 1) in vielen Stücken aufgeklärt und auf gesunde mechanische Grundlagen gestellt worden.

In Beziehung auf die Therapie der Herzkrankheiten ist hervorzuheben, dass die erste allgemeinere Anwendung der auch vorher nicht unbekannten Digitalis bei Hydrops auf Will. Withering (An account of the fox-glove . . . London 1778; Deutsch von Chr. F. Michaelis, Leipzig 1786 (1799) zurückzuführen ist. Cramer in seinem Büchlein (l. p. 639 c. p. 47 Anmerkung) sagt auffallenderweise: „Es ist hier zum erstenmale, wo (!) Digitalis als ein mächtiges Mittel in Herzleiden angerühmt wird". Später hat u. a. Traube das Mittel in seinen Wirkungen wieder eingehender studiert (Berliner klin. Wochenschrift 1870 p. 201, 213; 1871 p. 368, 396 — Ges. Beiträge . . . I. Bd. p. 252, 274). Die in neueren Zeiten fast wie ein Novum angepriesene diuretische Wirkung des Calomels ist längst bekannt, von Paracelsus und Späteren erwähnt — „potentissimus hydropis dormitor" —, von W. Stokes u. a. verwertet, so dass es nur Wunder nehmen muss, wenn das Mittel zeitweise nach dieser Richtung in Vergessenheit geraten ist (s. A. Corradi, Annali univ. di med. e chir. 1887 Giuglio).

In den 80er Jahren hat die von M. J. Oertel in München († 1897) inaugurierte, zum Teil übrigens von nicht ganz richtigen Voraussetzungen, namentlich der „serösen Plethora", ausgehende diätetisch-mechanische Behandlung der Herzkranken Aufsehen erregt und weite Verbreitung gefunden, wobei aber nicht vergessen werden darf, dass schon ältere Aerzte, Stokes (vgl. auch Verhandlungen des 7. Kongresses für innere Medicin p. 55), Traube, Herzkranken die Körperbewegung anempfahlen. Wenn auch nicht, wie begreiflich, allgemeinster Anwendung fähig, so haben die kardinalen Punkte des Oertelschen Regimes: Ueberwachung resp. Beschränkung der Flüssigkeitszufuhr und systematische Körperbewegung mit Bergsteigen („Terrainkur") für die hierzu geeigneten Fälle gewiss ihre Bedeutung und therapeutischen Vorzüge.

In jüngster Zeit hat die von den Brüdern August († 1886) und Theodor Schott begründete und ausgebildete Nauheimer Methode vielfach Eingang gefunden: (kohlensäurehaltige) laue Soolbäder verbunden mit einer systematischen, auf bessere Entleerung des Herzinhaltes abzielenden sog. Widerstandsgymnastik. Auf die kalmierende Wirkung der Nauheimer Bäder und ihre Anwendbarkeit bei Herzaffektionen hatte schon 1872 F. M. Beneke hingewiesen; Aug. Schott's erste Publikation stammt aus dem Jahr 1880 (Berliner klin. Wochenschrift Nr. 25 u. 26 — weitere Litteratur s. bei Jürgensen, Insufficienz des Herzens p. 196). Uebrigens hat 1870 J. Jacob (Cudowa) in seinen „Grundzügen der Balneotherapie . . ." auf die Bäderbehandlung der Herzmuskelschwäche hingewiesen und 1884, also gleichzeitig mit Oertel, methodisches Bergsteigen empfohlen (Verhandlungen des 7. Kongresses für innere Medicin p. 64).

Die klinisch wichtigen Parasiten.

Von

Hermann Vierordt (Tübingen).

Litteratur.

Alexander von Tralles, *Original-Text und Uebersetzung von Th. Puschmann; I. Band, Wien 1878; Einleitung p. 238—241.*

Julius Jolly, *Medicin in „Grundriss der indo-arischen Philologie und Altertumskunde", begründet von G. Bühler, fortgesetzt von Kielhorn, Band III, Heft 10, Strassburg 1901.*

Nic. Andry, *Traité sur la génération des vers dans le corps de l'homme, Paris 1700. — Uebersetzung Leipzig 1716: Gründlicher Unterricht von der Erzeugung der Würmer im menschlichen Leibe. Mit 5 Tafeln.*

Dan. Le Clerc *(Clericus), Historia naturalis et medica latorum lumbricorum intra hominem et animalia nascentium . . . Genevae 1715 — wörtliche Wiedergabe vieler älterer Autoren.*

W. van Doeveren, *Dissertatio de vermibus, Lugduni Batav. 1753 — Abhandlung von den Würmern in den Gedärmen des menschlichen Körpers, übersetzt von Th. Thomas Weichardt, Leipzig 1776. Reiche Kasuistik und Litteratur.*

J. A. E. Goeze, *Versuch einer Naturgeschichte der Eingeweidewürmer thierischer Körper, Blankenburg 1782, 4°, mit 44 Tafeln.*

J. G. H. Zeder, *Erster Nachtrag zur Naturgeschichte der Eingeweidewürmer von J. A. E. Goeze, Leipzig 1800, 4°.*

Marcus Elieser Bloch, *Abhandlung von der Erzeugung der Eingeweidewürmer und den Mitteln wider dieselben, Berlin 1782, 4°.*

K. A. Rudolphi, *Entozoorum sive vermium intestinalium historia naturalis, Amstelaedami Vol. I 1808, Vol. II (2 Partes) 1809 u. 1810.*

Derselbe, *Entozoorum Synopsis, cui accedunt mantissa duplex et indices locupletissimi, Berolini 1819 — hiezu Icones helminthum . . . von Joh. Godofr. Bremser, Viennae 1824.*

Joh. Gottfr. Bremser, *Ueber lebende Würmer im lebenden Menschen, Wien 1819. Mit 4 Tafeln.*

Joh. Japetus Smith Steenstrup, *Ueber den Generationswechsel oder die Fortpflanzung und Entwicklung durch abwechselnde Generationen . . . Uebersetzung von C. Lorenzer, Copenhagen 1842.*

K. Th. E. v. Siebold, *Artikel „Parasiten" in R. Wagner's Handwörterbuch der Physiologie 2. Band, Braunschweig 1844, p. 641.*

Ed. Martiny, *Naturgeschichte der für die Heilkunde wichtigen Thiere, Giessen 1847.*

C. M. Diesing, *Systema helminthum, Vindobonae, Vol. I 1850, Vol. II 1851.*

Derselbe, *Revision der Cephalocotyleen 1864 (aus: Sitzungsberichte der K. Akademie der Wissenschaften).*

Rud. Leuckart, *Die menschlichen Parasiten und die von ihnen herrührenden Krankheiten, Leipzig u. Heidelberg, I. Band 1863; II. Band 1876 — 2. Auflage I. Bd. I. Abtheilung 1879—1886, 2. Abtheilung 1886—1901.*
C. Davaine, *Artikel „Cestoïdes" in Dictionnaire encyclopéd. des sciences médicales I. Série t. IV, Paris 1873, p. 547 — Bibliographie p. 592.*
Derselbe, *Traité des entozoaires et des maladies vermineuses 2. Edit., Paris 1877.*
F. Küchenmeister und **F. A. Zürn,** *Die Parasiten des Menschen, 2. Auflage, Leipzig (1878—1881), namentlich Anmerkungen auf p. 51 u. 55 und auf p. 375.*
Aug. Hirsch, *Handbuch der historisch-geographischen Pathologie, 2. Bearbeitung 2. Abtheilung, Stuttgart 1883.*
Raphael Blanchard, *Artikel „Helminthes" in Dict. des sciences méd. IV. Sér. t. XII, Paris 1886, p. 627.*
Derselbe, *Zoologie médicale I 1889.*
Bibliotheca zoologica, 1. Theil (1846—60) von J. V. Carus und W. Engelmann — 2. Theil (1861—80) von O. Taschenberg, Leipzig 1889, 2. Bd., 1011 ff. (Vermes).
A. Heller, *„Darmschmarotzer" in Ziemssen's Handbuch der spec. Pathol u. Therapie, VII. Band 2. Hälfte 2. Auflage, Leipzig 1878, p. 575.*
Artikel „Parasites" im Index-Catalogue, Vol. X, 1889, p. 484 (und die dort verzeichneten Artikel-Verweise).
H. G. Bronn, *Klassen und Ordnungen des Thier-Reiches, fortgesetzt von H. A. Pagenstecher, von Lieferung 7 an von M. Braun, Vierter Band, Würmer, seit 1887. — Aeltere Quellen und allgemeine Geschichte Lfrg. 1—7: Autorenverzeichnis Lief. 7 (1889) p. 209—215. Hiezu ergänzend:*
J. Ch. Huber, *Zur älteren Geschichte der klinischen Helminthologie, Deutsches Archiv für klin. Medicin 45. Band 1889 p. 354; 46. Band 1890 p. 194.*
Huber, *Bibliographie der klinischen Helminthologie, 9 Hefte, München 1891—95, 381 S. — Supplementheft, Jena, Druck der Frommann'schen Buchdruckerei 1898, 22. S.*
Derselbe, *Bibliographie der klinischen Entomologie (Hexapoden, Acarinen), Heft 1, Jena, Druck der Frommann'schen Buchdruckerei 1899, 24 S. — Heft 2 u. 3, ibid. 24 u. 25 S., Heft 4, ibid. 1900 [Sarcoptes scabiei].*
J. Ch. Huber, *Animal Parasites and the diseases caused by them (Twentieth Century practice, New York, Vol. VIII, p. 501—627).*
F. Mosler u. **E. Peiper,** *Thierische Parasiten, Wien 1894 (Nothnagel's specielle Pathologie u. Therapie, VI. Band).*
Corrado Parona, *L'elmintologia italiana da suoi primi tempi all' anno 1890, Genova 1894 (Alti della regia università di Genova ... Vol. XIII).*
B. Scheube, *Die Krankheiten der warmen Länder, Jena 1896; 2. Auflage 1900.*
E. Peiper, *Thierische Parasiten des Menschen in: Lubarsch u. Ostertag, Ergebnisse der allgem. Pathologie und patholog. Anatomie, 3. Jahrgang 1896, Wiesbaden 1877, p. 22 [Besprechung der neueren Arbeiten].*
Patrick Manson, *Tropical diseases, London 1898 (namentlich Section V).*
A. Krämer, *Die tierischen Schmarotzer des Auges. Kapitel XVIII (X. Band) von Graefe-Saemisch, Handbuch der gesamten Augenheilkunde, 2. Auflage, Leipzig. — Bemerkungen hierzu von J. Ch. Huber, Centralblatt für Bakteriologie, Parasitenkunde und Infektionskrankheiten, I. Abteilung XXVIII. Bd. 1900, p. 517.*
Baron Felix v. Oefele, *Studien über die altägyptische Parasitologie. Erster Teil: Aeussere Parasiten. Archives de Parasitologie IV, Paris 1901, p. 481. — Zweiter Teil: Innere Parasiten, ibid. V, 1902, p. 461.*
v. Oefele, *Studien zur mittelniederdeutschen Parasitologie, ibid. V, 1902, p. 67.*
v. Oefele, *Praehistorische Parasitologie nach Tierbeobachtungen, ibid. V, 1902, p. 117.*
M. Braun, *Die thierischen Parasiten des Menschen, 3. Aufl., 1903.*

Spezielle Litteratur.

Cestoden und Blasenwürmer.

G. Seeger, *Die Bandwürmer des Menschen, Stuttgart 1852.*
Alb. Neisser, *Die Echinococcenkrankheit, Berlin 1877.*
F. Küchenmeister, *Quellenstudien über die Geschichte der Cestoden, Deutsches*

Archiv für Geschichte der Medicin ... herausgegeben von H. u. G. Rohlfs, Leipzig, II. Bd. 1879, III. Bd. 1880.
Artikel „Hydatids" im „Index-Catalogue", Vol. VI, 1885, p. 530.
H. Vierordt, *Abhandlung über den multilokulären Echinococcus, Freiburg i/Br. 1886.*
Ad. Posselt, *Die geographische Verbreitung des Blasenwurmleidens insbesondere des Alveolarechinococcus der Leber und dessen Casuistik seit 1886, Stuttgart 1900 [Besprechung hierzu von Huber, Münch. med. Wochenschrift 1900 Nr. 37].*
Huber, *Bibliographie der klin. Helminthologie, Heft 1 1891, Echinococcus; Heft 2 1891, Cysticercus cellulosae; Heft 3/4 1892, Die Darmcestoden des Menschen (Geschichte und Litteratur der Taenien und Bothriocephalen).*
Artikel „Cysticercus" im Index-Catalogue", Vol. III, 1882, p. 574; second series, Vol. III, 1898, p. 1095.
J. Ch. Huber, *Zur Geschichte der Pseudocysticerkose, Centralblatt für Bakteriologie, Parasitenkunde und Infektionskrankheiten I. Abteilung XXVIII. Bd. 1900, p. 595.*
Braun *in* **Bronn's** *Klassen und Ordnungen, 4. Band Abtheilung I*^{b} *1894—1900, p. 927—1145 (Name, Geschichte und Litteratur, historisches Verzeichnis der Gattungs- und Artnamen).*
Artikel „Taenia" im „Index Catalogue", Vol. 1893, p. 182—192; T. mediocanellata p. 191.
Artikel „Bothriocephalus", ibid. Vol. II, 1881, p. 286; second series Vol. II, 1897, p. 602.

Nematoden.

Huber, *Bibliographie ... Heft 5/6 Ascaris, Oxyuris, Trichocephalus, Ankylostomum, 1893. — Heft 7/8 Dracunculus Persarum, Filaria sanguinis hominis Lewis und Trematoden [Distoma, Amphistomum hominis, Monostomum lentis, Bilharzia haematobia], 1894. — Heft 9 Eustrongylus gigas, Trichina spiralis, 1895. — Supplementheft: Filaria, Strongylus, Gnathostoma, Strongyloides, Rhabditis, Pentastomum, Jena 1898.*
Trichine. **Huber,** *Bibliographie ... Heft 9 (s. o.).*
H. Alex. Pagenstecher, *Die Trichinen, 2. Auflage, Leipzig 1866.*
J. Ch. Huber, *Zur Geschichte der Trichinose, Centralblatt für Bakteriologie, Parasitenkunde und Infektionskrankheiten, Erste Abteilung XXI. Band, 1897, p. 684.*
Artikel „Trichina und Trichinosis" im „Index-Catalogue", Vol. XIV, 1893, p. 757.
Artikel „Hogs", ibid. Vol. VI, 1885, p. 292.
Artikel „Ascaris" im „Index-Catalogue", Vol. I, 1880, p. 625. — Artikel „Ascarides", ibid. second series Vol. I, 1896, p. 710.
Filaria. **Huber** *(s. o.), Bibliographie Heft 7/8 u. Supplementheft.*
Artikel „Filaria" im „Index-Catalogue", Vol. IV, 1883, p. 971 — second series Vol. V, 1900, p. 782.
Alte Abbildung von 1598, Operation der Filaria Medinensis und Fil. Loa betr. bei R. Blanchard, Archives de parasitologie, 1899. Oct. (wiedergegeben Janus 1900, p. 262). — Eine weitere Abbildung aus dem Ende d. 17. oder Anfang des 18. Jahrhunderts, Janus 1901, S. 95.
Artikel „Oxyuris" im „Index-Catalogue", Vol. X, 1889, p. 335.
Dracunculus. **Huber** *(s. o.), Heft 7/8 — Artikel „Dracunculus" im „Index-Catalogue", Vol. III, 1881, p. 889. Second series Vol. IV, 1899, p. 489.*
Ankylostomum. Artikel „Anchylostomum duodenale" im „Index-Catalogue", Vol. I, 1880, p. 338. — „Anaemia (tropical) ibid. p. 283 und second series Vol. I, p. 348. — Artikel „Ankylostomum duodenale and ankylostomiasis" ibid. second series Vol. I, 1896, p. 496. — Artikel „Saint Gothard's Tunnel epidemic", Vol. XII, 1891, p. 450.
Huber *(s. o.), Bibliographie Heft 5/6.*
W. Zinn & M. Jacoby, *Ankylostomum duodenale, mit 2 Karten, Leipzig 1898 (mit ausführlichem Litteraturverzeichnis u. geschichtlicher Skizze).*

Trematoden.

Huber, *Heft 7/8 (s. o. bei Nematoden). —* **Braun u. Pagenstecher** *in Bronn's Klassen ... IV. Band Abtheilung 1*^{a}*, Leipzig 1879—93 Geschichte und Litteratur p. 1—406, Nachträge 919—925.*

Blutegel. ***Huber,*** *Die Blutegel im Alterthum, Deutsches Archiv für klinische Medizin 47. Band 1891, p. 522. —* ***Leuckart,*** *Parasiten, I. Aufl. I p. 720 („medicinische Bedeutung").*

Scabies.

Joh. Ernst Wichmann, *Aetiologie der Krätze, Hannover 1786, 2. Ausgabe 1791.*
Ernst Moritz Heyland, *De acaro scabiei humano. Dissertatio Berolini 1836.*
M. H. F. Fürstenberg, *Die Krätzmilbe der Menschen und Thiere, Leipzig, Fol. mit 15 Tafeln; p. 1—172 Geschichte.*
Artikel „Scabies" im „Index-Catalogue", Vol. XII, 1891, p. 560 ff. — Acarus of scabies p. 563. — Treatment of scabies p. 564.
J. Ch. Huber, *Bibliographie d. klin. Entomologie, Heft 4, 1900 (s. o. p. 644).*
F. Hebra, *Hautkrankheiten in Virchow's Handbuch der speciellen Pathologie und Therapie III. Bd.*
Fast gleicher Text im Atlas der Hautkrankheiten, 5. Lieferung 1865.

Bei keiner Affektion erscheint der Nachweis in den alten überlieferten Quellen verhältnismässig so leicht, wie bei den Parasiten, wenigstens insoweit die grösseren und auch häufigeren unter denselben in Betracht kommen. Geht man auf die ältesten Ueberlieferungen zurück, so erwähnen schon die ägyptischen Papyri unzweifelhaft menschliche Parasiten. Den Ektozoen hat F. v. Oefele eine eingehendere Studie gewidmet (s. Litteratur p. 649). In dem parasitenreichen Lande haben verschiedene Hautparasiten, namentlich die verschiedenen Läuse, dann Krätze und verwandte Affektionen, Dipteren und Hymenopteren eine Rolle gespielt. Im Papyrus Ebers, niedergeschrieben c. 1550 v. Chr., in einzelnen Teilen wohl sehr viel älter, kommen pend-Wurm und ḥeft-Wurm vor. Ersteren deutet H. Joachim (Papyrus Ebers aus dem Aegyptischen übersetzt, Berlin 1890 XVII und p. 11 ff. verschiedene Rezepte gegen Würmer, hauptsächlich ḥeft) als Taenia saginata, den ḥeft-Wurm als Ascaris lumbricoides. Einigermassen für letztere Erklärung scheint mir, wie auch Scheuthauer hervorhob, der Umstand zu sprechen, dass dieser Wurm als „dunkler, schwarzer ḥeft-Wurm" auch als Medikament (gegen graues Haar) verordnet wird, was in ähnlicher Weise Plinius (Naturalis historia, Lib. XXX, § 54) von den Magiern berichtet, welche den Regenwurm gegen Hüftweh anwandten. — v. Oefele (s. Litt. p. 649 II. Teil p. 8 u. 18) vermag sich der Joachimschen Deutung nicht anzuschliessen. Den ḥeft-Wurm lässt er nicht als Spulwurm gelten, der im Gegenteil durch den pend-Wurm dargestellt werde. Das alte ägyptische Haarwuchsrezept erscheint merkwürdigerweise später bei Ibn il Beitar, dem arabischen Botaniker des 13. Jahrhunderts, als Schlangenöl, aus „schwarzen Schlangen" bereitet. Als die für das alte Aegypten in Betracht kommende Taenie lässt v. Oefele höchstens für die prähistorische Zeit, in welcher Schweinefleisch gegessen wurde, Taenia solium gelten, für die eigentliche Hieroglyphenzeit aber muss nach seinem Dafürhalten Bothriocephalus latus angenommen werden, da der Fischgenuss im Volke sehr verbreitet war, auch Wasservögel (als event. Träger der Bothriocephalus-Finne) von den ärmeren Klassen vielfach verzehrt wurden. Das Essen von Fischen war, wie uns auch Herodot (II, 37) berichtet, den Aegyptern verboten, gerade wie sie gegen Ektoparasiten durch Enthaarung sich zu schützen hatten. Ein ṫauīt-Wurm wird bei Joachim p. 105 erwähnt. Im (hermaphroditischen) Habitus gewisser Nilgötter vermutet v. Oefele den Ausdruck einer bei manchen alten Völkern als eine Menstruatio virilis angesehenen Haematuria parasitaria (l. c. V p. 499). Die āaā-Krankheit will Joachim ziemlich willkürlich und ohne dass ihm die anderen Autoren, v. Oefele z. B., darin folgen würden, als Chlorosis aegyptiaca, also Ankylostomiasis, deuten (l. c. p. XIV), auch die uḫa-Krankheit wird mit ihr in Verbindung gebracht (p. XVIII). Viele Rezepte gegen āaā-Krankheit auf p. 13 ff. (l. c. Register p. 209).

In der Probe, die neuerdings F. Küchler (Beiträge zur Kenntnis der assyrischen Medizin, Inaug.-Dissertation der philosoph. Fakultät Marburg 1902, 4°) aus den vielen vorliegenden medizinischen Texten giebt, finde ich, obwohl viel von Leibschneiden, Entzündungen im Bauche u. ähnl. die Rede ist, nichts verzeichnet, was auf Annahme von (auch hypothetischen) Parasiten hindeuten könnte.

Manche, leider wenig genaue Angaben über Würmer finden sich in den, bei Bronn mit gänzlichem Stillschweigen übergangenen, alten indischen Autoren, wobei namentlich auch die Darstellung von J. Jolly (l. c. bes. § 55) zu beachten wäre. Schon die „Hundert Lieder des Atharva-Veda" (übersetzt von J. Grill, 2. Aufl. Stuttgart 1888), welche aus uraltem Stoff sich aufbauen, wenn sie auch in ihrer jetzigen Gestalt einer viel späteren Zeit angehören mögen, widmen in den Gebeten und Zaubersprüchen den „Würmern" (wie auch den Schlangen) ein ganz besonderes Kapitel. II, 31 Vers 2 sind selbst verschiedene, jetzt nicht mehr bestimmbare Arten bezeichnet; das Lied nennt — Vers 4 — „den Wurm, der in den Eingeweiden, im Kopf, an den Rippen haust, den zerrenden, den bohrenden" (nachgelassene handschriftliche Uebersetzung von Rud. Roth, Univ.-Bibliothek Tübingen): — II, 32 Vers 1 spricht „von Würmern, die im Rinde sind", und Vers 2 vom „vielfarbigen, vieräugigen, scheckigen, weisslichen Wurm", letztere beiden Epitheta auch in V. 23 Vers 9 neben dreiköpfig und dreihöckerig. V, 23 Vers 2 bittet „dieses Knaben Wurm töte, o Indra, o Herr des Reichtums!" Vers 4 spricht vom gleichfarbigen, ungleichfarbigen, schwarzen, roten, gelben, gelbohrigen, „dem Geier und dem Kuckuck." Einige Phantasie könnte in dem vieräugigen Wurm den Bandwurm mit den Saugnäpfen (also wohl Taenia mediocanellata, da das Schwein nicht wohl in Betracht kommt) vermuten, wie denn auch Jahrhunderte später N. Andry (l. c.) die Saugnäpfe für Augen ausgab. Uebrigens kommt gerade die Bezeichnung „vieräugig" (s. Grill l. c. p. 101) auch bei anderen Tieren mit Flecken an den Augen vor.

Ausführlicher und sachlicher handelt über Würmer eine Reihe späterer Autoren, wie denn auch bei T. A. Wise in seinem jetzt allerdings etwas veralteten „Commentary on the Hindu system of medicine", Kalkutta 1845 (new issue 1860) auf pag. 348 und ebenso in seinem „Review of the history of medicine, Vol. II. London 1867 p. 301 verschiedenes über „Krimi" (Würmer), auch aus späteren Autoren, zu finden ist. Der besonderen Liebenswürdigkeit von Prof. Jolly in Würzburg, dem genauen Kenner der medizinischen Sanskritlitteratur (s. o.), verdanke ich eine ausführlichere briefliche Mitteilung über Würmer betreffende Stellen aus Mādhavanidāna und einigen sich ihm unmittelbar anschliessenden Autoren, dann aus Suśruta und Hārīta. Aus Caraka-Samhita ist das einschlägige in der neuen englischen Uebersetzung von Avinash Chandra Kaviratna (Kalkutta Part XVII p. 529) zu finden. Alle diese Autoren haben viel Uebereinstimmendes; sie unterscheiden äussere Würmer

(Läuse in Haaren und Kleidern etc.) und innere, ferner heilbare Arten (13 bei Suśruta) und nicht oder nur schwer heilbare (7 an der Zahl); oder es werden die Würmer nach ihrer Entstehung aus äusserem Schmutz, Schleim, Blut oder Fäces eingeteilt, wobei wieder die Nahrung eine wichtige ätiologische Rolle spielt. Mancherlei Wurmsymptome werden aufgeführt. Doch dürfte es trotz gelegentlicher summarischer Beschreibung von Gestalt und Grösse nicht so leicht sein, heute noch die einzelnen Wurmarten festzustellen. Caraka unterscheidet Würmer, welche den oberen und unteren Teil des Darms (āmāçaya und pakkāçaya) bewohnen, woraus nichts Spezielles zu entnehmen sein dürfte. Dagegen sind die „kleinen, weissen, zum After hindrängenden“ (Suśruta), die „leichten (kleinen), Afterjucken verursachenden“ (Hārīta) zweifellos als Oxyuriden zu deuten. Die Erwähnung einer Wurmart „Sughanda“ von „angenehmem“ Geruch erinnert an den eigenartigen Geruch des Spulwurms. Aber andererseits ist es nicht möglich, den in Indien, heutzutage wenigstens, gar nicht seltenen Bandwurm herauszufinden. Wenn Mādhavanidāna (innere) Würmer mit „breiten Ranken von Schlinggewächsen oder Erdwürmern“ vergleicht, so könnte man an Bandwurm, jedenfalls an den Spulwurm denken. Auch Mahāguha, ein „grosser“ Eingeweidewurm, mag hierher gehören. Nirgends aber ist ausdrücklich der Abgang von Wurmgliedern oder Gliederketten oder etwa von Gurkenkern oder Kürbiskern ähnlichen Gebilden erwähnt, wie mir auch Prof. R. Garbe in Tübingen nach Ausweis der Sanskrit-Wörterbücher bestätigt. Wise's Erklärung von Chara (Curu) als „plattgedrücktem Reis“, was ja einem Bandwurm entsprechen könnte, möchte Jolly beanstanden. Dass Udarāvesṭa (wörtlich „den Bauch bedeckend, ausfüllend“) vom kleinen Petersburger Wörterbuch, desgleichen vom älteren Wörterbuch von M. Williams mit Bandwurm übersetzt wird, lässt sich kaum rechtfertigen. Der auch in Indien vorkommende Guinea-Wurm lässt sich nicht identifizieren. Eine grosse Rolle spielen die Anthelminthica; so nennt Suśruta besonders Viḍaṅga (Embelia Ribes Burm.), worüber Dutt (The materia medica of the Hindus, Kalkutta 1887, p. 183) zu vergleichen ist. Auch Kamalá, Sanskrit Kampilla, wird erwähnt (Dutt p. 232), ausserdem noch eine ganze Reihe von z. T. sehr zusammengesetzten Wurmmitteln. Caraka (l. c. p. 534 ff.) zählt ebenfalls viele Mittel auf, Dekokte, Infuse, die auch wohl als Klysma anzuwenden sind, Pasten.

Von vereinzelten Notizen, noch älterer Griechen abgesehen, so findet man im Corpus Hippocraticum verschiedene Angaben über menschliche Würmer, worüber auch die Zusammenstellung bei Huber, l. c., Archiv, p. 137) zu vergleichen wäre. Es werden unterschieden *ἕλμινθες στρογγύλαι* und *ἀσκαρίδες* als bei älteren Kindern vorkommend (Aphorismen III, 26; Edit. Kühn III p. 725; Uebersetzung Fuchs I p. 89); an anderen Stellen *περὶ νούσων* IV (Kühn II p. 366, Fuchs I p. 266) ist neben den (*ἕλμινθες*) *στρογγύλαι* von *πλατεῖαι* die Rede, welche gurkenkernähnliche (*σικύου σπέρμα*) Stücke mit dem Kot von Zeit zu Zeit ausstossen, was einige als „Geburt“ des Wurms — wie Hippokrates meint, mit Unrecht — betrachten. Ebendort wird beschrieben, dass bei geeigneter, wohl vorbereiteter Kur der Wurm als ganzes, als Knäuel (*σφαῖρα*) abgehe und der Mensch gesund werde, oft aber bloss mehr oder weniger grosse Stücke abreissen, die dann wieder nachwachsen. Es wird angenommen, dass nur ein „einziges

Tier“ im Darm vorhanden sei. Auch die Zeichen der Bandwurmkrankheit werden erörtert (Schmerzen an der Leber, Speichelfluss, Bauchschmerz, Stimmlosigkeit). Die Würmer lässt Hippokrates im Kind schon während des intrauterinen Lebens entstehen, eine lange in Geltung gebliebene Anschauung. — Das „Gebären“ gurkenkernähnlicher Gebilde erwähnt auch Aristoteles (Tiergeschichte V. Buch XIX. Kap.), dann Galen, Oreibasios, Paulos von Aegina, nicht aber Alexander von Tralles, der in seiner übrigens nichts Neues enthaltenden *ἐπιστολή* an Theodoros (Edit. Puschmann II p. 587) Würmer von „nahezu 16 Fuss“ aufführt. Die prognostisch günstige Bedeutung des Abgangs von Spulwürmern, namentlich wenn die Krisis in der Nähe ist, wird erwähnt im *Προγνωστικόν* (Kühn I p. 99, Fuchs I p. 457), *περὶ κρίσεων* (Kühn I p. 136, Fuchs I p. 416), *κωακαὶ προγνώσεις* (Kühn I p. 338, Fuchs II p. 92). In *Προρρητικά* II Buch (Kühn I p. 222, Fuchs I p. 519) ist das Erbrechen von Spulwürmern aufgeführt und *Ἐπιδημιῶν* VII (Kühn III p. 702; Fuchs II p. 342) der gelegentliche Abgang eines ausgewachsenen (Spul-)Wurms aus einer kleinen Bauchfistel bei einem Knaben.

In *Γυναικείων* II (Kühn II p. 853, Fuchs III p. 570) ist von *ἀσκαρίδες* (Oxyuren) im weiblichen Genitale und deren Behandlung die Rede. — *Ἐπιδημιῶν* II (Kühn III p. 428, Fuchs II p. 160) sind die Askariden als am Abend und wieder im Herbst besonders lästig bezeichnet. Die Stelle *περὶ τῶν ἐντὸς παθῶν* (Kühn II p. 469, Fuchs II p. 510), wo von Wassersucht infolge von Geschwülsten in der Lunge gehandelt wird, welche sich mit Wasser füllen und nach der Brust durchbrechen, wird auf Hydatiden (Lungenechinococcus) bezogen; es wird ihr Vorkommen beim Rind, Hund und Schwein erwähnt, die Operation ausführlich geschildert. Auch Aphorismus VII, 55 (Kühn III p. 763; Fuchs I p. 136), der den Durchbruch einer mit Wasser gefüllten Leber in die Bauchhöhle und den darauf folgenden Tod bespricht, lässt sich als Echinococcus (der Leber) deuten.

Die Kenntnis der Finnen beim Schwein (*χάλαζαι*) wird aus den „Rittern“ des Aristophanes (Vers 381) erschlossen, wo eine Untersuchungsmethode für die Zunge angegeben wird. (Ueber diese Stelle genauer Küchenmeister, Quellenstudien l. c. — II Bd. des Archivs — p. 312.) Auch bei Hippokrates in *Ἐπιδημιῶν* IV (Kühn III p. 515, Fuchs II p. 196) könnte man mit Küchenmeister an Finnen denken (*χαλαζώδης πυκνός* auf der Zunge).

Agatharchides, ein unter Ptolemaeus Philometor im 2. Jahrhundert v. Chr. lebender Philosoph und Geograph, erwähnt deutlich genug den Dracunculus Persarum s. Filaria Medinensis, den Guineawurm, das *δρακόντιον*, als am roten Meer vorkommend und das „Fleisch der Waden und Arme verzehrend“. Plutarch in den „Symposiaca“ Lib. VIII Kap. 9 hat uns die Sache in ausführlicher Darstellung überliefert. Eine neuerdings von Iw. Bloch ausgegrabene, interessante Stelle in Rhuphos' von Ephesus (1. Jahrhundert p. Chr.) *ἰατρικὰ ἐρωτήματα* (Edit. Daremberg-Ruelle, Paris 1879 p. 216) behandelt ebenfalls die Krankheit *ὄφις* oder *νεῦρον*, die in Arabien bei Einheimischen und Fremden vorkomme — vergl. auch die Bemerkungen hierzu von J. Chr. Huber (Centralblatt für Bakteriologie u. Parasitenkunde . . . I. Abteilung XXVII Bd. 1900 Nr. 6) und dieses Handbuch, Bd. I p. 370 u. 553. — Bei dieser Gelegenheit sei daran erinnert, dass in der Bibel, 4. Buch Mosis Kap. 21 V. 6, „feurige“ Schlangen vorkommen, welche erstmals Fortunatus Licetus (1577—1657), später Thomas Bartholin und dann namentlich, mit Aufwand von viel Gelehrsamkeit, Küchenmeister (Parasiten p. 419) als Dracunculi auffassen wollten. Es erscheint mir einigermassen erzwungen, die Affektion, an der „viel Volks" starb, als Guineawurm zu deuten, obwohl auch Küchenmeister (p. 421) dies aus Unkenntnis des Leidens und irrationeller Behandlung „leicht" erklären will. Die „Saraph" — in der Parallelbibel ist „brennend, brandmachend" erklärt — müssen doch eine ernstere Affektion darstellen. Will man nicht unmittelbar an Giftschlangen denken, so könnte irgend eine gefährliche Hautaffektion gemeint sein, ein bösartiges, weiter kriechendes Erysipel etwa. Ich werde hierbei an die ausdrücklich als fast zu Tode führend geschilderte, von Brachet als Scharlach gedeutete, Krankheit „Arnaldia" erinnert, an der auf dem 3. Kreuzzug nach des Magisters Roger de Hoveden's Chronika (Edit. Stubbs, Vol. III. London 1870, p. 113) Richard Löwenherz und Philipp II. August von Frankreich litten und die manche als eine simple „Alopecie" auffassten, weil den Kranken die Haare ausgingen.

Des Aristoteles Schüler Theophrastos von Eresus (4. Jahrhundert) im 9. Buch Kap. 20 seiner Schrift „περὶ τῆς τῶν φυτῶν ἱστορίας" (Edit. Schneider, t. I. Lipsiae 1818, p. 327) macht interessante, auch von Plinius (XXVII § 145) mit Auslassung der Armenier und Metatiden wiederholte Bemerkungen über die Verbreitung des Bandwurms. Aegypter, Araber, Armenier, Metadiden (Masatiden) [? ?],*) Syrer, Cilicier haben ihn, Thracier und Phrygier seien immun. Unter den Griechen haben ihn die Thebaner, soweit sie Gymnasien besuchen (Athleten), und überhaupt die Böotier. Die Athener kennen ihn nicht. Plinius gebraucht an verschiedenen Stellen, auch den citierten, die Bezeichnung „Taenia", wie vor ihm schon M. Porcius Cato (De agricultura cap. 126). Bei den Griechen findet sich der Ausdruck ταινία (Galen u. a.).

Dioskurides (1. Jahrhundert n. Chr.) ist uns wertvoll durch die Aufzählung einer ganzen Reihe von Wurmmitteln, welche Huber (l. c. 46. Bd. p. 189) in alphabetischer Ordnung zusammenstellt. Erwähnt mögen sein Filix (πτέρις) in Verbindung mit einer Knoblauchvorkur und die auch bei anderen Autoren (Plinius, Galenos, Alexander von Tralles) viel citierte Wurzelrinde des Maulbeerbaums (περὶ ὕλης ἰατρικῆς, Buch I Kap. 180; Edit. C. Sprengel I p. 158). In III 25 erwähnt Dioskurides ein Absynthium Santonicum, in Kap. 24 ein wurmwidriges Absynthium marinum s. Seriphon. Vielleicht ist an eine, wenn auch nicht das echte „Semen Cinae" (der Artemisia maritima) liefernde Artemisiaart zu denken, so dass also die Alten drei der wichtigsten Wurmmittel wohl gekannt hätten. Der spätere Bernard de Palissy (1500—1590) empfiehlt die „absynthe appelée Xaintonique" als Dekokt oder als Schmalzgebäck verabreicht.

Cornelius Celsus (De medicina IV cap. 17) beschreibt eine regelrechte, auf mehrere Tage ausgedehnte, Bandwurmkur, in welcher ein Dekokt der feinen Würzelchen des Granatbaums wohl das wichtigste sein dürfte. Es fehlt nicht die Vorkur mit Allium. Auch die leichteren Mittel gegen Lumbrici der Kinder sind angegeben.

*) Plinius erwähnt Lib. V § 9 ein Volk Masati in Mauretanien.

Ob die bei Aretaios von Kappadocien (1. Jahrhundert n. Chr.) erwähnte — Editio Kühn p. 131 — bei gewissen Formen von Ascites vorkommenden, multiplen, kleinen, mit Flüssigkeit gefüllten Blasen, die sich vor die Punktionsöffnung des Bauchs legen und den Abfluss der Flüssigkeit verhindern können, als Echinococcus oder Ovarialcyste aufzufassen sind, mag im Zweifel gelassen werden.

Quintus Serenus Samonicus (2. Jahrhundert n. Chr.) spricht in seinem medizinischen Lehrgedicht vom Eindringen der „Lumbrici“ in die Luftwege und dadurch bewirkter Erstickung.

Bei Galen finden sich, namentlich auch in den Kommentaren zu den hippokratischen Schriften, vielerlei, bei Bronn-Pagenstecher (p. 16) fast 3 Seiten füllende Angaben, allerdings nichts eigentlich Originelles.

Caelius Aurelianus und Oreibasios (beide 4. Säkulum) handeln ausführlich über Würmer, zumal der letztere, der sich auch über die Finnen äussert. Eine grosse Zahl von Wurmmitteln wird aufgeführt, welche bei Marcellus Empiricus (2. Hälfte des 4. Jahrhunderts) in eine richtige, ziemlich rationelle Bandwurmkur mit Vorkur gefasst sind — De medicamentis liber, Edit. Helmreich 1889, cap. XXVIII p. 292.

Die folgenden Jahrhunderte, eigentlich bis auf Johann Actuarius (1300 n. Chr.) bringen nichts nennenswert Neues. So findet man auch bei dem schon dem 6. Jahrhundert angehörigen Paulos von Aegina nichts von Belang; er huldigt ebenfalls der dem Altertum sehr geläufigen Lehre, dass der breite Wurm in ein lebendes Wesen umgewandelte Darmwand sei. Dem gegenüber ist die andere, bei den (von Davaine, l. c. p. 41 ausführlicher behandelten) Arabern, z. B. Avicenna, sich findende Anschauung, die Eingeweidewürmer entständen aus Kot, fast die annehmbarere. Der Dracunculus tritt bei den Arabern, Abulcasim u. a., wieder mehr hervor, oft mit der merkwürdigen Bezeichnung „Vena Medinensis“, die z. B. noch der Augsburger Arzt Georg Hieronym. Welsch in seiner Monographie vom Jahr 1676 gebraucht. Petrus von Abano (Mitte des 13. Jahrhunderts) lässt die Tänien durch aneinander gereihte Kürbiswürmer entstehen, was im Grunde genommen auch noch Blumenbach Jahrhunderte später, 1774, vertrat.

Der in zoologischen Kenntnissen besonders hervorragende Albertus Magnus (1193—1280) — de animalibus libri XXVI — spricht auch von Eingeweidewürmern, aber mehr der Tiere, als der Menschen.

Aus einigen keineswegs originalen und fortgesetzt auf alte Autoren sich beziehenden, mittelniederdeutschen Arzneibüchern („Utrechter“, „Gothaer“ etc.) hat v. Oefele (s. Litt. p. 644) das auf Parasiten, äussere und innere, Bezügliche mitgeteilt; eine besonders merkwürdige Stelle ist die über den in der Narkose operativ zu behandelnden „Gehirnwurm“ (l. c. p. 87). Im übrigen ist gerade aus dem Mittelalter wenig Brauchbares zu verzeichnen: Insekten und Würmer werden so wie so zusammengeworfen. Nur wäre die interessante Thatsache zu registrieren, dass die Krätze von einzelnen auf Hautparasiten zurückgeführt wird. Wenigstens geschieht in dem der h. Hildegardis (1098 bis 1180), Aebtissin des Nonnenklosters auf dem Rupertusberg bei Bingen, zugeschriebenen Buch „de physica“ in Lib. I cap. 76 de Myntza majori und 110 de Bilsa, der äusserlichen Behandlung der „suern, suren" Erwähnung und im gleichen Jahrhundert finden wir Avenzoar (s. bei Fürstenberg p. 2ff.) als Beschreiber der (Krätz?)Milbe und eines ziemlich rationellen Heilverfahrens (neben Laxantien äusserlich Bittermandel- und Ricinusöl) gegen dieselbe. Freilich kann man bei Hildegardis nicht minder wie bei Avenzoar gerechte Zweifel wegen der vielfach gemutmassten Krätze nicht unterdrücken (vgl. auch Huber, Bibliogr. d. klin. Entomol. Heft 4 p. 2). Ulisse Aldrovandi (1522—1605), Prof. der Naturgeschichte in Bologna, behandelt die Eingeweidewürmer des Menschen genau — De animalibus insectis libri septem.

Die erste Nachricht über Bothriocephalus latus will Leuckart (I p. 517) in einer Notiz des Thaddeus Dunus in Locarno sehen — Epistolae medicinales . . . Tiguri 1592. Es handelte sich um einen mehr als 20 Ellen langen Bandwurm. Auch den Cysticercus tenuicollis, dessen Vorkommen beim Menschen noch keineswegs sicher gestellt ist, vermutet Leuckart (l. c. p. 716) bei Felix Plater (Opus praxeos medicae, t. II, de animalibus excretionibus). Jedenfalls hat Plater die Taenia intestinorum und den Vermis cucurbitinus (Bothriocephalus) scharf unterschieden.

Joh. Schenck von Grafenberg (l. p. 633 c.) erwähnt aus anderen Autoren manches über menschliche Parasiten, Syrones, Dracunculi, Lumbrici und Bandwürmer, Echinococcus (Lib. III Obs. 7) des Mesenteriums, von ihm als „Strumae" bezeichnet. Als vorzügliches Wurmmittel wird Corallina, muscus maris, in Pulverform empfohlen, ein Präparat, das noch in van Swieten's „Commentaria" unter den hauptsächlichsten Mitteln erwähnt ist, den Mitteln „erster Klasse" (IV § 1371; Edit. Lugdunensis IV p. 725), den „Anthelminthica aspera et scabra".

Ein Eustrongylus gigas fand sich in der Niere des 1595 in Brüssel gestorbenen Erzherzogs Ernst von Oesterreich, wie uns D. M. Janson berichtet (Mercurii Gallobelgici . . . tomus tertius, Coloniae Agrippinae 1596 p. 163). Allerlei Kasuistik bringen die Schriften von Fabry von Hilden, Nicolaus Tulpius, Thomas Bartholin. Als Beschreiber namentlich auch der Parasiten von Tieren ragt Redi hervor; am Bandwurm sah er 4 Punkte (Sauggruben), auch mit Wurmitteln experimentierte er.

Wenn wir die sonst hier angezogenen Fälle von Rumler (1588) — vgl. Küchenmeister, Quellenstudien . . . — und von Wharton (1679) — s. b. Leuckart I, 1 p. 705 — welche Huber (s. Litt. — „Pseudocysticerkose") mit guten Gründen zurückweist, ausser acht lassen, so hat Finnen im Menschen zuerst der Römer Domenico Panaroli 1650 (s. b. Küchenmeister) im Corpus callosum eines epileptischen Priesters beobachtet, während die genauere Beschreibung und der bis dahin bloss für Gesichtsblattern übliche Name „Finna", von Paul Chr. Friedr. Werner herrührt, welcher auch die Einstülpung des Kopfes in die Blase zuerst gesehen hat — Vermium intestinalium praesertim Taeniae humanae brevis expositio, Lipsiae 1782. — Von „finnichtem Speck" redet übrigens schon die „Politische Colica . . ." (Leipzig 1680) — vgl. Grimm, Deutsches Wörterbuch, 3. Band, p. 1666. Allerdings hat in älteren Schriften „finnig" vielfach die Bedeutung von ranzig. Ein genauer anatomischer Beschreiber der Eingeweidewürmer tritt in Edward Tyson (1658—1708) auf,

Seine Beobachtungen sind, zugleich mit grossen leidlichen Abbildungen. hauptsächlich niedergelegt in den „Philosophical Transactions“ (13, 1683, Nr. 146, p. 113. Lumbricus latus or a discovery ... of the jointed worm ...). Er schildert Kopf und Hakenkranz, den verdünnten Halsteil beim Hundebandwurm, hält freilich die Geschlechtsöffnungen für Mundöffnungen. Tyson sah Cysten in der Blase eines Mannes, operierte, allerdings ohne ihn für einen solchen zu halten, Echinococcus der Leber (500 Blasen!) bei einer Frau mit gutem Erfolg. Den Abbildungen nach scheint er auch Bothriocephalus latus vor sich gehabt zu haben. Auch er beobachtete das Vorkommen mehrerer Bandwürmer in einem Individuum, wie früher Petrus Forestus, Pieter van Foreest, Observationum et curationum medicinalium libri XXXII, Lugduni Batav. 1593—1606, Lib. 21 Obs. 26, 12 auf einmal entleert werden sah, während z. B. Spigelius, vor ihm Johann Actuarius und auch Hippokrates (s. o. p. 653) nur einen zugelassen hatten.

Von Leeuwenhoek's vielseitigen mikroskopischen Entdeckungen sei erwähnt, dass er die Comedones nicht als Würmer gelten liess (Anatomia seu interiora rerum ope microscopiorum detecta. Lugd. Batav. 1687, p. 36).

Das Verdienst, die tierische Natur des Cysticercus (tenuicollis) erkannt zu haben, gebührt Philipp Jakob Hartmann in Königsberg (Misc. cur. sive Ephemeridum med.-physicarum germanicarum Academiae naturae curiosorum Decuriae II annus quartus, anni 1685, Norimbergae 1705, Obs. 73, p. 152. Er beschreibt die Bewegung der gegliederten „Appendix“ der Blasenwürmer, also des Scolex (aus dem Omentum einer Ziege) in warmem Wasser, ihre gemeinschaftliche und besondere Membran, gibt auch eine übrigens mangelhafte Abbildung. Nicolas Andry's, des von Vallisnieri so genannten „Homo vermiculosus“, Traité ist, wenn auch mit mancher abstrakten Theorie durchsetzt, für seine Zeit ein wichtiges Buch. Andry nimmt 2 Bandwurmarten an, Taenia ordinaire ohne Kopf (Bothriocephalus) und die nach ihm stets allein vorkommende, allerdings ohne Hakenkranz, mit schwarzem, birnförmigem Kopf und 4 „Augen“ daran beschriebene Taenia „solium“, also wohl Taenia mediocanellata. Die schon bei Arnald von Villanova (1235—1312) — Breviarium Lib. II cap. 21 — sich findende Bezeichnung „solium“ gebraucht auch Andry und leitet es von solus ab — Ver solitaire. So wenig befriedigend diese Ableitung ist, so wenig ansprechend ist auf der anderen Seite die von Krehl gegebene, mindestens sehr abliegende, Erklärung aus einem durch die Arabisten möglicherweise aufgekommenen syrischen schuschl = Kette (siehe Leuckart I, 1 p. 519). Mit dem gleichen Recht könnte allenfalls an das Sanskritwort „sul“ (śûla = spitzer Pfahl, stechender Schmerz) gedacht werden, das (vgl. Wise, l. p. 652 c. p. 341 u. 348) Kolik bedeutet und auch unter den Wurmsymptomen aufgeführt wird. Uebrigens lässt Littré, im Artikel „Seuil“ seines grossen Dictionnaire, solium im Spätlateinischen die Bedeutung „Sohle“ haben, gerade so wie im früheren Latein solea die Sandale und einen platten Fisch, die Scholle, ausdrückt. Scheuthauer (Virchows Archiv 85. Bd. p. 354) nimmt solium in der Bedeutung von Schwelle, längliches Rechteck. Gleicher Sinn und ein besseres Latein würde durch die Lesart „Solum“ statt solium gegeben sein.

Den Trichocephalus dispar Rudolphi beschrieb zuerst J. B. Morgagni (Epistolae anatomicae duodeviginti Patav. 1768, XIV, 42 — Rudolphi, Entozoorum hist. I, p. 27), später genauer Roederer und Wagler (Göttingische gelehrte Anzeigen 1761, 25. Stück p. 243). Den von Christ. Wilh. (?) Büttner Trichuris betitelten Wurm nannte späterhin Goeze richtig Trichocephalus (hominis). Auch die bekannte Schrift von Roederer und Wagler über „Morbus mucosus“ Göttingen 1762 erwähnt die Trichuris und bildet sie ab (Tafel III). Vor der Neuausgabe der Schrift von H. A. Wrisberg (1783) findet sich eine „Praefatio continens simul descriptionem Trichuridum“. Der von Zeder beliebte Name „Mastogides“ kam nicht auf. In seinem Hauptwerk (De sedibus et causis morborum) erwähnt Morgagni bei seinen Sektionsbefunden öfters Würmer, aber eigentlich nur die Lumbrici „teretes“, die Spulwürmer. Taenie und Ascarides scheint er weniger beobachtet zu haben. In van Swieten's Commentarien ist den Würmern ein längerer Exkurs gewidmet (tomus IV § 1361 ff. bes. aber 1363). Die Annahme, dass die Taenia = Vermis solitarius nur allein vorkomme, wird zurückgewiesen. § 1371 u. 72 behandelt genauer die Wurmkuren (s. o. p. 657).

Den Kopf des Bothriocephalus latus Bremser hat zuerst Ch. Bonnet in seiner 2. Abhandlung über die Taenia vom Jahr 1777, seine erste von 1750 berichtigend, beschrieben (s. Leuckart I, 1 p. 523), 1819 hat ihn Bremser von neuem bestätigt, nachdem ihn Linné noch 1762 geleugnet hatte.

Einen wesentlichen Fortschritt in systematischer Beziehung bedeutet die 1782 erschienene Monographie des Pastors Joh. Aug. Ephraim Goeze (gest. 1793 in Quedlinburg). Er nahm, wie übrigens schon Peter Simon Pallas (1741—1811) unter Aufstellung seiner Taenia hydatigena (s. Bronn-Braun p. 948 Nr. 70), Blasen- und Bandwürmer zusammen, entdeckte den Kopf der Echinococcusblasen, kannte die Eier und Embrya einzelner Bandwürmer. Die schon von Werner (s. o. p. 657) angenommene tierische Natur der Finnen des Schweinefleisches, der von manchen sog. „glandulae“, praezisierte er genauer (1784), wie es übrigens auch O. Fabricius in Kopenhagen 1783 gethan hatte (s. Bronn-Braun p. 955 Nr. 107 u. 108).

Nach Goeze haben der ihn ergänzende Joh. Georg Heinr. Zeder, Stadtphysikus in Forchheim in Bayern, der leider Band- und Blasenwurm wieder auseinanderriss, dann der eifrige Konservator des Wiener naturhistorischen Museums, der durch seine Monographie über die Würmer (1819) bekannte Joh. Gottfried Bremser (gest. 1827), endlich der mit Bremser in wissenschaftlichem Verkehr stehende, das gesamte grosse Material verarbeitende hochverdiente Karl Asmund Rudolphi (1771—1832), in Berlin, der „Vater“ der Helminthenkunde, die Parasitologie in hervorragender Weise gefördert. Doch nahmen auch diese vorgeschrittenen Forscher eine später (1841) von Eschricht wirksam bekämpfte Generatio aequivoca an, während in der früheren Zeit wenigstens ein Uebergang der Eier von der Mutter auf die Frucht als möglich gegolten hatte, oder beispielsweise Marcus Elieser Bloch in seiner Abhandlung die Samen der Eingeweidewürmer, ähnlich wie Goeze, angeboren sein, diese selbst aber von einem Wirt zum anderen verpflanzt werden liess. 1835 beschrieb C. Th. v. Siebold das Embryon des Taenieneies als mit 6 Häkchen bewaffnet, das Jahr darauf Spermatozoen einzelner Taenien (Bronn p. 973—75 Nr. 210, 215, 222).

Die an sich fruchtbare Lehre des Dänen Steenstrup (1813 bis 1897) vom Generationswechsel und der Ammenerzeugung (1842) hatte nur allmählich Geltung erlangt und trotz der Erziehung von Bandwürmern aus Blasenwürmern im Darm geeigneter Tiere durch Siebold (s. u.) hielt dieser selbst die Blasenwürmer eher für verirrte und entartete, als etwa unentwickelte Bandwürmer, eine Ansicht, die Küchenmeister später beseitigte.

Immerhin gewann die Auffassung Boden, dass der Bandwurm aus verschiedenartigen Teilen bestehe (Steenstrup, van Beneden), aus Scolex und den Proglottiden. Schon 1779 hatte übrigens der Freiherr W. Fr. v. Gleichen-Rusworm (s. bei Bronn-Braun p. 950) das Vorderstück des Bandwurms, das sich an der Darmwand festsauge, als die „Wurzel" des Ganzen aufgefasst, von der aus das Wiederwachsen von Gliedern bewirkt werde.

Eine neue, an Funden und Entdeckungen reiche Periode beginnt in der Mitte des 19. Jahrhunderts. Wesentlich trug dazu bei das für praktisch-medizinische Zwecke besonders wichtige helminthologische Experiment, dessen Ausbildung und wissenschaftliche Verwertung Friedr. Küchenmeister (1821—1890) zu verdanken ist. Hatte schon früher 1793 P. C. Abildgaard bei Hausenten die Taenie des Stachelbarsches (s. Bronn p. 316 Nr. 70 und p. 958 Nr. 131) und Friedr. Christ. Heinr. Creplin in Greifswald (Artikel Distoma in Ersch u. Gruber's Encyklopädie, I. Sektion, 29. Teil 1837 p. 309) „infusorielle Junge" aus Eiern von Bothriocephalus ditremus gezüchtet, so gelang es Küchenmeister an verschiedenen Beispielen den Nachweis zu liefern, dass die Blasenwürmer die ungeschlechtlichen Vorstufen der Bandwürmer sind; es wurde 1851 aus Cysticercus pisiformis die Taenia serrata in Hund (und Katze) gezüchtet, dann Cysticercus fasciolaris in Taenia crassicollis übergeführt, die Zusammengehörigkeit von Cysticercus cellulosae und Taenia solium vermutet. Siebold (Bronn p. 997 Nr. 330) erzog aus Coenurus cerebralis eine Taenia (Coenurus) und aus Echinococcus veterinorum (Rudolphi) eine kleine 3gliedrige Taenia echinococcus des Hundes (7. Juli 1852), die übrigens vielleicht schon Rudolphi (Additamenta I p. 411) gesehen hatte; Naunyn (1862), später Krabbe und Finsen, konnten aus verfütterten menschlichen Echinococcen die Taenia im Hunde erzeugen. Die Hundetaenia selbst hatte übrigens schon Rudolphi (1810) im Darm eines Mopses gesehen, freilich auch mit Generatio aequivoca (s. o.) erklärt. 1855 züchtete Küchenmeister in einem Delinquenten verschiedene Taenien, darunter auch Taenia solium aus dem Cysticercus cellulosae des Schweins (Wiener mediz. Wochenschrift 1855 Nr. 1), andererseits vermochte Leuckart die schon Goeze (l. c. Tafel XXI.) bekannte Taenia cucurbitina, grandis saginata auf einen Cysticercus im Rind zurückzuführen, nachdem sie Küchenmeister als besondere Art, Taenia mediocanellata, hominis seu Zittaviensis, abgetrennt hatte (Göschen's Deutsche Klinik 1852 p. 101). Aus den Proglottiden dieser Taenie ist von Leuckart 1861 im Kalb (s. Parasiten I, 1 p. 581 ff., auch Bronn p. 1023 Nr. 488 u. 89), dann aber auch von anderen, z. B. P. I. van Beneden (1809—1894), der zugehörige Cysticercus gezüchtet worden. Die Finne in den Lippenmuskeln des lebenden Rinds fand zuerst Siedamgrotzky 1869, nachher wurde sie auch in anderen Teilen, Zunge,

Psoas, Glutaeus nachgewiesen, in europäischen wie aussereuropäischen Ländern (Indien).

Von dieser Zeit an ist die prinzipielle Trennung beider Taenienarten durchgeführt und das gegenseitige Verhalten derselben zu einander, besonders auch das in Deutschland, nicht minder aber auch anderen Ländern, auffälliger werdende Vorwiegen oder fast ausschliessliche Vorkommen der Mediocanellata ist eine erst in neuerer Zeit gewürdigte Thatsache. Die Diagnose auf Cysticercus des Gehirns am Lebenden ohne gleichzeitigen Nachweis von Cysticerken in oberflächlichen Organen (der Haut etc.) hat zuerst W. Griesinger (1817—1868) gestellt (Archiv der Heilkunde III. 1862 p. 207).

In der speziellen Lehre von den Echinococcen ist, nachdem schon Pallas 1767 die tierische Natur derselben vermutet (Bronn p. 948 Nr. 72), im Laufe des Jahrhunderts seit der Aufstellung von Laennec's sterilen Acephalocysten (1804; vgl. Bronn p. 965) und der unberechtigten Rudolphi'schen Trennung in einen, Tochter- und Enkelblasen führenden, Echinococcus hominis und einen einfachen Echinococcus veterinorum manche Aenderung und Klärung eingetreten. Die verschiedenen „Varietäten“ Küchenmeister's haben sich nicht behaupten können, jedoch ist die Abtrennung des (vielleicht einer besonderen Taenie entsprechenden) Echinococcus multilocularis (Virchow) durchaus geboten. Die vielleicht schon von Friedr. Ruysch (1638—1731) 1696 gesehene, früher als Alveolarkolloid oder Gallertkrebs (trotz gleichzeitigen Befundes von wohlerhaltenen Scoleces! E. Zeller 1854) bezeichnete Neubildung hat Virchow 1855 als parasitäre Bildung erkannt, die übrigens Buhl, der die Bezeichnung Echinococcus alveolaris vorschlug, schon im Mai 1854 als „Echinococcusentartung“ gedeutet haben wollte (vgl. meine Abhandlung p. 74/75 und 4—6). Mehrmals ausgeführte Fütterungsversuche verschiedener Experimentatoren haben bezüglich der Stellung des multilokulären Echinococcus kein eindeutiges Resultat ergeben. Im übrigen ist gerade die kasuistische Litteratur des ohnehin über die ganze Erde verbreiteten Echinococcus zu einem grossartigen Umfang angewachsen.

Von anderen Parasiten hat in diesem Jahrhundert namentlich auch die Trichina spiralis (Owen) klinische Bedeutung erlangt. Entdeckt 1835 vom Studenten James Paget zugleich mit dem Botaniker Robert Brown wurde sie von Richard Owen wissenschaftlich genauer als Nematode beschrieben. Die kleinen weissen Stippchen der verkalkten Muskeltrichine hatte 1828 schon H. Peacock, 1832 und später Hilton, Prosektor an Guy's Hospital, gesehen. Tiedemann's Priorität (1822) muss als zweifelhaft gelten (s. Pagenstecher, Trichinen p. 4). Leidy konstatierte den Parasiten 1847 im Schwein. Nach den freilich nicht ganz einwandfreien Tierversuchen Herbst's (1850) sah Virchow 1859 (Deutsche Klinik p. 430) die ersten reifen Darmtrichinen. Anfang 1860 erkannte Leuckart die Darmtrichinen als den innerhalb einer Woche erreichten geschlechtsreifen Zustand der Muskeltrichine, sah auch die Embrya in den Weibchen. Etwas später, Januar 1861, konstatierte Fr. Alb. Zenker (1825 bis 1898) in den Muskeln eines im Dresdener Stadtkrankenhause verstorbenen Dienstmädchens die frisch eingewanderten, noch nicht eingekapselten Muskeltrichinen, deren Wanderung vom Darm durch den Körper (Mesenterialdrüsen, Bauchhöhle u. s. w. in die Muskelsubstanz) von ihm und Virchow genauer verfolgt wurde. Vorgreifend sei bemerkt, dass der Nachweis toter (weiblicher) verfetteter Trichinen in der Darmwand von H. Alex. Pagenstecher in seiner bekannten Monographie geführt wurde. Uebrigens hatte die jungen Muskeltrichinen schon 1835 H. Wood in Bristol gesehen (London medical gazette 1835 p. 190).

Die Bedeutung des trichinösen Schweinefleisches für die Infektion des Menschen hat ebenfalls Zenker im Anschluss an seinen Krankheitsfall (s. o.) festgestellt, ebenso die Grundzüge der „Trichinosis“ als Krankheit und die Auffassung der Einkapselung der Trichinen als ausgeheilte Krankheit. In der That wurde nach den Zenker'schen Entdeckungen die Trichinose in immer gehäufteren Fällen beobachtet, von welchen die Epidemien von Hettstedt Reg.-Bez. Merseburg 1863 und die grössere von Hedersleben Reg.-Bez. Magdeburg vom Jahr 1865 mit 101 Todesfällen bei 337 Erkrankungen eine besondere Berühmtheit erlangt haben. Die seitdem zu beobachtende grössere Vorsicht im Genuss des rohen Schweinefleisches ist wohl auch von Einfluss auf das Seltenerwerden der Taenia solium gewesen. — Ein chronologisch geordnetes Verzeichnis der Epidemien giebt Huber (Bibliographie p. 322).

Neben der Vertiefung der anatomischen und biologischen Kenntnisse schon gekannter Arten sind in diesem Jahrhundert auch manche neue Parasiten, nicht wenige durch den regeren Verkehr mit überseeischen Ländern, aufgefunden und bezüglich ihrer oft schwer entwirrbaren Entwicklung genauer verfolgt worden. Manches ist in dieser Richtung heute noch nicht völlig aufgeklärt.

Das Ankylostoma duodenale fand Angelo Dubini, Arzt am Spedale maggiore in Mailand, im Schleim des Jejunums einer Bäuerin (Mai 1838); die vom Parasiten selbst bewirkten Krankheitssymptome waren unter den verschiedensten Namen etwa seit der Mitte des 17. Jahrhunderts, aus Brasilien z. B. durch den Holländer Willem Piso (1611—1678), den Begründer der „kolonialen Medizin“ bekannt. Papyrus Ebers ist oben (p. 651) erwähnt. Auch nach Dubini wurde der Wurm öfters gesehen, so in Aegypten von Bilharz, der ihn an Siebold zur genaueren Bestimmung sandte, und von W. Griesinger (tropische Chlorose); dann 1866 u. 1872 von O. Wucherer in Bahia (Deutsches Archiv für klin. Medizin X. 1872 p. 379). 1877/78 wurde die Anämie der italienischen Ziegelarbeiter mit dem Parasiten in Zusammenhang gebracht (Sangalli, Grassi, Corrado und E. Parona etc.), auch die Diagnose aus den Eiern in die Praxis eingeführt. Perroncito und Concato klärten seit 1880 die Anämie der italienischen Arbeiter im Gotthard-Tunnel (gebohrt 1872—1880) und ebenso wurde die seit langer Zeit bekannte „Bergkachexie“ auf ihre wahre Ursache zurückgeführt. Abgesehen von der gelegentlichen Konstatierung einzelner vom Gotthard stammender Fälle hat der Parasit auch für Deutschland durch Schaffung grösserer Infektionsherde im unteren Rheingebiet (neuerdings auch in Oberschlesien) erhöhte praktische Bedeutung erlangt. Die erste Feststellung geschah 1882 an einem Ziegelbrenner in Kessenich durch Menche (Bonn), gleich darauf in Köln durch Leichtenstern, welch letzterem die Naturgeschichte und Klinik des Parasiten ganz besondere Förderung verdankt.

Bilharzia haematobia Cobbold wurde 1851 in Kairo entdeckt

von Theodor Bilharz (1825—1862), der die Wissenschaft in demselben Jahre mit der Entdeckung von Taenia nana und Distoma heterophyes bereichert hat. Der häufigen Harnkonkretionen in Aegypten gedenkt schon Prospero Alpini (gest. 1617) in seinen „De medicina Aegyptiorum libri quator . . .“ Venetiis 1591, Lib. I cap. XIV, wie auch A. J. Renoult das Auftreten von Hämaturie bei der ägyptischen Expedition Buonapartes hervorhebt (1798—1799). J. Harley fand 1864 den in der Hauptsache auf Afrika beschränkten Parasiten am Kap.

Filaria sanguinis hominis Lewis, wenigstens die Embrya, scheint zuerst Demarquay 1863 in Paris in der durch Punktion entleerten milchigen Hydroceleflüssigkeit eines Havanesen gesehen zu haben, 1868 4. August fand sie Wucherer im milchigen Urin eines Kranken im Hospital zu Bahia und unabhängig davon in demselben Jahre T. R. Lewis in Calcutta bei einem Chyluriker, weiterhin der Reihe nach im Blut bei einem Diarrhoiker, in den lymphatischen Sekreten des Scrotums, der Beine bei Elephantiasis (Arabum). Lewis gab auch dem Parasiten den Namen. 21. Dezember 1876 entdeckte Bancroft in Brisbane (Queensland) das reife, lebendige Junge gebärende, Weibchen in einem Lymphabscess des Arms. Die Entwicklungsgeschichte des Wurms, sein anfallsweises periodisches Auftreten, seine etwaigen Beziehungen zum Moskito sind von Patrick Manson seit 1878 in China in eingehendster Weise studiert worden. — Die Elephantiasis (Arabum) ist, wie hier bemerkt sein mag, von den arabischen Aerzten des 9. und 10. Jahrhunderts als Elephantenkrankheit, daher der jetzige Name, deutlich beschrieben.

Distomum hepaticum Abildgaard, der Leberegel, ist beim Tier wenigstens schon lange bekannt. Der Schäfer Jehan de Brie berichtet über ihn, dauve = douve, 1379 an Karl V von Frankreich in einem „Traicté de l'estat, science et pratique de l'art de Bergerie“. Dann schreibt der Italiener Gabuccini 1547 über Leberegel (kürbiskernähnliche Würmer), die er bei Schafen und Ziegen beobachtete. Beim Menschen sah ihn vielleicht schon Marcello Malpighi (1628—1694) — in seinen „Opera posthuma“ ist er als „vermis cucurbitinus“ bezeichnet —, auch der Holländer Govert Bidloo (1649—1713; vgl. Bronn-Braun, p. 309 Nr. 16—18), sicher aber P. S. Pallas im anatomischen Theater zu Berlin in einer weiblichen Leiche (De infestis viventibus intra viventia, Dissert. Lugd. Batav. 1760, 4° — Sandifort's Thesaurus Dissertationum I 1768 p. 247). Die Entwicklungsgeschichte des für den Menschen übrigens wenig bedeutungsvollen Egels hat hauptsächlich Leuckart gefördert. — Andere, für die menschliche Pathologie noch weniger in Betracht kommende Distomen (Distoma crassum, sinense etc.) können hier füglich übergangen werden.

In manchen Stücken ist die Naturgeschichte des Bothriocephalus latus (s. o.) in den neueren Zeiten aufgehellt worden. Dahin gehört die längere Zeit nicht entschiedene Frage nach dem Zwischenwirt, als welchen M. Braun Hecht und Quappe (Lota vulgaris), ferner Parona den Flussbarsch nachgewiesen haben. Aus finnigem Hechtfleisch züchteten Braun, später Grassi und Parona im Menschen Bothriocephalus. Wie die im Wasser (J. Knoch in St. Petersburg) aus den Eiern sich entwickelnden, wimpernden Embrya in den Zwischenwirt gelangen, ist trotz mannigfacher Versuche noch nicht aufgeklärt. — Auf den nicht von der Hand zu weisenden Zusammenhang von Bothriocephalusinfektion und gewissen Formen von Anämie scheint Rud. Albrecht in St. Petersburg in den 80er Jahren zuerst aufmerksam gemacht zu haben (s. Askanazy, Zeitschrift für klin. Medicin, 27. Bd. 1895, p. 492).

Ueber die medizinische Bedeutung der 1876 von Normand in Marseille bei der Cochinchina-Diarrhoë gefundenen Anguillula intestinalis (Bavay) ist noch nicht endgültig entschieden.

Von selteneren Parasiten möge noch das Balantidium coli, von Per Henrik Malmsten (1811—1883) in Stockholm, dem Entdecker des Trichophyton tonsurans (1848), im Eiter einer Fistel am Anus 1856 aufgefunden, erwähnt sein (Virchows Archiv XII 1857, p. 302). Klinisch ist der Trichocephalus dispar (s. o.) nur in ganz vereinzelten Fällen hervorgetreten, M. Burchardt (Deutsche med. Wochenschrift 1880), Moosbrugger (Württ. med. Corresp. Blatt 1890 u. 1891, Münch. med. W. 1895). Andererseits sind die in früherer Zeit noch viel höher angeschlagenen Fälle nicht zu leugnen, wo Konglomerate von Ascaris lumbricoides zu schweren Symptomen, selbst tödlichem Darmverschluss geführt haben (s. Mosler-Peiper p. 194 ff.).

Die Naturgeschichte der Aristoteles (Tiergeschichte V 32, § 138) übrigens wohl kaum bekannt gewesenen Krätzmilbe ist im 19. Jahrhundert wesentlich ausgebaut worden. Ob die Kenntniss der Milbe selbst schon früheren Jahrhunderten, wenn auch nicht als Gemeingut der Aerzte, angehörte (s. o. p. 656) dürfte fraglich sein; immerhin mag erwähnt sein, dass vielleicht Guy de Chauliac (14. Jahrhundert) im 6. Traktat seiner „Chirurgia magna“, ferner Ingrassias, Rondelet (16. Jahrhundert) die Milbe kennen und der Engländer Moufet, gest. c. 1600, sie ausdrücklich von Läusen unterscheidet. Die erste Abbildung gab Aug. Hauptmann (1657); G. C. Bonomo und Cestoni legten die Beziehung der nicht mehr abzuleugnenden Milbe zu der Krätze dar, die trotz der trefflichen Monographie Joh. Ernst Wichmann's (1786) nur allmählich im 19. Jahrhundert sich Bahn brach, als die Demonstration der Milbe (Renucci 1834, Raspail) wieder mehr in Aufnahme kam. Uebrigens gab schon vor Wichmann der schwedische Freiherr Carl de Geer eine treffliche Abbildung (mit Haftscheiben der Vorderbeine) und gute wissenschaftliche Beschreibung der Milbe. Einen nach allen Richtungen hin schon sehr vorgeschrittenen Standpunkt vertritt die Dissertation von E. M. Heyland, die auch im Kap. I eine gedrängte Geschichte giebt (s. Virchows Archiv 55 Bd., p. 330). 1846 beschrieb C. Eichstedt (Froriep's Neue Notizen, 38. Bd., p. 106; 39 Bd., p. 265) die Eier in den Milbengängen und den Häutungsprozess des Tierchens. Die Pathologie der Krätze hat vor allem Ferd. Hebra (1844 und später) bereichert, auch Bourguignon, B. Gudden, M. H. F. Fürstenberg mögen genannt sein. J. Henle hat mit weit ausschauendem Blick die Pathologie der Krätzmilbe zur Grundlage seiner (in den neueren Zeiten im wesentlichen bestätigten) Lehre von den echten kontagiösen, auf Parasiten beruhenden Krankheiten gemacht.

Nicht unerwähnt mag bleiben, dass der erst im 19. Jahrhundert (v. Pastau 1864) wieder zu Ehren gebrachte Storax schon von Ebn El-Beitar (13. Jahrhundert) — vgl. Uebersetzung von J. Sontheimer, 2. Bd., Stuttgart 1842 p. 541 — als äusserlich anzuwendendes Krätzmittel aufgeführt wird (s. Küchenmeister, Parasiten p. 529).

Auf das Balsamum Peruvianum als Krätzmittel hat zuerst nicht Gieffert in Hagen 1862 aufmerksam gemacht, sondern schon 1853 Bosch in Braunsbach (Die Krätze, ein einfaches Mittel solche zu heilen, Ulm 1853; Württemb. medic. Corresp. Blatt, 1853 p. 154).

Die Erwähnung der Läuse ist damit begründet, dass sie in alter und auch noch späterer Zeit mit einer besonderen Krankheit, der Läusesucht, phthiriasis, in Verbindung gebracht wurden. Eine Läusesucht im eigentlichen Sinn existiert freilich nicht; was bei manchen vorwiegend nicht-medizinischen Schriftstellern, wie Flavius Josephus, Eusebius, Lactantius u. a. über allerlei Bösewichter berichtet wird, mögen Fliegenmaden in unrein gehaltenen Geschwüren gewesen sein. Nicht viel besser steht es mit der „Läusekrankheit" späterer, auch medizinischer Autoren. Bei Küchenmeister (Parasiten p. 550) ist darüber zu lesen, und von Huber (klin. Entomologie Heft 1 p. 22—24) ist die einschlägige Litteratur aus allen Zeitaltern zusammengestellt, ebenso im Index Catalogue, Artikel „Pediculi" Vol. X 1889 p. 597.

Der Blutegel sei gedacht, weil sie eine medizinische Bedeutung, freilich zunächst in therapeutischer Hinsicht, besitzen. Gelegentlich kommen Egel als Parasiten in Betracht (Haemopis vorax); schon bei Hippokrates (Praedicta II, Edit. Kühn I p. 211, Uebersetzung Fuchs I, p. 511) ist davon die Rede. Aber auch bezüglich der Gefährlichkeit der zu medizinalen Zwecken verwandten Egel (Steckenbleiben des Kopfes, Verschlucktwerden) waren im Altertum merkwürdige Vorstellungen verbreitet. Als erste Quelle, welche den Blutegel zur örtlichen Blutentziehung verwendet werden lässt, gilt das „Theriaca" betitelte Gedicht des Nikander von Kolophon (200—130 v. Chr.), der eigentliche Ausbauer der Egelbehandlung scheint Themison von Laodicea (1. Jahrhundert v. Chr.) gewesen zu sein. Besonderes Interesse erheischt die Stelle bei Oreibasios (VII, 21, nach Antyllus), welcher die Technik des Blutegelsetzens genau schildert (Oeuvres d'Oribase, par Bussemaker et Daremberg, t. II Paris 1854 p. 69; Anmerkungen p. 781 u. 790).

Verdauungsapparat, Harn-, Blasen- und Geschlechtskrankheiten.

Von

Georg Korn (Berlin).

Litteratur.

Ausser den medizinisch-historischen Werken von ***Sprengel, Haeser, Hirsch, Wunderlich, Puschmann, Pagel: Petersen,*** *Geschichte der medicinischen Therapie, Kopenhagen 1877, und: Hauptmomente in der älteren Geschichte der medicinischen Klinik, Kopenhagen 1890. —* ***Ewald*** *u.* ***Posner,*** *Die deutsche Medicin im 19. Jahrhundert, Berlin 1901. —* ***W. Leube,*** *Die Magensonde. Ihre Geschichte, ihre Entwicklung u. s. w., Erlangen 1879. —* ***Grohé,*** *Pathologie u. Therapie der Typhlitiden. Eine historische Studie, Greifswald 1896. —* ***F. Falk,*** *Die Pathologie und Therapie der Systematiker, Zeitschr. für klin. Medicin XVII—XX. —* ***W. Ziemssen,*** *Wissenschaft u. Praxis in den letzten 50 Jahren, Leipzig 1890. —* ***Naunyn,*** *Die Entwicklung der neueren Medicin u. s. w. im 19. Jahrhundert, Jena 1900. —* ***Eulenburg*** *u.* ***Samuel,*** *Lehrbuch der allgemeinen Therapie, Wien 1898—99. —* ***Penzoldt*** *u.* ***Stintzing,*** *Handbuch der Therapie innerer Krankheiten, 2. Aufl. 1897—98. —* ***E. v. Leyden,*** *Handbuch der Ernährungs-Therapie, Leipzig 1897/99. —* ***Goldscheider*** *u.* ***Jacob,*** *Handbuch der physikalischen Therapie, Leipzig 1901/2. — Die Sammelwerke „Deutsche Chirurgie“,* ***Eulenburgs*** *Real-Encyclopädie,* ***Nothnagel's*** *Sammelwerk u. s. w.*

Nachdem das medizinische Mittelalter durch die Erschütterung von Galens Doktrin nach anderthalbtausendjähriger Herrschaft infolge des Auftretens von Vesal, Paré, Paracelsus sein Ende gefunden hatte, wurde es doch erst langsam hell auf dem Gebiete der inneren Medizin. Immer wieder wucherten neue Systeme mit neuen Irrtümern hervor, die sich an Stelle der alten setzten, und die Anfänge unbefangener, kritischer Beobachtung und naturwissenschaftlicher Forschung nicht weiter aufkommen liessen. Verfrühte und unreife Versuche, die Chemie oder die Physik zur Grundlage der Medizin zu machen, wie sie die Iatromechaniker und Iatorchemiker unternahmen, mussten an der Unzulänglichkeit des vorhandenen gesicherten Wissensmaterials jämmerlich scheitern.

Lange Zeit blieb die Pariser Fakultät der Hauptsitz des medizinischen Rückschritts oder Beharrungsvermögens. Galens Lehre war das Palladium, gegen dessen Nichtachtung sie bei ihren Mitgliedern streng einschritt. Im 17. Jahrhundert entspann sich ein heftiger Kampf in Paris um die Einführung der metallischen Heilmittel, insbesondere des Antimons. Die Dekane der Fakultät Riolan und Guy Patin († 1672) leisteten dieser Neuerung grossen Widerstand. Aber die Masse der Aerzte war für sie. Auf Parlamentsbefehl traten 1653 sämtliche Aerzte von Paris zusammen und erklärten sich mit grosser Majorität für die Einführung des Antimons, von dem Guy Patin behauptete, dass es mehr Menschen getötet habe, als der dreissigjährige Krieg. Diese Niederlage der Fakultät war ihr Todestoss. Sie versank danach und mit ihr die ganze innere Heilkunde in Frankreich in eine ununterbrochene Unbedeutendheit, aus der sie sich erst gegen Ende des 18. Jahrhunderts zu neuem Glanze erhob.

Guy Patins ganze Therapie bestand in saigner et senner, in Aderlass und Sennesblättern. Aber diese beiden Kurmethoden wandte er im reichlichsten Masse an, selbst bei Säuglingen, und seine Methode beherrschte die rechtgläubige französische Therapie noch bis weit ins folgende Jahrhundert hinein. Trotz der grossen Hospitäler war ein eigentlich klinischer Unterricht in Paris bis in die letzten Jahrzehnte des 18. Jahrhunderts hinein vollständig unbekannt. Der blutige Hohn, der aus Molières Komödien die Aerzte seiner Zeit trifft, war wohlverdient; namentlich ist die beissende Persiflage in seiner letzten Komödie „Le malade imaginaire“ charakteristisch. So sagt der alte Doktor Diafoirus zu Gunsten seines Sohnes: „Mais, sur toute chose, ce qui me plaît en lui, et en quoi il suit mon exemple, c'est qu'il s'attache aveuglement aux opinions de nos anciens, et que jamais il n'a voulu comprendre ni écouter les raisons et les expériences des prétendues découvertes de notre siècle touchant la circulation du sang et autres opinions de même farine.“ Noch deutlicher ist das Zwischenspiel, das eine Doktorpromotion darstellt, wobei der Baccalaureus die schlafbringende Wirkung des Opiums aus einer „virtus dormitiva“ erklärt und auf alle Fragen der Doktoren nach den Mitteln, die bei den verschiedensten Krankheiten angewendet werden müssen, stets nur antwortet: „Clysterium donare, Postea seignare, Ensuita purgare, Reseignare, repurgare et reclysterisare“, worauf dann der Chor applaudiert: „Bene, bene, bene respondisti, Dignus es intrare In nostro docto corpore.“

In der That bestand die Ausbildung der Pariser Galenisten nur in Thesen und ewigen Disputationen, in theoretischen Kommentaren der Galenischen Schriften, wirkliche Krankenbeobachtungen wurden gar nicht berücksichtigt. Nicht viel anders stand es in Deutschland und anderen Ländern. Allerdings wandte auch die spätere Klinik noch Klystier und Aderlass an (beides sind ja hippokratische Hauptmittel), aber der grosse Unterschied zwischen beiden ist, dass es hier auf Grund sorgfältiger Krankenbeobachtung und Individualisierung geschieht, in der Galenischen Pariser Schule dagegen nur ganz schematisch.

Immerhin waren einzelne französische Aerzte schon im 16. Jahrhundert ihren Zeitgenossen voraus an Vorurteilslosigkeit, geistiger Ueberlegenheit und positiven Kenntnissen. In erster Reihe war Jean Fernel († 1558), Professor in Paris um die Mitte des 16. Jahrhunderts, schon damals ein energischer Vorkämpfer gegen den Galenismus und das ganze scholastische Treiben. Er verlangte, dass man sich nicht auf Autoritäten, sondern nur auf die Natur und die Beobachtung berufen dürfe. Er legte vorzugsweise auf die Veränderungen der festen Teile, Gewebe und Organe, im Gegensatz zu den Säften Gewicht. Einer der berühmtesten Aerzte seiner Zeit, wirkte er noch nach seinem Tode durch seine Schriften, namentlich die „Universa medicina“, auf die ersten klinischen Anfänge im 17. Jahrhundert (Holland von 1638 an durch van Heurne). Er stützt sich zum Teil noch auf den arabischen Galenismus in der Praxis, arbeitet aber doch dahin, die Medizin von ihm loszureissen, so z. B. in der Uroskopie, einem Hauptpunkte der alten Doktrin. Er erkennt wohl zum Teil die ganz feine subtile Diagnostik an, und seine grosse Vormittags-Konsultation bestand zum grossen Teil in der Inspektion von zugesandtem Urin und darauf basiertem Gutachten über den betreffenden Patienten. Aber daneben tritt er mit scharfer Kritik auf gegen die „uroscopi, qui multa de absente aegroto ex sola urinae inspectione augurentur“. In der Therapie folgt er vorwiegend den Arabern und die zahlreichen komplizierten Syrupe dieser Schule spielen eine besonders hervorragende Rolle in seinen Verordnungen.

Aber Erscheinungen wie Fernel blieben ziemlich vereinzelt in Frankreich, wo dann später Montpellier die Hochburg des Hippokratismus und Vitalismus wurde. Positiver verfuhren die Holländer und Engländer; in Utrecht und Leyden wurde seit 1636 ein klinischer Unterricht begründet, der methodisch abgehalten und entwickelt durch hippokratische Anschauungen allmählich den galenisch-arabischen Doktrinarismus verdrängte und durch Kyper und Sylvius Aufschwung bekam. Weit wirksamer aber noch wurde die Medizin beeinflusst durch die dicht aufeinanderfolgenden Erscheinungen hervorragender Praktiker und Systematiker: das Auftreten von Thomas Sydenham in England und die Lehren und die praktisch-therapeutische Wirksamkeit der beiden Hallenser Antipoden Stahl und Friedrich Hoffmann und des Holländers Boerhaave.

Der hervorragendste unter den Aerzten, welche den hippokratischen Standpunkt festhielten, war im 17. Jahrhundert der grosse Praktiker Thomas Sydenham (1624—1689), Englands Hippokrates, wie man ihn nicht ganz mit Unrecht nannte. Aehnlich wie der jüngere Stahl definierte er die Krankheit als „das Bestreben den Natur den Kranken zu erhalten“. Dieses Bestreben offenbart sich nun vorzugsweise in einem reinigenden Fieber, in dessen Symptomen stets — sogar bei Kaltfieber — der Kampf der Natur zu Tage tritt, oder auch in Darmausleerungen, im Ausbruch von Schweissen oder Hautausschlägen. Haben die Anstrengungen der Natur Erfolg, so wird die Krankheit akut, im entgegengesetzten Falle chronisch. Als echter nüchterner Hippokratiker bedient sich Sydenham doch stets der weniger präjudizierenden Bezeichnung „Natur“ im Gegensatz zur „Anima“ des Stahlschen Systems.

Die praktische Seite der Medizin suchte Sydenham nach Kräften selbständig und erfahrungsgemäss, ohne wesentlichen Zusammenhang mit der physiatrischen Doktrin zu entwickeln. Namentlich sucht er die verschiedenen Krankheitsformen bestimmt abzugrenzen, zunächst um für die Anwendung spezifischer Mittel sichere Anhaltspunkte zu gewinnen. Er gerät hierbei jedoch in eine rein ontologische Auffassung hinein, die ihn sogar dahin bringt, die Krankheiten nach einem botanischen Schema zu klassifizieren. Sein Hauptmittel bildeten übrigens China und Opium und namentlich für den Gebrauch des letzteren hat er verschiedene Indikationen von dauerndem praktischen Werte festgestellt. Treu dem antiken Dogmatismus hielt er jedoch vor allem den Aderlass als Hauptmittel aufrecht und bediente sich seiner bei verschiedenen Krankheiten mit so ausserordentlicher Energie, dass er die späteren französischen Vampyriker beinahe in den Schatten stellt; er liess das Blut regelmässig bis zur eintretenden Synkope fliessen. Konnte er sich durch diese Blutkuren so grossen Ruf als Arzt erwerben, so hat man dies nur dadurch erklären können, dass man im wohlhabendsten Teile Londons, in Westminster, praktizierte und es hier wesentlich mit robusten und plethorischen Patienten zu thun hatte.

Sydenham nimmt die reine und sorgfältige Erfahrung als die einzige Grundlage der Medizin an; er verwirft die blosse Büchergelehrsamkeit und weist jede Autorität zurück, von wem sie auch stammen mag. Er lässt nur solche Hypothesen zu, welche aus den Thatsachen selbst entnommen seien und der Praxis ihren Ursprung verdanken. Als wesentlichste Aufgabe der Medizin bezeichnet er die praktischen Forderungen: Genaue Krankheitsbeschreibung und Aufstellung einer sicheren Therapie.

Freilich erscheint heute Sydenhams Symptomatik dürftig und oberflächlich, aber die seiner Vorgänger war eben noch viel ärmlicher; unter seinen Krankheitsbildern sind namentlich die des Rheumatismus, des Rotlaufs, der Pleuritis, der Peripneumonia notha, der Bräune, der Hysterie, Gicht, Wassersucht, des Ileus, der Syphilis, des Veitstanzes, der englichen Krankheit und des Skorbuts zu nennen. Eine seiner Spezialitäten war die Lehre von den epidemischen Konstitutionen; das Gesetzmässige und Typische in dem Krankheitsverlauf erkannte er vollständig. Einen grossen Wert legte er auf die Spontanheilungen der Krankheiten, die „vis medicatrix naturae“.

Von den drei grossen Systematikern am Anfang des 18. Jahrhunderts, Stahl, Hoffmann und Boerhaave hat der erstere mehr die theoretischen und dogmatischen Anschauungen der Mediziner beeinflusst, während die beiden letzteren die therapeutischen Eingriffe für lange Zeit vorbildlich beherrschten.

Georg Ernst Stahl (1660—1734) aus Ansbach, doziert seit 1685 in Jena, bis er 1687 Leibmedikus in Weimar wurde; damals war er Anhänger der iatromechanischen Richtung. Auf den Antrag Friedrich Hoffmanns wurde er als zweiter Professor der Medizin 1694 an die neubegründete Universität Halle berufen. Eine Zeit lang waren diese beiden die einzigen Lehrer der Medizin an der Hochschule. Hoffmann las Anatomie, Physik, Chemie, Chirurgie und praktische Medizin, Stahl Botanik, Physiologie, Pathologie, Diätetik, Arzneimittellehre und medizinische Institutionen. 22 Jahre lang wirkten sie als Kollegen, anfangs freundschaftlich verbunden, später in gespannten Beziehungen. Schliesslich ging Stahl, der weniger Anklang fand, aus Halle fort (1716), um in Berlin Leibarzt zu werden, und starb hier 1734.

G. E. Stahl stützt sich zum Teil auf van Helmont, der die Lehre vom Archaeus ausgiebig entwickelte. An die Stelle des Archaeus setzt er die „anima“, die er zu grosser persönlicher Wirksamkeit im Interesse des Organismus gelangen lässt. Diese „Seele“, die er übrigens von der eigentlichen, ewigen und selbstbewussten Seele zu trennen sucht, ist zunächst die Macht, welche während der Lebensprozesse die körperlichen Stoffe namentlich durch eine sehr sorgfältige Regelung des Kreislaufs, vor der Zersetzung bewahrt. Allein die „Seele“ ist dennoch schwach und bedarf beständig der Stütze, und er empfiehlt deshalb periodische Aderlässe. Ein entschiedenes Zeichen des mangelhaften Regiments der Seele erblickt er in den Hämorrhoidalleiden, und er ist der Begründer jener ganzen metastatischen Hämorrhoidaldoktrin, die sich namentlich bei Laien noch heutzutage grossen Anklangs befreit. Ist aber so die Seele in ihrem Wirken unvollkommen, so ist dies nur ein Mangel an Können und nicht an gutem Willen, denn in jeder Krankheit, nicht nur in den akuten Fiebern, reagiert sie aus allen Kräften, um die friedliche Krankheit, die verdorbenen Säfte, fortzuschaffen. Die antike Humoralpathologie, von der sich die Paracelsische Physiatrie entschieden losgesagt hatte, kommt so bei Stahl wieder zum Vorschein.

Die allgemeine Anlage zu Krankheiten sucht Stahl in der Neigung des Körpers zu fauliger Zersetzung, die nächste Ursache der Krankheiten darin, dass ein Hindernis entgegentritt gegen die Thätigkeiten der Seele. Ueberfluss des Blutes (Plethora) und Verdickung desselben sollen die allgemeinsten Verhältnisse sein, die zur Krankheit führen. Die Bewegungen, welche die Seele zur Entfernung der Ursache mache, seien aber nicht immer zweckmässig, of seien sie unverhältnismässig stark, oft schwankend und unordentlich, aber oft auch zu schwach.

Da Plethora der Hauptfeind der Gesundheit ist, so ist für Stahl auch nichts zweckmässiger, als wenn durch Blutergüsse die Plethora gehoben wird. Am deutlichsten sei dies bei der Menstruation, aber auch beim männlichen Geschlechte finde ein ähnliches Verhältnis statt: die Hämorrhoiden. Im Kindesalter gehe die Plethora mehr zum Kopf, beim Jüngling zu der Brust, im männlichen Alter aber zum Unterleib und dieses sei das günstigste, vorausgesetzt, dass der Hämorrhoidalabfluss zu stande komme. Dieser sei daher den meisten Konstitutionen heilsam und ihn herbeizuführen und zu erhalten, gilt für Stahl als die Aufgabe des Arztes. Die Plethora abdominalis sieht er als die Quelle der meisten chronischen Krankheiten an.

Die Hypochondrie namentlich ist durch diese Plethora bedingt, und schon die zu geringe Flüssigkeit des Blutes vermag die hypochondrischen Zufälle auf rein materielle Weise hervorzurufen. Soll der Körper nicht gestört, sondern erhalten werden, so steht das sicherste und anwendbarste Heilmittel allein der Natur zu Gebote: durch angemessene Vermehrung der Bewegungen das ungünstige Verhältnis des zu bewegenden Stoffes nicht nur zu kompensieren, sondern auch zu verbessern.

Das Fieber ist für Stahl nichts anderes, als eine Bewegung, ein motorischer, sekretorischer und exkretorischer Akt, von der Seele gegen die vorhandene Schädlichkeit vorgenommen. Alle Erscheinungen, die man einmütig für bloss krankhafte gehalten habe, seien nur als unmittelbare und positive Wirkungen der Natur zu einem heilbringenden Zweck zu erklären, deren Bestimmung sich auf die Austreibung der schädlichen Materie beziehe, welcher sie in einem angemessenen mechanisch-organischen Verhältnis entsprechen. Schon beim Froste sehe man diese Tendenz. Die Vermehrung der Ab- und Aussonderungen im Fieber können nur durch eine Beschleunigung des Blutumlaufs und durch dessen Richtung nach den eigentümlich entsprechenden Organen der Sekretion und Exkretion bewerkstelligt werden. Das Fieber sei also heilsam, so namentlich auch das Wechselfieber und dürfe darum nicht unterdrückt werden, wie man durch China in schädlicher Weise versuche. Stahl hält die Seele für so notwendig beim Fieber, dass er behauptet, letzteres komme bei den Tieren gar nicht vor, weil ihnen die Seele fehle, die energia aestimatoria tam rerum quam actionum. Die Hauptaufgabe der ärztlichen Ueberlegung ist nach ihm im konkreten Falle, quid in motibus febrilibus activum insit, quid vero passivum.

Das Zurückdrängen des Blutes von der Körperoberfläche zu den inneren Organen, das in den gelindesten Graden als Gänsehaut, in den höheren als Schüttelfrost erscheint, bewirkt auch die Konvulsionen, da sie gewöhnlich am Ende gefährlicher Krankheiten eintreten, so seien sie als die letzte Anstrengung anzusehen, ne quid usquam inausum et intentatum relinquatur. Die Stockung des Blutes erkennt Stahl als blosse verlangsamte Bewegung; er will von ihr die Kongestion unterschieden wissen, weil diese aktiver Art sei und von einem durch die tonischen Leibesbewegungen verstärkten Antriebe der Säfte gegen den Teil herrühre. Die Entzündung sieht er als Folge von Kongestion und Stockung an und unterscheidet Rotlauf, Phlegmone und Apostema als Formen der Entzündung.

Die wahrhaft methodische Therapie muss ihm Anweisung geben, auf welche Art der Lebensthätigkeit und ihrer Richtung, dem stets bereiten Mitwirker der Natur hilfreiche Hand geboten werden kann und soll. Ueber die Mischung des Körpers und über alle Bedingungen derselben habe die Kunst fast gar keine Macht und das ganze Geschäft des Arztes müsse vielmehr darauf gerichtet sein, das Leben selbst in ungestörter Thätigkeit zu erhalten. Die Aufgabe sei, die natürlichen und günstigen Bestrebungen der Seele, welches die Symptome sind, zu leiten und zu verstärken, namentlich die Ausleerungen gehörig zu unterstützen. Beim Fieber namentlich sind die Ausleerungen non solum tolerandae sed etiam observandae, gubernandae et quoque modo juvandae atque promovendae.

Stahl war ein Feind vieler kräftiger Arzneimittel, der China, des Opiums, des Eisens und der Reizmittel. Seine Hauptmedikamente waren Laxantien: Aloë, Rhabarber, Jalappe, die er namentlich in chronischen Krankheiten gab. In akuten Krankheiten gab er kühlende Salze und allgemeine wie örtliche Blutentziehungen wurden von ihm sehr gerühmt; namentlich sah er die Aderlässe als Mittel zur Herbeiführung von Krisen an. Uebrigens betrieb er auch einen einträglichen Handel mit sogenannten eröffnend balsamischen Pillen, welche aus Antimon, Aloë und Helleborus bestanden haben sollen. Derartige Nebenverdienste waren bei den angesehenen Aerzten jener Zeit nichts Seltenes.

Friedrich Hoffmann (1660—1742) wurde durch mechanisch-dogmatisches System, das in verschiedenen seiner Schriften weitläuftig auseinandergesetzt ist (u. a. „Idea fundamentalis universae medicinae, ex sanguinis mechanismo, methodo, facili et demonstrativa in usum tironum adornata“, Hal. 1707) in seiner praktischen Thätigkeit am Krankenbett wenig beeinflusst. Gerade als Förderer praktischen klinischen Wissens erscheint er aber vielfach seinen Zeitgenossen überlegen. Besondere Aufmerksamkeit wandte er den ansteckenden,

den Volkskrankheiten und Seuchen zu, ferner der Herstellung und Zubereitung der Arzneien, dem Studium der inländischen Mineralquellen. Die ärztliche Deontologie und Ethik, das Benehmen am Krankenbett suchte er durch seine praktischen Ratschläge zu fördern. Grösste Decenz und Rücksichtnahme empfiehlt er seinen Kollegen; so soll die Harninspektion möglichst in der Wohnung des Arztes vorgenommen werden.

Aufs gründlichste studierte er die Störungen der Harn- und Samenexkretion sowie die gonorrhoische Affektion. Sehr eingehend behandelt er den Skorbut. Nach seinen Anschauungen ist der Magen und Darm, namentlich der oberste Abschnitt des Darmes, Ausgangspunkt vieler Leiden; deshalb erlangt bei ihm die Ernährungsweise in ätiologischer und therapeutischer Beziehung hohe Bedeutung, wenn auch die Diät der Kranken von ihm nicht so ausführlich behandelt wird wie von Boerhaave. Oft ist der westfälische Pumpernickel in seinen Krankengeschichten aufgeführt; er widmete diesem Nahrungsmittel sogar eine besondere Schrift. Unter den ursächlichen Schädlichkeiten hebt er beeonders die Art der Ingesta hervor und nähert sich den heutigen Lehren von der Autointoxikation („De salium morbosorum generatione in corpore humano"). Von den Arzneien bevorzugt er die Ptisanen, gern greift er zu Magistralformeln; manche von ihm erdachte, als wirksam erprobte Mittel sind in den heutigen Arzneischatz und in die Volksmedizin übergegangen („Hoffmannstropfen").

Auch die Pharmacopoea elegans liess er sich angelegen sein, zumal er über eine praxis aurea verfügte. So ist seine Diätetik gern auf den Geschmack der oberen Zehntausend zugeschnitten; dem Arzneiwerte verschiedener teurer Weinsorten widmet er eingehende Besprechung und zieht die Klimatotherapie, soweit es die Kenntnisse und Verkehrsverhältnisse seiner Zeit zulassen, in Anwendung. Er empfiehlt den Aufenthalt in milden Himmelstrichen für Brustkranke, an Verdauungskrankheiten Leidende und Rekonvaleszenten dringend und giebt eine Art Leitfaden für derartige Erholungsreisen. Von Brunnen und Bädern, denen er seine besondere Aufmerksamkeit zuwendet, empfiehlt er namentlich solche in der Nachbarstadt von Halle, namentlich Lauchstädt, noch bis zum Anfang des 19. Jahrhunderts ein beliebtes Modebad und aus der Theatergeschichte unserer klassischen Litteraturperiode bekannt. Aber auch die Wässer von Eger, Ems, Spaa und insbesondere von Selters verordnete er häufig. Auch in Karlsbad liess er viele Kuren gebrauchen, und versuchte seine Unterscheidungen in den Indikationen von Sprudel und Mühlbrunnen. Besonders betonte er den Wert dieser Quellen gegen Leberleiden, die er oft diagnostizierte. Auch sonstigen Bädern, namentlich Dampf- und warmen Bädern und Waschungen erkennt er einen hohen Wert zu. Seine Bemühungen, die Zusammensetzung der Mineralwässer zu erforschen und zu Nachbildungen anzuregen, blieben freilich ziemlich erfolglos.

Für die reichlichen Blutentziehungen war er nicht eingenommen, immerhin hatte der Aderlass ein weites Feld, namentlich als Prophylaktikum u. a. gegen Nierenstein und bei akuten Krankheiten der verschiedensten Organe. Vom Unterlassen regelmässiger Aderlässe werden Hämoptysen, Blutbrechen und ähnliche Uebel abgeleitet. Auch lokalen Blutentziehungen mit Schröpfköpfen ist er bei vielen chronischen Leiden und namentlich Krankheitsanlagen, u. a. bei arthritischer Disposition, zugethan. Tag- und Nachtgleiche und heiterer Himmel waren ihm für solche Aderlässe erwünscht.

Ein Freund des Chinins, hält er es doch für kein Spezifikum. Vor allem müsse man den Zustand der Verdauungsorgane berücksichtigen; die China sei bei Wechselfieber durchaus zu meiden, solange ein Zustand von Magenschwäche vorhanden sei. Zuerst müsse der Magen gereinigt werden; hierzu empfiehlt Hoffmann Balsamica in Pillen-, Elixier- und Spiritusform, dann aber kurzweg Brechmittel, aber nur während der Intermissionen des Fiebers. Bei plethorischen Personen sei im Anfall ein Aderlass ganz geeignet.

Die Krankheiten des Magens und des Duodenum (Ventriculus minor, eigentlich nur eine Erweiterung, ein Anhängsel des Magens) spielen bei Hoffmann eine grosse Rolle. Eine besondere Schrift handelt „de duodeno multorum malorum causa“; danach haben auch fieberhafte und fieberlose Purpura-Exantheme, Podagra, intermittierende Fieber ihre Quelle im Zwölffingerdarme. Hypochondrie beruhe ebenso auf krampfhafter Kontraktur wie auf Atonie und Erschlaffung des Magens und des Darms. Obwohl er in seiner Praxis der Humoralpathologie zuneigt, so räumt er doch hier den Nerven einen breiten Spielraum ein. Durch Reizung des nervenreichen Magens und Darms, daher auch durch Würmer, sollen Störungen entfernter Organe verursacht werden. So hält er den Magen fast für ebenso bedeutsam, wie einst Helmont, der sogar den Sitz der Seele dorthin verlegt hatte.

Magen- und Darmentzündung wird oft erwähnt, aber als inflammatio ventriculi et intestini sehr unklar geschildert. Die Krankheit soll sich von Cardialgie schon durch das Fehlen von Fieber bei letzterer unterscheiden. Ausgänge sind Eiterung oder rascher Tod. Die Lebensgefahr sei in der Antiperistaltik begründet. Abgesehen von Intoxikationen soll die Krankheit entstehen, wenn Podagra zurückgetrieben wird oder im Verlaufe von akuten Exanthemen („ex ardore circa praecordia, virium defectu, extremorum frigore, faucium inflammatione et singultu agnoscitur). Bei Febris stomachica inflammatoria soll es sich um eine Stase in den Kapillaren und Lymphgefässen der Innenwand handeln, die sich dann mit geschwollenen Drüsen durchsetzt zeigt. Magengeschwür wird gelegentlich als seltene Magenkrankheit (gegenüber den Entzündungen) gestreift. Blutbrechen soll vor allem durch Stauung von Blutflüssen verursacht werden, Darmgeschwüre durch Anätzung der Darmwand durch sauren Inhalt veranlasst werden.

Die Rektalgeschwüre bei Dysenterie werden eingehend geschildert; Dysenterie pflanzt sich durch Ansteckung fort, doch kann dieser Ansteckungsstoff längere Zeit im Körper verborgen bleiben. Begünstigt werden Ruhrepidemien, wenn auf trockene und heisse Sommer kühle und feuchte Witterung schnell folgt. Die Krankheit verlange wegen der verdorbenen Säfte schon im Anfange ein Brechmittel, am liebsten die (vor kurzem aus Amerika herübergebrachte) Ipecacuanha. Den Opiaten ist Hoffmann bei der Ruhr im allgemeinen abgeneigt, empfiehlt bei kräftigen Personen dagegen den Aderlass. Auch rät er bei Ruhr und ähnlichen Leiden nach dem Vorbild der Alten zum Trinken von kaltem Wasser, um die Bewegung der Darmwand zu stärken. Seine innere Ruhrtherapie zeigt ferner lange Rezepte und erlesene Diät, doch erwähnt er auch den günstigen

Krankheitsverlauf bei denen, welche nichts brauchen und sich nur in gelinder Wärme halten.

Gegen Cardialgie wird Karlsbad innerlich und Teplitz äusserlich gepriesen. Darmkrämpfe (Colica spasmodica) führen Eingeweideverwachsungen nach sich; durch den Krampf wird Serum aus den Darmwänden und feinsten Gefässen ausgepresst und daraus entsteht dann Verklebung. Atonie von Magen und Duodenum verursacht Stagnation des Inhalts, der dann wieder durch Zufluss verdorbener Verdauungssäfte in Zersetzung übergeht. Apepsie entwickelt sich, wenn die Magensäure, das „saure Ferment" fehlt. Als Therapie gelten Aromatica. Als Ursache von chronischem Erbrechen werden ausser Atonie Stenosen des Magens und namentlich des Duodenums, nicht bloss durch Krampf, sondern auch durch „Callus" der Wand bedingte, genannt. Darmverschlingung behandelt er mit Quecksilber; es wirke vermöge seiner Schwere.

Auch die Lehre von der „goldenen Ader" macht sich Hoffmann zu eigen, doch bekämpft er die Ueberschätzung der Hämorrhoiden z. B. als angebliches Gegengewicht gegen Lithiasis und Podagra. Hämorrhoiden sollen in Italien häufig sein als Folge der süssen Weine. Bei Obstipation sucht er die Therapie streng nach den Ursachen zu wählen: So schade bei der durch Krampf verursachten Obstruktion der Hypochonder und der Hysterischen starke Abführmittel; schleimige, ölige Mittel, namentlich auch Eselsmilch, treten hier als krampflösend in ihr Recht. Die Senna ist bei ihm nicht beliebt. Im allgemeinen wirken Abführmittel nicht so prompt wie Brechmittel, da sie durch die Crusta glandulosa hindurch die Tunica nervea nicht genügend reizen können. Eingeweidewürmer (z. B. in Narbonne häufig) sollen oft Ursache von Magen- und Darmperforation sein. Die örtlichen Wurmbeschwerden rühren von den Absonderungen der Tiere her, die zu der Membrana nervea der Darmwand dringen und diese zu krampfhafter Kontraktion reizen.

Im Gegensatz zum Magen neigt die Leber, weil nervenarm, nicht zu akuter Entzündung, wohl aber zu chronischer Schwellung. Wo Entzündung vorkäme, handele es sich gewöhnlich um die Kapsel (membrana). Auch chronische Abscesse in der Leber seien nicht häufig, abgesehen von denen nach Schädelverletzung. Häufig und bedeutsam seien „obstructiones et scirrhosi tumores hepatis" dank dem eigentümlichen Bau der Pfortader. Bei Stauungen in der Leber werden die schwefligen, salzigen und Auswurfsstoffe, die sonst in der Galle sind, nicht aus dem Blute abgeschieden, Leberhydatiden werden öfters erwähnt, auch Gangrän der Leber. Ikterus ist, wenn er schnell abläuft und periodenweise auftritt, im Krampf der sehr empfindlichen Schleimhaut des Gallengangs, namentlich an der Mündung bei zu scharfer Galle begründet. Hier helfen in erster Reihe Opiate.

Andere Ursachen für Gelbsucht sind Verstopfung durch Steine und Schleim in den Gallengängen und deren kleinsten Aesten, Kompression durch geschwollene Drüsen oder andere Geschwülste. Eisen, China und Pyrmonter Brunnen sind geeignet, den geschwächten Tonus der Lebergefässe, der die Verstopfungen bedingt, zu heben. Häufiger noch als die Leber, veranlasst das Blut den Ikterus, namentlich die Plethora. Dann seien die Wasser von Spaa, Schwalbach, Karlsbader Thermen, Sedlitzer, Epsomer Brunnen, letzterer namentlich mit Molken, am Platze, doch seien sie wesentlich von prophylaktischem Nutzen.

Auf die fäulniswidrigen Eigenschaften der Galle schliesst Hoffmann aus dem Foetor ex ore der Gelbsüchtigen. Da er viele, namentlich nervöse Beschwerden von scharfer Galle ableitet, so verwendet er übertrieben häufig Brechmittel und starke Abführmittel.

Die physiologische Bedeutung der Milz erkennt er darin, dass in ihren feineren Kanälen das Blut verdünnt, hierdurch der Pfortaderkreislauf erleichtert werde; bei Schwäche des Organismus könne das Blut in den „Buchten“ sich leicht anstauen.

Nierensteine unterzieht er einer chemischen Analyse und betont ihre organische Natur; die Ursache der Steinbildung wird in Erschlaffung der Nieren gesucht. Anurie wird auf krampfhafte Zustände zurückgeführt; durch die Harnverhaltung können epileptische Krämpfe nach dem Kopf abgeleitet werden, wie einige (anscheinend urämische) Fälle beweisen.

Nierenfieber infolge von Nierenentzündung (Febris nephritica ex inflammatione renum) wird noch von der calculosa gesondert, aber nur undeutlich skizziert. Die linke Niere entzündet sich leichter, da sie mehr bedeckt und der Flexura coli näher sei; wenn diese durch Flatus und kompakte Massen stärker gedehnt wurde, so behindere dies der Blutumlauf in der linken Nierenvene.

Entzündung der Blase soll unter anderem nach unterdrückten Hämorrhoiden zu stande kommen; schon Heinrich v. Herr habe hier Spaa-Wasser empfohlen, Hoffmann ist mehr für Selters. In einem Falle sei die Krankheit nach Erysipel am Fusse geheilt. Er ist kein Anhänger subtiler Uromantie, doch untersucht er den Urin, wie andere abnorme und physiologische Sekrete, durchaus methodisch; er wägt, benutzt aräometrische Vorrichtungen, kocht u. s. w. Er findet im Urin Salze und ein „feines Oel“, woher die Harnfarbe kommen soll. Auch vergleichende Uroskopie treibt er und erzählt, dass Hydrocele und Sarkocele u. a. in Narbonne häufig beobachtet werden, als Folge unmässigen Genusses von Kastanien.

Boerhaave (1668—1738) war besonders glücklich in der Therapie, in der er, wie in der Pathologie, die aufmerksame Beobachtung der Natur predigte. Zu den Wegen, welche die Natur zum Heile der Kranken einschlägt, will er auch seinen Heilplan wenden, und danach stellt er scharf die Indikationen für den therapeutischen Feldzug. Er hat keine Spur von Nihilismus, sondern volles Vertrauen in die Schätze der Apotheke. Vorzugsweise entlehnt er seine Arzeneien dem Pflanzenreiche, aber nach dem Vorgange des Paracelsus würdigte er auch chemische, insbesondere mineralische Stoffe; er förderte die methodische Eisentherapie, wie kaum einer vor ihm, und auch die Balneotherapie schätzte er als Hilfsmittel. Daneben aber hielt er auf sorgfältige Diätvorschriften. Im allgemeinen ist er für eine frühe Kräftigung in Behandlung und Pflege und beachtet hierbei auch die Genussmittel; vor ausgiebiger Empfehlung des Alkohols scheut er nicht zurück, wobei er neben den verschiedensten Weinarten, vor deren Verfälschung er warnt, von Bieren Braunschweiger Mumme mit grosser Vorliebe als Tonicum und Stomachicum empfiehlt.

Selbständig und vorurteilsfrei in der Diätetik, regelt er aufs peinlichste in therapeutischer wie prophylaktischer Hinsicht die gesamte Lebensweise der Kranken, namentlich bei allgemeinen Ernährungsstörungen; er giebt besonders eingehende Diätrezepte bei der Chlorose, deren Wesen er dahin zusammenfasst, dass die flüssigen

Teile des Körpers, namentlich auch des Blutes, die festen zu sehr überwiegen. Nach dem Vorbilde Galens empfiehlt er Leibesübungen, und unter seinen Heilvorschriften gegen Leiden innerer Organe finden sich vielfach Reibungen der entsprechenden Hauptgegenden, aber nicht direkte Massage, sondern Reibungen mit Tüchern.

Als Aphthen beschreibt Boerhaave Geschwüre und Prozesse in der Mundhöhle, die namentlich als häufige Begleiter fieberhafter Leiden nach Exfoliation pustulöser Auswüchse zu Tage treten. Sie haben dort namentlich ihren Sitz an den Speichelgangsenden, aber aphthöse Prozesse sollen auch in den verschiedensten Teilen des Verdauungsapparates, auch im Magen und Darm einschliesslich des Mastdarms vorkommen. Noch van Swieten wirft die mannigfaltigsten Geschwürsformen innerhalb des Verdauungskanals zusammen.

In der Pathologie des Magens dreht sich alles um dessen Entzündung. Ihre Zeichen sind brennender und bleibender Schmerz, namentlich bei Nahrungszufuhr, Erbrechen, Präcordialangst. Die Krankheit kann tödlich sein oder wie andere Entzündungen in Scirrhus, Cancer, Brand oder Eiterung übergehen. Wenn sie mit heftigem Fieber einsetzt, dann ist ein kräftiger Aderlass geboten. Uebergang in Scirrhus und Krebs wird durch das anhaltende heftige und schmerzliche Erbrechen angezeigt. Brunnen- und Molkenkuren werden empfohlen, scharfe Stoffe sind zu meiden (spezielle Diätvorschriften finden sich in der „Praxis medica sive commentarii in aphorismos“, die jedoch als unecht gilt).

Auch die Darmerkrankungen werden ätiologisch, semiotisch und therapeutisch wesentlich vom Standpunkt der Entzündung behandelt; von einfacher Diarrhöe bis zu Ruhr und ruhrartigen Prozessen, von der erschwerten Entleerung bis zum Ileus werden die bedeutsamsten Erscheinungen gestörter Darmfunktion aus der Inflammatio instestinorum abgeleitet. Der Dünndarm sei am häufigsten Sitz der Entzündung, weil er zahlreiche und dünne Gefässe hat; auch wird die Entzündung oft durch das Eindringen von besonders scharfer Galle ins Duodenum bewirkt. Ileus soll namentlich Symptom des Ausgangs in Scirrhus sein, indem durch Verhärtung der Wand das Lumen verengt wird; der Scirrhus kann seinerseits auch im Darme in Krebs mit Geschwürsbildung übergehen. Abscesse können manchen dysenterischen Erscheinungen folgen. Der Brand wird aus dem plötzlichen Nachlass des Schmerzes bei sonstigem Fortbestehen der objektiven Erscheinungen geschlossen. Die Galensche Darmpathologie schimmert hier überall durch.

Der Opiumtherapie, bei gleichzeitiger milder Diät, wird auch gegen Dysenterien lebhaft das Wort geredet, aber auch bei Enteritis der Aderlass zur Bekämpfung der Entzündungserscheinungen an die Spitze gestellt. Dem chirurgischen Eingreifen wird, abgesehen von den Hernien, nur ein ganz bescheidener Raum zugewiesen, z. B. auch bei Volvulus.

Eingehend wird die Leberentzündung besprochen, obwohl sie als selten bezeichnet wird, was aus der Kleinheit der Leberarterie im Verhältnis zur Masse des Organs und dem geringen Druck des Pfortaderblutes zu erklären sei. Der Ursprung der Entzündung soll, ähnlich wie anderwärts, in den letzten Endigungen jener beiden zuführenden Gefässe zu suchen sein. Günstiger Ausgang der Entzündung ist Zerteilung und Ausscheidung der kranken Masse durch

Darm, Nieren, Nase, Schweiss. Ist es endgültig zur Eiterung in die Leber gekommen, so kann der Eiter in die Bauchhöhle oder durch die Hohlader in den Kreislauf, oder durch den Gallengang in den Darm, oder nach aussen treten; diesen Durchbruch soll man durch Kauterisation der Haut erleichtern. Der Eiter, der durch Beimengung von Galle faulig wird, zerfrisst die Leber; dann soll es unter Ikterus, Durst, grosser Schwäche, Angstgefühl, fast schwarzem Harn, Tympanites, fötiden Durchfällen zu langsamer Auszehrung kommen. Ist die Eiterung eine begrenzte, so führt dies zu Verhärtungen, die natürlich auch hier krebsig werden können, Steinbildungen oder Pusteln; auch die kleinen Leberabscesse bewirken stete Fiebersteigerung. Die Diagnose ist mangelhaft; Schmerzhaftigkeit und Schwellung oder nur Völle in der Lebergegend sind die Hauptanzeichen.

Die Gelbsucht, meist durch die Schwellung der entzündeten Leber verursacht, wird immer als hepatogen aufgefasst, auch der Ikterus nach Schlangenbiss. Gegen Cholelithiasis, auch eine Folge von Leberentzündung, werden die Wässer von Spaa und Molken empfohlen. Ferner werden funktionelle Abnormitäten der Leberthätigkeit, die ihrerseits wieder auf Verdauungsstörungen beruhen, als Ursache von allgemeinen Ernährungsstörungen und chronischem Marasmus aufgefasst; dieser entwickelt sich namentlich dadurch, dass Galle zu wenig oder fehlerhaft abgeschieden und die Chylifikation und Assimilation geschädigt wird.

Wenig Originales bietet die Pathologie des Urogenitalsystems. Nur die Nierenentzündung ist zu erwähnen; sie entsteht durch starke Erschütterungen, Erkältungen u. s. w., verrät sich durch Schmerz in der Nierengegend, Fieber und spärliche Harnausscheidung. Steine können auch Nephritis bedingen, öfter aber sind sie Ausgänge derselben. Wichtig aber sind Anomalien der allgemeinen Blutmischung. Durch Steinansammlung bedingte Anurie kann unter Somnolenzerscheinungen schnell zum Tode führen. Als sonstige Folgen der Nephritis werden, wie bei anderen Entzündungen, Heilung oder Abscesse, Scirrhus, Gangrän angeführt. Wertvoller und origineller sind seine Lehren von den Krankheiten des Gehirns und der Nerven, die wir, gleich den anderen Gebieten der Pathologie, hier nicht erörtern können.

Lange Zeit, fast drei Jahrhunderte hindurch, folgten in der Pathologie und Therapie System auf System, immer mit einer anderen Therapie. Von ihnen gilt Autenrieths Wort: „Jedes medizinische System verhält sich zur Natur wie die Tangente zum Kreise; es berührt sie nur an einem Punkte, um sich sofort wieder von ihr zu entfernen, wenn es nicht gebrochen oder modifiziert wird.“ Das eklektische System Boerhaaves 1668—1738, das animistische System Stahls 1666—1734, das mechanisch-dynamische System Friedrich Hofmanns 1660—1742, die antiphlogistische Theorie Girtanners 1760—1800 gegen Priestleys phlogistische Theorie 1733—1804, der „Generalisierte Chemismus“, das Brownsche System 1772, Röschlaubs Erregungstheorie 1804, Rasoris Stimulo und Contrastimulo 1807, Okens Naturphilosophie 1828, endlich die naturhistorische Schule 1830—1850. Es war noch anzuerkennen, wenn ein solches System wenig Blut forderte, durch wenig Brechmittel, Ekelkuren, Klystiere zum angestrebten therapeutischen Ziele zu gelangen suchte. Bouillaud forderte noch 1797 in vielen akuten Krankheiten Aderlässe Schlag auf Schlag, Broussais verlangte für seine vermeintliche Gastroenteritis einige hundert Blutegel auf den Bauch. In den von ihm und seinen Schülern geleiteten Hospitälern kam es so weit, dass man sich um die Zahl der Blutegel nicht mehr kümmerte. Man stülpte einfach das Gefäss um und liess die Tiere nach Belieben saugen. Während eines einzigen Jahres (1819) wurden auf der Abteilung von Broussais 100000 Blutegel verbraucht. Im Jahre 1824 betrug die Zahl der nach Frankreich eingeführten Blutegel nur 300000, im Jahre 1827: 33 Millionen! Broussais selbst verordnete sich in den ersten zwei Tagen seiner letzten Krankheit vier Aderlässe und sechzig Blutegel, dann noch zwei Aderlässe und ungezählte Mengen von Blutegeln. Auf seiner Abteilung des Val de Grâce war denn auch die Sterblichkeit am grössten. Schon 1753 gab Kämpf Visceralklystiere gegen den schwarzen galligen und schleimigen Infarktus; Rasori verordnete ausser häufigen Aderlässen Brechweinstein täglich 7 Gramm gegen Pneumonie, gegen Hydrothorax 6 Tage hindurch 21 Gramm, ggen Ruhr Dosen von 1,4 Gummigut. Er gab in einzelnen Krankheiten pro die 60—90 Gramm Nitrum, in 7 Tagen 134 Gramm Extractum Aconiti, alles als Contrastimulantia directa. Eine wissenschaftliche Therapie konnte es in jener Zeit noch nicht geben, weil noch alle Voraussetzungen, insbesondere die diagnostischen, fehlten.

Broussais († 1838) nannte sein System die „physiologische Medizin“. Die ganze bisherige Medizin ruhe auf einem prinzipiellen Irrtum; sie fasse die Krankheiten als Dinge, als Wesen, als Entités auf. Als ersten Satz seiner Physiologie stellt Broussais Browns Ausspruch hin: Das tierische Leben unterhalte sich nur durch äussere Reize. Alles, was die vitalen Phänomene erhöhe, setzt Broussais hinzu, ist reizend, stimulierend. Als Hauptreiz sieht er die Wärme an.

Jede Stimulation, wenn sie nicht zu schwach ist, mag sie einen Teil treffen, welchen sie will, durchwandert nach Broussais das Gesamtnervensystem sowohl der Eingeweide als der Centralteile. Ist sie stark genug, ins Gehirn zu gelangen, so gelangt sie sicher auch in alle Eingeweide. Vom Centrum, dem Gehirn, aus geht darauf der Impuls zu dem Muskelsystem. Das Gangliensystem und seine Knoten stellen für sich Nervencentren dar, welche Stimulationen von einem Ort auf den anderen übertragen können. Sie sind zugänglich den Stimulantien des übrigen Nervensystems, jedoch unabhängig vom Willen. Das Ich nimmt von ihnen, aber auch von den Zuständen der übrigen Nerven bald Notiz, bald nicht.

Die aktive krankhafte Kongestion und ihre stete Begleiterin, die Surexcitation, nennt Broussais Irritation. Die Irritation beschränkt sich nur in ganz leichten Graden auf ein System. Sie beginnt zwar stets in einem einzigen, aber bei irgend bedeutendem Grade werden noch andere in sympathische Irritation versetzt durch Vermittlung der Nerven. Je sensibler das ursprünglich irritierte Organ ist, um so zahlreicher sind die Sympathien, die durch dasselbe erregt werden. Je zahlreicher die Sympathien sind, desto schwerer ist die Krankheit. Eine Irritation, welche Blut in dem Gewebe anhäuft, mit ungewöhnlicher Röte, Hitze und Geschwulst heisst Entzündung.

Jede Irritation eines Organs erregt, wenn sie einen gewissen Grad erreicht, sympathische Irritation des Gehirns, Kopfweh, Müdigkeit. Alle intensiven Irritationen erregen ferner gleich zu Anfang sympathische Irritation des Magens (Appetitlosigkeit, Zungenbelag). Alle intensiven Irritationen erregen endlich sympathische Irritation des Herzens (Fieber). Jede Irritation, die stark genug ist, Fieber zu erregen, ist Entzündung und erregt sicherlich Irritation des Magens und Gehirns.

Wenn Entzündung des Gehirns und des Magens vorhanden ist, so ist erstere häufiger die Folge, als die Ursache der letzteren. Die Entzündung des Magens, Gastrite, kommt nie vor ohne solche der Dünndärme, weshalb sie Gastroentérite heissen muss. Andererseits ist die Entérite für sich wenigstens sehr selten ohne Gastrite, und bei Gastroentérite überwiegt bald die Magen-, bald die Dünndarmaffektion. Die Gastroentérite ist immer ohne Schmerzen im Bauch, wenigstens ohne umschriebene und heftige. Wo solche bestehen, ist Peritonitis und Colitis damit verbunden. Eine akute Gastroentérite, wenn sie heftig wird, kompliziert sich mit vielen und heftigen sympathischen Irritationen. Es entstehen die Symptome eines putriden Fiebers oder Typhus. Alle sogenannten essentiellen Fieber der Schule sind Gastroenteriten. Auch die akuten Hautausschläge beginnen mit Gastroenteritis und erst sekundär treten die Hautphlegmasien an ihre Stelle.

Die Hypochondrie ist eine chronische Gastroentérite; die Dyspepsien, Gastrodynien, Pyrosen, Cardialgien sind chronische Gastroentériten. Die Gastroentérite leitet die Leberentzündung ein. Die Bauchwassersucht ist durch Gastroentérite veranlasst, welche auf das Peritoneum fortschreitet. Die Peritonitis geht entweder von der Gastroenteritis oder, wie beim Kindbettfieber, von einer Metritis aus. Tuberkeln, Scirrhus sind Folgen von Entzündung. Auch die Skropheln sind durch eine Art von Entzündung hervorgebracht, jedoch ist dabei keine vermehrte Wärme und wenig Röte. Broussais führte hierfür den Namen Subinflammation ein.

Für Therapie gelten folgende Grundsätze. Eine Entzündung darf nicht erwartet werden, man muss ihr vorbeugen; man darf nicht auf den Ausgang und die spontane Heilung durch Krisen sich verlassen, sondern muss sie so schnell als möglich unterdrücken. Es giebt vier Arten von Mitteln, den Gang der Entzündung aufzuhalten: Schwächende Mittel, revulsive Mittel, die Tonica, flüchtige Reize.

Die schwächenden Mittel sind Blutlassen, Hungern, emollierende und säuerliche Getränke. Unter allen diesen ist das Blutlassen das wirksamste. Das Oeffnen einer Vene eignet sich für sehr rasch sich ausbildende Entzündungen in parenchymatösen Organen. Die kapilläre Blutentziehung ist dagegen in allen anderen Fällen, namentlich im Beginne der Krankheit, vorzuziehen. Nur in einzelnen Fällen ist die Blutentziehung kontraindiziert, nämlich bei blutleeren Personen, bei vorgeschrittenen chronischen Entzündungen der wichtigsten Eingeweide (Tuberkel, Krebs), bei Gehirnkongestionen mit schwachem Puls. In allen sonstigen Erkrankungen verhindert eine zeitige Ansetzung von Blutegeln die schlimmsten Störungen. Blutegel an den Hals verhindern den Uebergang des Katarrhs in Phthisis, Blutegel in der Magengegend wirken bei allen Formen von Gastrite und leichten Phlegmasien des Gehirns, Blutegel an den After bei Kolik und Dysenterie; bei Angina und Croup werden Blutegel an die entsprechende Stelle gesetzt. Biliöse, muköse und gastrische Symptome verlangen Blutegel an die epigastrische Gegend, Rheumatismus an die befallenen Gelenke und in die Magengegend. Bei akuten Hautausschlägen werden Blutegel an die epigastrische Gegend, bei adynamischem Fieber, Typhus Blutegel auf den Bauch gesetzt. Bei Würmern im Darm werden ebenfalls Blutegel auf den Bauch appliziert, denn jene sind durch Gastroentérite unterhalten, und sie gehen von selbst ab, sobald diese gehoben ist. Bei Kindbettfieber werden Blutegel in Menge in die hypogastrische Gegend gesetzt u. s. w. Neben diesen lokalen Blutentziehungen ist bei allen diesen Krankheiten grösstmögliche Diät und die Anwendung von Gummiwasser notwendig. Diese Behandlung lässt die Krankheit abortieren; sie heilt plötzlich, so lange die Affektion noch nicht zu einer gewissen Höhe gelangt ist.

Die revulsiven Mittel: Blasenpflaster, Diaphoretica, Diuretica, Emetica, Laxantien sind wohl imstande, durch Hervorbringung einer sekundären Irritation die primäre zu entfernen, aber sie sind immer gefährlich, denn wenn dies nicht glückt, so steigern sie im Gegenteil die primäre Krankheit.

Broussais' extremster Anhänger war Bouillaud. Die Desessentialisation der Fieber und die blutentziehende Therapie waren die Hauptpunkte, wegen deren ihm Broussais als medizinischer Messias galt. In letzterem Punkt übertraf er diesen noch und führte die Saignée coup sour coup ein, durch die er Typhus, Pneumonie, Rheumatismus acutus, Herzentzündung und andere Krankheiten glaubte erdrosseln zu können.

Dieses Broussaissche System des „Vampyrismus" ist hier ausführlicher behandelt worden, weil es einmal grossen Einfluss besass und die Einseitigkeit solcher Systeme noch kurz vor ihrem Verschwinden in der wissenschaftlichen Medizin zeigt, dann aber auch, weil es speziell die Erkrankungen der Verdauungsorgane und des Unterleibes in den Vordergrund treten lässt. Der unwiderstehliche Zug nach dem „System" war der Hemmschuh, den die deutschen Gelehrten von einer vorurteilsfreien Einzelforschung zurückhielt. Bei dem Streben das Ganze zu beherrschen, ging der Sinn für das Einzelne verloren; man fühlte sich wohl im Besitze des alles umfassenden und alles erklärenden Systems.

Erst der Aufschwung, den die exakten Naturwissenschaften in den ersten Jahrzehnten des 19. Jahrhunderts nahmen, führten in der Medizin zu der Ueberzeugung von der Notwendigkeit, dem Studium der Erscheinungen naturwissenschaftliche Methode zu Grunde legen. Diese naturwissenschaftliche Richtung wurde eröffnet einerseits durch die Wiener Schule unter Rokitansky und Skoda, andererseits durch die Schule Schönleins. Schönlein wuchs aus der naturphilosophischen Strömung heraus zu der Erkenntnis, dass für die klinische Medizin die naturwissenschaftliche Methode allein einen Fortschritt verbürge. Die neue Wiener Schule unter Dietl und Skoda führte den ersten leidenschaftlichen Stoss gegen den Aderlass und die alte Heilmittellehre, „jenen Inbegriff von Sagen und Traditionen der Vorzeit"; sie sollte ganz beseitigt und an ihre Stelle die durch keine therapeutischen Eingriffe gestörte Naturheilthätigkeit treten. Vielfach artete die Reaktion der Wiener in therapeutischen Nihilismus aus.

Die Therapie der Heilkunde bis nahe zur Mitte unseres Jahrhunderts bewegte sich bei akuten fieberhaften Krankheiten in vorsichtiger Anwendung der allgemeinen und örtlichen Blutentziehungen, in der inneren Anwendung der die Absonderungen und Ausscheidungen zum Zwecke der natürlichen Entscheidung der Krankheit durch die sogenannten Krisen mässig anregenden mineralsauren und pflanzensauren Salze und „resolvierenden“ Mittel und in dem Gebrauch der „Analeptica“, besonders des Weines, Aethers, Kamphers beim Sinken der Kräfte, namentlich bei drohender Herzlähmung. In den chronischen Krankheiten bestand die Behandlung in dem fortgesetzten Gebrauch der salinischen und pflanzlichen Lösungsmittel, mässiger Abführmittel, in Regelung der Diät und des übrigen Verhaltens, in den sehr vorsichtigen und überlegten Uebergang zu den tonischen Mitteln und besonders auch zum Gebrauch der Eisenmittel.

Die klinische Medizin hatte sich zunächst mit Eifer dem Studium der einzelnen Organkrankheiten zugewendet. Dem geläuterten pathologisch-physiologischen Wissen entsprechend, wurden die Krankheitsbilder für die einzelnen Organe genauer studiert, die Untersuchungsmethoden vervollkommnet und die Behandlung namentlich in der Richtung einer Lokaltherapie vervollkommnet. Allgemein und einstimmig wurde in den vierziger Jahren der Ruf nach einer Befreiung der Medizin aus dem Banne der naturphilosophischen Systeme und nach einer Angliederung an die Naturwissenschaften erhoben, allgemein war auch das Bedürfnis nach einer wissenschaftlichen Erforschung der Heilgrundsätze und der Heilmittellehre.

Aber so einstimmig man in der Forderung war, so verschieden waren die Wege, die man zur Erreichung des Zieles vorschlug und teilweise auch einschlug. Alle Schulen, die in dieser Periode der Gärung sich wissenschaftliche Organe schufen, haben ihre Verdienste an der Wegräumung der Trümmer der naturphilosophischen und naturhistorischen Systeme; alle Führer der verschiedenen Richtungen haben Teil an der Bereicherung unseres Wissens mit positiven Thatsachen und an dem Aufschwung der naturwissenschaftlichen Richtung, so Forscher wie Roser und Wunderlich, die 1892 das „Archiv für physiologische Heilkunde“ begründeten, Henle und Pfeuffer, die seit demselben Jahre die „Zeitschrift für rationelle Medizin“ leiteten, v. Jaksch und Hamernik, Skoda und Bamberger.

Aber die klinische Medizin wurde doch erst recht wissenschaftlich neugestaltet durch Rudolf Virchows Arbeiten, der die naturwissenschaftliche Methode in der medizinischen Forschung durchführte und die pathologischen Anschauungen von Grund aus neugestaltete. In seiner Cellularpathologie gab er dann der Klinik den erwünschten festen Standpunkt für ihr Handeln.

Der Umschwung in den klinischen Anschauungen und Lehren vollzog sich nun in den fünfziger Jahren verhältnismässig rasch, und die geläuterte Methode kam in letzter Reihe auch der Therapie zu gute. Der anfänglich von der Wiener Schule eingenommenen Frontstellung der wissenschaftlichen Medizin gegen die alte empirische Therapie folgte bald die Wendung zu einer ruhigeren und nüchternen Auffassung des ärztlichen Könnens. Der Schaden, den der Skeptizismus der Wiener Schule der Heilkunde im Hinblick auf die Therapie gebracht hatte, erwies sich als weit weniger gross wie der Nutzen, den die Medizin aus der erlangten Kenntnis des natürlichen Verlaufs der Krankheiten für die Therapie selbst gewann.

Einen glänzenden Anteil an dem Aufschwunge der Medizin hatte die moderne Physiologie durch Johannes Müller und die Schar seiner Schüler, zu denen ausser Virchow und Helmholtz Forscher wie Schwann, Henle, Remak, Traube, Dubois-Reymond, Brücke, A. v. Gräfe, W. Busch, Max Schultze, also die gefeiertsten Namen aus allen Gebieten der modernen Medizin gehörten. Unabhängig von ihm wirkten die Gebrüder Weber, Purkinje, Karl Ludwig u. a. in dieser Glanzzeit der deutschen Physiologie an der Aufhellung der Vorgänge im gesunden und kranken Körper. Daneben entwickelte sich aus der organischen Chemie durch J. Liebig und dessen zahlreiche Nachfolger die Physiologie des tierischen Chemismus, die physiologische Chemie, Friedrich Wöhlers Synthese des Harnstoffes 1828 bildete den Ausgangspunkt für die Entwicklung der modernen organischen Chemie und einer endlosen Reihe von Entdeckungen, die tiefe Blicke in das mechanische Verständnis der organischen Vorgänge eröffneten und zugleich praktisch von der höchsten Bedeutung sowohl für die Industrie als für die Medizin wurden, für letztere nicht nur durch Darbietung neuer Arzneimittel, sondern wesentlich auch durch die vielfachen Aufklärungen über Krankheitsvorgänge im menschlichen Körper.

Gerade für die Pathologie und Therapie der Krankheiten der Verdauungs- und Absonderungsorgane wurden die physiologischen Forschungen besonders bedeutungsvoll als wichtigste Grundlage des klinischen Eingreifens. Ein kurzer historischer Ueberblick über ihre Ergebnisse auf diesem Gebiete erscheint daher hier unerlässlich.

Im Altertum bezeichnete man die Verdauung als Coctio ciborum, indem man an ein dem Kochen vergleichbares Garmachen der Speisen dachte. Im Mittelalter wurde vielfach wirklich an einem kochenden Einfluss der tierischen Wärme gedacht. Erst im 17. Jahrhundert entwickelten sich bestimmtere Vorstellungen und zwar nahmen die Iatrochemiker ein verdauendes Ferment im Magen an, dessen Zusammenhang mit einer Absonderung sie ja doch nicht erfassten, während die iatromechanische Schule die Verdauung nur als fortschreitende mechanische Zerkleinerung betrachtete.

Erst Réaumur (1752) und Spallanzani (1783) stellten als das Hauptmoment der Verdauung den Magensaft fest, der ohne mechanische Beihilfe verdaut. Seine saure Reaktion, die schon vor Réaumur bekannt war, wurde erst 1834 durch Prout von freier Salzsäure hergeleitet, während das Pepsin von Schwann (1836) erkannt wurde. Der ganze Verdauungsvorgang wurde zum ersten Male infolge einer 1823 von der Pariser Akademie gestellten Preisaufgabe von Leuret und Lasseigne und von Tiedemann und Gmelin einer experimentellen Bearbeitung unterworfen. Während die natürliche Magenverdauung von Beaumont an den vielgenannten kanadischen Jäger mit Magenfistel 1834 sorgfältig beobachtet wurde, lehrte im gleichen Jahre Eberle künstlichen Magensaft bereiten und mit ihm künstlich verdauen. Künstliche Magenfisteln legte erst Blondlot 1843 an. Die zuckerbildende Wirkung des Speichels entdeckte Leuchs 1831.

Die Kenntnis von den Vorgängen im Darm begann erst durch Cl. Bernards Entdeckung (1848), dass der Bauchspeichel Fette verdaut, was schon Eberle behauptet hatte. Corvisart entdeckte 1857 die eiweissverdauende Wirkung dieses Sekretes, die Kühne (1867) in wesentlichen Punkten weiter verfolgte. In einem Zustande lehrte erst Thiry (1865) den Darmsaft in reinem Zustande gewinnen.

Weitere umfassende Arbeiten über die gesamte Verdauung, die wesentlich die Kenntnis der Verdauungsvorgänge förderten, waren die von Frerichs (1849) und von Bidder und Schmidt (1852). Daran schlossen sich dann eine grosse Reihe neuerer experimenteller Arbeiten, die freilich in manchen wichtigen Fragen eine abschliessende Lösung noch nicht haben erreichen können.

Auch die Absonderungsvorgänge der Drüsen sind erst seit verhältnismässig kurzer Zeit wissenschaftlich erforscht worden. Die antike Medizin und noch mehr die mittelalterlichen Aerzte hatten von der Natur der Absonderungen so unklare Vorstellungen, dass z. B. der Nasenschleim lange als ein Abfluss aus dem Gehirn durch das Siebbein betrachtet wurde. Erst die Untersuchungen Schneiders über die Nasenschleimhaut (1660) beseitigten diesen Irrtum. Ungefähr um die gleiche Zeit wurden durch zahlreiche Arbeiten von Forschern wie Glisson, Wharton, Stenson, Rivini, Peyer, Brunner, Malpighi die Anatomie der Drüsen genauer bekannt. Sie erhielt aber erst im neuzehnten Jahrhundert durch die Entdeckung der Nierenstruktur, um die sich Johannes Müller und Bowman verdient machten, und durch das umfassende und grundlegende Werk von Johannes Müller über die Drüsen, das dieser im Jahre 1830 veröffentlichte, einen gewissen Abschluss.

Der Absonderungsvorgang selbst musste so lange im Dunkeln bleiben, als man von der Geschlossenheit der Blutbahnen in den Drüsen noch nicht überzeugt war, sondern annahm, dass die blasigen und röhrigen Hohlräume der Drüsen mit den feinsten Arterien kommunizierten (wie dies Malpighi aussprach), so dass das Sekret als eine direkte „Colatur“ des Blutes, dessen Körperchen in die feinen Räume nicht eindringen könnten, betrachtet, ja von Ruysch die Drüsen geradezu nur als aus Blutgefässen bestehend angesehen wurden. Die neuere Entwicklung der Absonderungslehre knüpft sich an die Entwicklung der Zellenlehre (Schwann) und an die Entdeckung der Endosmose (Dutrochet), wurde aber erst durch die vivisektorischen Versuche an den Absonderungsnerven (Ludwig, Bernard) und durch die mikroskopische Vergleichung der ruhigen und thätigen Drüsen (Heidenhain) zur heutigen Höhe gehoben. (Vgl. Herrmann, Lehrbuch der Physiologie, 11. Aufl., Berlin 1896.)

Um den Ausbau der Lehre von den Erkrankungen der Verdauungs- und Absonderungsorgane erwarb sich in erster Reihe Friedrich Theodor v. Frerichs hervorragende Verdienste. Er wusste den grossen Gewinn, den die Medizin aus den Fortschritten der Naturwissenschaften, besonders der Chemie und Physik und aus der Uebertragung exakter naturwissenschaftlicher Methoden auf die Erforschung physiologischer und pathologischer Probleme gewann, in richtiger Erkenntnis zu würdigen und auszunützen. Er stellte sich lediglich auf den Boden der nüchternen Thatsachen, die auf dem Wege der strengen und voraussetzungslosen Forschung und Beobachtung, auf dem mühevollen Wege des Experimentes erlangt waren. Als einer der Ersten übertrug er die strenge naturwissenschaftliche Methode auf das Studium des kranken lebenden Organismus, auf die Klinik und wurde dadurch für lange Zeit der bedeutendste Pathologe Deutschlands.

Er begann seine Arbeiten mit chemischen Untersuchungen (gemeinsam mit Wöhler) „über die Veränderungen, welche namentlich organische Stoffe bei ihrem Uebergange in den Harn erleiden" (Annalen der Chemie und Pharmacie 1848, S. 235), über das Mass des Stoffwechsels (Müllers Archiv für Anatomie und Physiologie) und Arbeiten über die Allantroinausscheidung bei beschränkter Respiration, über das Vorkommen von Harnstoff, Taurin und Scyllit in den Organen der Plagiostomen. Von diesen ist die erstere der Beginn und der Ausgangspunkt aller der zahlreichen Arbeiten geworden, welche die im Organismus wirkenden chemischen Kräfte der Stoffmetamorphose zu ergründen suchen. Die Untersuchungen über das Mass des Stoffwechsels wurden durch die darin ausgeführten Versuche an hungernden Tieren auf lange Zeit grundlegend für die Arbeiten über den Eiweissstoffwechsel, obgleich sich Frerichs' Anschauung, dass der Stoffwechsel im Hunger das niedrigste Mass des normalen Stoffwechsels sei, als irrig erwiesen hat. Von grosser Bedeutung war auch die mit Städeler gemeinsam gemachte Entdeckung des Vorkommens von Leucin und Tyrosin in den Lebern und dem Harn von Leber-, Typhus- und Variolakranken (1854) und bei der akuten gelben Leberatrophie (1856).

Bald darauf wurde dem jungen Göttinger Dozenten die, ursprünglich dem Professor J. Vogel zugedachte, Bearbeitung des Abschnittes „Verdauung" in R. Wagners Handwörterbuch der Physiologie übertragen. Frerichs begnügte sich nicht mit einer oberflächlichen Bearbeitung des vorhandenen Materials, sondern brachte eine erschöpfende, auf zahlreichen Experimenten, chemischen und anatomischen Studien fussende Monographie mtt vielen neuen Beobachtungen und vollständiger Beherrschung der bisherigen Leistungen. Er hob mit einem Schlage die Lehre von der Verdauung auf ein vollkommen neues Niveau. An Stelle von Vermutungen traten Thatsachen, an Stelle von unklaren Hypothesen exakte Beweisführungen, gestützt auf Experimente chemischer und physiologischer Natur, von denen namentlich die ersteren bei seinen Vorgängern wenig Beachtung gefunden hatten. So war die „Verdauung" ein Werk von fundamentaler Bedeutung auf ihrem Gebiete.

Sein nächstes Werk, die Monographie über die Brightsche Nierenkrankheit und ihre Behandlung, zeigt ihn als Pathologen ersten Ranges. Das Buch, das 1851 erschien, fand grosse Anerkennung namentlich auch in England, wo man der Krankheit wegen ihres häufigen Vorkommens von alters her ein besonderes Interesse zuwandte. Sein Wort beruht auf der Einführung physiologischer Methoden, der allseitigen und durchdringenden Verarbeitung des Stoffes und der Klarheit der Darstellung. Bei der sogenannten Brightschen Nierenkrankheit handelte es sich um höchst komplizierte anatomische und funktionelle Störungen der Niere, deren gemeinsames Symptom Eiweissausscheidung im Harn und deren Folgen, Wassersucht, Herz-, Lungen- und Hirnerkrankungen sind. Diesen verwickelten Prozess, über den die verschiedensten Theorien bestanden, hatte Frerichs mit sichtender Hand entwirrt und von einem einheitlichen Standpunkt aus gedeutet. Die Lücken der klinischen Beobachtung suchte er durch das Experiment zu entscheiden. Er stellte zuerst für die eigentümlichen Hirnerscheinungen, die man als urämische Intoxikation von dem im Blute zurückgehaltenen Harnstoff ableitete, die Ansicht auf, dass nicht dieser, sondern ein giftiges Zersetzungsprodukt desselben, das kohlensaure Ammoniak, ihre Ursache sei und suchte seine Auffassung experimentell zu erhärten. Seine Beweisführung, die sich als unhaltbar erwies, wurde dennoch fruchtbar als Ausgangspunkt zahlreicher anderer experimenteller Arbeiten. Durch Unterbindung der Nierenvenen bewies er, dass die Stauung des Blutes in ihnen den Uebertritt von Eiweiss, Faserstoff und Blut in die Harnkanälchen zur Folge hat und die Entstehung eigentümlicher, schon früher bekannter Gerinnsel in ihnen bedingt, die später durch den Harn fortgeschwemmt und mit ihm ausgeschieden werden. Umgekehrt widerlegte die Unterbindung der Aorta die Ansicht, als ob der vermehrte arterielle Druck die Ursache der Eiweissausscheidung sei. Neben dem semiotischen und pathogenetischen Teil wurde auch entgegen der damals von der Wiener Schule ausgehenden nihilistischen Strömung ein besonderes Gewicht auf die Behandlung gelegt, das Bekannte einer scharfen Kritik unterzogen, und, gestützt auf die neugewonnene Einsicht, wurden neue Mittel und Verfahren empfohlen. Schon vor Frerichs hatten sich andere Forscher, wie H. Meyer, Rayer, Bowman, Johnson, Henle, Nasse, J. Vogel und eine Reihe weiterer Kliniker mit diesen Fragen beschäftigt, und wesentlich neu ist bei Frerichs nur die Theorie der urämischen Intoxikation und die scharfe Betonung der Stadienlehre; aber die erschöpfende Methodik und der wissenschaftliche Geist hob sein Werk weit über die Arbeiten der Vorgänger.

Sein nächstes grosses Werk war die „Klinik der Leberkrankheiten“, die jedoch unvollendet blieb. Auch hier findet sich neben einer bisher unerreichten Fülle und Gediegenheit der klinischen Beobachtungen und einer auf eingehenden historischen Studien fussenden Darstellung eine Menge histologische und namentlich physiologisch-chemischer Befunde, die zum grössten Teil seine eigenen Entdeckungen sind, die genauere Einsicht in die anatomischen Veränderungen der Leber bei der Cirrhose und bei den Folgezuständen der schweren Wechselfieber, in die Veränderungen des Blutes bei der Melanämie, und endlich das Vorkommen gewisser Zwischenprodukte des Stoffwechsels in Leber und Harn; das Leucin und Tyrosin bei der akuten gelben Leberatrophie, das Verschwinden des Harnstoffes bei derselben, die chemische Kenntnis der Gallenpigmente u. a. m. wurden durch Frerichs festgestellt. Seine Ansichten über die Entstehung der Gallenpigmente und Gallensäuren wurden dagegen durch weitere Untersuchungen nicht bestätigt. In der Vorrede zu den Leberkrankheiten sprach er es als sein Ziel aus, die Pathologie vom Standpunkt des Naturforschers und mit allen Hilfsmitteln desselben zu bearbeiten. Sein letztes Werk behandelte den Diabetes. (Vgl. Ewald in der „Allg. deutschen Biographie“, Bd. XXI, 782.)

Die Lehre von den Magenkrankheiten wurde in neuerer Zeit wesentlich gefördert durch die Einführung der Magensonde und Magenpumpe in die Klinik zu therapeutischen und diagnostischen Zwecken.

Die Anfänge der Magensondierung fallen ins griechische Altertum; in der römischen Kaiserzeit wurde sie zum Zwecke der Erleichterung des Erbrechens systematisch ausgebildet. Statt des in den Hals gesteckten Fingers wurde bald eine „pinna“, Brechfeder, üblich. Oribasius beschreibt im vierten Jahrhundert n. Chr. einen 10—12 Zoll langen Handschuhfinger aus weichem Leder, dessen untere zwei Dritteile mit Wolle ausgestopft werden sollten, während das oberste Dritteil leer zu bleiben und den das Instrument dirigierenden Finger des Arztes aufzunehmen hatte. Dieses digitale vomitorium wurde mit Oel bestrichen in die Speiseröhre eingeschoben; dies Instrument kann man als die erste Art von Magensonde ansehen. Das lorum vomitorium, „Brechriemen", wurde im ersten Jahrhundert n. Chr. speziell bei der Opiumvergiftung von Scribonius Largus empfohlen, wahrscheinlich ein Lederriemen, der, mit einem ekelhaften Gerbstoff getränkt, durch seinen Geschmack zum Brechen reizte.

Bis in die neuere Zeit beschränkte sich der Gebrauch von Schlundsonden darauf, Erbrechen einzuleiten und Fremdkörper aus der Speiseröhre herauszuziehen. Erst gegen Ende des 17. und im Anfang des 18. Jahrhunderts kam eine ganz neue Anwendungsweise der Magensonde in Gebrauch, die direkte Behandlung der Magenschleimhaut mit der Sonde, eine Indikation, die dann bei der modernen Behandlung der Magenleiden wieder in den Vordergrund trat. Es geschah dies durch die Reinigung des Magens mittelst der excutia ventriculi, der Magenbürste. Die Magenbürstung des 17. und 18. Jahrhunderts scheint von den Wilden Amerikas übernommen worden zu sein, die nach Dapper (1673) den Leib durch einen Strang von scharfen Blättern von innen reinigten. Im Jahre 1659 liess der Engländer Rumsaeus seine privilegierten Instrumente, die er in der Schrift „Organum salutis, or an instrument to cleanse the stomach" anpries, in London öffentlich feilbieten. Sie bestanden aus 2—3 Fuss langen geschmeidigen Fischbeinstäben, deren unteres Ende ein Knöpfchen bildete, woran eine Quaste zum Herausfegen des Magenschleims hing. Am Ende des 17. Jahrhunderts wurde mit der Magenbürste in einem Mönchskloster an einem vornehmen deutschen Würdenträger eine Aufsehen erregende Kur vorgenommen und bald danach in Leipzig und an anderen Orten Magenbürsten hergestellt und angepriesen als Universalmittel gegen alle aus dem Magen stammenden Krankheiten und als ein Präservativmittel auch für Gesunde, die ihr Leben sich lange zu erhalten wünschten. Das Magenausbürsten mit darauffolgendem Einnehmen eines aus Aloë, Saffran, Myrrhen u. s. w. bestehenden Elixiers sollen 24 Stunden lang vor allem Gift und jeder Pest schützen, ein gutes Gedächtnis bringen, das Gesicht schärfen u. s. w. und helfen gegen kalte und hitzige Fieber, Asthma, Brustgeschwür, Schwindsucht, Kephalalgie, Schlag, Zahn- und Augenweh u. a. m.

Der Stiel des Instrumentes, 26 Zoll lang, bestand aus einem starken, doppelten, sorgfältig geglühten Messingdrahte, der geflochten und mit Seidenfäden umwickelt war. An seinem unteren Ende war eine kleine, 3 Zoll lange und 2 Zoll breite Bürste (nach der Art der heutigen Flaschenbürsten) aus Ziegenbart- oder Pferdehaaren angebracht. Bei Anwendung des Instruments sollte es so gekrümmt werden, dass seine Biegung „nicht gar wie ein halber Zirkel, sondern etwas krümmer sei"; ausserdem sollten Bürste sowohl als Stiel zuvor mit Wasser benetzt werden und vor der Einführung von dem Betreffenden, der die Operationen sich machen lässt oder selbst macht, „2—4 gute Schlücke" Franzbranntwein und ½ Nösel Brunnenwasser getrunken werden. In jenem rohen Instrumente, das wissenschaftliche Mediziner der damaligen Zeit freilich ein „remedium durum et rusticum" nannten, liegt der Keim der Methode, nach der neuerdings die Magenkrankheiten behandelt werden. W. Leube (l. c. S. 15) hält es sogar entschieden des Versuches wert, bei Nervosität und Atonie der Magenschleimhaut mit einem ähnlichen Instrumente therapeutisch vorzugehen.

Bald jedoch geriet die Magenbürste in Vergessenheit, im 18. Jahrhundert war später fast ausnahmslos ein Fischstab als Speiseröhrensonde in Gebrauch, an dessen unterem Ende ein kleiner Schwamm befestigt war. Dies Instrument diente teils dazu, die in der Speiseröhre infolge Lähmung angesammelten Speisen in den Magen hinabzustossen, teils auch zu diagnostischen Zwecken. Ferner wurde sie benutzt, um Verengerungen der Speiseröhre zu erweitern oder mittelst Durchstossung gänzlich zu beseitigen. Geuns benutzte 1767 in einem Falle von scirrhöser Cardiastenose als Sondenansatz ein Elfenbeinknöpfchen, operierte also mit Fischbeinsonde, mit Elfenbeinolive, einem Instrument, das bei Oesophagusstrikturen noch in der Gegenwart gebräuchlich ist. Ein ähnliches Instrument, bestehend aus Silberdraht mit einer eiförmigen Silberkugel empfahl Abercrombie bei Oesophagusstriktur.

Eine neue Indikation eröffnete sich in Fällen, wo man bei Aufhebung des Schlingvermögens auf künstlichem Wege Nahrung oder Arzneimittel dem Magen zuzuführen bestrebt war, oder wo es geboten war, den Inhalt des Magens rascher und vollständiger nach aussen zu befördern, als es durch Brechmittel geschehen konnte. In beiden Fällen war der Heilzweck vollständig nur dann zu erreichen, wenn die Sonde röhrenförmig war und in die Speiseröhre eingeführt mit ihrem unteren Ende bis den Magen reichte.

Die ersten Versuche mit solchen röhrenförmigen Sonden stellten bereits Hieronymus Capivacceus (1598) und Fabricius ab Aquapendente an. Letzterer führte bei Mundsperre ein gekrümmtes silbernes, mit einem dünnen Lammsdarm umwickeltes Röhrchen durch die Nase in den Schlund. Das Röhrchen war aber so kurz, dass es nicht über die Gegend des Kehldeckels hinunterreichte. Immerhin ist in der Anwendung dieser Instrumente, so unvollkommen sie waren, der erste Versuch zur künstlichen Ernährung mit der röhrenförmigen Schlundsonde zu sehen, zumal Fabricius die später oft üblichen Wege für die Einführung der Schlundsonde angiebt, den Weg durch den Nasengang und der Weg durch die hinter den letzten Backzähnen zwischen den Kiefern befindliche Lücke.

Weiterhin wurde Länge und Material der Magensonden verbessert. Schon 1646 lehrte van Helmont die Katheder aus Leder machen und 1768 wurden die ersten elastischen Katheder auf eine Empfehlung von Hérissaut angefertigt. Damit konnte den Schlundsonden unter Umständen eine grössere Länge gegeben werden. John Hunter erwähnte 1776 in einem Vortrage die Möglichkeit, stark reizende Substanzen in den Magen einzuspritzen, ohne dass sie zugleich auf die Lunge wirken könnten. Zu diesem Zwecke empfahl er hohle Bougies oder biegsame Katheter, die so lang sein müssten, dass sie bis in den Magen reichten; durch diese röhrenförmigen Magensonden sollten dann mittelst einer Spritze die betreffenden Arzneimittel injiziert werden.

Der Gedanke, eine röhrenförmige Magensonde bis in die Magenhöhle hinabzuführen und durch diese Sonde Flüssigkeiten mit einer Spritze in den Magen zu injizieren, führte dann bald zu dem weiteren, auch die Rückwärtsbewegung des Spritzenstempels bei dieser Kombination von Sonde und Spitze zu benützen, also Flüssigkeiten aus dem Magen mit diesem Apparat heraufzuholen. Der Wundarzt F. Bush (1822) und ziemlich gleichzeitig Jukes verwirklichten diesen Gedanken. Bush schraubte in Fällen von Opiumvergiftung an eine gewöhnliche Spritze eine biegsame Röhre aus Gummi elasticum oder Leder, spritzte erst Wasser in den Magen ein und zog nun den Spritzenstempel auf, um das mit Wasser vermischte Gift aus dem Magen „gleichsam herauf zu pumpen". Noch im Laufe der zwanziger Jahre des vergangenen Jahrhunderts wurden dann von Ward, Read, Weiss u. a. Magenpumpen verschiedener Art angegeben. Jukes' Apparat benutzt Röhren von elastischem Gummi ($2^1/_2$ Fuss lang und $^1/_4$ Zoll im Durchmesser), an deren Ende eine kleine durchlöcherte elfenbeinerne Kugel befestigt war als Magensonde, während Weiss und Read nicht zusammengesetzte biegsame, elastische Röhren, deren Spitze abgerundet und mit zwei Seitenöffnungen versehen war, anwendeten.

Seit der Mitte des 19. Jahrhunderts bürgerten sich dann hauptsächlich die Hartkautschuksonden und die englischen Sonden ein, die aus einem mit Harzmasse getränktem Gewebe gefertigt wurden. Ewald und Oser benutzten (1875) einen gewöhnlichen Gummischlauch als Magensonde; dann folgten Gummischlauchsonden und immer neue Verbesserungen. Doppelsonden wurden von Auerbach und Ploss (1870) zuerst bei Magenkranken angewandt und empfohlen.

Nachdem die Magenpumpe ursprünglich nur in Fällen von Vergiftung, namentlich durch Opium, verwendet worden war, empfahl 1842 Lefèvre die Auspumpung des Magens und nachfolgende Auswaschung mit einem erweichenden Dekokt bei drohender Gastrorhexis und 1846 riet Canstatt die Magenpumpe auch in der Therapie der Magenektasie zur „öfteren Entleerung der im Magen angehäuften Flüssigkeiten zu benutzen". Aber erst Kussmaul hat seit 1869 („Behandlung der Magenerweiterung durch eine neue Methode mittelst der Magenpumpe". Deutsches Archiv für klinische Medizin Bd. VI, S. 455) die Magenpumpe am Krankenbett und in der Klinik eingebürgert und durch die Behandlung einer Reihe von Magenerweiterungen durch Auspumpung des Magens praktisch in die Therapie der Magenkrankheiten eingeführt. Seiner Initiative ist auch die weitere Anwendung der Entleerung des Magens auf mechanischem Wege als Heilmittel bei anderen Magenkrankheiten zu danken, so bei akutem und chronischem Magenkatarrh, bei Geschwüren und Carcinom des Magens, bei nervösen Magenleiden (wo Malbranc 1878 die „Magendouche" mit warmem kohlensauren Wasser empfahl) u. s. w.

Noch gegen Ende der sechziger Jahre gehörte die Magenerweiterung namentlich in der schweren Form, die aus Verengerung und Verschluss des Pförtners hervorgeht, zu den qualvollsten Leiden. „Nur ausnahmsweise", sagt Kussmaul, „erfreuten wir uns in der Behandlung dieser furchtbaren Krankheit besonderer Erfolge, in der Regel gelang es uns kaum, den Hilfesuchenden Erleichterung, geschweige denn Heilung, zu verschaffen." Die meisten derartigen Kranken galten als unrettbar verloren und waren deshalb in den Krankenhäusern und Kliniken ungern gesehen. Auch Kussmaul nahm am 15. April 1867 nur ungern das 25jährige Bauernmädchen Marie Weiner aus Heimbach auf, das seit seinem 11. Lebensjahre magenleidend war und eine starke Erweiterung des Magens durch

Ulcus pylori, Hypertrophie des Pförtners und chronischen Katarrh des Magens hatte, enorm abgemagert war und überdies an Krampfanfällen litt.

Ihr beklagenswerter Zustand liess in Kussmaul den Gedanken aufkommen, die Magenpumpe anzuwenden. Mit der Entfernung der grossen Massen zersetzten sauren Mageninhalts musste das quälende Bannen und Würgen sofort aufhören. Mittelst der Pumpe musste es gelingen, den Magen vollständig auszuleeren, ihm vielleicht sogar die Fähigkeit, sich auf seinen kleinsten Umfang zusammenzuziehen, wieder zu verschaffen. Mit der Entleerung und Verkleinerung des Magens würde auch die mechanische Verschliessung des Pförtners sich heben lassen. Endlich schien die Anwendung der Magenpumpe eine wirksamere örtliche Behandlung der kranken Magenschleimhaut zuzulassen, nicht nur die vollständige Entfernung der scharfen, ätzenden Massen, sondern auch eine Waschung und Reinigung der kranken, durch Säure misshandelten Schleimhaut mit alkalischen Flüssigkeiten. Diesen Ueberlegungen folgend, fing Kussmaul an, am 22. Juli 1867 seiner Patientin zum erstenmal den Magen auszupumpen und auszuwaschen. Die Einführung der Magensonde, das Auspumpen und Auswaschen mit Vichywasser ging über alles Erwarten leicht von statten. Der unmittelbare Erfolg war ein überraschend wohlthätiger und die Kranke war wie umgewandelt; sie nahm in knapp 6 Monaten dann 20—23 Pfund zu. Die Genesung blieb eine vollständige, obwohl sich die Patientin keineswegs in guten äusseren Verhältnissen befand.

Die ersten Mitteilungen über seine neue Behandlungsweise der Magenerweiterung machte Kussmaul in der ersten Sitzung der Sektion für innere Medizin auf der 41. Versammlung deutscher Naturforscher und Aerzte in Frankfurt a. M. im September 1867. Weitere Beobachtungen und Erfahrungen über die inzwischen zur Methode ausgebildete Behandlung der Magenerweiterung enthielt die Freiburger Prorektoratsrede Kussmauls vom 9. September 1869 und die inhaltsreiche bekannte Arbeit im 6. Bande des „Deutschen Archivs für klinische Medizin“ vom Jahre 1869: „Ueber die Behandlung der Magenerweiterung durch eine neue Methode mittelst der Magenpumpe“.

Neben der neuen Behandlungsmethode gab diese Arbeit eine solche Fülle klinischen Materials und so viele neue Gesichtspunkte für die Pathologie, Diagnostik und Therapie, dass sie zur Grundlage für die meisten späteren Arbeiten über Magenkrankheiten wurde. Kussmaul würdigte hier neben der gutartigen Verengerung des Pförtners durch Geschwüre, Narben und Pylorushypertrophie und der bösartigen Verengerung des Pförtners durch Krebsgeschwülste schon die einfachen, nicht von Stenose des Pylorus oder Duodenum abhängigen Erweiterungen des Magens, die durch Atonie des Muscularis infolge von Belastung und Ausdehnung des Magens über die Elastizitätskoeffizienten hinaus bei Polyphagie oder als paralytische Schwäche in der Rekonvaleszenz nach erschöpfenden Krankheiten, z. B. Typhus, oder bei nervös-anämischen Zuständen sich ausgebildet hatten, ferner die Parese der Magenmuskulatur infolge fettiger und kolloider Entartung der Muskelfasern. Auch bestimmten mechanischen Momenten wird nachgegangen, die mitunter zu Lebzeiten Symptome gänzlichen Pylorusverschlusses veranlassen, während sich an der Leiche noch bequem der kleine Finger durch den verengten Pförtner in das Duodenum bringen lässt. Dabei wird auf das Herabsinken des bei Magenerweiterungen am meisten ausgebuchteten und belasteten Pylorusteils des Magens, auf die Ausbildung der fötalen (Vertikal-) Stellung des Magens verwiesen, auch an die Möglichkeit eines reflektorischen tonischen Krampfes des hypertrophischen Pylorus gedacht, der infolge der Reizung der sensiblen Nerven der Pförtnergegend durch die von einer gesteigerten Peristaltik gegen den Pförtner angetriebenen scharfen Massen zu höheren Graden anwächst.

Dass diese stärkere Reizung der Magenschleimhaut durch stagnierenden Mageninhalt reflektorisch auch eine gesteigerte, sogar kontinuierliche Absonderung von Flüssigkeit hervorruft, entzog sich noch damals Kussmauls Kenntnis; den exakten Nachweis hierfür erbrachte erst v. Mering 1893 auf dem Wege des Experiments. Dagegen erkannte Kussmaul die Bedeutung der starken und oft schnellen Wasserverluste bei manchen Magenerweiterungen; die von ihm zuerst beschriebenen tonischen Muskelkrämpfe (die sog. Magentetanie) fasste er als Folgen der raschen Eindickung des Blutes und Austrocknung von Nerv und Muskel auf und legte auch damals schon grossen Wert auf die Zufuhr von Flüssigkeit in Form von Fleischbrüh-Weinklystieren, die im Darme zur Aufsaugung gelangten und wohlthätig wirkten. Kussmaul fand ferner, dass der erweiterte Magen, der grössere Mahlzeiten nicht mehr auszutreiben vermag, doch im stande ist, kleine, in bestimmten Abständen verabreichte Portionen in den Darm weiterzuschieben, und gab die Verordnung, den herabgesunkenen und erweiterten Magen durch eine hypogastrische Binde zu stützen.

Kussmaul lehrte ferner die Kranken, sich selbst die Schlundsonde einzuführen und den Magen auszuspülen; so griff ein Schwarzwälder Wollspinner, der keineswegs streng Diät hielt, bei Beschwerden oft zweimal zur Pumpe und spülte sich den Magen rein, und gedieh dabei trotz seiner Diätsünden.

Kussmaul benutzte die Magenpumpe auch zu Spülungen der kranken Magenschleimhaut, zunächst mit alkalischen Wässern. Die Grenzen der Behandlungsmethode gab er selbst an. Er vermochte Magenerweiterungen zu heilen, wenn keine oder nur eine mässige Verengerung des Pylorus oder Duodenum vorlag. Keine Heilung, nur Erleichterung konnten die Magenspülungen aber gewähren bei krebsiger Pylorusverengerung, bei sehr bedeutender narbiger Verengerung des Pförtners und bei mässiger Verengerung, wenn die Magenwand infolge chronischer Gastritis vorgeschrittene, einer Rückbildung nicht mehr fähige Entartungen erlitten hat. Auch für die in jener Zeit (1869) für unheilbar geltenden Fälle war doch die Magenspülung ein Mittel, das frühzeitig angewendet, jedenfalls das Leben beträchtlich zu verlängern und wesentlich besser zu gestalten im stande war. (Vgl. W. Fleiner in der Festschrift für Kussmaul, Deutsches Archiv für klinische Medizin, Band 73, Leipzig 1902.)

Im Zusammenhange mit der neuen Methode zur Behandlung der Magenerweiterung stehen Kussmauls Versuche, die Speiseröhre und selbst das Innere des Magens zu spiegeln. Er führte im Jahre 1868 die erste direkte Oesophagoskopie mit Erfolg durch, und die Magenspiegelung gelang ihm an einem herumreisenden Schwertschlucker so gut, dass er sie in der Klinik und am 21. Juli 1868 der naturforschenden Versammlung zu Freiburg demonstrieren konnte.

In das von ihm erschlossene Gebiet der Magenpathologie kehrte Kussmaul 1880 zurück mit einem klinischen Vortrage über „Die peristaltische Unruhe des Magens nebst Bemerkungen über Tiefstand und Erweiterung desselben, das Klatschgeräusch und Galle im Magen“. Inzwischen hatte man durch chemische und physiologische, auch bakteriologische Untersuchung des Mageninhalts wichtige Einblicke in die normalen und krankhaften Verdauungsvorgänge gewonnen und gelernt, den Ueberschuss und den Mangel der Salzsäure im Magensaft diagnostisch und prognostisch zu verwerten. Die motorischen Funktionen des Magens aber und die Störungen, die sie durch Krankheiten erleiden, waren noch ein dunkles Gebiet der Medizin, nur durch Tierexperimente einigermassen erhellt. Kussmaul zeigte in diesem Vortrage neue Krankheitserscheinungen, bisher unbeachtete Störungen der motorischen Funktionen, Form- und Lageanomalien des Magens.

In allen Fällen von Magenerweiterung bei verengertem Pylorus ist die von Kussmaul geschilderte peristaltische Unruhe nichts als der Ausdruck und die Wirkung einer grob mechanischen Störung. Aber auch ohne solche kann die peristaltische Unruhe des Magens infolge einer krankhaft gesteigerten Erregbarkeit des peristaltischen Nervenapparates als Motilitätsneurose auftreten. Der Tiefstand des Magens mit subvertikaler Stellung, die Plätschergeräusche, die Gegenwart von Galle im nüchternen Magen u. s. w. stellte Kussmaul hier in ihrer diagnostischen und pathologischen Bedeutung fest. (Vgl. W. Fleiner, l. c. S. 79.)

Statt der Pumpe wurde schon 1823 von Sommerville, und dann 1870 nach Kussmauls Veröffentlichung von Th. Jürgensen und anderen einfachere Hebevorrichtung zur Entleerung des Mageninhalts empfohlen und diese Methode der „Magenausspülung“ bürgerte sich bald in der Praxis ein, vielfach an Stelle der Auspumpung.

Die Elektrisierung des Magens mittelst der Sonde empfahl zuerst Canstatt 1846, aber erst Duchenne verwirklichte sie im Anfang der fünfziger Jahre unter Anwendung von Faradisation, doch wurde in der Folge nach seinen wenig günstigen Erfahrungen der Magen meist von aussen her elektrisiert. Kussmaul berichtete dann 1877 über seine Erfolge mit der inneren Faradisation des Magens bei Kranken mit Magenerweiterung und hartnäckiger Obstipation.

Die Magensonde errang sich im Laufe der letzten Jahrzehnte des 19. Jahrhunderts auf vielen Gebieten eine wichtige Stellung, namentlich zur künstlichen Ernährung der Kranken, zur allmählichen Erweiterung der Stenosen der Cardiagegend, zur Prüfung des physiologischen und pathologischen Mageninhalts und zur Diagnose der verschiedenen Krankheiten des Magens, die sich immer weiter vervollkommnete.

Im letzten Menschenalter lag der Schwerpunkt in der pathologischen Erforschung der Magenkrankheiten weniger auf dem pathologisch-anatomischen Befund, als auf der Erkenntnis der physiologischen Funktionsstörungen, an die das therapeutische Vorgehen anknüpft. Das verfeinerte Studium der physiologischen Funktionsstörungen, deren genaue Feststellung erzielt und erreicht wurde, ist für den heutigen Stand der Lehre von den Magenkrankheiten charakteristisch.

Nachdem Kussmaul 1869 die Sonde und Magenpumpe in die Behandlung eingeführt hatte, war es das bleibende Verdienst Leubes

(1871), zuerst die Magensonde zu diagnostischen Zwecken verwendet zu haben. Durch die Sonde suchte Leube zweierlei zu erreichen, einesteils die zeitliche Dauer der Verdauung, andererseits die Stärke der Saftsekretion festzustellen. Leubes Methode der Prüfung der zeitlichen Dauer der Digestion ist auch heute noch allgemein üblich, dagegen ergab seine Methode zur Prüfung der Stärke der Saftsekretion, weil am nüchternen Magen angestellt, keine entscheidenden Resultate. Der Vorschlag Leubes, die Sonde auch zu diagnostischen Zwecken zu verwenden, blieb lange Zeit gänzlich unbeachtet.

Einen neuen Anstoss gab erst die im Jahre 1879 aus Kussmauls Klinik erschienene Arbeit v. d. Veldens. Er untersuchte mit gewissen Farbstoffreagentien, die eine deutliche Reaktion mit Salzsäure geben, den Mageninhalt einer Reihe von Kranken mit Magenerweiterung und fand dabei, dass der Mageninhalt in der einen Reihe von Fällen mit diesen Farbstoffen Salzsäurereaktionen gab, in einer anderen nicht, und zwar fand er letzteres Verhalten bei den carcinomatösen Ektasien, während bei den nicht carcinomatösen Ektasien die Reaktionen positiv ausfielen. Aus diesem Fehlen der Farbstoffreaktionen bei carcinomatösen Ektasien schloss v. d. Velden, dass hier überhaupt keine Salzsäure abgesondert werde.

Riegel bestätigte diese Resultate im wesentlichen und dehnte die Untersuchung des Mageninhalts auf alle hartnäckigen Magenkrankheiten überhaupt aus. Um aber vergleichbare Werte zu erhalten, empfahl er den ausgeheberten Mageninhalt auf der Höhe der Verdauung, nach Einführung einer stets in gleicher Weise zusammengesetzten Probemahlzeit, auf seinen Verdauungszustand, auf sein Verhalten gegen diese Farbstoffreagentien, sowie auf seine etwa noch vorhandene Verdauungskraft zu untersuchen.

Später erfolgten weitere Vorschläge in anderer Weise zusammengesetzter Probemahlzeiten, so von Haworski, Boas und Ewald, Klemperer, Sée u. a. Unter allen Methoden hat sich die von Riegel empfohlene Probemittagsmahlzeit und das Ewald-Boassche Probefrühstück am meisten eingebürgert.

Bald ergab sich, dass der negative Ausfall der Farbestoffreaktionen keineswegs allein dem Pyloruscarcinom zukommt. Schon 1880 wies Edinger nach, dass auch in Fällen von amyloider Degeneration der Magenschleimhaut die Farbstoffreaktionen negativ ausgefallen waren, d. h. die freie Salzsäure gefehlt hatte. Das Gleiche zeigte sich bei Magenverätzung. Damit war erwiesen, dass dieses Fehlen der reinen Salzsäure kein absolut pathognomonisches Symptom des Magencarcinoms ist.

In die nächste Zeit fällt das eifrige Bestreben, neue Farbstoffreagentien zum Nachweis der Salzsäure im Mageninhalt aufzufinden, die meist wieder der Vergessenheit anheimgefallen sind. Nur ein aus früherer Periode stammendes Reagens behauptete seinen Platz, das Uffelmannsche Reagens (Mischung von Eisenchlorid und Karbolsäure) zum Nachweis der Milchsäure. Aus späterer Zeit stammen das bald eingebürgerte Congorot (1886) und Phloroglucinvanillin (1887).

Bedroht wurden die bisherigen Ergebnisse in der Salzsäurefrage durch die Arbeit von Cahn und v. Mering (1886). Es gelang diesen nämlich durch ein besonderes Verfahren, in ausgeheberten Massen, die keine Farbstoffreaktionen gaben, dennoch Salzsäure nachzuweisen. Sie verwarfen daher die Farbstoffreagentien und behaupteten, dass in solchen carcinomatösen Magensäften nicht das Fehlen, sondern das Vorhandensein von Salzsäure die Regel sei.

Die Nachprüfungen Honigmanns und v. Noordens klärten dann die Salzsäurefrage auf. Durch ihre Untersuchungen wurde nicht nur das Ausbleiben der Reaktionen beim Carcinom erklärt, sondern dem Begriffe der freien Salzsäure neuer Inhalt gegeben. Ein Magensaft, der die Salzsäurereaktionen giebt, hat seine Schuldigkeit gethan, denn er hat freie oder überschüssige Salzsäure. Umgekehrt musste da, wo keine freie Salzsäure sich fand, wo die Farbstoffreaktionen negativ ausfielen, die Menge des Verdauungssekretes eine ungenügende sein. Damit waren die Farbstoffreagentien, die auf freie Säure oder Salzsäure reagieren, wieder anerkannt.

Bald schritt man nun zn einer quantitativen Säurebestimmung, man ermittelte die Gesamtacidität, und unterschied normalen Chemismus, Superacidität und Subacidität. Das Suchen nach möglichst exakten Methoden für die quantitative Bestimmung beschäftigte die Forschung eine Reihe von Jahren, und zahlreiche Methoden der Salzsäurebestimmung wurden im Laufe der Zeiten angegeben, geübt und wieder verlassen.

Stand die Salzsäurefrage so lange Zeit hindurch im Vordergrunde der Magenpathologie, so machte sich doch in neuerer Zeit immer mehr das Bestreben geltend, auch nach anderen Seiten hin die Einsicht in das Wesen der einzelnen Magenkrankheiten zu vertiefen. In jüngster Zeit wurden namentlich die Störungen der Motilität, der Resorption, die Bedeutung der Gasbildung, der Gasgärungen u. s. w. Gegenstand eifriger Forschungen, die Prüfung der motorischen Thätigkeit des Magens, für die zuerst Leube eine Methode angab, wurde durch die Oelmethode von Klemperer (1888), die Salolmethode von Ewald und Sievers (1887), den Gastrograph von Einhorn (1894) weiter ausgebildet. Zur Magenspülung gesellten sich in der Therapie Magendouche und Massage des Magens, die Ernährungstherapie erfreute sich besonderer Pflege, ebenso die anderen physikalisch-diätetischen Methoden. Viele Krankheitsformen, die früher ihrem Wesen und dem Zusammenhang ihrer Erscheinungen nach unzugänglich schienen, können jetzt geheilt oder doch gelindert werden, namentlich auch durch die Mitwirkung der Chirurgie auf manchen Gebieten.

In der Therapie des Magengeschwürs spiegelt sich die geschichtliche Entwicklung der Pathologie und Therapie der Magenkrankheiten in der Neuzeit anschaulich wieder. Eine der wichtigsten Erscheinungen des Magengeschwürs beschreibt schon Hippokrates als eine besondere Krankheit; Morbus niger und sphacelosartige Krankheit nannte er sie, weil die schwarzen Massen in Form von Klumpen erbrochen wurden oder nach unten abgingen. Allerdings können auch andere Zustände ein ähnliches Krankheitsbild herbeiführen, aber manche Züge des Morbus niger des Hippokrates sind charakteristisch für das Magengeschwür und seine diätetischen Regeln haben eine für alle Zeiten giltige Grundlage für die Behandlung des Magengeschwürs gegeben.

Hippokrates bezeichnete die beim Morbus niger nach oben und unten entleerten Massen als schwarze Galle, Atra bilis. Diese Bezeichnung erhielt sich, bis Fr. Hoffmann in Halle 1740 für manche Fälle nachwies, dass der Sitz und die Quelle des Morbus niger der Magen sei. „Dort liefern die Gefässe, welche gleichzeitig mit der

Zerstörung der Substanz des Magens eröffnet werden oder aufbrechen, das Blut, welches durch Erbrechen ausgeworfen wird. — Man muss annehmen, dass die Gefässe durch saure, ätzende Säfte angefressen wurden, wenn dem Erbrechen ein scharfer Magenschmerz vorausgegangen und wenn die durch Erbrechen entleerte blutige Masse schwarz und sauer zugleich ist, die Zähne stumpf macht und Schlund und Mund anätzt."

Morgagni schloss sich der einfachen Erklärung von Fr. Hoffmann nicht an; er nahm eine Art von Gangrän im Magen an und glaubte, die Leute, welche an Morbus niger zu Grunde gehen, stürben nicht etwa am Blutverlust, sondern an einer Art von Vergiftung des Blutes, welche das Gehirn infizierte, etwa wie Leute, die an Gangrän sterben. Er bleibt bei der Eigenartigkeit der Atra bilis Hippocratis stehen. Morgagni erwähnt auch das Erbrechen von chokoladefarbenen Massen und lauchgrüner Flüssigkeit in grossen Mengen und schildert in der Krankengeschichte eines deutschen Edelmanns in Bologna die Zustände der kontinuierlichen Saftsekretion, die unter den Erscheinungen der gastrischen Tetanie in kurzer Zeit den Tod des Kranken herbeiführte.

Von Hoffmanns Mitteln sind einige Vorbilder moderner Methoden, so die mit Stärke gekochte Milch, die kleisterartig die klaffenden Gefässe schliessen soll, für Carnots lokale Gelatineapplikation, sein Rhabarberpulver mit Krebssteinpulver (kohlensaurem Kalk) gemischt für die beliebten Mischungen von Rhabarber mit Alkalien, das Leubesche und das Siegelsche Pulver u. s. w.

Die Bezeichnung „Ulcus ventriculi" findet sich zuerst bei Johann Peter Frank; von ihm stammt auch die Verordnung absoluter Ruhe (summa quies corporis imperanda), die Applikation von Schnee oder gestossenem Eise auf den Magen und die Anwendung von kleinen, aber häufigen Portionen von Milch oder von Fleischbrühe, die er mit Blättern von Rumex acetosa abkochen liess und endlich Verwendung des Serum lactis albuminatum als Blutstillungsmittel.

Aber erst Cruveilhier verbreitete genauere Kenntnisse von der Pathologie des Magengeschwürs; er bildete zumeist in seiner Anatomie pathologique du corps humain Magengeschwüre ab und beschrieb zum erstenmal das Ulcus simplex chronicum. Die beliebten Brechkuren wurden seit seinen Aufklarungen mit einem Schlage beseitigt. Auch die Therapie dieses Leidens leitete er durch systematische Anwendung der Milchdiät, Fernhalten aller Medikamente und methodisches Individualisieren in der Diät. Vor allem empfahl er Ruhe: „Le repos pour l'estomac, c'est la diète".

Fast das gesamte über die Krankheiten des Magens bis zum Ende der fünfziger Jahre bekannt gewordene Material fasste dann William Brinton in seinen im St. Thomas-Hospital gehaltenen Vorlesungen zusammen. Auf den Lehren der Verdauungsphysiologie begründete er sein diätetisches System als beste Behandlungsmethode. Er nahm schon in den fünfziger Jahren an, was erst viel später durch Pawlow und dessen Schule bewiesen wurde, dass Menge und Art der Nahrung die Sekretion des Magensaftes beeinflusst, und zog aus dieser, der klinischen Erfahrung entnommenen Erscheinung therapeutischen Nutzen.

Der französische Kliniker Trousseau empfahl Bismutum subnitricum in der Behandlung des Magengeschwürs. Nicht lange nach dem Erscheinen des Trousseauschen „Clinique médicale“, am Ende der sechziger Jahre, kamen Kussmauls erste Mitteilungen über seine neue Behandlung der Magenerweiterung mittelst der Magenpumpe, welche die gesamte Therapie der Magenkrankheiten mächtig förderte. Erst die chemisch-physiologische Untersuchung des nach Kussmauls Vorgange zunächst aus krankem und dann auch aus gesundem Magen entnommenen Inhaltes gab richtige Vorstellungen von den normalen und krankhhaften Vorgängen im Magen. Kussmaul empfahl die Wismutbehandlung der Geschwüre; mit Hilfe der Magensonde brachte er grosse Mengen des altbewährten Bismutum subnitricum dergestalt in die erkrankte Region des Magens, dass dort die zu Reizerscheinungen Anlass gebende Stelle mit einer Schutzdecke von Wismut überlagert und von der Berührung mit dem Mageninhalte abgeschlossen wird.

Die Verengerungen des Magenausganges und die von diesen abhängige Magenerweiterung, die häufigsten und wichtigsten Folgen von Geschwürsnarben, galten noch vor wenigen Jahrzehnten als unheilbar und unsäglich qualvoll. Seit Kussmauls Methode der Magenspülungen wurden sie in ihren Erscheinungen gemildert und nicht selten geheilt. Trotz der glänzenden Erfolge seiner Behandlungsmethode erkannte Kussmaul doch, dass man durch Magenspülungen Magenerweiterungen nur zu heilen vermag, wenn keine oder nur eine mässige Verengerung des Pförtners oder des Duodenum vorliegt. Er hielt hier als erster die Hilfe des Chirurgen für nötig und sein Gedanke hat vielleicht erst seinen Freund Billroth angeregt, den Magen auf operativem Wege in Angriff zu nehmen. Ebenso forderte Kussmaul auch bei Perforation des Magens, schon in einer Zeit, wo Magenoperationen noch nicht ausgeführt wurden — die erste Operation führte 1881 Rydygier aus — die Hilfe des Chirurgen da, wo die internen Mittel versagten. In einer Strassburger Dissertation (von P. Koch) aus dem Jahre 1880 wird nämlich als Kussmauls Ueberzeugung ausgesprochen, dass man dahin kommen wird, in anscheinend verlorenen Fällen noch günstige Bedingungen für die Heilung zu schaffen „durch Eröffnung der Bauchhöhle, Auswaschung der verderblichen Massen und regelrechte Naht der Perforationsstelle, nachdem man sie vielleicht in eine in normalem Gewebe gelegene Schnittwunde umgewandelt hat“.

Auf der durch Kussmaul gewonnenen Grundlage beruht die von Ziemssen (1871) eingeführte Behandlung des Magengeschwürs, welche die Neutralisation der Magensäure, die Beseitigung der sauren Gärung des Mageninhaltes und die tägliche regelmässige Entleerung des gesamten Mageninhaltes in den Darm als wichtigste Indikationen aufstellte. Karlsbader Kur, strenge Diät und symptomatische Anwendung des Morphiums waren die Hauptmittel der Therapie.

Auf ähnlichen Grundsätzen baute W. Leube (seit 1873) seine Kur auf. Keine bessere Diät fand er (gleich Cruveilhier), als Ruhe. Strenge Bettruhe leitet die Kur deshalb ein, das Karlsbader Salz behielt er bei und führte in die Geschwürsdiät die Fleischsolution als ein wirkungsvolles Präparat ein. Weiteren Ausbau erhielt die Lehre vom Magengeschwüre dann in neuester Zeit u. a. durch Ewald, Boas, Rosenheim, Riegel, Penzoldt, v. Mering und W. Fleiner. (Vgl. W. Fleiner, Die Behandlung des Magengeschwürs, München, Med. Wochenschrift 1902, No. 22—24.)

In der Zeit der Antisepsis und Asepsis wurde auch die Chirurgie mehr und mehr in schweren Fällen von Magenerkrankungen zur rettenden Helferin der inneren Medizin, wo deren Mittel versagten.

Chirurgische Eingriffe in den Magen sind schon lange vor der antiseptischen Zeit vereinzelt vorgekommen; sie richteten sich gegen Fremdkörper, die von aussen fühlbar waren und ausgeschnitten wurden. Florian Mathis (1602), ein Bader in Prag, und Daniel Schwabe (1635), ein Bader in Königsberg, sollen auf diese Weise zum erstenmal verschluckte Messer entfernt haben. In dringenden Fällen wurden solche Operationen auch später des öfteren vorgenommen.

Den Gedanken, den krankhaft entarteten Pylorusteil des Magens wegzunehmen, führte bereits 1810 Merrem in einer Dissertation aus. Er suchte die Möglichkeit der Pylorusresektion durch Experimente an drei Hunden darzulegen, die jedoch ungünstig verliefen. Merrems Vorschläge wurden damals wenig ernst genommen und kaum beachtet; noch 1825 bezeichnete sie Schreger ausdrücklich als einen Traum.

Im Jahre 1837 empfahl der norwegische Arzt Egeberg, durch den traurigen Zustand von Patienten mit unheilbarer Speiseröhrenverengerung veranlasst, für deren Ernährung die Anlegung einer Magenfistel. Zwar legten schon bald nachher die Physiologen bei Tieren zum Studium der Verdauuungsvorgänge Magenfisteln an, aber erst 1849 führte Sedillot in Strassburg Eggebergs Vorschlag aus und die Magenfistelbildung zur direkten Zufuhr von Speisen blieb seitdem in Uebung. In neuester Zeit erfuhr sie wesentliche Verbesserungen.

Die Excision des Magencarcinoms wagte zuerst Péan in Paris 1879, dann 1880 Rydygier in Kulm. Inzwischen hatten seit 1874, vielleicht angeregt durch Kussmaul, Billroth und seine Schüler (Gussenbauer, Winiwarter, Czerny) den Gedanken kranke Magenteile zu resezieren, durch experimentelle und statistische Untersuchungen, auch der Sektionsprotokolle bei Magencarcinom, verfolgt und vorbereitet. Im Jahre 1881 unternahm dann Billroth die Operation, die erste mit glücklichem Erfolge. Die Magenoperationen wurden dann durch seine Schüler Wölfler (1881) und v. Hacker, welche Pylorusstenosen durch Bildung einer Anastomose zwischen Magen und Jejunum umgingen, durch Mikulicz (1887) u. a. weiter ausgebildet.

Auch auf den Gebieten der Pathologie und Therapie der Leber- und Gallenkrankheiten, der Erkrankungen der Bauchspeicheldrüse, den Leiden des Darmes und der Blase, der Harnröhren und der Nieren machten sich im Laufe des neunzehnten Jahrhunderts, namentlich gegen dessen Ende hin, ähnliche Verhältnisse vielfach geltend, wie bei den Magenkrankheiten. Insbesondere gilt dies von der Verfeinerung der Diagnostik und dem Aufschwung der Therapie durch Einführung neuer oder verbesserter und umgestalteter mechanisch-physikalischer Hilfsmittel und dem immer weiter ausgedehnten Vordringen der Chirurgie im Gebiete der inneren Medizin, die ihr früher als unnahbar gelten mussten. Auch die Erkenntnis, dass häufig Mikroorganismen als Infektionsträger ätiologisch eine bisher ungeahnte Rolle spielen, wurde in der Epoche der modernen Bakteriologie auf allen diesen Gebieten zum Gemeingut. Ein Blick auf die Entwicklung der Pathologie bei einzelnen Leiden aus diesen Gebieten wird dies des näheren erweisen.

S. Th. Sömmering konnte schon im Jahre 1795 in seiner Schrift „De concrementis biliariis corporis humani" 213 Autoren citieren, die über Gallenstein geschrieben hatten, dazu 15 Werke mit Abbildungen. Aber grosse Fortschritte sind in der Erkenntnis wesentlich erst in jüngster Zeit und namentlich durch Naunyns grundlegende Arbeiten zu verzeichnen. Naunyn sagte in Paris 1900: „Die Lehre von der Cholelithiasis hat in diesem letzten Jahrzehnte eine vollständige Umgestaltung erfahren. Aetiologie und Pathogenese werden gegenwärtig von der Infektion beherrscht und von dieser getragen strebt in der Therapie die Chirurgie nach der Alleinherrschaft." Nachdem es gelungen war, durch künstliche Infektion der Gallenblase Steinbildung hervorzurufen, erschienen Zweifel am bakteriellen Ursprunge der Gallensteine kaum noch gerechtfertigt. Zu berücksichtigen war allerdings, dass experimentell Vorbedingungen geschaffen werden mussten, wie sie beim Menschen nicht existieren. Einfache Einspritzung von Infektionsträgern in die Gallenblase führte zu negativen Resultaten, die Tiere wurden dadurch nicht lokal infiziert, viel weniger bekamen sie Steine. Will man letztere hervorrufen, so muss nach Mignot (1898) die Kontraktilität der Gallenblase aufgehoben, sondern dürfen nur Bakterien mit abgeschwächter Virulenz eingespritzt werden. Die verschiedensten Infektionsträger wurden von ihm wie von Miyake (1900) mit positivem Resultate einverleibt.

Diese Experimente bestätigten allgemein gehegte Anschauungen. Dass Steine in einer ganz intakten Gallenblase entständen, glaubte wohl niemand. Der Katarrh der Galle wird wahrscheinlich durch Mikroorganismen angeregt, so dass die Einzelheiten der Steinbildung auf diese zurückführen. Eine gewisse Disposition zur Steinbildung muss dabei vorhanden sein.

Welch grosser Umwege es bedurft hat, die Pathologie der Gallensteinkrankheit auf die heutige Höhe der Forschung zu führen, lehrt ein historischer Rückblick auf die Geschichte der Cholelithiasis, wie sie sich seit Jahrhunderten gestaltet hat.

Im Altertum und Mittelalter wird merkwürdigerweise das Vorkommen von Gallensteinen nicht erwähnt. Erst Antonius Benivenius, der 1582 starb, erwähnt solche, die bei der Sektion einer Frau sich in der Gallenblase und neben ihr fanden, die an Schmerzen in der Lebergegend gelitten hatte, und führt auf sie den Tod zurück. Fernel gab 1554 schon eine gute Beschreibung des Vorkommens von Gallensteinen und der dabei auftretenden Symptome. Er weiss, dass Verstopfung des Choledochus zur Anschwellung der Gallenblase, weisser Verfärbung der Fäces, dunkler des Urins führt, während bei Hepaticusverschluss die Gallenblase leer ist. Die in der Gallenblase gebildeten Konkremente seien meist schwarz und immer leicht, so dass sie auf dem Wasser schwimmen. Sie entstehen nach ihm aus der Galle, die zu lange zurückgehalten, nicht entleert oder erneuert wird, besonders kommen sie bei Verstopfung des Gallenblasenganges zustande. Die Krankheitserscheinungen sind oft undeutlich und nicht geeignet, die Diagnose sicher zu stellen.

Eine Reihe weiterer Beobachter folgten; wertvoll waren namentlich Glissons anatomische Untersuchungen (1569), der auch die

Leberkolik, verbunden mit Ikterus, aus eigener Erfahrung schildert. Zur selben Zeit werden von Blasius u. a. die ersten Fälle von Abscessbildung infolge von Gallensteinen geschildert. Sydenham fasste die Leberkolik nur als ein hysterisches Zeichen auf, erwähnt aber nichts von Gallensteinen. Ausführlich behandelte Friedrich Hoffmann die Steinbildung, die er auf Stagnation der Galle zurückführt. In der zweiten Hälfte des 18. Jahrhunderts kommt helleres Licht in die Lehre von dem Gallensteinleiden durch die experimentellen und pathologisch-anatomischen Studien Hallers, Morgagnis, Fourcroys, Vicq d'Azyrs u. s. w. Ein treues Bild der damaligen Kenntnisse giebt Morgagnis Werk „De sedibus et causis morborum". Im 19. Jahrhundert wurde dann die Klinik der Cholelithiasis durch Andral, Trousseau, Frerichs u. a. gefördert; die Bildung der Gallensteine ist seit dem Aufschwung der physiologischen Chemie namentlich durch Naunyn erhellt, und die Chirurgie der Gallenwege durch Kocher, Sims, Langenbuch, Küster, Courroisier u. a. in neuester Zeit erfolgreich ausgebaut worden.

Die Bauchspeicheldrüse, das Pankreas, blieb lange in dunkler und unbekannter Verborgenheit. Ob Hippokrates dies Organ kannte ist zweifelhaft. Galen erwähnt es unter dem Namen Pankreas, der von der hippokratischen Vorstellung ausgeht, nach welcher die Drüsen „ganz aus Fleisch" bestehen. Das Aufleben der anatomischen Forschung im 16. Jahrhundert brachte auch einige Fortschritte der Kenntnisse vom Pankreas. Vesal, Fallopius, Bauhin erwähnen es, ohne jedoch näheres über Bau und Verrichtung zu berichten.

Der wichtigste Fortschritt in der Erkenntnis des Organs wurde 1642 durch Georg Wirsüng gemacht, einen Bayern, der in Padua Prosektor des Professors Johann Vesling war. Er entdeckte den Ausführungsgang der Drüse, sowie dessen Einmündung ins Duodenum und teilte seinen wichtigen Fund in einem ausführlichen Briefe dem berühmten Pariser Anatomen Johann Riolan mit (vgl. M. Schirmer' Beitrag zur Geschichte und Anatomie des Pankreas. Dissertation. Basel 1893). Wirsüng konnte sich jedoch seines jungen Entdeckerruhms nicht lange erfreuen, da er etwa ein Jahr nach jenem Briefe in Padua von einem Dalmatiner aus Privathass (nicht aus Eifersucht wegen seiner Entdeckung) meuchlings erschossen wurde. Lange Zeit nach seinem Tode wurde von J. M. Hoffmann in Altdorf behauptet, dass er den Ausfuhrungsgang ein Jahr früher beim indischen Hahn gefunden und seinem Freunde Wirsüng gezeigt habe. Jedenfalls hat ihn dieser aber zuerst beim Menschen nachgewiesen, auch giebt er bereits an, dass zuweilen beim Menschen und bei Tieren ein doppelter Gang vorkäme.

Erst Santorini zeigte in einer Arbeit, die 38 Jahre nach seinem 1737 erfolgten Tode veröffentlicht wurde, dass ausser dem Hauptgange, der noch heute nach dem Entdecker „Ductus Wirsungianus" genannt wird, beständig ein zweiter kleinerer Ausführungsgang ins Duodenum führt, welcher seitdem nach ihm als „Ductus Santorini" bezeichnet wird. Merkwürdigerweise wurde seine Entdeckung vergessen; die meisten Anatomen nahmen in der Regel das Vorhandensein eines einzigen Ausführungsganges an, und in seltenen Ausnahmefällen käme ein zweiter Nebenausführungsgang hinzu. Erst durch Verneuil 1851 und Bernard (1856) wurde das beständige Vorkommen zweier Gänge wieder hervorgehoben. Der Name „Bauchspeicheldrüse" wurde durch Sömmering in die deutsche Anatomie eingeführt.

Den Fortschritten der Anatomie folgte sehr langsam die Erkenntnis der physiologischen Bedeutung der Drüse, welche nach vorbereitenden Arbeiten verschiedener Forscher erst von Claude Bernard (1856) zu einem gewissen Abschluss gebracht wurde. Dieser erkannte zuerst nach zahlreichen Versuchen, deren Resultate er in seinem „Mémoire sur le Pancréas" zusammenfasste, dass das Sekret der Drüse auf alle drei Kategorien von Nahrungsstoffen einen Einfluss ausübe. Es wandelt Stärke in Zucker um, zerlegt Fette in Fettsäuren und Glycerin, emulgiert ausserdem neutrale Fette und endlich vermag es Eiweiss zu lösen. Corvisart (1857) wies besonders auf die letztere Fähigkeit des Pankreassaftes hin. Bidder und Schmidt, Kühne, Heidenhain förderten weiterhin die Kenntnis von der Wirkung des Sekretes.

Die Pathologie des Pankreas entwickelte sich erst sehr spät. Bamberger schrieb im Jahre 1855 mit Recht: „Zu einer Zeit, als man von dem feineren Bau und der Funktion des Pankreas noch gar nichts wusste, glaubte man über die Krankheiten des Organs die ausgedehntesten Kenntnisse zu besitzen." Die Iatrochemiker wiesen dem Pankreas eine sehr bedeutende Rolle in der Pathologie zu. Einer von ihnen, Bernhard Swalve, veröffentlichte 1677 eine Schrift, in der er die Anschauungen seiner Zeitgenossen niederlegte: „Pancreas pancrene s. pancreatis et succi ex eo profluentis commentum succinctum".

Morgagni und Lieutaud brachten Mitteilungen über Sektionsbefunde bei Krankheiten des Pankreas. Auch klinische Mitteilungen über die an derartigen Fällen gemachten Beobachtungen wurden im 18. Jahrhundert mehrfach veröffentlicht. Rahn gab 1796 Beiträge zur „Diagnosis scirrhorum pancreatis". Aus dem Anfange des neunzehnten Jahrhunderts stammen Schriften von Harles und Schmackpfeffer. Bécourt gab 1830 einen Ueberblick über das bis dahin Bekannte und fügte neue Beobachtungen hinzu. Kurz darauf gab Mondière (1836) ebenfalls eine referierende Zusammenstellung des vorhandenen Stoffes, und Joseph Frank folgte 1843 mit einer ähnlichen Arbeit. Von besonderer Wichtigkeit ist die Schrift von Clansen (1846) für die Lehre von den Krankheiten des Pankreas, weil sie die gesamte ältere Litteratur sammelte und das grosse Material von Einzelbeobachtung kritisch sichtete; sein Wert giebt den gesamten Stand der damaligen Kenntnisse über diesen Gegenstand wieder. Weniger kritisch ist Ancelets Schrift (1866), doch lenkte sie durch eine mühevolle Sammlung zahlreicher Einzelbeobachtungen von Pankreaskrankheiten die Aufmerksamkeit der Fachgenossen wieder auf dies Kapitel der Medizin.

Einen grossen Fortschritt bedeutete dann Friedreichs Arbeit in Ziemssens Sammelwerk (1878), der in streng wissenschaftlicher Weise vom Standpunkte des inneren Klinikers aus die Krankheiten des Pankreas behandelte, aber dabei die vorhandenen grossen Lücken der Erkenntnis scharf betonte.

Die pathologische Anatomie der Bauchspeicheldrüse behandelte nach Rokitansky und Virchow namentlich Klebs (1874), der zuerst die pathologischen Affektionen des Pankreas ausführlicher darstellte und eine gewisse Grundlage schuf. Später (1894) stellte

Dieckhoff wichtige Untersuchungen auf diesem Gebiete an. Die Entzündungen des Organs bearbeitete Filz (1890) gründlich; eine eingehende Studie über Blutung, Entzündung, brandiges Absterben des Pankreas gab dann Seitz 1892. Eine reiche Litteratur rief die Entdeckung v. Merings und Minkowskis hervor, dass nach totaler Entfernung des Pankreas bei Tieren Diabetes eintritt.

Das Pankreas war eines der letzten Organe, an die das Messer des Chirurgen sich gewagt hat. Erst seit dem Anfang der achtziger Jahre des 19. Jahrhunderts kann man von einer Chirurgie des Pankreas sprechen. Eröffnet wurde sie durch die von Gussenbauer angebahnte Erkenntnis und Behandlung der Cysten. 1884 veröffentlichte Seen seine Chirurgie des Pankreas, dessen Entzündung, Eiterung und Nekrose, dann Körte, dessen topographisch-anatomische Verhältnisse für die Exstirpation fester Geschwülste Krönlein bearbeitete. Litterarisch wurde dann die Chirurgie des Pankreas behandelt von Nimier (1893), Madelung (1896) und namentlich von W. Koerte (1898).

Die Hämorrhoiden, die Blutungen der erweiterten Mastdarmvenen, haben in der Pathologie der früheren Jahrhunderte eine sehr wichtige Rolle gespielt. Dass die Krankheit im Altertum bereits bekannt war, geht aus mehreren Stellen bei Hippokrates und Celsus hervor, und es finden sich hier bereits, soweit es sich um rein objektive Angaben handelt, eine Reihe treffender und feiner Beobachtungen niedergelegt. Eine ganz besondere Aufmerksamkeit wandten, wie oben erwähnt, G. E. Stahl, Hoffmann und Alberti am Beginn des 18. Jahrhunderts der Hämorrhoidalkrankheit zu. Eine Reihe ihrer Werke geben davon ausführlich Kunde: G. E. Stahls „Abhandlungen von der goldenen Ader", Leipzig 1729, desselben Schrift „De haemorrh. mot. et fluxuum haemorrh. diversitate", Offenbach 1731, ferner Stahls „De dubia et suspecta haemorrhoid. laude", Halle 1733; von F. Hoffmann: „De salubritate fluxus haemorrh.", Halle 1708, „De immod. haemorrh. fluxione", Halle 1730, „De cephalaea cum haemorrhoidali fluxu", Halle 1735; von Albertus endlich die folgenden Veröffentlichungen:

„Tractus de haemorrhoidibus", Halle 1722, „De haemorrh. et mensium consensu", Halle 1719, „De haemorrh. symptom. et pernicie", Halle 1726, „De haemorrh. feminarum", Halle 1727, „De haemorrh. suppressione", Halle 1718, „De diff. haemorrh. ab aliis cruentis alvi fluxibus", Halle 1727, „De haemorrh. gravidarum et puerperarum", Halle 1727, „De haemorrh. praeservatione", Halle 1727, endlich „De haemorrh. juniorum", Halle 1727. Schon die Anführung dieser zahlreichen Titel weniger Autoren zeigt die Wichtigkeit, welche man damals den Hämorrhoiden beilegte.

Eine reiche Litteratur schloss sich bis in die Gegenwart hinein an diese Veröffentlichungen, so dass wenig Krankheiten litterarisch so umfangreich vertreten sind, wie diese. Es entspringt dies aus der Auffassung der früheren Aerztegenerationen von dem Wesen der Krankheit. Sie waren gewöhnt, die Ausbildung von Hämorrhoiden als den Ausdruck einer Konstitutionsanomalie anzusehen. Es spricht sich diese Anschauung namentlich darin aus, dass sie der Erblichkeit eine sehr weitgehende ätiologische Bedeutung einräumten. Auch pflegten sie in den hämorrhoidalen Blutungen eine Art von heilsamem Vorgange zu erblicken, durch welchen der Organismus das Bestreben habe, sich aller unreinen und krankmachenden Säfte zu entledigen. In der Regel führen hämorrhoidale Blutungen, wenn sie nicht zu stark sind und dadurch die unangenehme Empfindung der Schwäche hervorrufen, ein Gefühl von Erleichterung und Wohlbefinden herbei. Hieraus ist es zu erklären, dass die ältere Medizin der Hämorrhoidalblutung für eine Art natürlichen Reinigungsvorganges des Organismus angesehen hat, und dass auch heute noch von Laien (wie das Volk überhaupt häufig frühere überwundene Anschauungen der wissenschaftlichen Medizin hartnäckig festhält) die Blutung als eine günstige Wendung und als ein für die ganze Gesundheit bedeutungsvoller Vorgang begrüsst wird. Ging man doch so weit, aus dem Nichtwiedererscheinen von Blutungen eine Reihe von Krankheiten anderer Organe abzuleiten, und unter Umständen auch selbst eine Hämoptoë, den häufigen Vorläufer von Lungenschwindsucht, als die Folge verstockter und versetzter Hämorrhoiden zu bezeichnen.

Die moderne Medizin, die namentlich seit dem Erscheinen von Virchows Cellularpathologie die Krankheitsprozesse mehr örtlich zu konzentrieren suchte, ging in der Erklärung der Hämorrhoidalerscheinungen weit nüchterner und mehr mechanisch zu Werke. Sie erkannte als Ursachen für die Entwicklung von Phlebektasie der Hämorrhoidalnerven keine anderen Ursachen als Zirkulationsstörungen im Pfortadergebiet an, und erblickte in der Blutung nichts weiter als den Höhepunkt der Wirkung, welche die Blutstockung nach sich zieht. Neben den lokalen Symptomen treten allerdings auch allgemeine Symptome auf (Störungen der Verdauung, psychische Symptome), die jedoch früher vielfach übertrieben und in dem Kapitel der Krankheitsursachen arg missbraucht wurden, um ätiologisch unbekannten Krankheiten eine Art von Erklärung unterzuschieben. Die Therapie wurde ausser durch diätetische Massnahmen in neuester Zeit auch durch chirurgische Eingriffe (Karbolinjektionen und verschiedene Operationen) für schwerere Fälle wesentlich ergänzt.

Die Pathologie und Therapie der Typhlitis und Perityphlitis ist erst seit den dreissiger Jahren des 19. Jahrhunderts wissenschaftlich genauer erforscht worden. Wohl finden sich bei Aretäus und bei Celsus schon Erwähnungen hierher gehöriger Krankheitsfälle und einige Fälle von Abnormitäten des Wurmfortsatzes wurden weiterhin beschrieben, aber erst im 18. Jahrhundert zeigt sich das Streben nach Erklärung der Ursachen der Erkrankungen. Es bricht sich die Meinung durch, dass eine Kotretention und Kotverdickung die Entzündung bewirke, so bei Morgagni und Boerhaave. Mehrfach wird ein Brandigsein des Wurmfortsatzes und offenbar nicht erkannte Kotsteine beschrieben. Die erste eingehendere Beschreibung des Krankheitsbildes lieferte Peter Frank (1792 in „De curandis hominum morbis epitome"). Unter dem Namen Peritonitis muscularis und Psoitis führte er in einer Reihe von Fällen an, die das Bild einer Perityphlitis zeigen; aber schon seine Benennungen zeigen, dass er nicht den Kern der Sache erkannte. Therapeutisch empfahl er neben allgemeiner und örtlicher Blutentziehung Nitrum in Mohnsamenemulsion mit Extr. hyoscyani und Extr. opii aquos., bei geringerer Entzündung Calomel ev. mit Opium oder Calomel mit Kampher.

Wesentliche Fortschritte brachten erst französische Forscher, zuerst Louyer-Villermay, der 1824 der Akademie über zwei Krankheitsbeobachtungen berichtete und gleich den Processus vermicularis beschuldigte. Gesunde, kräftige Menschen erkrankten plötzlich mit Schmerzen in der rechten Fossa iliaca, denen Erbrechen folgte. Der Leib war stark aufgetrieben. Die Behandlung mit Blutegeln, Lavements und Aderlass konnten den in wenigen Tagen eintretenden Tod nicht hindern. Bei den Sektionen fand man in beiden Fällen nur den Processus vermiformis ergriffen, zum Teil auch das zunächst gelegene Gewebe. „Verschont war aber das ganze Peritoneum, das Innere des Blinddarms und der übrige Darm.“ Erstaunt fragte Louyer-Villermay, woher die Entzündung dieses so kleinen und in seinen Funktionen noch unbekannten Organes stamme, dass sie so schnell ohne folgende Bauchfellentzündung tödlich endigt? Eine Erklärung wusste er nicht.

Bald nach ihm (1827) traten Hasson und Dance, Schüler Dupuytrens, der dann 1833 selbst das Wort nahm, dieser Frage näher. Sie kamen durch die Häufigkeit der Entzündungen in der rechten Fossa iliaca auf den Zusammenhang mit dem Coecum. Als Grund des häufigeren Vorkommens der Entzündungen rechterseits nahmen sie die natürliche Verengerung an der Valvula ileo-coecalis an, wie sie auch am Pylorus existiert, ferner den Umstand, dass der Darm hier aufhört, frei und beweglich zu sein, die Kotmassen hier beginnen eingedickt zu werden, die Fortbewegung der Fäces hier gegen die Schwerkraft geht, alles Momente, um die Stase der Fäkalmassen zu begünstigen und die Quelle für Entzündungen in der Nachbarschaft des Darmes zu werden, welche meist in Gestalt einer Geschwulst nachzuweisen seien. Die eigentlichen Symptome der Krankheit bestanden in der Beständigkeit des Schmerzes an einer bestimmten Stelle in der Fossa iliaca dextra und in der Anschwellung dieser Stelle. Als Verlauf hatten Husson und Dance beobachtet: Eine langsame Verteilung, seltener eine Peritonitis oder Pericellulitis, endlich den Durchbruch des eiternden Tumors nach aussen oder in den Darm. Bei der Therapie hat sich die Antiphlogose glänzend bewährt. So wurden bei dem einen Falle bis zu 200 Blutegel auf die Bauchdecken appliziert. Aber auch Aderlässe hatten den glücklichsten Erfolg, dazu milde Purgantien und Lavements; aber die Drastica seien zu meiden, da die hierdurch bewirkten heftigen Bewegungen des Darms die Adhäsionen zwischen Darm und Herd zerreissen können.

Mélier und Menière (1828) gingen in der Therapie noch einen Schritt weiter. Während sie mit anfänglicher präservativer Behandlung, mit lokaler Blutentziehung u. s. w. einverstanden sind, um eine Lösung des Prozesses oder einen Durchbruch bei Eiterung des Darms abzuwarten, so soll baldige, künstlich bewerkstelligte Entleerung des Eiters nach aussen beim Anwachsen der Anschwellung erfolgen. Der Ort der operativen Eröffnung ist am besten an der Crista ossis ischii, das Instrument der Troicart oder des Bistouri.

Wie wenig Verständnis für das Wesen der Krankheitsgruppe noch vorhanden war, zeigt ein Aufsatz von Corbien (1830). Er wirft trotz seiner Berufung auf die eben genannten Autoren die entzündlichen Prozesse in beiden Iliacalgruben unterschiedlos durcheinander und will durch einen Druck auf den Entzündungsherd vom Mastdarm aus die Eiterung vermindern.

Nachdem in Deutschland Unger, in England Abercrombie u. a. weitere Studien veröffentlicht hatten, war es ein deutscher Kliniker, Puchelt in Heidelberg, der endlich einen festen Symptomenkomplex dieser Krankheitsgruppe aufstellte und zugleich den Namen „Perityphlitis" einführte. Zunächst sprach er (in seinem „System der Medizin, 1829) in dem Kapitel: Eiterung, Verschwärung und Geschwüre des Darmkanals über eine oft beobachtete Abscessbildung, besonders im Colon ascendens, 1. durch akute und chronische Entzündung mit dem Sitz seltener in den Darmhäuten, häufiger im Mesenterium und in dessen Drüsen mit Durchbruch a. in den Darm und damit erfolgter Heilung, b. in die Peritonealhöhle und letalem, c. in die Nachbarorgane und unbestimmten Ausgang, 2. bei tuberkulösen Prozessen, bei gastrischen, pituitösen, hektischen und fauligen Fiebern, 3. durch Carcinome. Therapeutisch ist die Eiterung zu verhindern, Diarrhöen aber nicht, damit Jauche und Eiter jederzeit Abfluss haben. Nur bei totaler Erschöpfung sind Mucilaginosa und Opiate anwendbar, die Hauptsache der Geschwürsheilung ist aber der Natur zu überlassen.

Bald nachher (1832) gaben er und zwei seiner Schüler, Spielmann und Goldbeck eine weitergehende Anschauung bekannt. Sie kommen zum Schluss, dass es sich um eine durch vorausgegangene entzündliche Reizung der Mucosa des Blinddarms bedingte Entzündung des unterliegenden Zellgewebes handle. Es fehlt aber noch die Erkenntnis der Ursache dieser entzündlichen Reizung.

In ein neues Stadium führte die Aufmerksamkeit, die man den Darmperforationen, besonders denen des Wurmfortsatzes zu schenken begann. Namentlich die Engländer, Burne, Smith u. s. w. hielten fest an den Beobachtungen über die öfteren Perforationen des Processus vermiformis und bekämpften die Anschauungen Dupuytrens. Als geeignete Therapie erwies sich ihnen die Opiumtherapie, die schon Graves 1824 neben Paracentese bei Peritonitis mit Erfolg angewandt hatte, und die nun Stokes (1835) auf die Behandlung der Perityphliden mit günstigem Erfolg bei hohen Gaben übertrug, indem er dadurch den Darm ruhig stellte und somit den gefährlichen Austritt der Fäces hinderte.

Diese Opiumtherapie fand vielfach Nachfolge. In Deutschland trat A. Volz (1843) als Vorkämpfer der Opiumbehandlung auf und wies zugleich eingehend die Rolle der Fremdkörper im Wurmfortsatz nach. Oft schaden derartige Konkremente nicht, häufiger verursachen sie aber durch die Zunahme ihres Umfanges eine katarrhalische Anwulstung und Zerstörung der Schleimhaut, schliesslich eine Perforation der Serosa und infolgedessen eine Peritonitis. Ueber die Ursachen der Konkrementbildung kann Volz nichts sagen; merkwürdig erscheint ihm dabei die Bevorzugung des männlichen Geschlechts. Kurz vorher hatte Rokitansky die Beziehungen der im Wurmfortsatz befindlichen Konkremente zu den anatomischen Veränderungen der Ulceration und Perforation erkannt und pathologisch-anatomisch mustergültig dargelegt.

Das klinische Verständnis der Perityphlitis förderte dann in den fünfziger Jahren in erster Linie Bamberger durch seine Arbeiten; es folgten dann eine Reihe anatomischer Arbeiten, eine genauere Einteilung des Krankheitsbildes in Gruppen (Oppolzer, Matterstock u. a.) und vor allem das Eingreifen der Chirurgie, das schon in vorantiseptischer Zeit als Paracentese und Incision vielfach empfohlen war, aber erst durch die Antisepsis Sicherheit bekam, zumal man das Peritoneum (z. B. noch 1882 Nussbaum) als ein chirurgisches

Noli me tangere ansah. Keith, Spencer-Wells, Peaslee, Schröder, Lawson Tait nahmen nun in den achtziger Jahren die frühzeitige Incision energisch in Angriff. Krönlein konnte 1886 von einer 55 Stunden nach der Perforation vorgenommenen Laparatomie und gleichzeitigen Resektion des Wurmfortsatzes berichten und Mikulicz zu gleicher Zeit von seinen Erfolgen bei jauchig-eitriger Peritonitis durch mehrere Laparatomien. Schon im März 1889 hatte Leyden gefragt, ob man nicht der Peritonitis auf operativem Wege beikommen könne.

Wie weit die chirurgische Behandlung berechtigt sei, wurde dann vielfach umstritten; für rein interne (Opium-) Behandlung, für rein operative und für eine vermittelnde Richtung treten verschiedene Gruppen von Klinikern ein. Eine zweckentsprechende Aussprache zwischen den Anhängern dieser Richtungen wurde dann im Frühjahr 1895 auf dem Kongress für innere Medizin herbeigeführt, wo Sahli und Helferich als Referenten auftraten. Es wurden dabei die Indikationen für das Eingreifen des Chirurgen im wesentlichen festgestellt und in ihren eingeschränkten Grenzen auch von den Anhängern der internen Therapie anerkannt.

Die Harnschau bildete bis in die Neuzeit hinein für das Volk ein wichtiges Attribut des Arztes, der auf alten Bildern nie ohne Uringlas erscheint. Bei den Arabern und in der scholastischen Medizin wurde in der Semiotik namentlich auf den Urin Rücksicht genommen und die Uroskopie gab vorzugsweise Gelegenheit, den Arzt als einen in die verborgensten Geheimnisse Eingeweihten erscheinen zu lassen. Besonders berühmt waren im 12. und 13. Jahrhundert die regulae urinarum magistri mauri. Es werden darin 19 Farben des Urins unterschieden: Albus (klarem Wasser gleich), lacteus, glaukus, karopos (von der Farbe der Kamelhaare), subpallidus, pallidus (dünn fleischbrühartig), subcitrinus, citrinus, subrufus, rufus (goldgelb), subrubens, rubens (blutrot), subrubicundus, rubicundus (braunrot, safrangelb), inopos (ähnlich dem trüben abgestandenen Wein), kianos (grau), viridis, lividus, niger. Daneben wurde die Menge und Konsistenz beobachtet. Alle Zeichen werden bezogen auf Wärme oder Kälte, Trockenheit oder Feuchtigkeit des Organismus.

Gewissenlose Abenteurer und unwissende Empiriker trieben mit der Harnschau einen unerträglichen Missbrauch. Es war begreiflich, dass sich namentlich seit dem 16. Jahrhundert ehrliche Aerzte und verständige Laien, wie der Bischof Dudith von Horekowicz gegen dieses Treiben wandten und eine wissenschaftliche Behandlung der Urinlehre anstrebten, die freilich erst in einer späteren Entwicklungsperiode der Chemie erreichbar war. Die Erkenntnis der Nierenkrankheiten und der Erkrankungen der Geschlechtswerkzeuge ist durch die Uroskopie in keiner Weise gefördert worden.

Die chirurgische Behandlung der Unterleibsorgane blieb bis in die Neuzeit hinein mangelhaft, wenn auch Anfänge schon im Mittelalter vorhanden waren. So genoss in der Operation der Mastdarmfisteln John Ardern im 14. Jahrhundert einen grossen Ruf. Die Hernien wurden durch andauernde Rückenlage oder durch Bruchbänder behandelt. Eine wesentliche Förderung erfuhr die Herniologie durch Guy v. Chauliac, der verschiedene Formen der Hernien nach ihren Bruchpforten unterschied und die Varicocele, Hydrocele und Sarcocele überhaupt davon absonderte. Die Radikalheilung suchte man durch Aetzungen der Bruchpforte nach Reposition der vorgefallenen Eingeweide zu erzielen. Zu der Entfernung des Hodens, welche bei Skrotalhernien angewandt wurde, entschlossen sich nur die herumziehenden Empiriker.

Auch der Steinschnitt, welcher nach der Methode des Celsus ausgeführt wurde, lag im Mittelalter in den Händen von Spezialisten dieser Art. Bei Strikturen der Harnröhre wurden Bougies aus Wachs, Zinn oder Silber gebraucht. Bei Erkrankungen der Blase und beim Tripper verordnete John Ardern Einspritzungen.

Eine bedeutende Bereicherung erfuhr die Technik des Steinschnitts im 16. Jahrhundert. Die bis dahin gebräuchliche, von Celsus beschriebene und von Paulus Aegineta vereinfachte Methode wurde dadurch verbessert, dass vor der Operation eine katheterartig gekrümmte Hohlsonde, welche mit der Konvexität nach dem Perineum drängte, in die Harnröhre eingeführt wurde. Indem der Schnitt in die Pars membranacea in der Rinne dieser Hohlsonde gezogen wurde, erhielt die Hand des Operateurs eine sichere Leitung, welche für den Erfolg von grosser Bedeutung war. Man nannte dies Verfahren die Operation mit der grossen Gerätschaft und betrachtet Bernardo di Rapallo als ihren Erfinder. Allgemeiner bekannt wurde sie durch Mariano Santo.

Die Nachteile, welche der Steinschnitt vom Perineum aus zuweilen im Gefolge hatte, namentlich die Vereiterung der Prostata und der Samenausführungsgänge und die dadurch hervorgerufene Zeugungsunfähigkeit, vor allem aber die Unmöglichkeit, sehr grosse Steine oder, wenn sich Steine abgesackt haben, solche auf diesem Wege durch die Perinealwunde zu entfernen, regten den Gedanken an, ob es nicht möglich sei, den Stein von oben her durch einen Einschnitt über der Schambeinfuge herauszuholen. Pierre Franco führte den hohen Steinschnitt zum erstenmal im Jahre 1560 mit glücklichem Erfolge bei einem zweijährigem Kinde aus, nachdem er vergeblich versucht hatte, den Stein, der die Grösse eines Hühnereies hatte, nach der alten Methode zu entfernen. Er fühlte sich dazu besonders dadurch veranlasst, dass die Blase stark nach vorn drängte. Rousset gab deshalb auch später den Rat, die Harnblase mit Wasser auszufüllen, bevor man zur Operation schreitet.

Auch der hohe Steinschnitt hatte manche Gefahren, welche den Erfolg der Operation in Frage stellten. Schon Pierre Franco erkannte dies und beschäftigte sich aus diesem Grunde wieder mit dem Perinealsteinschnitt, für welchen er eine neue Methode angab. Danach wurde der Schnitt auf der in die Harnröhre eingeführten Furchensonde seitlich von der Raphe ausgeführt und durch die Prostata verlängert. Der Seitensteinschnitt, wie dieses Verfahren genannt wurde, hatte wenigstens den Vorteil, dass dabei selbst Steine von bedeutendem Umfange entfernt werden konnten. Pierre Franco machte ferner darauf aufmerksam, dass Blasensteine beim weiblichen Geschlecht häufig durch eine einfache Erweiterung der Harnröhre herausgebracht werden.

Die Lithothrypsie war nahezu in Vergessenheit geraten. Alessandro Benedetti erzählte (1508), dass einige Chirurgen den Blasenstein, ohne dass ein Einschnitt gemacht wird, mit eisernen Instrumenten zertrümmerten, hielt aber von diesem Verfahren nicht viel. Eine eigentümliche Methode beschrieb Prosper Alpini, die er in Aegypten kennen gelernt hatte. Sie bestand darin, dass die Harnröhre erweitert und der Stein von aussen in dieselbe hineingedrängt wurde.

Die Hernien suchte man durch anhaltende Rückenlage oder Bruchbänder zur Heilung zu bringen; auch entschloss man sich nicht selten zur Radikaloperation. Zu diesem Zwecke wurde bei Leistenbrüchen die Pforte nach der Reposition der vorgefallenen Eingeweide mit einem feinen goldenen oder bleiernen Draht oder einem Faden vernäht. Ambroise Paré erwarb sich das grosse Verdienst, dass er das operative Eingreifen so viel als möglich auf die eingeklemmten Hernien beschränkte. Nur in diesem Falle führte er die regelrechte Herniotomie aus. Allerdings haben andere Chirurgen, wie P. Franco und Rousset, dies schon vor ihm gethan, aber erst durch Paré wurde dies Verfahren bei eingeklemmten Hernien wissenschaftlich begründet und damit den Kranken dieser Art, welche man früher häufig ihrem Schicksal überlassen hatte, die Aussicht auf Rettung geboten.

Auf die operative Beseitigung der Harnröhrenstrikturen durch gewaltsame Trennung mit dem Messer wird durch A. Paré wieder der Vergessenheit (schon die Chirurgen der römischen Kaiserzeit übten sie) entrissen. Ausserdem wandte man gegen dies Leiden Bougies an, die mit geeigneten Arzneistoffen bestrichen waren; sie wurden namentlich von Laguna empfohlen.

Zu den glänzendsten und segensreichsten Fortschritten gehört die Lithothrypsie. Diese bereits von den Aerzten der byzantinischen Periode ausgeführte Operation war, wie oben erwähnt, abgesehen von einzelnen Beobachtungen bei Benedetti im 16. und trotz der lebhaften Bemühungen von Cincci im 18. Jahrhundert, in welchem sich auch mehrfache Nachrichten von der Ausführung der Operation durch Laien vorfinden, so gut als ganz in Vergessenheit geraten. Das Verdienst, die Lithothrypsie zu neuem Leben erweckt zu haben, gebührt unstreitig Gruithuisen in München, obschon die sehr unvollkommenen Instrumente desselben sich am Lebenden nicht bewährten. In Frankreich wurde Gruithuisens Erfindung, wie es scheint, durch die Vorlesungen von Marjolie bekannt, zu dessen Zuhörern Civiale gehörte.

Aber die sichere Methode, den Stein in der unverletzten Blase soweit zu zertrümmern, dass nun seine Trümmer freien Ausgang finden, würde technisch-instrumentell erst durch Heurteloup gefunden. Sein 1832 angegebenes Instrument, der Percuteur, ist das Vorbild aller eigentlichen Lithotriptoren. Er zeigt bereits die zwei Arme, von denen der „männliche“ im „weiblichen“ gleitet und die mit ihren löffelförmigen Enden den Stein ergreifen und festhalten; ein Hammerschlag liess den Stein zerspringen. Eine Reihe technischer Aenderungen vervollkommneten das Instrument dann, so der Ersatz des Hammers durch die Schraubvorrichtung von Segalas und Civiale, der Charrièresche Schlüssel, Thompsons Griff u. s. w.

Nach starken Kämpfen, besonders in der Pariser Akademie (1835), eroberte sich die Lithothrypsie das Bürgerrecht. Es entwickelte sich durch die grossen Operateure (Civiale, Ivanchic, Dittel, Henry Thompson, Guyon) eine bestimmte Form der Operation: Kurze Sitzungen von 3—5 Minuten Dauer ohne Narkose, Wiederholung der Sitzungen erst nach eingetretener vollkommener Beruhigung der Blase.

Ein Umschwung trat 1878 durch Bigelow ein; er forderte die

Sitzungen auszudehnen, bis der Stein wirklich zertrümmert und entfernt war und gab hierfür ein geeignetes Instrumentarium an. Durch besonders starke Instrumente und durch eine an die vollkommene Zerpulverung der Steine sich anschliessende Auspumpung der Blase mit dicken Evakuationskathetern und einem Aspirator erreichte er seinen Zweck. Tiefe Narkose war dabei erforderlich, die später vielfach durch lokale Anästhesie ersetzt wurde. Bigelows Prinzip drang siegreich durch und schränkte die Gefahr der Lithrothrypsie erheblich ein. Die Kystoskopie nach Nitze erwies sich hierbei, namentlich bei Anwendung seines Evakuationskystoskopes und Operationskystoskopses, als ein äusserst wertvolles Hilfsmittel. Die Technik der Operation ist gegenwärtig so glänzend entwickelt, dass Dittel, Marc, Freyer u. a. lange Serien von Fällen ohne jeden Todesfall mitteilen konnten.

Von den blutigen Methoden des Steinschnitts war zu Anfang des 12. Jahrhunderts ganz vorwiegend die perineale Methode ausgebildet und in Anwendung, die schon Jahrhunderte lang als Spezialkunst besonders ausgebildeter „Steinschneider" geübt worden war. Seit Thompsons glänzenden Operationsreihen galt der Seitensteinschnitt als der eigentlich klassische Schnitt. Er gestattete die Entfernung von Konkrementen bis zu 3 cm Durchmesser ohne Zerrung oder Quetschung der Wundränder; bei grösseren Steinen sah man sich gezwungen, noch eine Zerbrechung derselben im Blaseninnern anzuschliessen. Erst in den siebziger Jahren des 19. Jahrhunderts verschaffte Volkmann dem Medianschnitt durch seine warme Empfehlung wieder Anhänger.

Der hohe Schnitt, die Eröffnung der Blase über der Symphyse, galt bis in unsere Tage hinein, als ausserordentlich schwierig und bedenklich, namentlich wegen der befürchteten Verletzung des Bauchfells. Erst die Näherung der Blase an die Bauchwand durch Einführung eines mit Wasser angefüllten Behälters in das Rektum nach Petersen erleichterte die Operation, noch mehr aber Trendelenburgs Beckenhochlagerung, wobei die Eingeweide stark nach unten sinken und die Bauchfellfalte mit sich ziehen.

Hierdurch wurde die Operation zu einer für die meisten Fälle leichten, zumal die Einführung der Listerschen Antisepsis und später die Asepsis die Furcht vor einer etwaigen Verletzung des Bauchfells zurücktreten liess und gegen die Gefahr einer Harninfiltration die durch Bruns zuerst geübte Naht der Blase nach der Operation sich einbürgerte. Da die Operation einen unvergleichlich sicheren und klaren Einblick in das Operationsfeld erlaubt, wurde sie von vielen Chirurgen neuerdings bevorzugt. Die Mortalität nach der Sectio alta ist denn auch im Laufe der Zeit wesentlich eingeschränkt worden.

Die ersten Versuche, die Harnröhre dem Gesichtsinn zugänglich zu machen, stammen aus dem Beginn des neunzehnten Jahrhunderts, wo Bozzini, ein Arzt aus Frankfurt a. M., einen zur Untersuchung von „Kanälen und Höhlen des menschlichen animalischen Körpers" eingerichteten Apparat konstruierte. Ein Bestandteil desselben eignete sich z. B. zur Untersuchung der hinter dem Gaumen gelegenen Teile, während ein anderer passend eingerichteter Bestandteil die Untersuchung der Harnröhre zum Gegenstande hatte. Sein Apparat, der sogenannte Lichtleiter, fand bald überschwängliches Lob, bald abfällige Beurteilung, aber wenig praktische Beachtung, da die mechanischen und physikalischen Hilfsmittel der Untersuchung den Aerzten jener Zeit ungewohnt und wenig sympathisch waren. Auch brachte Bozzini nur spärliche Mitteilungen über die Resultate von Untersuchungen.

Sein Apparat geriet in Vergessenheit, so dass Ségalas im Jahre 1826 ein neues, auf anderen Prinzipien aufgebautes Speculum urethro-cystique konstruierte, das von den später gebräuchlichen Apparaten in den Grundzügen wenig abwich. Seine Publikation veranlasste 1827 einen Amerikaner, John Fisher, zur Bekanntgabe eines ziemlich komplizierten Instruments, das zur Beleuchtung dunkler Räume dienen sollte. Später (1840) nahm ein englischer Arzt, Avery, unabhängig von diesen wenig beachteten Veröffentlichungen, die Untersuchung innerer Organe mittels künstlicher Beleuchtung zum Ziel, und zwar sowohl für den Kehlkopf, als für die Harnröhre. Das von Avery erzielte Sehfeld hatte nur einen sehr kleinen Durchmesser, so dass die Resultate seines Instruments nur sehr mangelhaft gewesen sein können. Im übrigen sind in der ersten Hälfte des 19. Jahrhunderts nur kleinere, einfachere Instrumente, die nur die vordere Hälfte der Urethra sichtbar machen sollten, zu verzeichnen, so von Malherbe (1842), Espel (1844). Bloss Ratier (1843) und Cazenave (1846) konstruierten ein sogenanntes Speculum urethrae, das im Wege der Durchleuchtung der Harnröhre sichtbar machen sollte.

Alle diese Bestrebungen auf dem Gebiete der Endoskopie wurden bald vergessen. Erst Désormeaux schuf hier gründlich Wandel. Im Jahre 1853 legte er der Académie de Médecine in Paris sein Endoskop vor und erhielt er für diese Leistung den Argenteuilpreis. Im Jahre 1865 veröffentlichte er dann eine ausführliche Arbeit über die Krankheiten der Harnröhre und Harnblase mit Rücksicht auf ihre Diagnose und Therapie mit Hilfe des Endoskops, die Aufsehen erregte. Sein Instrument ermöglichte ihm, nicht nur die Harnröhre und Harnblase, sondern auch verschiedene andere Kanäle und Höhlen genau zu demonstrieren. Die Methode der Endoskopie ermöglichte zugleich ein gründlicheres Studium der Krankheiten der Harnröhre und zwar sowohl der Tripperformen alleine als auch in ihrem Zusammenhange mit der Entstehung der Strikturen u. s. w. Eine Reihe von Aerzten in den verschiedenen Ländern eignete sich nun die endoskopische Untersuchungsmethode an und verbesserte sie teilweise. Eine solche Aenderung veröffentlichte 1865 Cruise in Dublin, während in Deutschland Fürstenheim das Endoskop allgemein bekannt machte und das Désormeauxsche Instrument abänderte, um eine etwas bessere und leichter zu handhabende Beleuchtung zu gewinnen. In Amerika konstruierte Andrews nach dem Apparat von Désormeaux ein Endoskop, bei dem Magnesiumlicht zur Anwendung kam. Eine Reihe weiterer Verbesserungen betraf teils die Wahl einer besseren Lichtquelle (Gas-, Petroleum-, Magnesium-, elektrisches Licht), teils eine leichtere Handhabung des Instruments u. s. w.

Inzwischen aber erachtete man vielfach die komplizierten Mechanismen zur Beleuchtung der Harnröhre u. s. w. für überflüssig und suchte nach einfachen Vorrichtungen, wie bei der künstlichen Beleuchtung anderer Organe. Bereits im Jahre 1862 schlug Haken den einfachen Reflektor zur Beleuchtung seines Dilatatorium urethrae vor; ebenso nahmen sich Crouviard und Reder die Beleuchtungsart des Laryngoskops zum Muster. 1879 schlug Fränkel in Berlin noch die Benutzung des mit einem Hohlspiegel erzielten verkleinerten Flammenbildes zu endoskopischen Zwecken vor.

Seit 1872 bemühte sich J. Grünfeld in Wien um die vereinfachte endoskopische Untersuchung der Harnröhre und Harnblase. Sein Beleuchtungsapparat bestand in dem einfachen in der Laryngoskopie üblichen Reflektor; ferner verbesserte er die endoskopischen Sonden. Diese einfachere Methode fand bald einen grossen Kreis von Anhängern. Später strebten Trouvé in Paris (1878), Nitze in Wien (1879) eine bessere Beleuchtung mit elektrischem Lichte an, und zwar nach dem Prinzipe der direkten Beleuchtung der zu untersuchenden Organe. Unter den von Trouvé zu verschiedenen Zwecken konstruierten Instrumenten zur Untersuchung verschiedener Organe (Polyskop) befand sich auch eines zur direkten Beleuchtung der Blase (Cystoskop), mit dessen Hilfe die beleuchtete und vergrösserte Schleimhautpartie zu sehen war.

Ein Umschwung in der ganzen Frage der Besichtigung des Blaseninnern wurde durch Max Nitze angebahnt, der seine von Leiter hergestellten Instrumente in der Sitzung der Wiener Gesellschaft der Aerzte vom 9. Mai 1879 demonstrierte. Nitze brach mit allen Traditionen, führte die Lichtquelle an der Spitze eines katheterförmigen Instrumentes in die Blase ein und erzielte durch einen in der Achse des Instrumentes angebrachten optischen Apparat eine Vergrösserung des Gesichtsfeldes. Als Lichtquelle wählte Nitze ursprünglich einen, durch den galvanischen Strom zur Weissglut erhitzten Platindraht. Um die Erwärmung des Apparates zu verhindern, war in dem Cystoskop eine Leitung angebracht, durch die, während die Lampe glühte, ein Strom kalten Wassers geleitet wurde. Später verbesserte Nitze sein Instrument noch wesentlich. Als Lichtquelle dient ein Mignonglühlämpchen an der Spitze, die Wasserspülung ist durch die geringe Erhitzung der Flamme überflüssig, Verbesserungen am optischen Apparat haben das Gesichtsfeld wesentlich erweitert. Für den Fall, dass die Harnröhre nicht gut passierbar und die Blase wenig dehnbar ist, konstruierte Nitze dann noch ein Irrigationskystoskop mit besonderen Vorrichtungen.

Durch die Kystoskopie wurde auch die Katheterisierung der Harnleiter zu einer klinisch brauchbaren Methode, die ohne vorgängige Operation zuerst von Pawlik ausgeführt wurde. Der kystoskopische Harnleiterkatheterismus wurde von Brenner 1888 inauguriert, namentlich durch Nitzes und Caspers Arbeiten gefördert, die ein konkav gefenstertes Kystoskop hierbei verwandten. Die ersten brauchbaren photographischen Bilder der Harnblase lieferte R. Kutner (1891).

Den Ausgang der Studien über die Blasentzündung bildete die Ergründung der ammoniakalischen Zersetzung des Harnes, die als das auffallendste Zeichen bestehender Cystitis frühzeitig erkannt wurde. Der Chemismus der Harnzersetzung stand im Mittelpunkte des Interesses. Von Boerhave (1721) begonnen, wurden diese Arbeiten von Rouelle cadet, Cruishank fortgesetzt und von Fourcroy und Vauquelin zu einem gewissen Abschluss gebracht, als sie (1799) den Harnstoff entdeckten und den Zerfall dieses Körpers unter Bildung von Ammoniak feststellten, wenn der Harn an der Luft stehen gelassen, die bekannten Veränderungen einging.

Von Fourcroy und Vauquelin bis Liebig und Dumas beschäftigten sich dann die Chemiker eifrig mit der Erforschung der Ursachen der ammoniakalischen Harngärung. Diese Frage fand dann im Jahre 1859 durch Pasteurs Werk „Sur les gênerations spontanées“ eine überraschende Lösung. Die erhitzte Luft erwies sich als vollkommen indifferent, ein Kardinalversuch, durch den die Bedeutung des Sauerstoffs für die Harngärung vernichtet war. Dagegen trat die Zersetzung an demselben Harne ein, wenn ein Asbeststückchen, an welchem gewöhnlicher Staub haftete, in die Flüssigkeit gebracht wurde. Im veränderten Harne gelang es Pasteur, Mikroorganismen, Bakterien, rosenkranzförmig aneinander gereihte Körperchen nachzuweisen, die als das organisierte Ferment der Harngärung bezeichnet wurden; stets ist nach Pasteur die Zersetzung des Harnstoffes in kohlensaures Ammon an die Gegenwart und Entwicklung dieser Mikroorganismen geknüpft. Es zeigte sich, dass zur Fortpflanzung der Keime und zur Anregung der Fermentation im Harne eine entsprechend hohe Temperatur erforderlich sei und dass die Keime bei zu hohen Hitzegraden absterben. Bei der Blasenentzündung werden die Bakterien, die erwiesenermassen im Staube, wie in der atmosphärischen Luft vorhanden waren, durch die mangelhaft gereinigten Instrumente in die Blase gebracht, wo sie alsbald die Zersetzung des Harns anregen.

Diese Annahme Pasteurs fand durch eine Beobachtung Ludwig Traubes bald ihre klinische Bestätigung: In einem Falle von Harnverhaltung war der klare, sauer reagierende Harn nach dem Katheterismus im Verlaufe weniger Tage trübe, eitrig und ammoniakalisch geworden; es fanden sich neben Eiter Vibrionen als Ursache der Harntrübung. Mit Rücksicht auf diese Beobachtung empfahl Traube (1864) zur Verhütung von Blasenentzündung, die Katheder vor dem Gebrauch durch Einlegen in kochendes Wasser zu sterilisieren.

Später wurden dann von mehreren Seiten harnstoffzersetzende Mikroben nachgewiesen. Leube und Graser, die zuerst die Kochsche Methode bei ihren Untersuchungen anwendeten, züchteten aus Harn, der an der Luft ammoniakalisch geworden war, vier Arten mit Harnstoffen zersetzende Eigenschaften; sie wiederlegten zugleich die Theorie von Musculus; nach der ein unorganisiertes lösliches Ferment die Ursache der Harngärung sei.

Eine Anzahl experimenteller Arbeiten schien dann Pasteurs Entdeckung zu erschüttern. Durch mangelhafte Tierversuche und falsch gedeutete klinische Beobachtungen veranlasst, kehrte man zu den Ansichten zurück, die das Blut oder den Eiter im Harn als Erreger der Gärung gelten liessen. Charcot, der bei spinalen Blasenlähmungen oft unverhältnismässig rasch eitrig-ammoniakalischen Harn auftreten sah, brachte die Erscheinungen sogar mit trophischen Störungen zusammen.

Erst die bakteriologische Periode seit Robert Koch brachte hier Fortschritte. Das Plattenkulturverfahren ermöglichte die Mikroben zu isolieren und rein zu züchten; ferner gewann man die Keime nicht mehr aus dem spontan zersetzten, sondern aus dem Cystitisharn. So fand Guyon, dass die einfache Einbringung von Kulturen nicht genügte, um Entzündung der Blase anzuregen. Ferner ergab sich, dass die Harnwege bei einfacher, experimentell erzeugter Retention aseptisch blieben, dass aber die Injektion pyogener Bakterien, wenn gleichzeitig Harnverhaltung bewirkt wurde, stets von Entzündung der Blase gefolgt war.

Rovsing, der 1890 und 1898 seine ausführliche Arbeiten veröffentlichte, konnte in 30 Fällen von Blasenentzündungen aus dem Harne eine Reihe von harnstoffzersetzenden Mikrobenformen rein züchten. Er erklärt die Bakterien für die einzigen und wirklichen Ursachen der Entzündung der Blase; die Cystitismikroben müssen mit dem Vermögen, den Harnstoff zu zersetzen, die Kraft, Eiterung zu erregen, verbinden. Zunächst wird der Harn zersetzt, wodurch ein Reizzustand der Blasenwand hervorgerufen wird. Unter den so geschaffenen günstigen Bedingungen können die Keime an der Schleimhaut direkt haften, wo sie entzündungserregend wirken.

Auch der Ursprung der Mikroben und die Wege der Infektion studierte Rovsing; er fand in der gesunden Harnröhre eine Reihe von Keimen, welche er für die Blase als pathogen festgestellt hatte. So erklärte sich die Thatsache, dass man auch bei Anwendung steriler Instrumente die Blase infiziert fand. Abgesehen von dem urethralen Wege der Infektion deckte er die Entstehung der Blasenentzündung durch Fortpflanzung eines Entzündungsprozesses aus den benachbarten Organen auf die Blase auf, ferner wies er auf die Niere als den Ursprung der Mikroben und auf die durch die Blutbahn vermittelte Infektion des Blutes hin. Zur Erzeugung eitriger Cystitis sei die Fähigkeit des Organismus, den Harnstoff zu spalten, erforderlich. Der Tuberkelbacilles allein erzeuge die Cystitis ohne Intervention der Zersetzung des Harns. Die tuberkulöse Cystitis entstehe entweder durch direkte Verpflanzung eines tuberkulösen Ulcerationsprozesses in die Blase oder durch metastatische Ablagerung der Tuberkelbacillen in die Schleimhaut.

Krogius (1890—94) wies dann nach, dass viele schon früher beschriebene Bakterienformen mit dem Bacterium coli commune identisch waren. So war in einer grossen Zahl von Blasenentzündungen eine Mikrobenform als Urheber der Infektion bestimmt, der die Fähigkeit, den Harnstoff zu zersetzen, erwiesenermassen mangelt. Der erbrachte Nachweis von dem häufigen Vorkommen „saurer Cystitis“ stand mit der Bedeutung der ammoniakalischen Zersetzung für die Cystitis in Widerspruch. Guyon und seine Schule betrachteten die Zersetzung des Harns in Gegensatz zu Rovsing als ein sekundäres, untergeordnetes Symptom der Cystitis. Die weiteren Arbeiten (von Melchior u. a.) schienen mit ihren klinischen und experimentellen Erfahrungen zu Gunsten der französischen Schule zu sprechen.

Die steinigen Ablagerungen im Harn, die Harnsteine, waren seit alter Zeit den Aerzten als auffallende Krankheitserscheinung bekannt, auch ihre Symptomatologie, ihre Behandlung, insbesondere der Steinschnitt, früh ausgebildet. Das wissenschaftliche Verständnis der Krankheit und die Vervollkommnung der Behandlung und der Diagnostik blieb dem neunzehnten Jahrhundert vorbehalten.

Die Struktur der Steine dachte man sich früher aus einer grossen Anzahl Einzelkrystallen zusammengefügt. Diese Krystalle wurden nach einer verbreiteten, namentlich von Walter und Meckel von Hemsbach vertretenen Anschauung durch eine Art Schleim, herstammend aus dem sogenannten „steinbildenden Katarrh“ als Bindemittel zusammengeschweisst.

Erst Robert Ultzmann beseitigte solche grobmechanischen

Anschauungen. Er lehrte durch systematische Anfertigung dünner Schliffe, wie sie in der Anatomie für das Studium von Zahn und Knochen geübt und von den Mineralogen bei der Untersuchung der eigentlichen Gesteine mit Erfolg angewendet wird, die Zusammensetzung und den Aufbau der Konkremente erkennen. Dabei zeigte sich keineswegs das typische, aus den Sedimenten bekannte Bild der Krystalle. Es zeigten sich zwei Liniensysteme, ein radiäres und ein konzentrisches, z. B. bei den Oxalatsteinen.

W. Ebstein löste die Konkremente vorsichtig auf und fand nach Beseitigung des mineralischen Anteils zarte Massen, genau die ursprüngliche Form des Steins beibehaltend, die man einbetten und schneiden konnte, und die wiederum sich als konzentrisch geschichtet ergaben. Diese übrigbleibenden Massen erwiesen sich als eiweissartig; er nannte sie „organische Substanz“ und sah in ihnen das eigentliche Gerüstmaterial, das die mineralischen Elemente zum Stein vereinigt.

Es zeigte sich also, dass ein Absonderungsprodukt der Schleimhaut selber notwendig sei, um das bindende Gerüst für die Steine zu liefern. Seinen Ursprung suchte Ebstein wesentlich im Epithel, das eben durch die Berührung mit dem an gelösten Steinbildnern überreichen Harn nekrotisiert wird, sich abstösst und nun den Grundstock zur Cementbildung liefert. Nicolaier bestätigte später diese Annahme experimentell durch Erzeugung der Oxamidsteine beim Hunde.

Aehnliche Verhältnisse stellte dann Posner an anderen Steinbildungen fest. Für Gallensteine wurde diese Aenlichkeit durch Naunyns Arbeiten erwiesen. Aber es wurde auch erwiesen, dass dieselben Gesetze überall im Tierreich wirken, auch da, wo es sich um normale erstarrende Produkte handelt, z. B. in der Schale der Muscheln, in den Otolithen u. s. w. Auch für die Speichelsteine, die Venensteine, die Prostatakonkretionen liess sich die Analogie feststellen. Endlich gelang es auch zu zeigen, dass auch bei der einfachen, nicht zur Steinbildung führenden Sedimentierung im Harn unter Umständen die gleichen Faktoren wirksam sind. Zum Aufbau eines Steines gehören zwei Faktoren, eine Abscheidung einer eiweissartigen Gerüstsubstanz und ein Ausfallen eines krystallinischen Körpers. Letzterer imprägniert die erstere, er versteinert sie; nur schwerlösliche Körper machen hiervon eine Ausnahme. Als drittes Moment ist nötig, dass die Flüssigkeit irgendwo stagniert, damit die kleinen Körner Zeit haben, zu Gries oder Steinchen zu wachsen. Dieser Punkt ist namentlich für die Therapie von grosser Bedeutung. Es erklärt sich so, warum „harnsaure Diathese“ allein keinen Stein macht, aber dazu führt, wenn das nötige Material an organischer Substanz geliefert wird, wie ein Fremdkörper in jeder Beziehung — durch Erregung von Nekrobiose, durch Darbietung eines Centrums für ausfallende Salze, durch Stagnation innerhalb des Flüssigkeitsstromes — die günstigsten Bedingungen zur Steinbildung giebt, wie in einer Cystocele, wenn ein Katarrh der Schleimhaut dazu tritt, die Ausbildung eines Steines die nahezu unvermeidliche Folge wird.

Die Sonderuntersuchung der Harnsteine ist schon längst Gemeingut der Aerzte, doch hat die Steinsonde im Laufe der Zeit sehr wesentliche Verbesserungen erfahren, so dass der Schnabel alle Teile der Harnblase gleichmässig abtasten kann. Thompsons silberne

Sonde, zugleich als Katheter benutzbar, erlaubte die Blase in verschiedenen Füllungszuständen zu untersuchen. Den grössten Fortschritt aber brachte die Einführung der Nitzeschen Kystoskopie, welche die Blase erhellte.

Das Beschauen und Untersuchen des Urins wurde zwar seit uralten Zeiten von den Aerzten geübt, doch blieb die Kenntnis der Nierenkrankheiten in der älteren Medizin und noch bis in unser Jahrhundert hinein sehr mangelhaft. Die antike Medizin kannte nur die Verwundungen und Eiterungen der Niere und die Nierensteine; auch wusste man, dass Abnahme der Harnmenge eine Ursache von Wassersucht sei. Aëtius und später Avicenna gaben an, dass im Verlaufe von Verhärtung der Nieren Wassersucht eintritt. Spätere Mitteilungen über einzelne Fälle von Nierenerkrankungen, die sich bei Schenk, Bonet, Morgagni, J. P. Frank, Portal u. a. finden, trugen zur Bereicherung der Nierenpathologie wenig bei. Nur mehrten sich die Beobachtungen über das Zusammentreffen von Wassersucht und Veränderung der Nieren. Aber noch Sauvages kannte wohl eine Anasarka infolge von Blasensteinen, aber keinen von den Nieren ausgehenden Ascites. Selbst Cotugnos wichtige Entdeckung (1770) einer durch Hitze gerinnbaren Substanz (Eiweiss) im Harn von Wassersüchtigen und Diabetikern hatte zunächst nur den Erfolg, dass man die Wassersuchten einteilte in solche mit und ohne Eiweiss im Urin (Cruikshank). Ein weiterer Fortschritt wurde angebahnt durch den zuerst von Brande („An account of some changes from disease in the composition of human urine“, London 1807), später von Scudamore („A treatise on the nature of gout“, London 1823) gelieferten Nachweis, dass der eiweisshaltige Harn auffallend wenig Harnstoff enthält.

Eine entscheidende Wendung führte erst R. Bright, Arzt an Guys Hospital in London, herbei. Nachdem schon im Jahre 1823 Alison in Edinburg angegeben hatte, in mehreren Fällen von Wassersucht mit Eiweissharn harte, höckerige Nieren gefunden zu haben, sprach Bright in einer Reihe von Abhandlungen, von denen die erste 1827 („Reports of medical cases“), die weiteren in den dreissiger und vierziger Jahren erschienen, mit Bestimmtheit aus, dass viele Wassersuchten in einer Erkrankung der Nieren ihren Grund haben, die sich durch den Eiweissgehalt des Urins zu erkennen geben. Der Erforschung dieser Nierenerkrankung wurde nun seitens der Aerzte ein eifriges Interesse gewidmet, wobei die gleichzeitig sich schnell entwickelnden mikroskopischen und chemischen Untersuchungsmethoden den Forschungen zu gute kamen. Die Kenntnis von dem feineren Bau der Nieren und ihrer Funktion erweiterte sich bald in früher ungeahnter Weise und gab der Pathologie eine sichere Grundlage.

Zunächst kam dieser Aufschwung der Nierenpathologie der Gruppe von Nierenkrankheiten zu gute, die man als „Brightsche Nierenkrankheit“ zusammenfasste und in weiterem Verlaufe wieder in verschiedene Formen zerlegte, sodann auch den anderen Nierenleiden, den Geschwülsten, Lageveränderungen u. s. w. Die früher sehr vernachlässigte Pathologie der Nieren wurde nun eingehend litterarisch bearbeitet. Die erste grosse Monographie über sämtliche Nierenkrankheiten schrieb P. F. O. Rayer („Traité des maladies des reins“, Paris 1839—41). Seine Nachfolger waren in England G. Johnson: „On the diseases of the kidney“, London 1852, in Deutschland Jul. Vogel: „Krankheiten der harnbereitenden Organe" als Bd. VI von Virchows Handbuch der speziellen Pathologie, Erlangen 1856—65, dann Rosenstein: „Die Pathologie und Therapie der Nierenkrankheiten", Berlin 1863. Das letzte Menschenalter brachte dann eine Fülle von Bearbeitern dieser Speziallitteratur. (Vgl. Senator, „Die Erkrankungen der Nieren", Wien 1896.)

Die Nierenchirurgie ist erst in den letzten Jahrzehnten des 19. Jahrhunderts der internen Behandlung zur Seite getreten und namentlich durch Gustav Simon, Czerny, Bardenhauer, J. Israel, Hahn und Küster in Deutschland ausgebildet worden. Die Grundlage dieser Operationen bildet die Nephrektomie. Schon im Jahre 1861 machte der Amerikaner Wolcott eine Nephrektomie, nachdem er den Leib in der Annahme einer Lebercyste eröffnet hatte. Der Verlauf war ungünstig. Im Jahre 1867 versuchte Spencer Wells die Ausschälung der Niere bei einer Frau, deren Operation er unter der Voraussetzung, es mit einer Eierstockscyste zu thun zu haben, unternommen hatte; es handelte sich jedoch um eine Steinniere. Der Eingriff wurde wegen zu erheblichen Schwierigkeiten abgebrochen, die Frau ging zu Grunde. Auch eine Nephrektomie von Peaslee (1868) bei grosser Nierengeschwulst, die gleichfalls für eine Eierstocksgeschwulst gehalten wurde, verlief unglücklich. Erst G. Simon unternahm 1869 die erste wohlüberlegte, gut vorbereitete und beabsichtigte Ausschälung der Nieren, die denn auch erfolgreich war. Anfangs fand Simon wenig Nachfolger; noch 1885 nannte Albert in Wien die Nephrektomie eine „Verirrung der Zeit". Mit der Zeit und der verbesserten Methodik mehrten sich die Nephrektomien, so dass E. Küster 1901 („Die Nierenchirurgie im 19. Jahrhundert", Archiv f. klin. Chirurgie, Bd. 64) für die letzten 10 Jahre (1891—1900) 550 Operationen mit 88 Todesfällen (16 %) zusammenstellte. Die Chirurgie konnte die Pathologie der Niere wesentlich aufklären.

Sehr zu gute kam der Nierenchirurgie, wie der gesamten Behandlung der Nieren die verbesserten diagnostischen Hilfsmittel, namentlich die Cystoskopie und der Katheterismus der Harnleiter. Der letztere war von Simon erdacht und zuerst in mühevoller Methode angewandt, von Pawlick weiter entwickelt, aber immer noch ausschliesslich für das weibliche Geschlecht anwendbar gemacht; erst durch das Prinzip der Beleuchtung des Blaseninnern nach Nitze gewann er eine feste Grundlage und eine grosse technische Vervollkommnung. Ferner traten in die Diagnostik der Nierenveränderung um die Wende des 19. Jahrhunderts zwei Verfahren, die als „funktionelle Diagnostik" bezeichnet werden, die Gefrierprobe (Kryoskopie) und die Phloridzinmethode.

Erstere, von Koranyi in Pest (1897) in die Praxis eingeführt und v. Krümmel, Casper und Richter empfohlen, beruht auf der Thatsache, dass das normale menschliche Blut einen Gefrierpunkt von 0,56°—0,58° unter dem Gefrierpunkte des destillierten Wassers besitzt. Sinkt der Gefrierpunkt darunter, so ist ungenügende Nierenarbeit auf beiden Seiten vorhanden. Auch für den Harn, dessen Gefrierpunkt normal unter dem des Blutes liegt, ist diese Bestimmung verwendbar. Nähern sich die Gefrierpunkte beider Flüssigkeiten oder kehren sie sich sogar um, so wird damit bewiesen, dass die Arbeit der Nieren ungenügend ist, dass sie ihre Aufgabe, die osmotische

Spannung des Nierenblutes herabzusetzen, nicht zu erfüllen vermögen. Die Verbindung des Harnleiterkatheterismus mit der Kryoskopie oder, mit anderen Worten, die geforderte Bestimmung der molekulären Konzentration des Harns jeder einzelnen Niere ist deshalb von grundlegender Bedeutung für die Prognose.

Wesentlich ergänzt wird die funktionelle Nierendiagnostik durch die Phloridzinprobe. Dieser von v. Mering entdeckte Stoff hat nach Einbringung in die Blutbahn die Fähigkeit, eine nur etwa 3 Stunden dauernde Zuckerabscheidung durch den Harn hervorzurufen; die Zuckerbildung findet in der Niere selbst statt. Die Zuckerausscheidung nimmt nun in geradem Verhältnis zu der Einschränkung des absondernden Nierengewebes ab, sie kann sogar in einer oder in beiden Nieren ganz erlöschen. Die gesonderte und vergleichende Untersuchung des Urins beider Nieren auf ihren Zuckergehalt giebt daher eine Handhabe für die Beurteilung der Leistungsfähigkeit einer oder auch beider Nieren; der Harnleiterkatheterismus erweist sich also auch hier als ein unentbehrliches Hilfsmittel. Das Verfahren ist ein verhältnismässig einfaches und war deshalb den Chirurgen um so willkommener.

Durch die Vervollkommnung und Sicherstellung der Diagnose nahm auch die chirurgische Behandlung einen wesentlich anderen Charakter an; aus dem radikalen Verfahren der ersten zwei Jahrzehnte, die ohne grosse Bedenken die vollständige Beseitigung der Niere ins Auge fasste, wurde ein streng konservatives, das genauer erwägt und die Ausrottung des Organs, wenn irgend möglich, durch andere Methoden ersetzt. Zu ihnen gehören die Nephropexie, die Nephrolithotomie, die Nephrotomie, die verschiedenen Operationen an den Harnleitern, endlich die teilweise Nierenresektion. Diese Methoden haben zu einem Stande der Dinge geführt, nach dem es als ein Kunstfehler bezeichnet werden muss, wenn auch nur ein Teil einer Niere, der noch erhaltungs- oder erholungsfähig ist, durch Nephrektomie geopfert wird. Im übrigen unterliegen sowohl Wandernieren, wie eitrige Prozesse, Nierentuberkulose, Steinniere, Sackniere und Neubildungen dem Eingreifen des Chirurgen, das hier nur andeutend und im allgemeinen erwähnt werden kann.

Die Sterilisierung der Katheter zum Zweck der Verhütung von Infektion der Blase wurde schon von Pasteur, auf Grund klinischer Erfahrungen von Traube (1864) klar angegeben. In der Aera der Antisepsis wurde jedoch die Frage der Erzielung keimfreier Instrumente sehr vernachlässigt. Erst seit durch Rovsing u. a. der infektiöse Charakter aller Blasenentzündungen erschlossen wurde, drängte sich der modernen bakteriologisch gerichteten Forschung die Notwendigkeit, aseptisch zu katheterisieren, von selbst auf. Eine Reihe von Autoren (Albarran, Alapy, Kutner, Delafosse, Grosglik) erhoben diese Forderung und bildeten die Methodik im einzelnen aus.

Die zur Verwendung kommenden Instrumente wurden ursprünglich bloss mechanisch gereinigt oder mit antiseptischen Lösungen in Berührung gebracht, ohne dass hierdurch die Gewähr einer sicheren Keimfreiheit erzielt wurde. Nur die Sterilisation der Instrumente durch die Hitze (kochendes Wasser, trockene erhitzte Luft und strömende Wasserdämpfe) erwies sich als völlige Keimfreiheit verbürgend. Die Sterilisation im strömenden Dampf wurde, gleichwie in der gesamten Chirurgie, auch zur Sterilisierung urologischer Instrumente in der jüngsten Epoche die bevorzugte Methode. Kutner gab (1892) einen Apparat zum einfachen Sterilisieren von weichen Kathetern an, in dem der Dampfstrom sowohl die Aussenseite, wie die Lichtung des Katheters bestreichen muss. Aehnliche Apparate stellten Alapy, Grosglik, Frank u. a. her.

Auch für die Reinigung der Hände, die Reinigung der Harnröhre u. s. w. bürgerten sich die nachvielfachen subtilen experimentellen Untersuchungen erprobten Methoden zur Erzielung möglichster Keimfreiheit mit grosser Schnelligkeit auch in der Klinik und am Krankenbett ein. Eine historische Uebersicht über diese in die jüngste Vergangenheit fallenden Arbeiten erübrigt sich hier um so mehr, als sie im wesentlichen dem Gebiete der allgemeinen Chirurgie angehören.

Neuropathologie.

Von

Georg Korn (Berlin).

Litteratur.

W. Erb, *Ueber die neuere Entwicklung der Nervenpathologie und ihre Bedeutung für den medizinischen Unterricht, Leipzig 1880.* — **M. Neuburger,** *Die historische Entwicklung der experimentellen Gehirn- und Rückenmarksphysiologie vor Flourens, Stuttgart 1897.* — **P. J. Möbius,** *Neurologische Beiträge, Heft V, Leipzig 1898.* — **H. Laehr,** *Die Litteratur der Psychiatrie, Neurologie und Psychologie von 1459—1799. 3 Bände, Berlin 1900.* — **Erb,** *Handbuch der Elektrotherapie, 2. Aufl., Leipzig 1886.* — **Forel,** *Der Hypnotismus und die suggestive Psychotherapie, 4. Aufl., Stuttgart 1902.* — **C. F. Müller,** *Handbuch der Neurasthenie, Leipzig 1833.* — **F. Penzoldt u. A. Stintzing,** *Handbuch der Therapie innerer Krankheiten, Band V, 2. Aufl., Jena 1898.* — **Goldscheider u. Jacob,** *Handbuch der physikalischen Therapie, Leipzig 1901—1902.* — **E. v. Leyden,** *Die Tabes dorsualis, 3. Aufl., Wien 1901.*

Die Neuropathologie als wissenschaftlich fest begründete Disziplin gehört erst dem neunzehnten Jahrhundert an. Schon die Kenntnisse von den grösseren Nerven und ihrer Funktion reichen nicht allzuweit zurück. Erst Sömmering nahm zuerst die jetzt bekannten 12 Hirnnervenpaare in der richtigen Ordnung an. Der Sympathicus wurde zuerst von Willis als nicht aus dem Vagus entspringend erkannt und von Hufeland und Bichat als besonderes Nervensystem aufgestellt. Der Grund, warum erst so spät die exakte Wissenschaft sich der Nervenheilkunde bemächtigte, liegt teils in dem tiefen Stande und der geringen Berücksichtigung der Hilfswissenschaften und der Technik bis ins neunzehnte Jahrhundert hinein, teils in der prinzipiellen Abwehr der induktiven Methode und der experimentellen Detailarbeit durch die wissenschaftlichen Dogmatiker. Dennoch ging eine Unterströmung zur experimentellen Gehirn- und Rückenmarksphysiologie, wie Neuburger (l. c.) eingehend nachgewiesen hat, auch durch die früheren Jahrhunderte; seit der Mitte des 17. Jahrhunderts untersuchten Männer wie Pourfour du Petit, Molinelli, A. Louis, Sabourant, Chopart, Legallois u. a. experimentell den Einfluss des Hirns und der Nerven auf Herz, Atmung,

Verdauung, Wärme und suchten die Funktionen des Hirns zu lokalisieren. Ihren Resultaten gegenüber bedeuteten Hallers und Sömmerings autoritative Veröffentlichungen einen Rückschritt. Aber sie blieben vereinzelt, zusammenhanglos, von der systematisierenden und spekulativen Richtung der damaligen Medizin überflutet. So konnte Magendie, der mit Flourens die Experimentalphysiologie neu begründete, aussprechen: „La médecine est une science à faire!"

Lehren wie die Malpighis von den „Nervengeistern", später Stahls Animismus, der die wissenschaftliche Erforschung der Medizin als überflüssig betrachtete und die Verwendung mechanischer und chemischer Prinzipien zur Erklärung organischer Funktionen streng verpönte, die verschiedenen teilweise phantastischen Lehren der Systematiker des 17. und 18. Jahrhunderts, von denen die Annahme des „Nervenfluidums" noch Sömmerings sehr gewagte Hypothesen beherrschte, konnte ebensowenig, wie später die Ausschreitungen der Naturphilosophie einer nüchternen Beobachtung der Thatsachen günstig sein. Wenigstens leisteten die Anatomen, wie Willis, Vieussens, Lancisi, Malpighi, Gasser namentlich im 17. Jahrhundert manches zur besseren Erkenntnis des Gehirns und Nervensystems. Selbst Hallers Arbeiten über die Sensibilität und Irritabilität förderten mehr die philosophischen Spekulationen der Aerzte über Lebenskraft und Lebensgeister als positiv-experimentelle Beobachtungen und Untersuchungen. Auf Haller beriefen sich dann eine Reihe Gruppen; zunächst stellte William Cullen (1712—1790) seine Theorie auf, die alle Lebenserscheinungen auf den Einfluss der Nerven, der „Nerventhätigkeit" zurückführte. Bei fast allen Krankheiten ist Krampf oder Schwäche im Gehirn; die Schwäche erzeugt Fieber, der Krampf Entzündungen. Selbst die Gicht entsteht durch eine Gehirnaffektion. Die zweite Gruppe führte John Brown (1735—1788) mit dem Prinzip der Reizbarkeit und seiner „Erregungstheorie". Krankheiten treten auf, wenn die Erregbarkeit zu sehr vermindert oder erhöht ist, erstere sind asthenische, letztere sthenische Krankheiten. Die dritte Gruppe bildeten die Anhänger des Animismus, der „Lebenskraft". Die Vermittlungsorgane zwischen Körper und Seele sind die Nerven, deren raschere oder langsamere Schwingungen den „Tonus" gestalten. Stahl, auf dessen Lehren im Grunde dieser „Vitalismus" zurückging, war übrigens mit seiner symptomatischen Behandlung der Geisteskrankheiten doch seiner Zeit vorausgeeilt.

Solche Theorien waren nicht geeignet, zur unbefangenen Würdigung der wirklichen Lebens- und Krankheitserscheinungen beizutragen. Erst das Erwachen des modernen naturwissenschaftlichen Geistes im Verlaufe des neunzehnten Jahrhunderts, der Zug zum Exakten, der neue Methoden und technische Hilfsmittel ersann, um eine wissenschaftliche Fragestellung zu ermöglichen, die wachsende Anhäufung von wertvollem Material in den Hilfswissenschaften der Medizin, insbesondere der Physiologie, die Fortschritte in den medizinischen Nachbardisziplinen, mit denen die Neuropathologie in mannigfachen und innigen Wechselbeziehungen steht, schufen nach und nach die heutige Nervenheilkunde.

Von den Vorläufern der modernen Hirnphysiologie und Neuropathologie verdient der vielverkannte F. J. Gall besonders hervorgehoben zu werden. Er eröffnete 1796 seine Vorlesungen zu Wien, durch die er der Vorläufer der modernen Hirnlokalisation wurde.

Indem er an die alte Theorie der Lokalisation der Seelenvermögen anknüpfte, folgerte er aus seinen Beobachtungen, dass die geistigen Centren im Gehirn lokal begrenzt seien und sich durch grössere Wölbungen des Schädels an einzelnen Stellen seiner Oberfläche erkennen lassen. Seine Aufstellung und Verteilung der Seelenvermögen und seine Annahme, dass sie sich durch Merkmale an der Oberfläche des Schädels äussern, war willkürlich. Aber sein System enthielt die grosse Wahrheit, dass in den Gehirnwindungen das materielle Substrat der Geistesthätigkeiten liege und stellte die Bedeutung der Gehirnoberfläche für das geistige Leben klar; seine Lokalisation der Sprache in den Vorderlappen behielt bleibenden Wert. Gall war der erste, der die Gehirnrinde ausschliesslich für die psychischen Thätigkeiten in Anspruch nahm und der Medullarsubstanz den Rang eines Leitungs-, eines Projektionssystems zuerkannte. Ferner erwarb er sich grosse Verdienste durch seine Anregungen auf den Gebieten der Hirnanatomie (Nachweis des faserigen Baues der Medullarsubstanz, Dekussation u. s. w.), Hirnphysiologie (Sprachcentrum im Stirnlappen, Kranioskopie, Kriminalanthropologie u. s. w.)

Die Fundamente, auf denen sich die moderne Neuropathologie aufbaut, waren die grossen Entdeckungen von Charles Bell und Marshall Hall. Im Jahre 1811 machte Charles Bell die schon von Galen geahnte anatomische Verschiedenheit der motorischen und sensiblen Nerven zu einer wissenschaftlichen Thatsache, indem er den Nachweis lieferte, dass die ersteren aus den vorderen, die letzteren aus den hintereu Rückenmarkswurzeln entspringen. Magendie und Johannes Müller bestätigten und ergänzten Bells Gesetz durch überzeugende Versuche. Daran schloss sich die (bereits von Cartesius angedeutete und von Prochaska ausgesprochene) Lehre von den Reflexbewegungen, die Marshall Hall 1833 durch seine Beobachtungen wissenschaftlich begründete und Johannes Müller in einzelnen Punkten berichtigte und in klarer Form darstellte.

Weitere Anregungen brachte der Aufschwung der Physiologie und der anatomischen Forschung seit der Mitte des 19. Jahrhunderts. Am motorischen Nerven und am Muskel wurden die bedeutungsvollen Untersuchungen ausgeführt, welche zur Erkennung der elektrophysiologischen Gesetze geführt haben, die auch für die Nervenpathologie fruchbar wurden. Das Rückenmark, das früher nur für eine einfache Zusammensetzung peripherer Nervenbahnen galt, erschien nun in wichtiger und relativ selbständiger Rolle. Die Physiologie der Sinnesorgane wurde gründlich ausgebaut, und allmählich wurden auch die Funktionen des Grosshirns zum Gegenstand experimenteller Untersuchungen gemacht. Vielfach förderten auch die Nervenpathologie die physiologische Forschung. Hitzig und Fritsch, Ferrier, Munk und Goltz stellten die Hirnlokalisation, die von Flourens' Entdeckung des Sprachcentrums (1837) an weiter verfolgt wurden, auf wissenschaftlich sichere Grundlage und in den Dienst der Diagnostik. Die Anwendung von Helmholtz' Augenspiegel, die Lehre vom Hirndruck und die Fortschritte der modernen Chirurgie (Horsley und v. Bergmann), die unter dem Schutz der Antiseptik und Aseptik die Eröffnung des Schädels und die Freilegung des Gehirns wagen konnte, förderten die Hirndiagnostik, die sich immer mehr verfeinerte. Die experimentelle Pathologie, welche zuerst Kussmaul und Jenner in ihrer Arbeit über das Wesen der fallsüchtigen

Zuckungen in den Dienst der Klinik stellten, und die pathologische Anatomie boten mit ihren verfeinerten Untersuchungsmethoden der Nervenpathologie eine Fülle von Material, insbesondere für die Pathologie des Rückenmarks und die sicherste Basis für weitere Schlüsse und diagnostische Fortschritte. Der feinere Bau des Gehirns und Rückenmarks, der seit B. Stillings bahnbrechenden Untersuchungen und Methoden in seinen wichtigsten Grundlagen festgestellt war, wurde nun mit Hilfe der entwicklungsgeschichtlichen Methode weiter durchforscht und bot auch der Pathologie viele neue Aufschlüsse.

Die bedeutendsten Fortschritte auf diesem Gebiete folgten aber erst der Einführung der mikroskopischen Schnitt- und Färbemethoden. Gerlachs Karminfärbung, die lange Zeit die vorherrschende blieb, färbte die Glia und den Achsencylinder, Weigerts Hämatoxylin-Kupferlack-Methode stellte die Markscheiden dar, Golgi und Ramon y Cajal führten die Chromsilberfärbung für die Zellen und ihre Ausläufer ein, Nissls Anilinfärbung eröffnete den Einblick in die Struktur der Ganglienzellen und Ehrlich entdeckte die Methylenblaufärbung der lebenden Nervensubstanz. Weigert gab dann eine Gliafärbung an, Marchi färbte durch Osmiumsäure die frischen Zerfallsprodukte des degenerierenden Nervenmarks. Die Stillingsche Schnittmethode wurde durch Meynerts Methode der Abfaserung wirksam ergänzt. Das Verständnis des komplizierten Aufbaues des Centralorgans bei den Säugetieren und Menschen wurde erleichtert durch den gewonnenen Einblick in die sehr einfachen morphologischen Verhältnisse des Centralorgans bei den niederen Tieren und ihre Verfolgung in der Tierreihe aufwärts.

Die Fortschritte in der Technik ermöglichten schliesslich die Feststellung (Waldeyer 1891), dass das Nervensystem aus einzelnen sich immer wiederholenden Einheiten von Neuronen aufbaut, deren jede aus Nervenzelle, Achsencylinder und Aufsplitterung besteht. Wieweit die hieran anknüpfende Neurontheorie die Pathologie und Therapie des Nervensystems beeinflussen wird, bleibt der Entscheidung der Zukunft vorbehalten.

Dazu kam noch die zunehmende Häufigkeit der Nervenleiden, wie sie der Kampf ums Dasein, die Anhäufung der Massen in den Grossstädten, die Jagd nach Erwerb und die sozialen Verhältnisse der Neuzeit hervorriefen. Zunächst wurden die peripheren Erkrankungen, Neuralgien, Lähmungen und Atrophien durchforscht, dann die centralen Erkrankungen, auf die man manche für peripher gehaltene bei wachsender Erkenntnis zurückführte. Dann lernte man die Erkrankungen des Rückenmarks schärfer erkennen, schliesslich die Erkrankungen des Gehirns und endlich brachte man auch Licht in jene vielgestaltigen, proteusartigen Krankheitsbilder der Nervenschwäche und Erschöpfung, Hysterie, Nervosität, Hypochondrie. Eine grosse Zahl neuer Krankheitsformen konnte dann abgegrenzt werden. Alle Kulturnationen, insbesondere aber französische und deutsche Forscher, nahmen an diesen Fortschritten der Neuropathologie helfend teil, deren erste Spuren sich etwa um die Mitte des neunzehnten Jahrhunderts zeigten.

Die neuere deutsche Nervenpathologie knüpft an den Namen M. H. Rombergs an (1795—1873). Gestützt und angeregt durch die grossen Arbeiten von Charles Bell und Abercrombie, Marshall Hall und Magendie, gefördert durch die Nähe von

Johannes Müller, erwarb er durch seine nüchterne Beobachtung und klare Beurteilung der Nervenkrankheiten, durch seine reiche Erfahrung und sein glänzendes Darstellungstalent sich ein ausserordentliches Ansehen als Nervenpatholog. Sein „Lehrbuch der Nervenkrankheiten" (1840—46) giebt eine treffliche Darstellung des hauptsächlich durch seine Arbeiten erreichten Standes der Nervenpathologie in den vierziger und fünfziger Jahren und behielt dauernden Wert durch eine Fülle seiner Beobachtungen und durch die strenge Methode der klinischen Forschung. Romberg hat zuerst in Deutschland in umfassender Weise die Ergebnisse der Physiologie in der Nervenpathologie verwertet und zur Feststellung der Diagnosen benutzt; er kann nach Erb mit Recht als der Begründer der deutschen Nervenpathologie angesehen werden. An seine Verdienste um die Tabes erinnert das „Rombergsche Symptom"; er wurde u. a. auch der Begründer der Lehre von der Neuralgia ciliaris. Von seinem Wirken, das allerdings glücklich mit bedeutenden Leistungen französischer und englischer Forscher zusammenfiel, datiert ein erneutes und tieferes Interesse an den Nervenkrankheiten, das sich in zahlreichen wissenschaftlichen Arbeiten und in der eifrigen Diskussion neuropathologischer Probleme bekundete.

Mächtiger noch wirkte Rombergs Nachfolger in Berlin, Wilhelm Griesinger (1817—1868) auf die wissenschaftliche und akademische Stellung der Nervenpathologie ein. Er verfocht und verwirklichte den Gedanken, dass die Psychiatrie nichts anderes sei als ein Teil der Nervenpathologie, dass beide untrennbar zusammengehörten, und nur volles Verständnis der einen eine gedeihliche wissenschaftliche Arbeit der anderen ermögliche. Er forderte und erwirkte, dass die Psychiatrie an den Universitäten nicht bloss theoretisch, sondern in erster Reihe praktisch, in einer Klinik gelehrt werde. Ebenso aber hat er zuerst in Deutschland die Errichtung einer eigenen Klinik für Nervenkrankheiten ins Werk gesetzt. Er vermochte die grosse Aufgabe zu lösen, beide Kliniken mit glänzendem Erfolge zu leiten, in beiden Zweigen bahnbrechend und tonangebend zu wirken. Er begründete in Berlin die medizinische psychologische Gesellschaft und noch in seinem Todesjahr rief er das „Archiv für Psychiatrie und Nervenkrankheiten" ins Leben.

Um den Aufschwung der Neuropathologie in der zweiten Hälfte des neunzehnten Jahrhunderts haben sich ferner in erster Reihe zwei französische Forscher verdient gemacht, G. B. Duchenne (de Boulogne, 1806—1875) und J. M. Charcot (1825—1893). Duchenne, dessen bahnbrechendes Wirken für die Elektrotherapie weiter unten gewürdigt wird, hat ohne jede offizielle Stellung als Lehrer oder Hospitalarzt sein reiches Beobachtungsmaterial gewonnen. Von den Krankheiten des Nervensystems, die er zuerst klinisch abgegrenzt hat, sind hervorzuheben: die progressive Muskelatrophie (sog. „Typus Duchenne-Aran"), die „Paralysie glossolabiolaryngée" (Glossopharyngolabial-Paralyse, progressive Bulbärparalyse, Duchennesche Lähmung) und die von ihm benannte „Paralysie pseudohypertrophique" oder „myosclérosique" (in Deutschland häufiger als Pseudohypertrophie der Muskeln bezeichnet). Auch die Entdeckung der „Paralysie atrophique graisseuse de l'enfance" und der „Ataxie locomotrice progressive" wird ihm vielfach in Frankreich zugeschrieben. Er teilt jedoch dies Verdienst mit deutschen Forschern; beide Krankheiten waren schon früher in Deutschland beschrieben worden, jene als „essentielle Kinderlähmung“ von Heine, diese unter dem bekannteren Namen „Tabes dorsualis“ von Romberg u. a. Immerhin hat erst Duchenne bei letzterer Krankheit das wesentliche Symptom „Ataxie“ ins rechte Licht gesetzt und eine Reihe weiterer wertvoller Feststellungen gemacht. Ferner erwies sich die von ihm aufgestellte Krankheitsgruppe der „Paralysie générale spinale“ oder „Paralysie générale spinale antérieure subaigue“ weiterhin als ein fruchtbares Feld für Aufstellung und Abgrenzung neuer klinischer Krankheitsbilder, zu denen insbesondere die „subkutane und chronische atrophische Spinallähmung der Erwachsenen“ und die „amyotrophische Lateralsklerose“ Charcots gehören. Weiter erwarb sich Duchenne ein grosses Verdienst, indem er die von ihm ausgebildete Methode isolierter elektrischer Erregung der einzelnen Skelettmuskeln zur funktionellen Prüfung derselben und zu genauer Bestimmung ihrer vereinzelten oder kombinierten Wirkung unter bestimmten Verhältnissen, Stellungen u. s. w. benutzte.

Auf Duchennes Vorarbeiten fusste Jean Martin Charcot, wie er selbst dankbar anerkannt hat; zugleich aber war er wohl vertraut mit den Ergebnissen der gleichzeitigen deutschen Forschung, denen man in Frankreich bis dahin wenig Beachtung geschenkt hatte. Seit 1862 gehörte seine Wirksamkeit dem grossen Pariser Frauenkrankenhause der Salpêtrière, das ihm eine reiche Fundgrube für seine Studien insbesondere über funktionelle Nervenkrankheiten bot. Von 1872—1882 bekleidete er zunächst den Lehrstuhl der pathologischen Anatomie an der Pariser medizinischen Fakultät, bis seine hervorragenden Leistungen auf dem Gebiete der Nervenpathologie die Regierung veranlassten, eigens für ihn eine neue Professur für Klinik der Nervenkrankheiten an der Salpêtrière zu schaffen, die er 1882 antrat und bis zu seinem Tode (1893) verwaltete. Seine Abteilung war reich für Forschungs- und Unterrichtszwecke ausgestattet, ein Museum, Laboratorien, eigene photographische Ateliers, grossartige Einrichtungen für Elektrotherapie u. s. w. gaben den Hintergrund ab für Charcots glänzende Lehrthätigkeit, die Hunderte von in- und ausländischen Aerzten regelmässig in der Salpêtrière versammelte. Ausser seiner Schülerschar sorgten für die Verbreitung seiner Lehren drei unter seiner Aegide begründete und von ihm mitredigierte Zeitschriften: „Archives de physiologie normale et pathologique“ (seit 1868), „Archives de neurologie“ (seit 1880), „Revue mensuelle de médecine et de chirurgie“ (seit 1877, als „Revue de médecine“ seit 1878). Von seinen grösseren Werken sind besonders einflussreich geworden die „Leçons sur les maladies du système nerveux faites à la Salpêtrière“ (Paris 1874), die „Localisations dans les maladies du cerveau et de la moëlle épinière“ (1876—80), die „Iconographie photographique de la Salpêtrière“ (service de M. Charcot, 1876—1880) und die „Etudes cliniques sur l'hystéroépilepsie ou grande hystérie“ (1881). Seine gesammelten Werke wurden nach seinem Tode in einer stattlichen Reihe von Bänden herausgegeben.

Die meisten wichtigeren Spezialgebiete der Nervenpathologie haben durch Charcots Arbeiten Erweiterungen, Umgestaltungen, Bereicherungen und Anregungen empfangen. Auf einigen Gebieten, insbesondere auf den der sog. funktionellen Erkrankungen wirkte er bahnbrechend. So ist das Krankheitsbild der Hysterie seit ihm klinisch ein ganz anderes geworden; seine Arbeiten eröffneten überall neue Gesichtspunkte und Ausblicke; die hysterische Hemianästhesie und Ovarie, Hystero-Epilepsie, hysterische Katalepsie und Lethargie u. s. w. sind Erscheinungen, die durch Charcot den Aerzten bekannt geworden sind. Die Burqsche Metalloskopie und Metallotherapie benutzten er und seine Schüler zu zahlreichen und aufschlussreichen Untersuchungen. Wesentliche Fortschritte brachten auch seine Forschungen über herdweise und disseminierte Sklerose, Paralysis agitans, Tabes dorsalis und die von Charcot zuerst beschriebene sogenannte Tabes spasmodica (symmetrische und amyotrophische Seitenstrangsklerose), „Charcots joint disease". Weniger glücklich war er und die Schule der Salpêtrière in ihrem Bestreben, den Erscheinungen des Hypnotismus eine klinische Formulierung zu geben. Der Kampf der Pariser Salpêtrière mit der Nancyer „Suggestions"-Schule (Liébeault, Bernheim) endete mit dem Siege der letzteren. Da der Hypnotismus, resp. die Suggestion sich neuerdings in der Therapie der Nervenkrankheiten einen Platz als Heilmittel errungen hat, ist hier ein geschichtlicher Ueberblick über diese Faktoren am Platze.

Die Thatsachen, welche dem Hypnotismus zu Grunde liegen, sind seit Jahrtausenden bekannt. Die indischen Jogins und andere Sekten benutzten seit uralter Zeit das anhaltende Starren nach einem Punkte (dem Nabel, der Nasenspitze u. s. w.), um sich in Zustände der Verzückung, Weltentrücktheit und Bewegungslosigkeit zu versetzen. Die religiösen Uebungen der Taskodrugiten, die stundenlang den Zeigefinger an die Nase hielten, der Omphalopsychiker vom Berge Athos, die Verzückung junger katholischer Beterinnen durch unablässiges Anstarren von Heiligenbildern zur „Abtötung gegen die Welt", manche Erscheinungen im Mittelalter bei Gefolterten und „Hexen" sind auf die Erscheinungen der Hypnose leicht zurückzuführen. In den Vordergrund des wissenschaftlichen Interesses traten sie jedoch erst durch A. Mesmer und seinen „tierischen Magnetismus" am Ende des achtzehnten Jahrhunderts.

Zweifellos hat Mesmer (1734—1815) richtige Beobachtungen falsch gedeutet und mit unklaren, phantastischen Theorien vermengt; ein bewusster Betrüger ist er schwerlich gewesen. Die Keime von Mesmers Lehre sind in den Emanationslehren der Kabbala und des Neuplatonismus zu suchen; Paracelsus legte dem Magneten magische Kräfte bei. Magisch-magnetische Träumereien traten auch später auf. Von der Heilkraft der Magnete ausgehend, erklärte er bald die magnetische Kraft für eine allgemeine Eigenschaft aller Körper und das magnetische „Fluidum" für das die ganze Schöpfung verknüpfende Band. Er fand, dass sogar sein blosser, auf die Kranken gerichteter Wille (die heutige Suggestion) sich heilkräftig erwies. Durch Manipulationen, wie Anfassen, Streichen, Ansehen, die Mesmer nach alten Vorbildern, aber unmethodisch anwandte, führte er zweifellos echte Hypnosen herbei. Mesmer trat 1775 mit seiner Theorie hervor und fand namentlich in Paris zahlreiche Anhänger. Dort wurde 1784 eine amtliche Prüfung durch zwei Kommissionen von Mitgliedern der Société de médecine einerseits, der Akademie der Wissenschaften und der medizinischen Fakultät andrerseits (unter ihnen Guillotin, Leroy, Bailly, Lavoisier und Jussieu) vorgenommen, deren Bericht in kritisch-wissenschaftlicher, klarer Form die gewonnenen Heilerfolge auf die Macht der Einbildung zurückführte. Die französische Revolution machte dann Mesmers Wirksamkeit in Paris ein Ende. Der tierische Magnetismus bewahrte eine zahlreiche Anhängerschaft, auch Aerzte, wie Reil, Heim, Hufeland interessierten sich für ihn, in Berlin wurde die Ernennung von C. C. Wolfart von seinen Gönnern gegen den Willen der Fakultät durchgesetzt (1817). Aber mehr und mehr geriet der Mesmerismus in die Hände von Laien und Charlatans und die Lehre vom tierischen Magnetismus war schon in den dreissiger Jahren des neunzehnten Jahrhunderts bei den Aerzten in Missachtung geraten.

Da fand im Jahre 1841 James Braid in Manchester, dass die Hauptsache am tierischen Magnetismus, die Anwesenheit eines Magnetiseurs, überflüssig ist, und blosses Starren genügt, um Zustände, wie sie die Mesmeristen beobachten, herbeizuführen. Er machte die Entdeckung, dass bei einzelnen Personen nach längerer Betrachtung eines glänzenden Gegenstandes, oder durch mannigfache Manipulationen, Anwehen von Luft, Einwirkung von Gehörseindrücken, kurz, durch jedes beliebige Verfahren, durch welches die Aufmerksamkeit auf einen Punkt konzentriert wird, ein eigentümlicher, auf nervöser Affektion beruhender Schlaf hervorgerufen werden kann und dass dieses Verfahren unter Umständen sich auch als Heilmittel empfehle. Er bezeichnete diesen Zustand als „Neurypnology" oder „Hypnotismus" und überzeugte sich dann später, dass dabei dieselben Erscheinungen zu Tage traten, die bei dem Mesmerismus beobachtet worden waren. Er betonte mit aller Entschiedenheit, dass diese Erscheinung lediglich auf einer eigentümlichen subjektiven Stimmung beruhe, in die das Individuum durch nervöse Erregung, herbeigeführt durch Konzentration des Geistes auf einen Gedanken oder Gedankengang, versetzt werde oder sich selbst versetze, keineswegs aber auf irgend welchen äusseren Einflüssen der Aerzte. Zur Erklärung dieses nervösen Schlafes bedürfe es daher durchaus nicht der Annahme animal-magnetischer oder bioelektrischer Phantasien. („Neurypnology" 1843.)

Braids Beobachtungen wurden durch englische Aerzte in Kalkutta (1848) und italienische Versuche (1859) bestätigt, aber erst im Todesjahr Braids, 1860, wurde durch Broca und Azam der Braidismus als ein wichtiger Fortschritt erkannt und der Akademie der Wissenschaften in Paris davon Mitteilung gemacht. Trotzdem blieben diese Erscheinungen bis zum Ende der siebziger Jahre ziemlich unbeachtet; indessen wurden bereits 1875 Braids Ansichten durch Charles Richet in Paris in seiner Untersuchung „Du sonnambulisme provoqué", ohne dass er seinen Vorgänger kannte, bestätigt. Wichtiger noch wurde für die Folgezeit das 1866 erschienene Werk von Liébeault „Du sommeil et des états analogues".

In Deutschland beschrieb 1872 Czermak hypnotische Untersuchungen an Tieren. Aber erst das Auftreten des gewerbsmässigen dänischen Hypnotiseurs Hansen 1879 in öffentlichen Schaustellungen, vor dem übrigens bereits in England und Amerika verschiedene Personen das Hypnotisieren geschäftsmässig ausgenutzt hatten, regte zu weiteren Untersuchungen an. Heidenhain, Berger, Grützner und Preyer, der 1881 Braids Arbeit ins Deutsche übersetzte, dann Benedikt, Eulenburg, Obersteiner, Freud, vor allem aber Forel, ferner Moll, Schrenck-Notzing, Bleuler, Wetterstrand, Hack-Tucke, Vogt, van Eneden, van Renterghem Hammond, Delboeuf u. a. beteiligten sich in den achtziger Jahren an der wissenschaftlichen Untersuchung der hypnotischen Erscheinungen.

Inzwischen hatte Bernheim in Nancy auf Liébeaults Werk namentlich durch sein 1884 erschienenes Buch: „De la suggestion et de ses applications à la thérapeutique“ aufmerksam gemacht und in Gemeinschaft mit anderen Professoren (der „Schule von Nancy“), wie Beaunis und Liégeois die Suggestionstherapie begründet, deren Grundzüge noch zur Zeit für die suggestive Behandlung oder Psychotherapie bei nervösen Erkrankungen massgebend sind. Wie bereits hervorgehoben wurde, unterschied sich die Nancyer Lehre in wesentlichen Zügen von der „Schule der Salpêtrière“, die Charcot, Richet und Richer in den achtziger Jahren begründeten. Letztere kannte einen kleinen und grossen Hypnotismus; der grosse kann nur bei solchen Individuen erzeugt werden, die an grande hystérie leiden, der kleine entspricht der Hypnose der Nancyer Schule. Beide Zustände verhalten sich zu einander, wie die grosse hysterische Attaque zu den alltäglichen hysterischen Anfällen. Der grosse Hypnotismus zeigte drei Phasen, den kataleptischen, lethargischen und somnambulen Zustand. Diese an grossenteils hysterischem Material gewonnen und daher wohl vielfach suggerierten Beobachtungen erwiesen sich bei der Nachprüfung durch andere Forscher als unhaltbar. Die einfach auf der Wirkung der Suggestion aufgebaute Theorie und Therapie der Nancyer Schule fand dagegen Aufnahme und Ausbau durch die Nervenärzte aller Kulturnationen; ihrer therapeutischen Anwendung leisteten insbesondere Forel, van Eneden, Wetterstrand u. a. Vorschub. Als ein wichtiger Zweig der Psychotherapie hat sie sich behauptet, nachdem ihre Ueberschätzung als therapeutisches Allheilmittel und ihr Missbrauch in den Händen unkritischer Laien oder erwerbsgieriger Pfuscher zu Wunderkuren allmählich eingedämmt ist.

Von den sonstigen Klinikern, welche in der zweiten Hälfte des neunzehnten Jahrhunderts die Nervenpathologie förderten, werden die meisten bei dem folgenden historischen Ueberblick über eine Anzahl von Nervenleiden genannt werden. Neben Friedreich und Westphal ist Kussmaul († 1902) wegen seiner Arbeiten über die Epilepsie und die Störungen der Sprache, E. v. Leyden als bahnbrechend auf dem Gebiete der Rückenmarksleiden, der Ernährungstherapie und der physikalisch-diätetischen Hilfsmittel, W. Erb, Nothnagel, v. Ziemssen u. a. hervorzuheben, die zum Teil auch bei der geschichtlichen Darstellung der Elektrotherapie zu nennen sind. Sehr wichtig wurde die Erweiterung unserer Kenntnisse von der Syphilis des Centralnervensystems, wie sie durch die Arbeiten Westphals und seiner Schüler, Rumpfs und Heubners ermöglicht und stark gefördert wurden, und die auch therapeutisch von grosser Bedeutung war.

Sehr erhebliche Fortschritte brachte der Nervenpathologie im Laufe der fünfziger und sechziger Jahre des neunzehnten Jahrhunderts die Entwicklung und der Ausbau einer therapeutischen Spezialität, der Elektrotherapie. Die Verwertung dieser mächtigen physikalischen Kraft erregte erst damals wieder nach längerer Pause die Aufmerksamkeit der ärztlichen Kreise. Bei ihrer Wichtigkeit für die Neuropathologie verdient ihre Entwicklung eine etwas eingehendere geschichtliche Darstellung.

Einzelne Erscheinungen der tierischen Elektrizität waren schon im Altertum bekannt; Aristoteles kennt bereits die elektrischen Schläge des Zitterrochens, die nach Dioscorides und Scribonius Largus bei Kopfschmerzen, nach Plinius bei Milzkrankheiten zu

Heilzwecken verwendet wurden. Man liess die Schläge gegen den leidenden Teil erfolgen und führte ihre Wirkung auf Muskelkraft zurück. Erst der Holländer Musschenbroek vermutete eine elektrische Erscheinung in diesen Phänomenen, die man dann auch am Zitteraal und Zitterwels kennen lernte, und Shaw und Hunter bestätigten diese Annahme. Aber erst Galvanis berühmtes zufälliges Experiment am Froschschenkel (in Bologna, September 1786) brachte die zielbewusste Anwendung der Elektrizität zu Heilzwecken.

Nachdem Galvani seine Lehre von der tierischen Elektrizität Volta gegenüber experimentell bewiesen hatte (indem er ohne Beteiligung von Metallen durch Berührung tierischer Teile elektrische Ströme, die Muskelzuckungen hervorriefen, gebildet hatte), erwuchs ihm zunächst in Alexander von Humboldt ein mächtiger Genosse. In seiner Schrift „Versuche über die gereizte Muskel- und Nervenfaser u. s. w." (1797) bestätigte er auf Grund eigener Versuche Galvanis Entdeckung und betonte: „Diese Vorstellungsart eröffnet der Nerven-Physiologie und -Pathologie ein neues Feld der Untersuchung." Das galvanische Fluidum sei „das wichtigste Agens in dem chemischen Prozesse der Vitalität". A. v. Humboldt regte denn auch zahlreiche Versuche über die Heilkraft der Elektrizität an. An sich selbst hatte er ihre Wirkung auf Wundflächen versucht und vermutete, dass „der Metallreiz in Augenkrankheiten, Paralyse der Extremitäten und gichtischen Uebeln Heilung zu versprechen scheine". Er veranlasste Loder in Jena, K. J. Grapengiesser in Berlin („Versuche, den Galvanismus zur Heilung einiger Krankheiten anzuwenden", Berlin 1804) und andere zu therapeutischen Versuchen, die teilweise günstigen Erfolg bei Taubheit, Lähmungen u. s. w. hatten. Auch die Erfindung der Voltaschen Säule (1800) gab Aerzten, wie Sömmering, J. W. Ritter, Pfaff, Hufeland, Reil, Bischoff weitere Anregung, die Heilkraft des Galvanismus am Menschen zu erproben. Uebrigens hatte schon nach Erfindung der Leydener Flasche C. G. Kratzenstein in Kopenhagen (1745) die Anwendung des elektrischen Funkens bei Lähmungen der Extremitäten versucht und empfohlen, nach ihm u. a. De Haën und J. G. Schaeffer, während A. v. Haller sich skeptisch aussprach. Die Anhänger der Lehre Browns begrüssten in der Elektrizität ein willkommenes Heilmittel bei der Behandlung „asthenischer" Krankheiten.

Trotz vieler enthusiastischen Anpreisungen und zweifelloser Erfolge folgte jedoch bereits in den letzten Jahren des ersten, noch mehr im zweiten und dritten Jahrzehnt des vorigen Jahrhunderts eine starke Ernüchterung und eine allgemeine Abwendung von dem neuen Heilmittel. Es war zum Teil in unberufene Hände geraten, wurde von Charlatanen gleich dem Mesmerismus ausgebeutet. Auch die Schwerfälligkeit, Kostspieligkeit und schwierige Instandhaltung der damaligen Apparate und die mangelhafte Kenntnis der nervösen Krankheitsvorgänge trug zu dem Misserfolg bei.

Eine neue Epoche, die der modernen Elektrotherapie, beginnt mit Faradays Entdeckung der Induktionselektrizität (1831), die durch Oersteds Nachweis der magnetischen Wirkung elektrischer Ströme ein Jahrzehnt zuvor vorbereitet wurde. An sie schloss sich die von Clarke erfundene Konstruktion des Rotationsapparates, den Magendie und nach ihm Mateucci gegen Lähmungen mit Erfolg verwandten. Jetzt wurde zunächst der Weg der methodisch-wissenschaftlichen Therapie technisch geebnet durch die ermöglichte Herstellung handlicherer und wirksamerer Rotations- und Induktionsapparate. Der Begründer der modernen Elektrotherapie und Elektrodiagnostik wurde der auch sonst um die Neuropathologie hochverdiente französische Arzt (er blieb einfacher Arzt bis an seinen Tod 1875) Duchenne de Boulogne. Zu seinen Untersuchungen und Forschungen, mit deren Veröffentlichung er 1847 begann, bediente er sich eines zweckmässig konstruierten volta-elektrischen Induktionsapparates. Im Gegensatz zu der früheren planlosen Anwendung des elektrischen Stroms begründete er die Methode der Lokalisierung des elektrischen Stroms, indem er den wichtigen Nachweis führte, dass man den faradischen Strom auf bestimmte unter der Haut bis zu einer gewissen Tiefe gelegene Teile lokalisieren könne, wenn man die Stromgeber (Elektroden) mit feuchten Leitern umgäbe, und oberhalb des zu reizenden Organs kräftig auf die Haut aufsetze. Er wies ferner nach, dass man die Muskeln von bestimmten Hautstellen aus (points d'élection) durch direkte Elektrisation zu ganz besonders kräftigen Zusammenziehungen bringen könne. Ueber Heilerfolge bei Lähmungen und Neuralgien konnte Duchenne bald berichten, und seine verfeinerte Diagnostik gestaltete die Anschauungen von dem Wesen der Nervenkrankheiten allmählich um. Die Ergebnisse seiner unermüdlichen Forschungen fasste er zunächst in einem epochemachenden Werke „De l'électrisation localisée et de son application à la pathologie et à la thérapeutique" zusammen (1855), an das sich dann noch eine Anzahl weiterer Veröffentlichungen reihte.

In Deutschland war es zunächst Robert Remak in Berlin, der die neue wissenschaftlich-methodische Elektrotherapie begründen half, anfänglich in scharfer Polemik mit Duchenne. Er wies (1855) nach, dass die Erregungspunkte nichts anderes als die Eintrittsstellen der motorischen Nerven in die Muskelmasse seien, und dass es überhaupt zweckmässiger sei, den zugehörigen Nervenzweig zu reizen als die Muskelbündel selbst. Die letztere Methode wurde als direkte, die erstere als die indirekte Muskelfaradisation bezeichnet. Angeregt durch diese Arbeiten, unternahm W. Ziemssen (1857) Untersuchungen über die Anwendung der Elektrizität in der Medizin und erbrachte auf anatomisch-physiologischer Grundlage den Nachweis, dass es sich bei der elektrischen Reizung der Muskeln nicht immer um die Eintrittsstellen der Nerven in die Muskeln, sondern um alle die Punkte handle, an denen der motorische Nerv ausserhalb oder innerhalb des Muskels oberflächlich genug gelegen sei, um vom elektrischen Strome erreicht zu werden. Ziemssens „motorische Punkte" wurden bald Gemeingut der Aerzte und behaupteten ihren Platz in der Elektrodiagnostik.

Weiteren Anstoss zur Ausbildung der Elektrotherapie gaben die Ergebnisse der physiologischen Forschung der fünfziger Jahre, insbesondere die glänzenden Arbeiten E. Du Bois-Reymonds über tierische Elektrizität und E. Pflügers Zuckungsgesetz und seine sonstigen nervenphysiologischen Forschungen. An sie knüpft sich die Wiedereinführung des galvanischen Stromes in die Elektrotherapie. Infolge der glänzenden Resultate, welche mit dem faradischen Strome auf dem Gebiete der Muskel- und Nervenkrankheiten erzielt wurden, geriet der galvanische Strom für einige Zeit gänzlich in Vergessenheit, bis R. Remak (1858) aufs neue die hervorragende therapeutische Bedeutung des Galvanismus hervorhob, die Ausbildung rationeller Untersuchungs- und Behandlungsmethoden anbahnte und dadurch auch dem galvanischen Strome die ihm gebührende Stellung in der Therapie verschaffte. Sein Hinweis auf die elektrolytische Wirksamkeit des galvanischen (konstanten) Stroms bei Entzündungen, Geschwülsten, und auf den Wert der Elektrizität als diagnostisches Hilfsmittel bei Nervenkrankheiten half den Wirkungskreis der Elektrotherapie erheblich erweitern („Galvanotherapie der Nerven- und Muskelkrankheiten" 1858). Der faradische oder induzierte Strom wurde in der Folge vorzugsweise zur Erregung der peripheren Nerven und der Muskeln, der galvanische (konstante) dagegen namentlich zur Erregung der tiefer und geschützter gelegenen Centralorgane, des Gehirns, des Rückenmarks und der Sinnesorgane, angewandt. (Auf die Heilwirkung der Elektrizität bei Anwendung des elektromagnetischen Apparats hatte bereits 1843 Robert Froriep als erster in Deutschland aufmerksam gemacht, blieb jedoch damals ganz unbeachtet.)

Auch in den folgenden Jahrzehnten wurde auf dem Gebiet der Elektrodiagnostik und Elektrotherapie eifrig und mit Erfolg weitergearbeitet. Brenner begründete die polare Untersuchungsmethode, M. Benedikt schrieb eine Elektrotherapie im Anschluss an Remaksche Lehren, die neue Anregungen brachte, Erb und v. Ziemssen bauten die von Baierlacher angebahnte Lehre von der Entartungsreaktion aus, physikalischen und klinischen Studien von Ziemssen folgten eine Reihe von Forschungen, mit denen die Namen von Moritz Meyer, Schulz, Hitzig, Seeligmüller, Eulenburg, Bernhardt, Jolly, Vigouroux u. a. verknüpft sind. Namentlich die siebziger und achtziger Jahre waren eine Blütezeit der Elektrotherapie unter dem Einfluss namentlich von W. Erbs Arbeiten und seines grossen „Handbuchs der Elektrotherapie". Das Ende des neunzehnten Jahrhunderts sah noch grosse technische Fortschritte der Elektrotherapie: die Einführung der absoluten Strommessung, die Wiederaufnahme der Anwendung Franklinscher Ströme, die Einführung des hydroelektrischen Bades und die stetige Vervollkommnung der elektrotherapeutischen Apparate. Dagegen wurden die wissenschaftlichen Grundlagen der Elektrotherapie seit 1887 vielfach skeptisch betrachtet. Damals brachte Möbius die Frage, wieweit die Wirkung der Elektrotherapie auf Suggestion beruhe, zur Sprache, die dann u. a. 1891 auf dem Elektrotherapeutenkongress eingehend behandelt wurde. Auf ein Fünftel schätzte dort A. Eulenburg, auf vier Fünftel Möbius die Wirkung der Suggestion. Die Mehrheit blieb jedoch der Fahne der Elektrotherapie treu, die nach wie vor als ein durch Erfahrung erprobtes Hilfsmittel in der Behandlung der Nervenkrankheiten gilt und beibehalten wird, selbst wenn vielfach psychische Einflüsse bei den Heilerfolgen mitwirken.

Wie sehr die Neuropathologie der Gegenwart auf den wissenschaftlichen Errungenschaften der letzten Menschenalter beruht, zeigt ein kurzer Ueberblick über einige der markantesten Nervenleiden deutlich.

Die Tabes dorsalis (Hinterstrangsklerose), deren Erscheinungen gelegentlich schon in der antiken Litteratur angedeutet wurden, wurde in den dreissiger Jahren des neunzehnten Jahrhunderts von Hutin und Monod zuerst anatomisch geschildert und Cruveilhier gab neben den anatomischen Feststellungen auch klare Krankheitsschilderungen. In Deutschland lieferte W. Horn die erste Beschreibung (1827), dem Romberg mit einer Darstellung folgte, die schon alle wesentlichen Symptome enthält und das Krankheitsbild scharf abgrenzt. Die Arbeit von Steinthal fasste 1844 das Wissen seiner Zeit anschaulich zusammen; ihm folgten Wunderlich und als mikroskopische Anatomen Rokitansky und Türck. So war in Deutschland diese Krankheit bereits von vielen Seiten durchforscht, als Duchenne sie 1858 unter dem Namen Ataxie locomotrice progressive neu entdeckte und beschrieb. Seitdem ist diese Krankheit, deren Name „Tabes dorsalis" von Romberg stammt, Gegenstand eifriger Forschung geworden, die in Frankreich namentlich an Trousseaus, in Deutschland an Friedreichs, Leydens und Westphals Arbeiten anknüpft. Von den Symptomen entdeckte Westphal das Kniephänomen, das Fehlen der Patellarreflexe, Friedreich den ataktischen Nystagmus, Charcot und Delamarre die crises gastriques. Als Ursache der Krankheit wurden vielfach sexuelle Exzesse, von Charcot eine hérédité nerveuse, von Leyden und Goldscheider die Erkältung, von Edinger die Ueberanstrengung in den Vordergrund gestellt, bis 1876 der Pariser Kliniker Alfred Fournier die Syphilisfrage aufrollte. Er fand, dass nur etwa 10 % der Tabeskranken in ihrem Vorleben nicht syphilitisch infiziert gewesen waren, während es unter gesunden Männern nach seiner Berechnung mindestens 80 % sind. Erb und eine grosse Anzahl von Klinikern schlossen sich ihm in der Anschuldigung der Syphilis als wichtigsten oder sogar einzigen Ursache an, während Leyden und auch Virchow auf ihrem abwehrenden Standpunkt verharrten. Die Therapie hat in der ganzen Zeit durchgreifende Erfolge nicht zeitigen können. Thermalsoolen wie Oeynhausen und Nauheim traten an die Stelle der früher empfohlenen Thermalbäder, Erb empfahl Kaltwasserkur neben der Elektrotherapie, die schon Remak mit Galvanisation, Rumpf mit allgemeiner faradischer Pinselung anwandte. Die Suspensionsmethode des Russen Motschutkowski, in den achtziger Jahren nach Frankreich importiert, wurde bald verlassen, dagegen die kompensatorische Uebungstherapie nach Frenkel durch Leyden u. a. zur Besserung der lästigen ataktischen Störungen mit Erfolg herangezogen.

Die spastische Spinallähmung, bei der der sklerotische Prozess die Seitenstränge ergreift, ist 1875 zuerst von Erb geschildert und von Charcot unter dem Namen Tabes dorsal spasmodique beschrieben worden. Die Untersuchungen von Flechsig und Pick stellten dann fest, dass es sich hier um eine primäre Affektion handelt, nicht um die von Westphal beobachtete Kombination mit der Hinterstrangsklerose. Sie hat grosse Aehnlichkeit mit der von Charcot beschriebenen amyotrophischen Lateralsklerose.

Brown-Séquard hat 1863 eine Krankheit beschrieben, bei der sich langsam eine halbseitige motorische Lähmung entwickelt, die auch eine durch Sinken der Bluttemperatur auf der kranken Seite sich äussernde vasomotorische Lähmung zeigt. Das Muskelgefühl ist herabgesetzt, die Haut hyperästhetisch. Die gesunde Seite ist bis zur Höhe der Erkrankung anästhetisch. Die Ursache ist meist eine äussere Verletzung des Rückenmarks. Die Krankheit erhielt den

Namen „Brown-Séquardsche Halbseitenläsion“ und wurde bald Gegenstand einer grösseren Litteratur.

Die akute Spinallähmung der Kinder (Poliomyelitis anterior acuta) wurde zuerst 1840 von J. v. Heine beschrieben, nachdem schon im Anfange des Jahrhunderts sich einzelne Autoren mit der Krankheit beschäftigt, aber die Symptome nicht in ihrer Zusammengehörigkeit erkannt hatten. Unter den späteren Beobachtern steht Duchenne obenan, der mit Heine eine Veränderung der grauen Substanz des Rückenmarkes annahm, die Cornil (1863) zuerst sah und Prévost und Lockhart Clarke in die grauen Vordersäulen verlegten. Spätere Untersuchungen bestätigten diese Beobachtung und M. Meyer wies nach, dass nicht nur Kinder, wie man bis dahin annahm, sondern auch Erwachsene die Krankheit bekommen können. Die pathologische Anatomie ergab eine akute Entzündung der vorderen grauen Substanz.

Schon 1849 beschrieb Duchenne die Poliomyelitis anterior subacuta et chronica, die chronische Form der eben erwähnten Krankheit. Unter den Ursachen stellte Remak und nach ihm Vulpian die chronische Bleivergiftung obenan. J. Mason erzeugte auf experimentellem Wege die genannten Lähmungen dadurch, dass er Frösche in Bleilösungen setzte. Die pathologisch-anatomische Untersuchung durch Webber, Kétly und Déjérine ergab eine Degeneration der grossen Ganglienzellen in den Vordersäulen.

Nach Landry, der sie 1859 beschrieb, führt die schwere „Paralysie ascendante aigue“ ihren Namen. Kussmaul, der gleichfalls schon 1859 solche Fälle schilderte, fand gleich Landry keine Veränderungen im Centralorgan, so wenig wie Ollivier, der durch den Namen „Rückenmarkshyperämie“ eine theoretische Erklärung geben wollte. Auch Westphal fand keine anatomische Ursache, er dachte deshalb an eine Intoxikationslähmung.

Der Name der Myelitis stammt von Harless und Klohss (1814 und 1820). Nach ihnen erkannten Ollivier und Abercrombie den Erweichungsvorgang, Türck die sekundären Degenerationen. Mit dem Aufschwung der Pathologie und Histologie in den sechziger Jahren wurde auch die Myelitis immer genauer erforscht, so durch Brown-Séquard, Oppolzer und Frommann und später durch Charcots Schule und deutsche Forscher unter Westphals und Friedreichs Führung. Als pathologischer Befund ergab sich eine akute oder schleichende Entzündung und darauffolgende Erreichung der Rückenmarkssubstanz. Man lernte eine centrale Myelitis, eine Myelitis transversa und nach Westphal eine Myelitis acuta disseminata unterscheiden. Dujardin-Beaumetz stellte noch eine Myelitis hyperplastica auf, bei welcher die Symptome der Erweichung fehlen.

Die multiple Sklerose wurde zum erstenmal von Cruveilhier (1842) beschrieben und 1855 von Türck klinisch geschildert. Sie ist eine Abart der chronischen Myelitis, aber durch die Gruppierung der Symptome von ihr scharf geschieden. Frerichs veröffentlichte 1849 seine berühmt gewordene Studie, 1856 folgte Valentiner, dann Zenker, Leyden und Rindfleisch und die Veröffentlichungen Charcots und seiner Schule, denen in Deutschland besonders Westphals Arbeiten parallel gingen.

Die Bulbärparalyse, die sich als eine auf die Medulla oblongata beschränkte Myelitis darstellt, wurde in ihrer akuten Form, insbesondere durch Leyden erforscht; die chronische Form, die man nach dem Vorgange von Wachsmuth auch chronische progressive Bulbärparalyse nennt, erfuhr zuerst durch Duchenne eine klare klinische Schilderung. Er unterschied sie von der progressiven Muskelatrophie, indem er diese als Atrophie ohne Lähmung, erstere als Lähmung ohne Atrophie bezeichnete. Bärwinkel verlegte 1850 den Sitz des Leidens an das verlängerte Mark und Wachsmuth bestimmte den Sitz im Bulbus medullae. Die Franzosen schlossen sich dieser Ansicht an und Kussmaul schlug den Namen „progressive Bulbärkernlähmung“ vor. Er verstand darunter eine fortschreitende Atrophie und Lähmung der vom Bulbus innervierten Muskeln der Zunge, der Lippen, des Gaumens, des Rachens und Kehlkopfes, wobei die Sprache, das Kauen und Schlingen langsam gestört werden.

Von den vasomotorisch-trophischen Neurosen wurde das unter dem Namen „Basedowsche Krankheit“ in Deutschland bezeichnete Leiden zuerst von Robert James Graves beschrieben, nach dem man auch vielfach die Krankheit benannte. Schon früher (1825) hatte Parry allerdings Fälle ähnlicher Art beschrieben, aber nicht deutlich abgegrenzt. Die genaue Kenntnis der drei Symptome, die Lebert zu der Bezeichnung „Tachycardia strumosa exophthalmica“ veranlassten, rührt aber in Deutschland von Karl A. v. Basedow her, der in Caspers Wochenschrift 1840 den „Exophthalmus durch Hypertrophie des Zellgewebes in der Augenhöhle“ genau schilderte und dadurch Anlass gab, dass später die Krankheit seinen Namen erhielt.

Die fortschreitende Muskelatrophie beschreibt schon 1745 van Swieten bei Gelegenheit einer Schilderung der Bleilähmung. Später wurde sie von John A. Abercrombie studiert, namentlich aber von Romberg, der zuerst die progressive Muskelatrophie auf eine Degeneration des Rückenmarks zurückführte. Später behauptete Aron eine rein fettige Entartung des Muskels, während Cruveilhier diese zugab, aber auf eine Atrophie der vorderen Spinalnervenwurzeln zurückführte. Die myopathische Theorie von Friedreich, der sich gegen den centralen Ursprung des Leidens aussprach, konnte die neuropathische Theorie, für die namentlich Charcot eintrat, nicht verdrängen. — Das Krankheitsbild der Pseudohypertrophie der Muskeln präzisierte zuerst Duchenne (1861), nachdem schon Rinecker einen hierher gehörigen Fall beschrieben hatte.

Die Gesichtsatrophie wurde zuerst von Parry (1825) beschrieben; Romberg hielt sie für eine primäre Trophoneurose, Lande für eine genuine Atrophie des Fettzellgewebes. Die späteren Autoren nahmen meist den neurotischen Ursprung an und erklärten sie durch Störungen am Halssympathicus oder am Ganglion Gasseri. — Der Name der „Angina pectoris“ kommt zum ersten Male in William Heberdens Arbeit „Letter concerning angina pectoris“ (1785) vor. Der ebenso verbreitete Name „Stenocardie“ rührt von Brera (1810) her. Die verschiedensten Theorien wurden für diese Anfälle aufgestellt, bis 1866 Lancereaux auf die Beteiligung des Plexus cardiacus hinwies, nachdem schon 1863 Cohen die Angina pectoris den vasomotorischen Neurosen zugezählt hatte. Landois gab dann 1868 die mangelnde physiologische Erklärung und unterschied eine reflektorische und eine vasomotorische Form.

Von den funktionellen Erkrankungen ist die Neurasthenie erst in den letzten Jahrzehnten zum Gegenstand besonderer Aufmerksamkeit geworden. Bekannt waren ihre Erscheinungen sicherlich früher schon, aber man reihte sie unter die Bezeichnungen „Hypochondrie“, besonders im achtzehnten Jahrhundert, oder „Spinalirritation“, wie sie namentlich Stilling schilderte, ein; auch als „vapeurs“ wurden in Frankreich ähnliche Erscheinungen registriert. Im Jahre 1851 gebrauchte Sandras zum ersten Male den Ausdruck „état nerveux“, den später Bouchut durch den Namen „nervosisme“ ersetzte. 1860 erschien Bouchuts Buch: „Du nervosisme aigu ou chronique et des maladies nerveuses“, das viele neue Aufschlüsse gab. Bouchut schilderte unter dem Namen Nervosisme eine Reihe abnormer Lebenserscheinungen, die man in der Regel noch nicht als eigentliche Krankheiten ansieht und bisher zur Hypochondrie, Hysterie oder zu den Psychosen gerechnet oder als Symptome bestimmter Organerkrankungen angesehen hatte. Er erklärte die Nervosität für ein selbständiges Leiden, das nicht auf organischen Veränderungen des Centralnervensystems beruht, sondern lediglich eine funktionelle Affektion darstellt, die akut oder chronisch auftreten kann. Den Namen „Neurasthenie“ für das Krankheitsbild der Nervenschwäche fand 1869 George M. B. Beard; er behandelte Symptome, Pathologie und Therapie dieser verbreitetsten aller Kulturkrankheiten in zahlreichen Arbeiten. Die Litteratur der Neurasthenie wuchs bald ins Ungeheure. Jolly leugnete die Existenz der Neurasthenie überhaupt, Gerhardt zählte sie zu den Angioneurosen, Erb hob die Verwandtschaft der Spinalirritation beim Weibe mit der Neurasthenie beim Manne hervor und führte sie beide auf Ernährungsstörungen des Rückenmarks zurück. In der Therapie trat neben der medikamentösen Behandlung (Brompräparate u. s. w.) bald die Hydrotherapie und Elektrotherapie in den Vordergrund, dann namentlich die von dem Amerikaner Weir-Mitchell gemeinsam mit Playfair angegebene Diätotherapie, die sog. Mastkur, die durch Ruhe in Gemeinschaft mit Uebererernährung günstig einzuwirken sucht.

Streift schon die Neurasthenie nicht selten an das Gebiet der Psychiatrie, so noch mehr die Hysterie und die Epilepsie. Die Studien der Psychiater, namentlich der pathologisch-anatomische Ausbau der Psychiatrie in den letzten Jahrzehnten kamen deshalb auf dem Gebiete dieser Krankheiten auch der Neurologie zu gute, die vielfach von den Psychiatern in einer Art Personalunion gepflegt wurde. Bei der Hysterie schwankt die Entscheidung, ob hier eine Psychose oder Neurose vorliegt, hin und her; die schweren Fälle, die namentlich in Frankreich zur Beobachtung kommen, grenzen jedenfalls an die reinen Psychosen. Während die Hysterie, wie schon ihr Name andeutet, auf sexuelle Ursachen zurückgeführt wurde und als Heilmittel hysterischen Mädchen das Heiraten empfohlen wurde, wies namentlich Charcot schwere psychische Störungen als wesentlich nach. Wie bereits oben angedeutet wurde, hat Charcot einen wesentlichen Teil seiner Lebensarbeit der Hysterie gewidmet; seit dem Jahre 1870, wo ihm der Zufall die früher anderweit untergebrachten Hysterischen zugeführt hatte, schuf er zunächst eine zuverlässige Symptomatologie in der Schilderung des Anfalls, der Stigmata, der Zufälle, erkannte die Ausdehnung der Hysterie auf Männer und Kinder, wies zahlreiche scheinbar organische Erkrankungen als traumatische oder toxische Hysterie nach und erhellte das Wesen der Hysterie, indem er die Entstehung der hysterischen Symptome durch psychische Vorgänge feststellte. Ferner prüfte er die ästheseogenen Mittel und studierte die grosse Rolle der Hysterie in der Geschichte und der Kunst. Nach ihm gingen namentlich Strümpell, Jolly, Oppenheim und Möbius auf Charcots Wegen weiter; letzterer gab als Definition: „Hysterisch sind alle diejenigen krankhaften Veränderungen des Körpers, welche durch Vorstellungen bedingt sind."

Auch das Krankheitsbild der Epilepsie erfuhr in der zweiten Hälfte des vorigen Jahrhunderts im wesentlichen durch Psychiater seine wissenschaftliche Abgrenzung. Man erkannte, dass nicht allein die Krampfanfälle als epileptisch zu bezeichnen sind, sondern vielfach rein psychische Symptome ohne Krämpfe vorhanden sind. Man trennte die reine, genuine Epilepsie von denjenigen „symptomatischen Krämpfen" ab, bei denen diese durch bestimmte Gehirnkrankheiten bestimmt sind. H. Jackson zeigte, dass bei einer Reihe von konvulsivischen Krämpfen eine Verletzung der Gehirnrinde oder ein Druck, der auf sie ausgeübt wird, ätiologisch von Bedeutung sind („Jacksonsche Epilepsie"). Ausser den Psychiatern haben sich namentlich Tenner und Kussmaul in berühmten experimentellen Arbeiten über das Wesen der fallsüchtigen Zuckungen und Nothnagel um die Lehre von der Epilepsie verdient gemacht.

Die Hypochondrie, die gleich der Epilepsie (dem abergläubisch verehrten „morbus sacer" der Alten) schon im Altertum bekannt war und deren erste Beschreibung Hippokrates lieferte, wurde jedoch erst seit dem Ende des achtzehnten Jahrhunderts als eine Erkrankung aufgefasst, deren Sitz im Gehirn oder im Nervensystem zu suchen ist. Jolly widmete ihr in jüngster Zeit eine eingehende Monographie; er definiert sie als eine Form der traurigen Verstimmung, in der die Aufmerksamkeit des Kranken anhaltend oder vorwiegend auf die Zustände des eigenen Körpers und Geistes gerichtet ist. — Ein neues Krankheitsbild gab gegen Ende des 19. Jahrhunderts die traumatische Neurose, die von Charcot und Westphal zuerst beschrieben, von Oppenheim benannt wurde, und um deren wirkliche Existenz ein heftiger wissenschaftlicher Kampf sich entspann, an dem sich namentlich Seeligmüller beteiligte. Sie gewann besondere Bedeutung durch ihre grosse Rolle bei Entschädigungsansprüchen infolge der modernen Arbeitergesetzgebung. Schon vorher hatte John Erichsen die Railway-spine beschrieben, nach ihm in Deutschland Rigler.

Auch die Schüttellähmung, Paralysis agitans, wurde erst im 19. Jahrhundert entdeckt und zwar von Parkinson (1819); Romberg, Trousseau und namentlich Charcot bauten ihre Pathologie weiter aus. — Erst seit 1873 ist die Athetosis bekannt geworden, die der Amerikaner W. A. Hammond zuerst beschrieb.

Die Lehre von der Neuritis ist erst im letzten Menschenalter durch das Ineinandergreifen der klinischen, experimentellen und pathologisch-anatomischen Forschung, wesentlich auch nach Vervollkommnung der histologischen Untersuchungsmethoden ausgestattet worden. Die Kenntnis der Polyneuritis ist eine Errungenschaft der letzten beiden Jahrzehnte.

Früher kannte man nur die durch äussere Verwundung veranlasste Nervenentzündung, die jedoch auch erst seit 1863, wo im amerikanischen Bürgerkriege unter der Leitung von Weir Mitchell, Morehouse und Keen ein Speziallazarett für Nervenverletzungen errichtet wurde, genauer studiert wurde. Durch Mitchell wurde 1874 die Frage der traumatischen Neuritis zu einem gewissen Abschluss gebracht. Vorher waren viel mehr die vermeintlichen Folgeerscheinungen der traumatischen Neuritis berücksichtigt worden, unter denen Trismus und Tetanus am meisten gefürchtet waren. Die Lehre von den neuritischen Lähmungen begründete 1860 R. Remak; einen weiteren Fortschritt in der Erkenntnis brachte die experimentelle Erforschung der von Duchenne seit 1847 bei peripherischen Lähmungen gefundenen Aufhebung der Muskelerregbarkeit für den induzierten, und der von Baierlacher 1859 entdeckten, später so genannten Entartungsreaktion für den galvanischen Strom. Es waren die Arbeiten von Erb, Ziemssen und Weiss, die 1868 diese wertvollen Aufschlüsse brachten. Dann beherrschte die Lehre von der Poliomyelitis bis 1880 die Situation, bis Leyden in diesem Jahre und in den folgenden die Poliomyelitis auf ein sehr bescheidenes Gebiet zurückdrängte und in der Mehrzahl der Fälle auf multiple Neuritis zurückführte und die Mehrzahl der Neurologen ihm beistimmte. Die Bleilähmung, diphtherische Lähmungen (P. Meyers Arbeit 1881), die japanische Kakke (Baelz und Scheube 1882) wurden nun auf Polyneuritis zurückgeführt, für deren Aetiologie Möli (1884) den chronischen Alkoholismus als wichtiges Moment hervorhob. Déjérine ermittelte 1883, dass Ataxie lediglich durch neuritische Veränderungen der sensiblen Nerven begründet sein kann (Neurotabes peripherica). 1888 hob E. v. Leyden hervor, dass die Polyneuritis als eine Gruppe von Krankheiten anzusehen sei. (Aufsteigende Landrysche Paralyse, die infektiösen multiplen atrophischen Paralysen, Bleilähmung, Arseniklähmung, diphtherische Lähmungen, akute Ataxien u. s. w.) In den letzten Jahren wurden dann wieder die spinalen Veränderungen in ihren Abhängigkeitsverhältnissen zu den peripherischen mehr untersucht, wozu die sehr verfeinerten Untersuchungsmethoden die Mittelgaben; eine prinzipielle Bedeutung gewann die Neurontheorie. (Vergl. E. Remak und E. Flatau, Neuritis und Polyneuritis, Wien 1899.)

Auch mehrere ganz moderne Heilmethoden stellten sich neuerdings in den Dienst der Nerventherapie, so die Bakteriologie, wie sie Robert Koch inaugurierte, durch die Bereitung des Antitoxins (Behring) gegen Tetanus, die Pasteurschen Schutzimpfungen durch die Bekämpfung der Lyssa, endlich die Organtherapie durch Darreichung der Schilddrüsenpräparate beim Myxödem. Weitere Versuche, die Organtherapie auf Nerven- und Rückenmarkskrankheiten auszudehnen (auch das Spermin von Brown-Séquard gehörte in gewissem Sinne hierher) sind von verschiedenen Seiten gemacht worden, ohne bisher sichere Ergebnisse zu haben. — Eine reiche Auswahl von Nervenmitteln brachte die moderne Chemie.

Daneben sind alle jene vielfachen Hilfsmittel der Therapie, wie sie unter dem Namen der diätetisch-physikalischen Heilmethoden zusammengefasst und immer mehr ausgebeutet werden, auch den Nervenleidenden erschlossen worden. Zahlreiche offene Heilanstalten wenden sie, insbesondere die durch Winternitz u. a. wissenschaftlich ausgebaute Hydrotherapie, systematisch an, besonders bei funktionellen Neurosen. Auch für unbemittelte Nervenkranke sind neuerdings, auf Möbius' Anregung, Heilanstalten begründet worden. Zugleich ist die Anleitung und Gelegenheit zu nützlicher körperlicher Arbeit in das Programm solcher Anstalten als nützliches Heilmittel aufgenommen worden (Grohmann, Forel). Die Personalunion zwischen Psychiatrie und Neuropathologie, die in den Flitterwochen der modernen Nervenheilkunde die Regel war, ist bei dem wachsenden Umfange der Zwillingsschwestern einer Arbeitsteilung zwischen den Psychopathologen und den eigentlichen Neuropathologen gewichen, wenn sie auch eine Reihe Grenzgebiete gemeinsam haben.

Stark interessiert ist schliesslich die Nervenheilkunde an dem Erfolg der immer stärker anschwellenden Bewegung zur Bekämpfung des Alkoholismus einerseits, der Syphilis und der Geschlechtskrankheiten andrerseits, die als Ursachen in der Neuropathologie eine umfassende und verhängnisvolle Rolle spielen.

Geschichte der epidemischen Krankheiten.

Von

Victor Fossel (Graz).

Einleitung.

Litteratur.

(Ausser den bekannten Werken von ***Sprengel, Hecker, Häser, Hirsch, Griesinger, Schnurrer, Lersch*)*: Fracastoro,*** *De contagione et contagiosis morbis . . ., 1550. —* ***Lancisi,*** *De noxiis paludum effluviis, 1716. —* ***Boissier de Sauvage,*** *Nosologia methodica, 1763. —* ***Grant,*** *Beob. üb. d. Natur . . . der Fieber, 1775. A. d. Engl. —* ***Sydenham,*** *Werke. Deutsch v. Mastallier, 1786. —* ***Lepecq de la Cloture,*** *Anleitg. f. Aerzte, epid. Krankheiten zu beobachten, 1788. —* ***D'Antrechau,*** *Merkw. Nachrichten . . . v. d. Pest in Toulon, 1794. —* ***Pinel,*** *Philosoph. Nosographie, 1800. —* ***Ozanam,*** *Allgem. u. besond. Geschichte d. epid. Krankheiten, 1820. —* ***Fodéré,*** *Leçons sur les epidemies . . . 4 Bde., 1822—24. —* ***Marx,*** *Origines contagii, 1824. —* ***Huxham,*** *Opera, 1829. —* ***Ehrenberg,*** *Die Infusionsthierchen als vollkommene Organismen, 1832. —* ***Schönlein,*** *Allgem. u. spec. Pathologie, 1839. —* ***Henle,*** *Pathol. Untersuchungen, 1840. —* ***Canstatt,*** *Hdb. d. med. Klinik II. Bd. 1847. —* ***Bärensprung,*** *Ueber Volkskrankheiten, 1851. —* ***Liebermeister,*** *Ueber d. Ursachen d. Volkskrankheiten, 1865. —* ***Corradi,*** *Annali delle epidemie, VII vol. 1876—92. —* ***Löffler,*** *Vorlesungen üb. d. gesch. Entwicklung d. Lehre von den Bacterien, 1887. —* ***Creighton,*** *History of the epidemics in Britain . . . 2 voll. 1891—94. —* ***Behring,*** *Gesammelte Abhandlungen, 1893. —* ***Behring,*** *Die Bekämpfg. d. Infectionskrankheiten, 1894. —* ***Behring,*** *Die Infectionskrankheiten im Lichte d. modern. Forschg., D. m. Wochsch. 1894. —* ***Puschmann,*** *Die Gesch. d. Lehre v. d. Ansteckung, Wien. med. Wochsch. 1895. —* ***Gruber,*** *Pasteur's Lebenswerk . . . Wien. klin. Woch. 1895. —* ***Peypers,*** *Un ancien pseudo-precurseur de Pasteur, Janus I, 1896—97. —* ***Gottstein,*** *Allgem. Epidemiologie, 1898. —* ***Weichselbaum,*** *Epidemiologie, 1899. —* ***Curschmann,*** *Hungernöthe im Mittelalter, 1900. —* ***Niedner,*** *Die Kriegsepidemien des 19. Jahrdt. u. ihre Bekämpfung, 1903. (Bezüglich der ausführlichen Literaturangaben, denen hier kein Platz offen stehen konnte, vergl. u. a. insbes.* ***H. Häser,*** *Lehrb. d. Gesch. d. Medicin und d. epid. Krankheiten, III. Bearbeitg., III. Bd. 1882, und* ***A. Hirsch,*** *Handb. d. hist.-geogr. Pathologie, 2. Aufl., I. und III. Bd. 1881—1886.)*

Die grossen Seuchen der Vergangenheit, so tiefeingreifend in die Schicksale der Völker, umfassen zugleich die lehrreichsten Blätter in der Geschichte der Heilkunde. Die Schärfe der ärztlichen Erkenntnis und Beobachtung, die Nutzanwendung herrschender Theorien, die Autorität der medizinischen Schulen erlangt während der Herrschaft gewaltiger Volkskrankheiten die ihnen gebührende Geltung im Gefüge des öffentlichen Lebens. Die Geschichte der Epidemien lehrt, weit mehr, als es die reichsten Schriftdenkmale jemals wiederzugeben im stande gewesen sind, den nachkommenden Geschlechtern in lapidaren Zügen Wert und Unwert ärztlicher Doktrinen und lässt uns ihre Rückwirkung auf die Interessensphäre der Allgemeinheit prüfend und abwägend vergleichen. Zu allen Zeiten, von den Anfängen der Heilkunde im mythischen Zeitalter bis zur jüngsten Vergangenheit, tritt in der Auffassung und in der Lehre von den Epidemien die Grenze menschlicher Einsicht in die Naturvorgänge überhaupt am greifbarsten zu Tage. Wie von dem schwankenden, wechselvollen Verständnis der Ursachen eines plötzlich hereinbrechenden Erkrankens und Sterbens der breitesten Volksmassen gibt die Seuchengeschichte ein unparteiisches Zeugnis von der Ohnmacht oder den Erfolgen ärztlicher Weisheit und Thätigkeit. Denn weit über die Erkrankung des Einzelnen hinaus waren die grossen Wanderzüge einer Seuche allezeit der scharfe Prüfstein, um zu ermessen, wie tief die ärztliche Erkenntnis in das Wesen der Volkskrankheit gedrungen und wie weit die Heilkunde befähigt gewesen war, die unheilvollen Verheerungen des Todes von der Gesamtheit abzuwenden.

Naturgemäss spiegelt sich in den Epidemien eines jeden Zeitalters die Summe des medizinischen Wissens und Könnens wieder; in ihrer geschichtlichen Darstellung nimmt die herrschende Vorstellung von den ätiologischen Faktoren, die dominierende Krankheitslehre und die gegen Seuchengefahr ins Werk gesetzte private und öffentliche Hygiene den ihr geziemenden Platz ein. So geringwertige und unfruchtbare Pflege die Epidemiographie durch lange Zeitabschnitte der medizinisch-historischen Geschichtsschreibung erfahren hat, so lässt sich doch nicht verkennen, dass vom 16. Jahrhundert an, in welchem ein freierer Geist auf dem medizinischen Arbeitsgebiete sich zu rühren begonnen hatte, epidemiologische Berichte an das Tageslicht treten und, wenn auch nur stückweise, die Kenntnisse der Zeitgenossen bereichern und vertiefen. Andererseits ist zu gewissen Zeiten wiederum mit voller Klarheit zu ersehen, wie die mit elementarer Gewalt über Länder und Völker anstürmenden Seuchen die Aufmerksamkeit und den Scharfsinn der Aerzte in lebhaftere Bewegung gesetzt und auf die im Autoritätsglauben befangene Heilkunde im allgemeinen energischen und heilsamen Impuls geübt haben. So hat die grosse Verbreitung der Syphilis am Ausgang des Mittelalters, die Seuchennot des Fleckfiebers und des Englischen Schweisses im Zeitalter der Reformation zum guten Teil die Unfehlbarkeit der galenischen Doktrinen erschüttert. Auch im abgelaufenen Jahrhundert war es trotz aller Schrecknisse dem ersten europäischen Zuge der Cholera zu danken, dass vor allem in der deutschen Medizin, die sich in naturphilosophischen Grübeleien und unerquicklichen Spekulationen völlig verloren hatte, eine wohlthätige Ernüchterung Platz griff und an die Stelle gefälschter Kommentierungen der Naturgesetze das vorurteilsfreie Studium reeller Vorgänge allmählich wieder sich einzubürgern begann. Die grossen Epidemien erwiesen sich zu allen Zeiten als strenge Lehrmeister, die die Schwächen und Verirrungen der medizinischen Traditionen der Zeit aufgedeckt, der Forschung neue Gesichtspunkte eröffnet und dem ärztlichen Stande Beobachtungen geboten haben, alte Erfahrungen und neue Beobachtungsobjekte miteinander zu verknüpfen und im Sinne geläuterter Anschauungen auszunützen.

Doch nicht bloss ein medizinisches, auch ein allgemeines kulturhistorisches Interesse nehmen die grossen, gewaltigen Seuchenzüge der Vergangenheit in Anspruch. Die Verwüstungen, die im Gefolge von Epidemien über ganze Länder und Völkerschaften sich ausgedehnt, die ungezählte Menschenleben vernichtet, blühende Ansiedlungen entvölkert, Wohlstand und Besitz zerstört haben, sind oft genug der Menschheit zu härterer Bedrängnis geworden, als sie die blutigsten Kriege, schwere Hungersnöte oder die durch elementare Katastrophen bewirkte Schädigungen und Verluste herbeizuführen im stande waren. Die durch lange Zeiträume sich hinziehenden und nicht selten mit erneuerter Bösartigkeit nach kurzer Pause wiederkehrenden Seuchenplagen der Vergangenheit, mit dem ganzen Kulturleben eines Volkes zusammenhängend, waren von verhängnisvollen Erschütterungen des geistigen und materiellen Wohles der Nationen begleitet. Sie haben die Kampfbereitschaft grosser Heeresmassen empfindlich geschwächt, der Kulturentwicklung ganzer Völker zersetzenden Nachteil gebracht und selbst die Lebenskraft einzelner Staatengebilde auf lange hinaus gelähmt oder deren Machtbestand dauernd untergraben. Wie Athen und seine politische Selbständigkeit nach der grausamen Pest zur Zeit des peloponnesischen Krieges sich nicht mehr zur früheren Blüte erholen konnte, so waren die unaufhörlichen Seuchen, die das sinkende Römerreich heimgesucht, neben anderen Ursachen mitbeteiligt an dem Niedergange seiner weltgebietenden Herrschaft. Welche gewaltige Wandlungen hat nicht die grösste Weltseuche, der schwarze Tod des 14. Jahrhunderts auf den Geist der Menschen ausgeübt, Besitzstand und soziale Verhältnisse vom Grund aus verschoben?

Wenn wir an der Hand der historischen Kenntnisse Rückschau halten über die Vorstellungen, die den Seuchen in den einzelnen Zeitabschnitten zu Grunde gelegt wurden, so begegnen wir in den urältesten Perioden der Völker dem Glauben an die übernatürlichen Ursachen der Volkskrankheiten. Die ursprüngliche, noch heutzutage bei rohen Naturvölkern herrschende Auffassung der Krankheit als eines Werkes böser Mitmenschen oder feindseliger Dämonen wird in höherer Kulturstufe von der Ueberzeugung verdrängt, dass die Götter die Seuchen über die Menschheit verhängen, um sie für begangene oder vermeintliche Missethat zu strafen. Wie das Leiden des Einzelnen, wird die Seuche dem Zorne der Gottheit zugeschrieben, die wieder nur durch Gebet und Opfer besänftigt werden kann. Im trojanischen Krieg ist es Apollon, der das Sterben der Menschen und Tiere gewollt hat, bei den Römern sendet der Kriegsgott Mars die mörderischen Krankheiten der Menge und im alten Testamente züchtigt Gott der Herr das auserwählte Volk mit Pestplagen aller Art.

Im Gegensatze zu der Vorstellung des überirdischen Ursprungs der Seuchen trat die hellenische Heilkunde der Annahme, dass die epidemischen Krankheiten auf natürlichen Ursachen beruhen, schon um einiges näher. Ungewöhnliche Naturereignisse, vulkanische Ausbrüche, Ueberflutungen oder abnorme Dünste des Luftkreises werden als seuchenerzeugend betrachtet. Hippokrates, in dessen Schriften das Unerklärbare in der Krankheitsätiologie in dem bekannten Worte „το ϑεῖον“ zusammengefasst erscheimt, erklärt andererseits die Entstehung der Volkskrankheiten durch eine Reihe physikalischer Faktoren, unter denen die Luft, der Boden, die Jahreszeiten und besondere klimatische Verhältnisse genannt sind. Die im Corpus Hippokraticum niedergelegten Lehren von den Einflüssen der Witterung im allgemeinen, von der Jahreszeit, der Windrichtung, der Luftbeschaffenheit und anderen Ursachen auf die Entwicklung der Krankheiten sind mehr der Ausdruck unbestimmter Rückwirkungen der Atmosphäre und ihres wechselnden Verhaltens auf die jeweilig herrschenden oder einem gewissen Zeitabschnitte angehörigen Krankheitsformen überhaupt. In diesem Sinne wurde der Begriff der Krankheitskonstitution verstanden, von Späteren aber willkürlich ausgelegt und missdeutet. Die strengere Auffassung der Epidemien als Infektionskrankheiten ist in den hippokratischen Schriften wie im ganzen Altertum völlig unklar; bei den griechischen Autoren finden sich nur spärliche und schwankende Definitionen jener Merkmale, die uns ein schärfer umgrenztes Bild von dieser oder jener Volksseuche wieder erkennen lassen. Galens vielcitierter Ausspruch: „Wenn eine Krankheit viele Menschen befällt, so ist sie epidemisch; wenn sie auch viele von ihnen tötet, so ist es die Pest", darf als Kardinalsatz der hellenischen Krankheitslehre hingestellt werden, dessen dominierende Geltung bis in die neuere Zeit sich erhalten hatte.

Wie bei den Griechen und Römern die Krankheiten als Störungen des gesamten Organismus zusammengefasst und nur in geringem Masse nach den einzelnen charakteristischen Symptomen beschrieben erscheinen, so dürftig sind die Belege, die für die Kenntnis oder Nachforschung der ätiologischen Momente in der antiken Heilkunde Aufschluss geben. Doch fehlt es nicht an Beispielen, die bezeugen, wie die Voraussetzung gemeinsamer Ursachen bei Volkskrankheiten den Beobachtern sich aufgedrängt und die Begriffe des Kontagiums und Miasma ins Leben gerufen hatte. Die in der Atmosphäre und ihren Verunreinigungen gelegenen Schädlichkeiten spielen in der Lehre von dem miasmatischen Ursprunge der Seuchen die Hauptrolle, die Luft wird zum Bildungsherd oder Vermittler der krankmachenden Agentien. Wie Hippokrates, so führt Galen zum Unterschied von den sporadischen Krankheiten die Epidemien auf die Einwirkung der Atmosphäre zurück; beide lehren, dass an der Entwicklung der epidemischen Krankheiten nicht die Diät, sondern die Luft als Hauptübel beteiligt sei, ja Hippokrates bezeichnet im allgemeinen die mit ungesunden Unreinigkeiten geschwängerte Luft (Miasma) als die Quelle der Seuchen. Neben den Emanationen stehender Gewässer und Sümpfe wurden Ueberschwemmungen, Verwesungsdünste der unbeerdigten Leichen von Menschen und Thieren als Brutstätten von Epidemien angesehen. Die gesundheitlichen Gefahren eines verdorbenen Wassers, die hygienischen Nachteile eines von Fäulnisstoffen imprägnierten Bodens und der Zusammenhang dieser Gebrechen mit der Entwicklung und Ausbreitung von Seuchen in volkreichen Städten war bei den Römern dem vollsten Verständnis begegnet und die grossartigen Assanierungswerke, die sie geschaffen, erregen noch heute unser Erstaunen.

Begreiflicherweise war es den Aerzten des Altertums schon frühzeitig klar geworden, welchen mächtigen Faktor der menschliche Verkehr bei Entstehung und Verschleppung epidemischer Krankheiten bildet. Schon Diodor erklärte als Hauptursache der attischen Seuche die Ueberfüllung der Stadt Athen mit von allen Seiten zusammenströmenden Volksmassen und die dadurch bewirkte Luftverderbnis. Thukydides hingegen, die gleiche Ansicht teilend, fügt bei, die Seuche sei von vielen auf eine Vergiftung der Brunnen zurückgeführt worden. Die enge Verbindung von Krieg und Pestilenz war den Griechen eine geläufige Tatsache. Auch die erhöhte Gefahr der Ansteckung für jene Personen, die zur Zeit einer Seuche mit Kranken umgehen, entging nicht dem Blicke der Beobachter und die Ausdünstung der Kranken galt für den hauptsächlichsten Weg der Infektion. Die Anfänge der parasitären Theorien von den Infektionskrankheiten bei den Römern werden an späterer Stelle gestreift werden.

Während des ganzen Mittelalters kam die Seuchenlehre nicht über die Grenze hinaus, die in den Schriften des Altertums vorgezeichnet gelegen war. Der blinde Autoritätsglaube zog der Prüfung und Würdigung von Tatsachen die engsten Schranken, obgleich kaum eine Periode der Geschichte von so zahlreichen, mörderischen und oft unentwirrbaren Seuchenzügen erfüllt gewesen war, wie gerade dieses Zeitalter. Nur in geringen Abweichungen von den galenischen Dogmen traten bei den arabischen Aerzten selbständige Meinungen hervor. Mit den weitgehendsten Erklärungen kommentierten sie die Humoralpathologie, wie sie in den Werken des grossen Arztes von Pergamos überliefert worden war, die Fäulnis des Blutes, die „verborgenen Qualitäten" beherrschten mit souveräner Macht die ganze Lehre von den epidemischen Krankheiten. Selbst die berühmt gewordene Trennung der akuten Exantheme, die Rhazes (850—930) den Hauptformen nach in Pocken und Masern unterschieden hatte, stützte sich in der Aetiologie auf die Verderbnis der Säfte, er schrieb die Variola dem Aufbrausen des Menstrualblutes während des kindlichen Uterinlebens, die Morbillen den Aenderungen der Galle zu. Wenn Avicenna († um 1037) die bemerkenswerte Ansicht ausspricht, es nehmen bei ansteckenden Krankheiten gewisse von Kranken herrührende Krankheitsprodukte den Weg in das Trinkwasser oder den Boden und wenn er demnach in letzteren die wichtigste Quelle der Vervielfältigung solcher deletärer Krankheitsstoffe erblickt, so haben wir darin vortreffliche Gedanken anzuerkennen, deren Verwertung jedoch gänzlich unbeachtet gelassen blieb.

In der als „Schwarzer Tod" benannten Pestpandemie des 14. Jahrhunderts trat auf dem Boden der strengen Gläubigkeit und gestützt von dem kirchlichen Geiste, der alle Naturerkenntnis durchzog, die alte Vorstellung von der himmlischen Sendung der Seuche und dem Strafgerichte Gottes über die sündige Menschheit mit erneuerter Ueberzeugung in das Bewusstsein der Völker. Astralische Einflüsse, tellurische Umwälzungen wurden als pestbringend gefürchtet, eine im massenhaften Absterben des Pflanzenwuchses und der Tierwelt sich kundgebende allgemeine Fäulnis galt nach dem Glauben der Aerzte und Laien als sicherer Vorbote der Pest. Dabei war man aber eifrig bemüht, die Wege der Infektion, die offenkundig allen einleuchtete, zu ergründen. Nur wenige zweifelten an der Ansteckung von Person zu Person, mochte man darunter einen giftigen Pesthauch verstehen oder die unmittelbare Berührung der Kranken, ihrer Kleider oder Habseligkeiten als Vermittler obenan stellen. Wo aber in so vielen, unerklärbaren Vorkommnissen der Faden der Krankheitsübertragung, die Verschleppung und sprungweise Verpflanzung der Seuche nicht verfolgt werden konnte, oder wo sich deren Ausbruch scheinbar an ungewöhnliche Naturereignisse, abnorme Wetterstände u. dgl. angereiht hatte, galt es für ausgemacht, es müsse eine besondere pestilentielle Konstitution vorwalten, die allen lebenden Wesen verderblich sei und durch die von ihr erzeugte Fäulnis das allgemeine Erkranken vorbereite und bedinge. Gleichzeitig und im Zusammenhange mit dieser Hypothese kam die uralte Vorstellung von der autochthonen Entstehung der Pest wieder zu Ansehen und Geltung, um bis auf unsere Tage herab von Aerzten und Nichtärzten verteidigt zu werden. Schon während der Herrschaft des Schwarzen Todes schieden sich die Anhänger und Gegner der direkten Seuchenübertragung durch den persönlichen Verkehr in die beiden Hauptlager der Kontagionisten und Antikontagionisten, deren Widerstreit bis zur jüngsten Vergangenheit die Seuchengeschichte durchflochten hat.

Erst das 16. Jahrhundert brachte in die Auffassung der epidemischen Krankheiten einigen Fortschritt. Die schärfere Beobachtung der einzelnen Formen der Seuchen, die man bisher unter dem Namen der „Pest" zusammengeworfen hatte, führte wenigstens zur Erkenntnis, dass es Epidemien von verschiedenem Charakter gäbe, dass die ihnen zu Grunde liegenden Krankheitsformen nach Erscheinung, Verlauf und Bösartigkeit nicht überall und jedesmal übereinstimmen. Von der eigentlichen Bubonenpest wurden nach dem Vorbilde Fracastoro's (1483—1553) die pestilentiellen oder malignen Fieber abgetrennt, doch letztere mehr als graduelle Abarten und nicht immer als differente Krankheiten an sich verstanden. Von der Grundanschauung ausgehend, dass sich je nach den örtlichen oder zeitlichen Verhältnissen die mildere Form in die schwerere umzusetzen vermag, wurde der Lehre von der Transmutatio morborum Thür und Thor geöffnet und damit bis tief in das 19. Jahrhundert hinein ein verhängnisvoller Fehler in der Darstellung der Epidemien fortgeschleppt. Immerhin war es ein kleiner Gewinn, dass man in den epidemiographischen Arbeiten jener Zeit begonnen hatte, den Begleiterscheinungen der Seuchen erhöhtes Augenmerk zuzuwenden und den Gelegenheitsursachen ihrer Verbreitung einigermassen nachzuforschen. Elend, Nahrungsmangel, hygienische Missstände im allgemeinen werden in den Beschreibungen der damaligen Epidemien besser gewürdigt, die besonderen accidentellen Umstände des Ausbruches und der Ausbreitung ansteckender Krankheiten, wie Kriegszüge, Lagerleben bei den pestartigen Fiebern eingehender berücksichtigt; doch war es mehr ein theoretisches Interesse, das man dem Gegenstand entgegenbrachte, die praktischen Fragen blieben unerörtert, es fehlte noch an Einsicht und Verständnis.

Während der ersten Hälfte des 17. Jahrhunderts blieb die Epidemiologie in ihren Hauptzügen unverändert erhalten und nur soweit, als die Krankheitslehre an sich Aufschluss über das Wesen und die Erscheinungen der Volksseuchen zu geben im stande war, fanden sich die Aerzte auch hierin bereit, neben den galenischen Doktrinen von der Fäulnis des Blutes den chemiatrischen Ideen und mechanischen Hypothesen des Zeitalters willige Gefolgschaft zu leisten.

Einen gewaltigen Umschwung erfuhr die Lehre von den epidemischen Krankheiten durch die bahnbrechenden Grundsätze, die Sydenham (1624—1689) in der Seuchenlehre mit der Ausbildung des Begriffes der epidemischen Konstitution aufgestellt hatte. Nach ihm sind die Epidemien nicht wie andere, wenn auch verbreitete

Krankheiten bloss von der Witterung und den Jahreszeiten abhängig (Constitutio annua), sondern ausserdem bedingt durch unbekannte tellurische Ursachen, oder wie er sagt, durch „eine verborgene, unerklärbare Aenderung in den Eingeweiden der Erde selbst“ (Constitutio epidemica). Die epidemische Konstitution, gekennzeichnet durch die Herrschaft einer bestimmten Volkskrankheit, drückt allen anderen, auch interkurrierenden Krankheiten ihren eigenartigen Charakter auf und wirkt auf sie mit so dominierender Macht, dass selbst gleichzeitig vorhandene epidemische Krankheiten einer anderen Gattung das Gepräge der Hauptseuche annehmen. Die Jahreszeiten üben auf die epidemischen Krankheiten nur insofern Einfluss, als sie ihrer Natur nach sich als Frühlings- oder Herbstkrankheiten manifestieren; die Hauptseuche tritt immer im Herbst hervor. Jede epidemische Konstitution ist von einem ihr eigentümlich zukommenden Fieber begleitet (Febris stationaria), dessen Typus in allen zur Zeit grassierenden Krankheiten zu Tage kommt, also zum herrschenden Fieber wird und dessen Grundzüge selbst in heterogenen Krankheiten, die ja nur als Abarten der Hauptkrankheit der epidemischen Konstitution erscheinen, wiederkehren. Unter diesem Gesichtspunkte werden die örtlichen Affektionen gewisser Krankheitsformen, wie beispielsweise Exantheme, Bubonen, dysenterische Stuhlgänge und dergl. nur als Symptome des regierenden Fiebers aufgefasst oder als kritische Ablagerungen oder Ausscheidungen der Materia peccans angesehen. Wenn auch die einzelnen epidemischen Konstitutionen an sich Variationen darbieten, zuweilen ganz anomal verlaufen oder mit einer zweiten Konstitution gemengt auftreten können, so herrscht doch innerhalb der jeweiligen Konstitution in allen Krankheiten eine Konformität der Fieber- und anderer Erscheinungen, die in ihrem Gesamtbilde zusammengehören und von jenem anderer Konstitutionen wesentlich differieren. Epidemische Konstitutionen und deren Grundkrankheiten wiederholen sich in bestimmter Reihenfolge, sie treten aber auch modifiziert auf, andere hingegen verschwinden temporär oder treten für immer zurück, indes neue Formen entstehen und zur Ausbildung gelangen können.

Sydenham, der mit seinen auf hippokratischen Prinzipien beruhenden Grundanschauungen in der Pathologie und Therapie den Namen eines medizinischen Reformators erworben hat, eröffnete auch in der Epidemienlehre eine geschichtlich bedeutsame Epoche. Sein Geist durchwehte das ganze 18. Jahrhundert und das von ihm proklamierte Kausalverhältnis von Seuche und Krankheitskonstitution wurde zum Gemeingut ärztlicher Generationen. Die epidemiologischen Lehren des grossen englischen Arztes mit ihrer mystischen Krankheitsätiologie wurden gläubig aufgenommen und befriedigten gerade, weil sie von einem Naturgeheimnis ihren Ausgang ableiteten, den geistigen Geschmack und die Weltanschauung der Zeitgenossen; dazu kam, dass Sydenham, ohne ein System zu beabsichtigen, eine abgeschlossene Erklärung der Ursachen und Wandlungen der Seuchenspecies an die Hand gab, deren vermeintliche Abhängigkeit von höheren Potenzen sich unschwer in die medizinischen Systeme einfügen liess, die während des 17. und 18. Jahrhunderts einander abgelöst hatten.

Aetiologische Forschungen lagen der Krankheitslehre jener Zeit im allgemeinen mehr ferne; die Krankheitskonstitutionen leisteten dem Glauben an den miasmatischen Ursprung der Epidemien den denkbar weitest gehenden Vorschub. Dennoch wäre es verfehlt, anzunehmen, als hätten sich die manifesten Beweise des direkten und indirekten Kontagiums der Forschung entzogen. Keineswegs! Es wird sich bei Besprechung der historischen Pathologie der einzelnen Seuchen Gelegenheit ergeben, auf die klaren, gesunden Vorstellungen zurückzukommen, die in den Meinungen damaliger Aerzte über die Ansteckungsmodalitäten und -Gefahren vieler Volkskrankheiten ihren beredten Ausdruck gefunden haben. Dem von Sydenham ausgesprochenen Gedanken, dass die Körperflüssigkeiten infolge giftiger, kontagiöser Agentien infiziert werden können, und letztere dann spezifische, essentielle Krankheitserscheinungen hervorzurufen im stande sind, lag eine geniale Ahnung unserer heutigen Anschauungen zu Grunde. Ebenso drückt sich in den Ausführungen, mit denen er die Heilkraft der Chinarinde rühmend begleitet, die prophetische Erkenntnis spezifischer Heilmittel unverkennbar aus. Was aber am Ausgange des 17. und im Verlaufe des ganzen 18. Jahrhunderts der Theorie des Kontagiums und Miasmas den Rang abläuft, ist die von Sydenham mit neuen, verführerischen Argumenten gestützte Doktrin der Transmutatio morborum, die einseitige Auffassung des Fiebers in akuten Krankheiten, in denen sich Entzündung und Fieber zur Hauptsache erheben und endlich die von vielen Gelehrten unternommene aprioristische Klassifizierung der Krankheiten im allgemeinen. Mit dem Bestreben, pathologische Prozesse lediglich nach den Gesichtspunkten der Fieberlehre in willkürlich abgegrenzte Gruppen und Unterarten zu verteilen, verfiel man in den Fehler, auch für die Volksseuchen die nähere oder entferntere Verwandtschaft dogmatisch festzustellen und sie damit ihrer spezifischen Eigentümlichkeit oft völlig zu entkleiden. Je nach dem Standpunkte der nosologischen Systeme bezog man die Krankheitsursachen auf Fäulnis und Zersetzung, auf Verderbnis der Lebensgeister oder auf die Umänderung der Kardinalsäfte. Die „Schärfen“ des Blutes, der Galle und des Schleimes wurden bald zur Signatur vieler infektiöser Krankheiten und mit dem neuen Namen änderten sich nicht selten die Begriffe von deren Wesen und besonderem Charakter. Schon allein die Tatsache, die Malaria als unterste Stufe der Fieber anzusehen und aus ihnen die schwereren Species der petechialen, pestiformen Krankheiten, ja selbst die Pest hervorgehen zu lassen, schliesst für die historische Deutung vieler Epidemien unlösbare Schwierigkeiten und Rätsel in sich. Zu den intermittierenden, remittierenden Fiebern traten die putriden, malignen und pestilentiellen Formen; nunmehr gesellten sich zu ihnen die katarrhalischen, die Schleim- und Gallenfieber, die wiederum je nach der Influenz der regierenden Krankheitskonstitution noch mit dem Beisatze ihrer „faulichten“, inflammatorischen, biliösen, gastrischen, skorbutischen u. a. Eigenschaften gekennzeichnet sind. Auf der anderen Seite suchte man die augenfälligsten Symptome in der Nomenklatur der Krankheiten zu versinnbildlichen und verschaffte damit beispielsweise den erysipelatösen Anginen, den mesenteriellen und intestinalen Fiebern, der Febris lenta, comatosa, nervosa einen gesicherten Platz in der Pathologie. Als Sauvages (1706—1767) in der zweiten Hälfte des 18. Jahrhunderts den Versuch eines Klassifikationssystems unternahm und die akuten Krankheiten nur nach dem Massstab des Fieberverhältnisses bestimmen wollte, kam in die Lehre von den Seuchen neue

Schwankung und Verwirrung, die noch mehr an Umfang sich vergrösserte, nachdem Cullen (1712—1790), Brown (1715—1788) und deren Nachfolger ihre neuropathologischen Ideen in der Medizin inauguriert und die sthenischen und asthenischen Fieber als Typen der Infektionskrankheiten hingestellt hatten.

Glücklicherweise traten vor dem Lichte, das über die Entwicklung und den Aufschwung der Heilkunde während des ganzen 18. Jahrhunderts ausgebreitet gelegen war, die Schwächen und Irrtümer, die den Systemen und Schuldoktrinen angehaftet, in den Hintergrund. Der mächtige Fortschritt, den die gesamten Disziplinen des medizinischen Wissensgebietes erfuhren, die gründliche Pflege, die den theoretischen wie den praktischen Fächern zuteil geworden war, übte auch auf die Lehre von den epidemischen Krankheiten einen heilsamen, reformatorischen Einfluss. Nach allen Richtungen speichern sich neue Kenntnisse und Erfahrungen auf, Resultate von bleibendem Wert bereichern den Gesichtskreis der Aerzte und das lebendige Interesse, das während des ganzen Säkulums, in Kriegs- und in Friedenszeiten an die grossen, immer wiederkehrenden Seuchen geknüpft ist, wird durch den regen Austausch der Grundsätze und Meinungen gefördert und in Fluss gebracht. Eine an Umfang und Inhalt gleich anwachsende Litteratur, die rüstige Arbeit gelehrter Gesellschaften bemächtigt sich zahlreicher Fragen, die auf Gang, Ausbreitung, Verlauf und Bekämpfung der Epidemien Bezug haben, und überliefert dort, wo die Ergründung der Ursachen und Erscheinungen vor den Schranken der Erkenntnis ihre temporäre Grenze findet, den kommenden Generationen wertvolle Anhaltspunkte zu weiterer Untersuchung. Die Geschichtschreibung muss das Zeitalter der Aufklärung zu den fruchtbarsten Perioden der Epidemiographie zählen. Die innige Verbindung von Theorie und Praxis hatte trotz aller vorhin angedeuteten Fehlerquellen die Mediziner befähigt, nächstliegende Thatsachen schärfer zu beobachten, besser unterrichtet an die Aufgaben des ärztlichen Handelns heranzutreten und meist dann erst die Zuflucht zu den Systemen und ihren Dogmen zu ergreifen oder theoretischen Spekulationen nachzuhängen, wenn es galt, eigene Erfahrungen mit dem vollen Gepränge der Gelehrsamkeit wirksam ins Treffen zu führen.

Von Sydenham an beginnend, dem seine Landsleute Willis (1622—1675), Morton († 1698), gleichzeitig Ramazzini (1633—1714) in Padua, Diemerbroeck (1609—1674) in Utrecht u. a. Männer würdig zur Seite gestanden waren, hat die Epidemiologie andauernd den Weg des Fortschrittes betreten. Die Schule des grossen Boerhaave (1668—1738) in Leyden und die im Geiste seines Lehrers von van Swieten (1700—1772) begründete Wiener Schule nahmen an dem Ausbau der Seuchenlehre rührigen Anteil. Eine kaum übersehbare Menge epidemiographischer Arbeiten aus allen Ländern bezeugt selbt an minderwertigen Produkten den Ernst und guten Willen, den die damaligen Aerzte auf das Studium und die Schilderung der Epidemien verwendet haben. Gediegene Schriften von tiefem Gehalt und von mehr als historischem Interesse stammen aus jener Zeit und es möge genügen auf die vortrefflichen Berichte hinzudeuten, die Lancisi (1654—1720), Huxham (1694—1768), Pringle (1707—1782) u. a. m. veröffentlicht haben. Die unaufhörlichen Züge der typhösen Seuchen, die ungeschwächte Herrschaft der Variola und der anderen akuten Exantheme, die Ausbreitung der Ruhr, die schweren

Ausbrüche der Pest, die Verwüstungen der Diphtherie, kurzum die herrschenden Epidemien aller Art beschäftigten den Geist der Zeitgenossen im hohen Masse. Die Versuche, die Störungen des Organismus an der Leiche aufzudecken und die Anfänge der pathologischen Anatomie der Erforschung infektiöser Prozesse nutzbar zu machen, waren freilich unzureichend und haben selbst dort, wo sie positive Aufschlüsse, wie beispielsweise für den Abdominaltyphus zu versprechen schienen, nicht die gebührende Beachtung gefunden. Weit aber über allen Leistungen, die im 18. Jahrhundert das Gebiet der epidemischen Krankheiten umfassen, steht am Ausgange dieses Säkulums die grösste und segensreichste Entdeckung in der Medizin, die Einführung der Vaccination durch W. Jenner (1749—1823).

Die Grundanschauuungen, die an der Wende des 18. Jahrhundert über die Natur und Verbreitung der Volkskrankheiten herrschend gewesen waren, lassen in den folgenden Dezennien nur geringe Abtweichung und Wandlung verspüren. Die Heilkunde jener Zeit, mit ihren Unterströmungen und Uebergängen, obgleich durch wertvolle Ausgestaltung einzelner rein theoretischer wie praktischer Disziplinen ausgezeichnet, umschliesst für die Pathologie im engeren Sinne eine unergiebige Periode. Die Krankheitslehre war zu einem wüsten Gedränge einander bekämpfender Lehrmeinungen und theoretischer Spekulationen geworden, aus welchem nur wenige reelle Forschungen hervorgegangen sind. Es war die Zeit der Ausläufe des Brownianismus, der in Rasori's (1762—1837) kontrastimulierender Methode und in Röschlaubs (1768—1835) Erregungstheorie neue Formen gefunden und grossen Anhang gewonnen hatte; es war die Zeit, wo der Vitalismus der Schule von Montpellier die ganze Naturanschauung von dem Leben des Organismus auf höchst einseitigen Voraussetzungen zu konstruieren suchte, und endlich die traurige Zeit, in welcher die Naturphilosophie wie ein unheimlicher Alp auf der deutschen Medizin gelastet und mit ihren abenteuerlichen Ideen, ihren bizaren Analogien und Allegorien ein Menschenalter hindurch den Geist der Aerzte auf falschen Wegen herumgeführt hat. Man mühte sich damals ab, nach äusserlichen Merkmalen oder nach scheinbar zusammengehörigen Symptomen Krankheitsbilder und Krankheiten zu deduzieren, ohne sich um die Aetiologie zu kümmern. Die sogenannten Ontologien, wonach die Krankheiten als selbständige, abgeschlossene, dem Organismus aufgepfropfte Wesen erklärt wurden, kamen wieder in Aufschwung und damit neue, willkürliche Gruppierungen auch in die Lehre von den Infektionskrankheiten, unter denen schon die „essentiellen Fieber" genug Verwirrung angerichtet hatten. Es liegt jedoch unserer Aufgabe ferne, hier auf die Entwicklung und Läuterung der Krankheitslehre während des 19. Jahrhunderts einzugehen oder die Einflüsse charakterisieren zu wollen, die die Ausbildung der pathologischen Anatomie im Zusammenhange mit der schärferen klinischen Beobachtung auf die Vervollkommnung der Forschungsmethoden und damit auf die Erweiterung der ärztlichen Kenntnisse genommen hat.

So geringwertig bis zu den fünfziger Jahren die epidemiologischen Fortschritte im allgemeinen sich ausnehmen, weil der Glaube an die Allmacht des Genius epidemicus, an die autochthone Entstehung und Umwandlung der Seuchen nur wenig an Anhängern eingebüsst hatte, fallen doch in diese Periode Arbeiten, die geschichtliche Merksteine für alle Zeiten bilden. Bretonneau's (1771—1862) Studien über die Diphtherie, die von französischen und englischen Aerzten gelieferten Untersuchungen über die Natur und Differenzierung der typhösen Krankheiten waren Leistungen, die freilich nicht so bald die allgemeine Anerkennung fanden, aber von denen aus eine strengere Auffassung anderer Infektionskrankheiten in genere datierte und im Zusammenhalte mit den Umwälzungen, die die moderne Medizin vorbereitet hatten, zugleich die Grundlagen der heutigen Epidemiologie geschaffen haben. Jahrzehntelang beherrschten noch die mit doktrinärer Schulweisheit interpretierten Begriffe des Kontagiums und Miasmas den ärztlichen Gesichtskreis; je nachdem die direkte Infektion offen zu Tage lag oder die Ursache einer Epidemie auf undefinierbare, von aussen stammende krankmachende Einflüsse zurückgeführt wurde, unterschied man kontagiöse und miasmatische Krankheiten, liess aber dort, wo die ätiologischen Faktoren sich vorderhand als unerforschlich erwiesen, Uebergänge und Verbindungen der beiden Kategorien zu.

Die Spezifizität der ansteckenden Krankheiten wurde jedoch bereits um die Mitte des Jahrhunderts erkannt und gewürdigt. Insbesondere ist es Henle (1809—1885), der in seinen „Pathologischen Untersuchungen“ schon im Jahre 1840 mit prophetischem Blick verkündet hat, dass kontagiöse und miasmatische Krankheitsprozesse auf der Einwanderung spezifisch wirkender, organischer Krankheitskeime in den tierischen und menschlichen Leib beruhen, eine Lehre, die jedoch bei den Zeitgenossen nur wenig Anklang finden sollte.

Weit grösseren Beifall errang zur Zeit die Vorstellung, es handle sich bei den ansteckenden Krankheiten um einen der Gärung analogen Vorgang, womit zugleich die Frage der Reproduktion des Krankheitsstoffes in oder ausser dem tierischen Organismus gewissermassen eine befriedigende Lösung fand. Und doch vermochten die chemischen Erklärungsversuche nicht über die Thatsache hinweg zu helfen, dass ursprünglich gemeinsame Ursachen spezifischer Natur vorhanden sein müssen, um die gleichartigen, charakteristischen Krankheitserscheinungen hervorzurufen, und somit der Schwerpunkt der Forschung auf die Erschliessung der ätiologischen Faktoren, der spezifischen Ursachen zu richten sei. Einen neuen Abschnitt in der Lehre von den Seuchen eröffnete Pettenkofer (1819—1901) mit seinen im Jahre 1854 begonnenen Studien über die Verbreitungsweise der Cholera, denen er in der nächsten Folgezeit seine Forschungen über die örtliche und zeitliche Entwicklung des Abdominaltyphus folgen liess. Wenngleich auch Pettenkofers sorgfältige Beweisführungen in erster Linie die Abhängigkeit der beiden Infektionskrankheiten von bestimmten Bodenverhältnissen zum Ziele hatten und er der Annahme eines zur Verbeitung der genannten Krankheiten notwendigen, besonderen Krankheitskeimes nur einen sekundären Wert beizulegen bemüht war, so gebührt ihm doch vor allem die Anerkennung, die noch in den dreissiger Jahren in voller Blüte gestandene autochthonische Lehre von den Volkskrankheiten beseitigt und überhaupt die Wege und Methoden aufgeschlossen zu haben, wie Epidemien zu beobachten und alle in Betracht kommenden Faktoren, die von ihm so vielfach betonten „epidemiologischen Thatsachen“ in die Forschung einzubeziehen seien.

Die Pathologie der letzten Jahrzehnte, auf dem Boden exakter

Untersuchungsmethoden fortschreitend, hat durch Entdeckung und experimentelle Nachweisung pathogener Mikroorganismen für eine grössere Zahl von epidemischen Krankheiten neue Gesichtspunkte eröffnet. Sie hat mit dem Nachweise spezifischer Krankheitsursachen den Begriff der Infektionskrankheit vom Grund auf festgelegt und nach allen Richtungen wesentlich erweitert. Doch wir enthalten uns, wo im Augenblick noch so viele Fragen, die die Epidemiologie berühren, ungelöst der Prüfung und Entscheidung harren, jeder weiteren Besprechung der Bestrebungen der Gegenwart. Indem die geschichtliche Entwicklung der Lehre von den belebten Krankheitskeimen in einem besonderen Abschnitte des vorliegenden Werkes, jenem von der Geschichte der Bakteriologie bearbeitet erscheint, wollen wir hier anhangsweise nur auf die wichtigsten Merksteine hinweisen, um an ihnen die langsam fortschreitende Erkenntnis der Krankheitserreger organischer Natur in kurzem Rückblick darzulegen.

Das Contagium vivum s. animatum fand schon im Altertum seine Vertreter. Die im 1. Jahrhundert v. Chr. in Rom lebenden Schriftsteller Varro und Columella führten die schädlichen Wirkungen der Sumpfluft auf kleinste, in den Sümpfen vorhandene, unsichtbare Tierchen zurück, die durch die Luft eingeatmet im menschlichen Körper die schwersten Erkrankungen erzeugen können. Mehr als ein Jahrtausend sollte aber vorübergehen, bis die Idee, es liegen den Volkskrankheiten belebte Keime zu Grunde, wieder zum Ausdruck gelangte. A. Kircher behauptete im Jahre 1658, dass alle faulenden Materien von einer zahllosen Brut von Würmern wimmeln, die zwar dem unbewaffneten Auge nicht erkennbar, aber mit dem Mikroskope wahrnehmbar seien, wie er sich selbst von der Existenz solcher Tiere im Blute und Buboneneiter Pestkranker überzeugt habe. Leeuwenhoek hat im Jahre 1675 mit Hilfe verbesserter Mikroskope die Aufgusstierchen entdeckt und später im Speichel, im Zahnschleim und Darminhalt verschiedener Tiere minimale Gebilde nachgewiesen, die sich bewegten, eine stäbchenförmige, fadenförmige, rundliche oder schraubenähnliche Gestalt besassen, ohne dass deren Entdecker sich über ihre Bedeutung Rechenschaft geben konnte. Viele Gelehrte des damaligen Zeitalters griffen mit Lebhaftigkeit diesen Fund auf, Lancisi kam auf Varros Vorstellung von den Sumpftierchen zurück, Vallisnieri, Goiffon und Lebecq nahmen im Laufe der ersten Dezennien des 18. Jahrhunderts an, dass die Pest, die 1720—1722 in der Provence geherrscht, aus unsichtbaren Würmchen ihren Anfang genommen habe. Während Linné (1707—1778) mit allzu lebhafter Phantasie den verschiedenartigsten Krankheiten organisierte Keime unterschieben wollte, sprach 1762 der Wiener Arzt Plencicz die Ueberzeugung aus, es liege im Contagium ein „principium quoddam seminale verminosum“ vor, wie auch die Bildung von Gährung und Fäulnis auf der Anwesenheit solcher Animalcula, deren Eier und Excremente beruhe. Doch bald verlor die Lehre von den belebten Krankheitserregern den Boden, sie fiel dem Spotte der Aerzte anheim und blieb als eine angeblich wunderliche Hypothese lange hindurch unbeachtet und vergessen.

Erst vom 4. Dezennium des 19. Jahrhunderts an, als Ehrenberg im Jahre 1838 von neuem die Infusionstierchen demonstriert und weiterhin die Gärungstheorie Schwanns (1810—1882) die allgemeine Anerkennung gefunden hatte, drängte sich wieder der Gedanke vor dass analog der Gärung auch Krankheiten durch kleinste Lebewesen erzeugt werden. Diese Annahme erhielt noch kräftigere Unterlage, als Bassi 1837 den Beweis erbrachte, dass die unter dem Namen Muscardine bekannte Erkrankung der Seidenraupen durch einen Pilz verursacht werde, als Schönlein (1793—1864) den nach ihm benannten Favuspilz gefunden, Stannius 1835 die Krätzmilbe wieder entdeckt hatte und andere Parasiten als Ursachen bestimmter Allgemein- und Lokalleiden erkannt worden waren. Henle ist, wie schon angedeutet, im Jahre 1840 mit bewundernswertem Scharfsinn dafür eingetreten, dass das Kontagium ansteckender Krankheiten pflanzlicher oder tierischer Natur sein müsse, dass aber erst dann an einen kausalen Zusammenhang solcher Gebilde mit den kontagiösen Krankheiten zu denken sei, wenn es gelänge, diese Organismen konstant nachzuweisen, zu isolieren und auf ihre spezifische Wirkung zu prüfen.

Von nun an entfaltete sich ein rühriges Bestreben in der Erforschung niederster Organismen, von welchen man pathogene Eigenschaften abzuleiten suchte. Wie gross war doch die Reihe der Experimente im Zeitraume 1840—1870, die auf die Auffindung von Cholerakeimen gerichtet waren! Wenngleich diese Bemühungen vorläufig erfolglos blieben, so hatte die „Pathologia animata“ immerhin auf dem Gebiete anderer Infektionskrankheiten positive Resultate aufzuweisen. Pollender und Brauell lieferten (1849) den Nachweis der charakteristischen Milzbrandstäbchen, während Davaine (1850) durch seine Impfversuche mit milzbrandhaltigem Blute klarlegte, dass diese Stäbchen die Träger des Milzbrandvirus seien. Von grosser Tragweite auf die Förderung ähnlicher Untersuchungen waren Pasteurs (1822—1895) epochemachende Studien über die spezifischen Erreger der verschiedenen Gärungen. Pasteur hat ausserdem sich hohe Verdienste um die Erkenntnis der Infektionskrankheiten erworben, indem er für das Milzbrandvirus im Jahre 1877 mittels Fortzüchtung der Reinculturen deren pathogene Constanz festgestellt und auf diesem Wege eine Reihe von Mikroben in der Pathologie als Krankheitserreger einwandfrei dargelegt, späterhin bekanntlich an den grossen Fragen der Abschwächung der Virulenz, der Immunisierung und der Schutzimpfung hervorragenden Anteil genommen hatte. Aus der von dem berühmten französischen Forscher entwickelten Keimtheorie zunächst schöpfte Lister 1867 die fruchtbare Idee, die Entstehung der Wundkrankheiten in dem Zutritt äusserer, krankmachender Keime zu suchen und darauf seine geniale Wundbehandlungsmethode aufzubauen. Die von Botanikern, wie Hallier, Cohn, Naegeli u. a. in Angriff genommene Bearbeitung der Natur der Formen, Eigenschaften und Unterschiede der pflanzlichen Mikrooganismen, die daraus gezogenen medizinischen Konsequenzen, die grundlegenden Aufklärungen, welche die Aetiologie der Infektionskrankheiten in eine ganz geänderte Beleuchtung rückten, lassen sich hier nicht einmal andeutungsweise wiedergeben.

Es bedurfte zahlreicher, mühevoller Versuche, verbesserter und in den optischen Mitteln vervollständigter Prüfungsmethoden, um die Bakteriologie zu jener Stufe zu erheben, die sie unter den medizinischen Hilfswissenschaften heute einnimmt. Wie begreiflich, fehlte es nicht an Missgriffen, an negativen Resultaten und unüberwindlich scheinenden Schwierigkeiten, die vorerst aus dem Weg zu räumen waren. Welchen Aufwand an kritischer Ueberlegung zog nicht die Ergründung der Erreger der accidentellen Wundkrankheiten nach sich, wie schwer fiel es, die pathogenen Bakterien von anderen, unschädlichen Arten auszuscheiden, die infizierende Wirkung bestimmter Mikroorganismen an und für sich von dem durch ihre Einwanderung im Organismus hervorgerufenen Intoxikationsprozesse zu trennen? Im raschen Schritte jedoch folgten die positiven Ergebnisse in der Mikrobiologie. An die Entdeckung der Rekurrensspirillen durch Obermeyer im Jahre 1873 reihten sich die wichtigen Aufschlüsse, welche Koch im Jahre 1876 über den Milzbrandbazillus und dessen genetischen Zusammenhang mit dieser Krankheit publizierte. Diese sowie die zwei Jahre später von demselben Forscher gelieferten „Untersuchungen über die Aetiologie der Wundinfektionskrankheiten“ erwiesen sich als fundamentale Leistungen, nicht nur bewundernswert wegen ihres wissenschaftlichen Wertes, sondern zugleich bahnbrechend durch die Einführung des Tierversuches, exakter Kultur- und Untersuchungsmethoden und mikroskopischer wie technischer Neuerungen. Mit Benutzung derselben gelang es, für eine Reihe von Infektionskrankheiten die pathogenen Mikroorganismen aufzudecken. So hat Neisser (1879) bei der virulenten Gonnorrhoe, Laveran bei der Malaria, Hansen bei der Lepra, Eberth und Gaffky beim Typhoid (1880/84), Schütz und Löffler beim Rotz (1882), Koch bei der Tuberkulose (1882) und der Cholera (1883), Löffler bei der Diphtherie (1884), Fränkel bei der infektiösen Pneumonie (1886), Pfeiffer bei der Influenza (1892), Kitasato und Yersin bei der Bubonenpest (1896), Weichselbaum und Jaeger (1899) bei der epidemischen Genickstarre die spezifischen Krankheitskeime entdeckt und beschrieben.

Die Fortschritte der Bakteriologie haben unsere Kenntnis von den Infektionskrankheiten vollständig umgestaltet, die Wege der Verbreitung der Epidemien zum grossen Teil unserem Verständnis näher gebracht und die Prophylaxe und Bekämpfung der Volkskrankheiten auf neue, zweckmässige und gesicherte Prinzipien gestellt. Die von Koch und Pasteur geschaffenen Grundlagen, die zahlreichen Arbeiten, die aus den Schulen der beiden Meister hervorgegangen sind, haben auch für die Therapie der Infektionskrankheiten unermesslichen Gewinn und Vorteil abgeworfen. Mit der Vervollkommnung der Immunisierungsverfahrens, der Durchbildung der gegen einzelne Krankheiten erfolgreich angewendeten Schutzimpfungen und mit den durchschlagenden Resultaten der Serumtherapie wurde eine neue Epoche der Heilkunst erschlossen und schon heute darf mit Stolz gesagt werden: ihre Leistungen haben der Menschheit den grössten Segen gebracht.

I. Beulenpest.

Litteratur.

Mercurialis, *De peste, 1577.* — **Kircher,** *Scrutinium pestis, 1671.* — **Sorbait,** *Consilium ... de peste, 1679.* — **Diemerbroeck,** *De peste libri IV, 1685.* — **Lebenwaldt,** *Arzneybuch, 1695.* — **Muratori,** *Del governo della peste, 1714.* — **Werloschnig et Zoick,** *Historia pestis ... 1708—1713, 1715.* — **Gruner,** *Morborum antiquitates, 1774.* — **Russel,** *Abhandlung von d. Pest, 1792.* — **Chenot,** *Hinterlassene Schriften üb. d. Anstalten bei d. Pest, 1798.* — **Schraud,** *Gesch. d. Pest in Sirmien in d. Jahren 1795/96, 1801.* — **Desgenettes,** *Histoire medicale de l'armée d'orient, 1802.* — **Wolmar,** *Abhandlg. üb. d. Pest, 1827.* — **Lorinser,** *Die Pest des Orients, 1837.* — **Czetyrkin,** *Die Pest in d. russ. Armee* *im J. 1828, 1837.* — **Boulard,** *Ueb. d. orient. Pest, 1840.* — **Grohmann,** *Das Pestcontagium in Aegypten, 1844.* — **Brunner,** *Die Krankheiten des Orients, 1847.* — **Landsberg,** *Ueb. d. in Attika z. Zeit d. pelopon. Krieges herrschd. Pest, Janus N. F. Bd. II, 1853.* — **Müller,** *Ibnulkhatibs Bericht über die Pest. Sitzb. d. k. Akad. zu München, 1863.* — **Hecker,** *Die grossen Volkskrankheiten des Mittelalters, herausg. v. A. Hirsch, 1865.* — **Tholozan,** *Histoire de la peste bubonique en Mesopotamie, Compt. rend. 78, 8, 1874.* — **Idem,** *Histoire chronolog. et geogr. de la peste au Caucase, en Arménie et dans l'Anatolie dans la première motié du 19 siècle, Gaz. med. de Paris 1875, No. 32—37.* — **Idem,** *La peste en 1876, Compt. rend. 82, 1876, la peste en 1877, ebenda 85, 1877.* — **Idem,** *Les trois dernières épidémies de peste du Caucase, Compt. rend. 89, 1879.* — **Idem,** *La peste dans les temps modernes, Compt. rend. 90, 1880.* — **Idem,** *Carte des localisations de la peste en Perse, en Russie et en Turquie de 1856 à 1886, Bull. de l'Acad. de med. No. 37, 1887.* — **Idem,** *Invasions ... de la peste ... depuis 1835, Compt. rend. 105, 1887.* — **Peinlich,** *Gesch. d. Pest in Steiermark, 1877/78.* — **Deutsch,** *Wien. med. Bl. No. 11 u. 12, 1879.* — **Adler,** *Die Pest in Bagdad, Allg. m. Zeitg., 1877 und 1879.* — **Kremer,** *Ueber die grossen Seuchen des Orients ... nach arab. Quellen, Sitzb. d. Wien. Akad. d. Wissensch. math.-naturw. Kl. Bd. 96, 1880.* — **Höninger,** *Der schwarze Tod in Deutschland, 1881.* — **Lechner,** *Das grosse Sterben in Deutschld. in d. Jahren 1348—1351, 1884.* — **Lammert,** *Geschichte d. Seuchen ... zur Zeit des 30jährg. Krieges, 1890.* — **Drasche,** *Die neueste Pestära, Wien. m. W. No. 11 u. 16, 1887.* — *Mittheilungen d. deutsch. Pestcommission, D. m. W. No. 17—32, 1897.* — **Wilm,** *Ueb. d. Pestepidemie in Hongkong i. J. 1896, Hyg. Rundsch. No. 5 u. 6, 1897.* — **Koch,** *Ueb. d. Verbreitg. d. Bubonenpest, D. m. W. No. 28, 1898.* — **Albrecht** und **Ghon,** *Ueb. die Beulenpest in Bombay i. J. 1897, Denksch. d. k. Akad. d. Wissensch., Wien 1898.* — **Hankin,** *Annal. de l'Inst. Pasteur, No. 11, 1898.* — **Kobert,** *Ueb. d. Pest des Thukydides, Janus IV, 1898.* — **Stekoulis,** *Janus IV, 1897, III, 1898, IV, 1898.* — **Simond,** *La propagation de la peste, Annal. de l'Inst. Pasteur No. 10, 1898.* — **Ebstein,** *Die Pest des Thukydides, 1899.* — **Netter,** *La peste pendant les dernieres années, 1899.* — *Bericht üb. d. Thätigk. d. zur Erforschg. d. Pest 1897 nach Indien entsandten Commission, Arb. a. d. k. Gesundheitsamte, Bd. 16, 1899.* — **Zupitza,** *Die Ergebnisse der Pest-Expedition nach Kisiba, Zeitsch. f. Hyg. Bd. 32, 1899.* — **Scheube,** *Die Krankheiten der warm. Länder, II. Aufl. 1900.* — **Ebstein,** *Janus VII, Heft 1 und 3, 1902.* — *Veröffentlichungen des kais. Gesundheitsamtes.* — *Das Oesterr. Sanitätswesen.*

In den Ueberlieferungen der Völker des Altertums wird vieler Seuchen Erwähnung gethan, mit denen die erzürnte Gottheit das Menschengeschlecht heimgesucht. Düstere Naturereignisse gingen meist den Ausbrüchen der Epidemien voraus und häufig kündigten, wie nachträglich gemeldet wird, Misswachs, Verderbnis alles pflanzlichen Lebens, Erkrankung und Tod der Tierwelt an, dass dem Volke das Verhängnis eines allgemeinen Sterbens bevorstand. Die mosaischen Bücher, die hellenischen und römischen Autoren erzählen von Seuchen, die in vorhistorischer Zeit plötzlich über friedliche Völkerschaften oder kampfbereite Heere hereingebrochen und von entsetzlichen Verwüstungen unter allen Lebenden begleitet gewesen seien. Worin aber die Krankheit bestand, unter welchen Formen Tausende von Menschenleben ergriffen und vernichtet worden sind, darüber ist nur spärliche und unklare Kunde auf uns gekommen. Mythus und Dichtung verschleiern das Bild bis zur vollständigen Unkenntlichkeit und wo selbst an der Thatsache weitverbreiteter Epidemien kaum gezweifelt werden kann, vermag die Geschichtschreibung nicht zu enträtseln, wie ihre Erscheinungen zu deuten, unter welchen pathologischen Prozesen sie nach unserer heutigen Erkenntnis zusammenzufassen sind. Sie alle werden in den Schriften des Altertums und bis über das Mittelalter hinaus kurzweg als „Seuche“ aufgezählt oder unter dem Namen der Pest (*λοιμὸς, λοιμώδης νόσος*, pestis, pestilentia) genannt, ohne dass es der historischen Forschung bisher gelungen wäre, aus diesem Kollektivbegriffe auch nur annähernd die hauptsächlichsten Merkmale und Unterschiede der einzelnen Krankheitsspecies festzustellen. Selbst die Schriften der Hippokratiker geben hierüber keinen Aufschluss; die wenigen Stellen, die von „Bubonen in schweren, fieberhaften Krankheiten“ handeln, werden von namhaften Historikern als zu ungenügend erkannt, um daraus den Schluss auf die Schilderung der Beulenpest zu gestatten. Ebensowenig verwertbar erscheinen — wie schon hier bemerkt werden mag — die bei Aretäus und Galen vorfindlichen und an Hippokrates sich anschliessenden Bemerkungen über die Pest, während Rufus mit grösserer Bestimmtheit die wesentlichsten Symptome der Bubonenpest als charakteristisch hervorhebt und ihres epidemischen Vorkommens in Lybien, Aegypten und Syrien gedenkt.

Die grosse Schwierigkeit in der Auslegung verheerender Volksseuchen tritt uns sogleich entgegen, wenn wir uns der grossen attischen Seuche, der als Pest des Thukydides berühmt gewordenen Epidemie zuwenden, die im Zeitraume 430—425 v. Chr. während des peloponnesischen Krieges in Athen und Attika gewütet hat. Nach der klassischen Schilderung, die uns Thukydides hinterlassen hat, der Augenzeuge der Epidemie gewesen und von ihr ergriffen worden war, brach die Seuche in der von flüchtendem Landvolke überfüllten Stadt plötzlich aus, nachdem sie im Piräus, der Hafenstadt Athens, ihren Anfang genommen hatte. Dass sie aus einem anderen Lande eingeschleppt worden sei, ist um so naheliegender anzunehmen, da Thukydides berichtet, die Seuche habe sich vordem in Aegypten und einem grossen Teil von Vorderasien verbreitet. In zwei aufeinander folgenden Jahren überfiel sie die Bevölkerung Athens, jedesmal von Massenerkrankungen und exorbitanter Sterblichkeit gefolgt und kehrte nach $1^1/_2$ jähriger Pause zum dritten Male zurück. Etwa ein Drittel der Bewohner der Stadt war ihr erlegen. Unvermutet erfasste die Krankheit die Leute, eine brennende Hitze des Kopfes, Entzündung der Augen, blutrote Verfärbung des Schlundes und übelriechender Atem waren durchwegs die ersten Erscheinungen. Alsbald gesellte sich Heiserkeit, Husten, Singultus und galliges Erbrechen hinzu, es folgte mässige Rötung und livide Färbung der Haut, die sich „mit kleinen Bläschen und Schwären“ bedeckte. Am unerträglichsten wurde den Kranken die innere Hitze, so dass sich viele derselben, um die Qualen des Durstes zu löschen, in die Cisternen stürzten. Der Tod trat meist infolge der inneren Hitze am 7. oder 9. Tage ein, diejenigen aber, welche diese Frist überdauerten, verfielen der Schwäche, indem sich Verschwärungen des Unterleibes und Durchfall einstellten. Hatten die Kranken auch dieses Stadium überwunden, so wurden die Schamteile, die Spitzen der Hände und Füsse von der Krankheit ergriffen, viele von ihnen kamen, dieser Teile beraubt, davon, andere aber trugen den Verlust der Augen, wieder andere eine vollständige Einbusse des Gedächtnisses davon. Jede der üblichen Krankheiten ging in die Seuche über, der alle erlagen, die mit den Infizierten verkehrt hatten. Wer die Krankheit einmal überstanden, blieb wenigstens vor den todbringenden Folgen einer zweiten Erkrankung verschont.

Die Natur der von Thukydides geschilderten Seuche, deren Hauptmerkmale hier nur in wenigen Schlagworten wiedergegeben werden konnten, ist seit langem das vielumstrittene Objekt der historisch-pathologischen Forschung, an der sich Aerzte ebenso lebhaft wie

Philologen beteiligt haben. Es ist hier nicht der Ort, auf die für und wider die Bestimmung der Krankheit erbrachten Argumente näher einzugehen. Die Litteratur, die die Behandlung der Frage gezeitigt hat, ist heute schon eine reichhaltige, ohne eine befriedigende Lösung herbeigeführt zu haben. Während einzelne Schriftsteller die attische Seuche als Beulenpest ansprechen wollen, vermissen die Gegner dieser Anschauung in der thukydideischen Zeichnung die charakteristischen Symptome der Bubonenpest, mit welcher auch überdies der Verlauf, der Eintritt des lethalen Endes, die Nachkrankheiten und andere Momente nicht übereinstimmen. Mit einer gewissen Berechtigung haben Forscher wie Willan, Krause, Littré u. a. m. aus dem Vorhandensein des Exanthems auf Blattern geschlossen, während z. B. Daremberg eine mit schwerem Typhus komplizierte Pockenepidemie annimmt. Die einen suchten die Krankheit als Gelbfieber, epidemische Genickstarre, Scharlach oder Influenza zu interpretieren; andere hingegen — und zwar in grosser Zahl — bemühten sich mit einem nicht zu verkennenden Aufwande von Scharfsinn und Gewandtheit aus dem Gesamtbilde der Krankheit den Nachweis zu liefern, dass es sich um keine andere Infektionskrankheit, als um den Typhus exanthematicus gehandelt haben könne. Hecker erklärt sie für eine „untergegangene“ Typhusform, Häser als typhusartiges Uebel, Hirsch dagegen für ein Gemisch verschiedenartiger Krankheiten, unter denen die Anteilnahme der Pest möglich gewesen, aber nicht bewiesen sei. Kobert hat die geistvolle und vielfach bestrickende Hypothehe aufgestellt, dass die Pest des Thukydides eine Epidemie von Pocken bei einer an latentem Ergotismus leidenden Bevölkerung gewesen sei. Ob und inwieweit diese oder eine der vorerwähnten Deutungen der Wahrheit nahekommt, ist heute noch eine unlösbare Frage. Schon aus der Verschiedenartigkeit der unternommenen Erklärungsversuche, aus dem weiten Spielraume der aufgestellten Meinungen und Kommentare allein erhellt die Schwierigkeit des Nachweises der Natur dieser Seuche, deren Bestimmung gleichwie bei anderen Epidemien der Vergangenheit, wie jüngst Ebstein zugestanden, an der Unzulänglichkeit der auf uns gekommenen Nachrichten, wie an den Grenzen unseres eigenen Erkenntnisvermögens ihre Schranke findet.

Die unter den grossen Seuchen der folgenden Zeit hervorragende Pest des Antonin (165—189 n. Chr.), welcher Galen als Augenzeuge mehrfach in seinen Schriften gedenkt, jedoch darüber nur unzusammenhängende Bemerkungen hinterlassen hat, kann keineswegs strikte zu den Epidemien der Beulenpest gezählt werden. Aus den asiatischen Provinzen durch die Heere nach Rom und ganz Europa verschleppt, hat die Seuche in furchtbarer Weise an der Entvölkerung des römischen Reiches mitgewirkt. Ihre mörderische Kontagiosität wird von den Zeitgenossen einstimmig bestätigt, ja Galen ist geneigt, diese Epidemie der attischen Seuche nahezustellen. Die vorwiegendsten Symptome waren pustulöse Exantheme, eingeleitet oder gefolgt von heftigen Durchfällen, die fast immer zum lethalen Ende führten. Fraglich bleibt es, ob das Exanthem als Variola aufgefasst und die Darmerscheinungen auf Ruhr bezogen werden dürfen, denn uns mangeln ausreichende Anhaltspunkte für die Beurteilung des Wesens der Krankheit, oder besser gesagt, der etwa konkurrierenden verschiedenartigen Krankheitsprozesse.

Die Unsicherheit, welche selbst der von dem grossen Pergamenischen Arzte erhaltene Epidemiebericht der Forschung bereitet, wird um so grösser und begreiflicher, wenn uns über eine Seuche der Vorzeit nur Aufzeichnungen von Laienhand vorliegen. Es ist dies die im 3. Jahrhundert unserer Zeitrechnung durch 15 Jahre (251—266 n. Chr.) über die ganze damals bekannte Erde verbreitete Seuche, welche nach ihrem Hauptdarsteller, dem Bischof von Karthago, die Pest des Cyprian genannt wird. Ihre Verheerungen, die mit den ersten Vorstössen der Völkerwanderung einhergingen und mit dem Beginne der Christenverfolgungen zusammentrafen, waren grauenvolle; ganze Städte und Landstriche wurden entvölkert, wiederholt kehrte die Seuche in die verödeten Gegenden und Plätze zurück, das Menschengeschlecht schien dem Aussterben nahe zu sein. Die Krankheit manifestierte sich nach den Angaben der Zeitgenossen unter heftigen Durchfällen, Erbrechen, Entzündung der Augen und der Schlundorgane, bei vielen Kranken stellte sich brandige Zerstörung oder Lähmung der Extremitäten ein, andere wurden von Blindheit oder Taubheit befallen. Unmöglich ist es, hierin ein bestimmtes Krankheitsbild zu erkennen, am wenigsten die eigentliche Beulenpest daraus abzuleiten. War es überhaupt eine dem ganzen Zeitraume gemeinsame, einheitliche Krankheitsform oder müssen wir nicht vielmehr ein Gemisch mehrerer Infektionskrankheiten annehmen und darauf verzichten, sie nach unseren heutigen Begriffen näher bezeichnen zu wollen? Eine volle Einsicht in das Wesen der genannten Seuchen fehlt uns dermalen und mit ihren Lücken hat die Geschichtschreibung zu rechnen.

Ebenso ungenau lauten die Nachrichten über grosse, todbringende Epidemien der nächstfolgenden Jahrhunderte. Nur eine der schwersten Seuchen, die durch die Länge ihrer Dauer und die furchtbaren Zerstörungen eine traurige Berühmtheit erlangt hat, tritt aus dem Dunkel der Ereignisse schärfer hervor: Die Pest des Justinian, 531—580 n. Chr. Ihr gingen, wie die Chronisten berichten, ungewöhnliche Naturerscheinungen voraus, Erdbeben von erschreckender Wirkung vernichteten in jener Periode viele volkreiche Städte und Länder, Ueberschwemmungen und Hungersnot waren die Begleiter des grossen Sterbens, das über ein halbes Jahrhundert hindurch, wie Prokopius als Augenzeuge erzählt, den Erdkreis durchschritt, alle ergriff ohne Unterschied des Geschlechtes und Alters. Schon im J. 531 brach die Krankheit in der byzantinischen Hauptstadt aus und blieb vorerst auf einen verhältnismässig kleinen Umkreis beschränkt. Von neuem erhob sie sich 542 in Pelusium, verbreitete sich über Nordafrika, Kleinasien und seine Nachbarländer und durchzog im raschen Laufe die weiten Gebiete des ost- und weströmischen Reiches bis in das „Land der Barbaren“. Zeitweilig stille stehend, fand sie doch nirgends eine Schranke und selbst in Stätten, wo die Todesernte an den tausenden von Opfern schon gesättigt schien, riss urplötzlich und mit ungeschwächter Bösartigkeit die Seuche wieder ein, stets von den Küstengegenden in das Binnenland fortschreitend. Viele erlagen, wie vom Blitz getroffen, im ersten Ansturm der Krankheit; dasselbe Geschick ereilte jene, deren Haut sich rasch mit schwarzen Pusteln bedeckt oder wo unversehens Blutbrechen den kräftigen Körper befallen hatte. Andere, bei denen sich dumpfer Kopfschmerz, Blutunterlaufung der Augen, Schwellung des Gesichtes und Entzündung des Schlundes eingestellt, starben oft am ersten Tage. Jene wiederum, bei denen Durchfall und Beulen zugleich aufgetreten, wurden schon am 2. oder 3. Tage dahingerafft, nur wenige genasen, deren Bubonen sich erweicht und in Eiterung ausgereift hatten. Die Sterblichkeit war eine erschreckende, sie stieg beispielsweise in Konstantinopel zur Zeit der höchsten Not auf 5000 und sogar 10000 Todesfälle an einem Tage, es fehlten bald die Plätze zur Beerdigung der Leichen, die man endlich in das Meer zu versenken gezwungen war. Die Nachwirkungen dieser Seuche waren unermessliche; sie haben wesentlich beigetragen zur Umwälzung des ganzen staatlichen Lebens und zum Niedergang des byzantinischen Reiches, von dessen Bewohnern mehr als die Hälfte vom Tode weggerafft worden war.

Die wertvollen Berichte, die uns Prokopius, Evagrius und Agathias hinterlassen haben, schildern die eminente Kontagiosität der Krankheit, ihre Gesamterscheinungen und Varietäten, den Ausbruch und Verlauf des Uebels samt allen seinen Komplikationen mit einer Treue und Gewissenhaftigkeit, so dass wir darin bis in die Einzelheiten das vollständige Bild der Bubonenpest wiederzuerkennen im stande sind. Mögen immerhin andere Infektionskrankheiten, wie etwa die Blattern in dieser langwährenden Epidemienreihe an dem Verderben der Völker mitgewirkt haben, den Hauptanteil nahm daran die Pest, wie auch die Zeitgenossen sie als „Pestis bubonum“, „clades glandularia“ oder „morbus inguinarius“ bezeichnen. Bei den ärztlichen Schriftstellern jenes und der folgenden Jahrhunderte suchen wir vergeblich nach eigenen Beobachtungen über die Pest. Sie gedenken ihrer ebensowenig, wie anderer Volkskrankheiten. Auf Laienberichte allein ist hier die medizinische Geschichtschreibung angewiesen, sie entbehrt daher der allernötigsten Grundlage, um über die Epidemien vom 6. bis zum 14. Jahrhundert ein halbwegs gesichertes Urteil schöpfen zu können. Die Chronisten versäumen allerdings nicht, in der Aufzählung der Begebenheiten auch heftiger Seuchenausbrüche zu erwähnen und solche gemeinhin als „Pest“ zu bezeichnen. Sie legen das Hauptgewicht ihrer Erzählung auf die Verluste an Menschenleben, deren Zahlen oft nur auf ungenauen, oberflächlichen Schätzungen beruhen. Ueberdies geht aus vielen solchen Berichten hervor, wie die Darstellung einer Epidemie schon darum ins Ungemessene gesteigert wird, um das Interesse an den Vorkommnissen zu erhöhen und dem Aufruhr der Natur, der dem Sterben stets voranzugehen pflegte, gebührenden Platz zu schaffen. Bei der Gleichförmigkeit chronistischer Seuchenberichte aus jener Zeit müssen wir von weiteren historischen Nachrichten Umgang nehmen und auf die allgemeine Thatsache hinweisen, dass die Jahrhunderte von mörderischen Epidemien erfüllt waren, deren Natur aber nur schwer sich näher bestimmen lässt.

Erst mit dem 14. Jahrhundert tritt unsere Kenntnis über den Charakter und die Verbreitung der Seuchen in ein neues, helleres Stadium. Die grosse Pandemie der Bubonenpest, die unter dem Namen des „Schwarzen Todes“ zu den schwersten Schicksalschlägen der Menschheit zählt und durch die Verwüstungen unter den Bewohnern des damals bekannten Erdkreises eines der düstersten Blätter der Weltgeschichte ausfüllt, bildet auch im geistigen und kulturellen Leben der Völker einen denkwürdigen und entscheidenden Abschnitt der Entwicklung. Millionen von Opfern hat diese Seuche binnen weniger Jahre gefordert, ganze Ländergebiete in menschenarme Einöden verwandelt und die Gemüter mit beispiellosem Entsetzen und Schrecken erfüllt. Die furchtbaren Drangsale, die das „grosse Sterben“ über alle Länder und Schichten der menschlichen Gesellschaft gebracht, gingen gleichzeitig mit tiefgreifenden Erschütterungen einher, die die Verhältnisse der Einzelnen wie die Ordnung des gesamten bürgerlichen und staatlichen Gemeinwesens lockerten und lösten.

Den zahlreichen Nachrichten der Laien des 14. Säkulums stehen nur wenige ärztliche Berichte entgegen; die darin enthaltenen Aufzeichnungen gewinnen aber um so erheblicher an Wert, weil sie von Augenzeugen herrühren, die inmitten des Seuchenelends ihren ärztlichen Beruf ausgeübt und demnach eigene Erfahrungen uns hinterlassen haben. Unter diesen Schriften nehmen jene der beiden päpstlichen Leibärzte Guy von Chauliac und Chalin de Vinario, Beobachter der Pest in Avignon, das meiste Interesse in Anspruch; ihnen zunächst kommen die Mitteilungen des zur Zeit des Schwarzen Todes in Oberitalien thätigen Arztes Dionysius Colle, des damals in Avignon lebenden Belgiers Simon von Covino und mehrerer spanischer Aerzte, wie Ibnulkhatib u. a. m. Unter den nichtärztlichen Schriftstellern stammen die wichtigsten Angaben von dem 1344—46 im Orient weilenden italienischen Rechtsgelehrten Gabriel de Mussis, dem kaiserlichen Berichterstatter Kantakuzenes, dem Historiographen Nicephorus in Konstantinopel, während wir die ergreifenden Schilderungen Boccacios und Petrarcas als die bekanntesten Schriften aus der Fülle der im Abendlande aufgespeicherten Dokumente über die grösste Pest von ungefähr herausgreifen.

Wie ärztliche und Laienberichte übereinstimmend melden, war es überall dieselbe Krankheit, die echte Beulenpest, die in allen ihren Formen und Varietäten zur Erscheinung gelangt war. Besonders häufig trat sie als Lungenpest auf und war an einzelnen Seuchenherden oder während bestimmter Epidemieperioden, z. B. bei ihrem ersten Ausbruche in Avignon, die alleinig herrschende Krankheit. Bei solchen Kranken kam es meist nicht zur Entwicklung der Bubonen, sie starben schon innerhalb 12—24 Stunden. Einmütig bezeichnen Aerzte wie Laien den Bluthusten als ein gefahrvolles Symptom und die „Peripneumonia pestilentialis“ als die schwerste Form der Seuche. Bei anderen Befallenen bildeten sich unter gelinde einsetzenden oder stürmisch verlaufenden Prodromen die charakteristischen Schwellungen der Inguinal- und Axillardrüsen, nicht selten auch solche im übrigen Lymphapparate mit und ohne den legitimen Pesteffloreseenzen, Petechien, Blasen, striemenförmigen Ausschlägen, Hautblutungen, Karbunkeln. Die Mehrzahl der unter diesen Symptomen Erkrankten starb gewöhnlich am 3. oder 5. Tage. Endlich erwähnen die Berichterstatter der in jeder Pestepidemie vorkommenden Fälle von blitzartiger Infektion, wo der plötzliche Tod jedwede Entwicklung der Krankheit abschnitt. Es kann nicht unsere Aufgabe sein, das vielgestaltige Krankheitsbild, wie es der Beulenpest eigentümlich ist und auch zur Zeit des Schwarzen Todes beobachtet wurde, näher zu beleuchten. Die volle Gleichheit der Pest des 14. Jahrhunderts mit jener der Gegenwart enthebt uns der Verpflichtung, auf die lange hindurch erörterten Bedenken und Zweifel einzugehen, die gegen die Identität der in Rede stehenden Weltseuche mit den Pestausbrüchen des

19. Jahrhunderts erhoben worden sind. Die frühere medizinische Geschichtschreibung war vielfach bemüht, für die Entstehung des Schwarzen Todes eine Reihe von aussergewöhnlichen Naturereignissen namhaft zu machen, neptunische und vulkanische Revolutionen als drohende Vorboten der Seuche hinzustellen, meteorologische Aenderungen und andere Erscheinungen im „Leben des Erdorganismus" als vorbereitende Ursachen des Ausbruches und der enormen Verbreitung der Krankheit erklärend heranzuziehen. Unsere heutigen Kenntnisse von der Aetiologie der Volkskrankheiten widersprechen diesen Annahmen schon im voraus und lassen es schwer begreiflich erscheinen, in welchem kausalen Zusammenhang derartige Phänomene mit dem Gange der grossen Epidemie gebracht werden können. Zudem stützen sich, wie Höniger nachgewiesen hat, die bis ins Fabelhafte übertriebenen Nachrichten von dem die Seuche einleitenden „Aufruhr der Natur" durchwegs nur auf spätere, unsichere und immer wieder von neuem kopierte Erzählungen, während die moderne historische Forschung in den Geschichtsquellen des Mittelalters keinen einzigen beglaubigten Beleg für das Vorkommen solcher abnormer Naturvorgänge zu eruieren vermocht hat.

Ueber den Ursprung und die erste Ausbreitung des Schwarzen Todes stehen uns nur lückenhafte und einander vielfach widersprechende Ueberlieferungen zu Gebote. Die Zeitgenossen nennen einstimmig den Osten Asiens den Ausgangspunkt der Seuche, der Mehrzahl nach bezeichnen sie das Land „Katai" d. i. China als ihre Wiege, während Fracastoro in seinem 1584 erschienenen, berühmt gewordenen Gedichte über die Syphilis die grosse Wanderpest des 14. Jahrhunderts an den Ufern des Ganges entstehen lässt. Die Anfänge des „grossen Sterbens" entbehren genauer Angaben und werden bei der Unklarheit, mit welcher die Chronisten über ferne Länder unterrichtet waren, ganz verschieden bestimmt. Soviel steht fest, dass wir den Ausgang des Schwarzen Todes nach dem Innern des asiatischen Festlandes zu verlegen haben, von wo aus die Seuche nach Indien und anderen Gebieten des Kontinents übergriff und auf mehrfachem Wege nach dem Westen vordrang. Nach chinesischen Litteraturquellen hat man die ersten Verheerungen der Pest in diesem Lande auf die Jahre 1333—1334 zurückdatiert, ohne dafür sichere Beweise erbracht zu haben. Andere Zeitgenossen, wie Gabriel de Mussis sprechen von dem Vordringen der Krankheit im Jahre 1346 nach der Krim, wo sie durch kriegerische Ereignisse und zahlreiche Flüchtlinge nach anderen Ländern verschleppt worden sein sollte. Jedenfalls zählten die an den Ufern des Schwarzen Meeres sesshaften Völkerstämme zu den frühesten Opfern des Schwarzen Todes, der nach den Aufzeichnungen der Gewährsmänner im gleichen Jahre über einen grossen Teil von Asien und seine Nachbarländer Verbreitung gefunden hatte. Es liegt nahe zu vermuten, dass auch damals die asiatische Seuche die Hauptverkehrswege des mittelalterlichen Handels einhielt, von denen die eine Route über die Krim und das Schwarze Meer nach Konstantinopel, die zweite durch Herat nach den Ufern des Kaspischen Meeres, nach Kleinarmenien und Kleinasien und endlich der dritte Weg durch Mesopotamien nach Arabien und Aegypten führte. Ende 1346 und Anfang 1347 war bereits Vorderasien, Aegypten und der grösste Teil von Südeuropa durchseucht. Von den Gestaden des Aegäischen Meeres schritt die Krankheit nach den Küstenstädten und Inseln des mittelländischen Seebeckens fort und ergriff im Laufe des Jahres 1347 mit erschreckender Wut die volkreichen Seestädte in Sizilien, Italien, Dalmatien und Südfrankreich. Es wird ausdrücklich berichtet und von Gabriel de Mussis durch eine Episode seiner eigenen Heimkehr veranschaulicht, wie gesunde Flüchtlinge den Pestkeim vermittelt haben und wie aus verseuchten Gegenden stammende Waren zum Träger der bösartigsten Ansteckung geworden sind.

Von Genua, Marseille u. a. Hafenorten aus bahnte sich die Seuche den Weg in das innere Land; sie drang nach Spanien vor und hatte bis zur Mitte des Jahres 1348 über ganz Italien und den grössten Teil von Frankreich ihre Herrschaft erstreckt. Von hier nach den Niederlanden übergreifend, erschien sie auf dem Seewege im August desselben Jahres in England, während Irland und Schottland erst in den beiden darauffolgenden Jahren zum Schauplatze ihrer Verheerungen ausersehen wurden. Schon im Sommer 1348 zog die Pest von Oberitalien aus nach Tirol und Bayern, wenige Monate später nach Kärnthen, Steiermark und sandte, möglicherweise auch von Ungarn aus, ihre Vorposten bis Böhmen und Mähren. Noch vor Jahresschluss wurden die Schweiz und Süddeutschland, zumeist von der Westseite her befallen, während das Jahr 1349 die schwerste Pestzeit für Europa und insbesondere für Deutschland bildete. Am Rhein wie an der Donau, in Schwaben, Thüringen, dem Elsass und allen übrigen Gauen des Reiches verbreitete sich die Krankheit, sie riss in Ungarn und Polen ein, um hier wie anderwärts nicht vor Jahresfrist zu verschwinden. In der zweiten Hälfte dieses Pestjahres zeigte sich die Seuche in Schweden, Norwegen, Jütland und Dänemark, wohin sie durch den lebhaften Schiffahrtsverkehr aus England gelangt war. Auf dem Seewege kam sie auch bis nach Grönland. Von Norden und Süden zugleich wurden die niederdeutschen Gebiete ergriffen, von wo aus die Seuche 1350 nach den Ostseeprovinzen sich fortpflanzte, erst in den beiden nächsten Jahren die weiten Landstriche des russischen Reiches durchwanderte, um endlich 1353 an den Ufern des Schwarzen Meeres, ihrer ursprünglichen Ausgangspforte, zu erlöschen.

Dies in knappen Umrissen der Gang des Schwarzen Todes, dessen Ausbrüche in einzelnen Ländern und Städten nicht immer und überall genau festzustellen, ja für eine grössere Zahl von Orten und Landschaften des europäischen Kontinents in vollständiges Dunkel gehüllt sind. Selbst dort, wo Zeitangaben vorliegen, ist es oft zweifelhaft, ob dieselben auf die ersten Sterbefälle, auf die Höhe der Lokalepidemien oder deren Nachschübe zu beziehen sind. Denn nicht im raschen Fluge zieht die Krankheit ihre Bahnen, nur auf dem Seewege schreitet sie verhältnismässig rasch dahin, auf dem Festlande hält sie mit der Schnelligkeit der Verkehrsmittel gleichen Schritt, überfällt sprungweise die Gebiete, verschont zeitweilig oder gänzlich weite Strecken und umzingelt die Wohnsitze der Menschen sachte vordringend, „non simul et semel, sed successive“, wie ein Chronist bezeugt.

Die Verluste, welche der Schwarze Tod herbeigeführt, waren ungeheure. Nach verlässlichen Aufzeichnungen wurden in vielen Städten die Hälfte der Bevölkerung, in anderen zwei Dritteile und darüber von der Seuche hinweggerafft, ungezählte Orte gänzlich entvölkert. Es fehlt uns trotz der vielfach bekannt gewordenen Zahl der Sterbefälle jegliche Handhabe für die Feststellung der relativen Sterblichkeit, so dass wir nur aus den absoluten Ziffern ein annäherndes Bild von der Bösartigkeit der Krankheit zu gewinnen vermögen. Hecker hat nach ungefährer Schätzung für Europa die Gesamtsumme der Opfer des Schwarzen Todes auf ein Viertel der damaligen Bevölkerung, also auf 25 Millionen berechnet, eine Annahme, die von der einen Seite als zu hoch, von der anderen als zu niedrig gegriffen bestritten wird, im grossen und ganzen aber einen Massstab für den Umfang der Menschenverluste bilden mag.

Die sittlichen und wirtschaftlichen Folgen der Seuche können hier nur angedeutet werden. Schon allein die rapide Entvölkerung war von tiefeinschneidender Wirkung auf alle sozialen Verhältnisse. Besitz und Eigentum verschob sich urplötzlich, der Kirche als der Vermittlerin des göttlichen Erbarmens in diesen Zeiten der Reue und Zerknirschung fielen unermessliche Reichtümer zu, andererseits gelangte die unbemittelte Schar des Volkes über Nacht zu einem Erbe, das rasch vergeudet vom neuen die Gier nach herrenlosem Gute reizte. Alle Zucht und Ordnung geriet dabei ins Wanken, Arbeit und bürgerlicher Erwerb wurde gering geachtet, es gebrach an Kräften zum Betriebe des Handwerkes, zur Bestellung von Haus und Feld. Die Verteuerung der Produkte ging mit einer Verschlechterung der Münze einher, die Steigerung der Preise und die unerschwingliche Höhe der Arbeitslöhne führte z. B. in England zu einer gänzlichen Reform des Land- und Ackerbaues.

Unter den Bewegungen, die den Gang des Schwarzen Todes begleiten, ist endlich der Judenverfolgungen und der Geisslerfahrten kurz zu gedenken. Beide Erscheinungen von Land zu Land sich erneuernd, sind der Ausdruck der ungeheueren Aufregung, die sich der Gemüter bemächtigt hatte. Von dem uralten, noch heute lebendigen Wahne erfüllt, die Pest von einer Vergiftung der Brunnen abzuleiten, richtet sich vorerst die Wut des Volkes gegen Reiche und Vornehme, alsbald aber gegen die Juden, die als Urheber dieses Frevels bezichtigt und mit unmenschlicher Grausamkeit verfolgt und vernichtet werden. Zu gleicher Zeit drängen sich dieselben Volksmassen zu den Scharen der Geissler, die durch Reue und Busse das von Gott über die Menschheit verhängte Strafgericht zu mildern und zu bannen suchen. Jede dieser Richtungen schwillt aber im Laufe der Zeit zu einer tiefgreifenden sozialen Gärung an, die immer weitere Kreise erfassend, den Kampf gegen die Besitzenden, gegen den Staat und die Kirche hervorkehrt und ihrer kulturhistorischen Bedeutung nach erst in jüngster Zeit von der Geschichtsforschung im rechten Lichte gekennzeichnet wurde. Heute wissen wir, dass Judenmord und Geisselfahrt nicht als Folgewirkungen der Pest, sondern vielmehr als Vorläufer derselben an vielen Orten zu Tage getreten sind.

Inmitten der Verwilderung, die mit der Seuche eingerissen war, fehlt es nicht an ungezählten Beweisen der Nächstenliebe und Opferwilligkeit. Rühmend gedenken die Chronisten des edelmütigen Wirkens der Geistlichkeit und des ärztlichen Standes. Die Berufstreue der Aerzte ragt auch in jener Zeit leuchtend hervor und was ihrer Kunst versagt geblieben, waren sie mit wenigen Ausnahmen durch Unerschrockenheit und Aufopferung zu ersetzen bemüht. In den Vorstellungen des Zeitalters befangen, haben sie in widriger Konjunktion der Planeten die Wurzel des Uebels gesucht und nach den Lehren Galens und der Araber die faulige Verderbnis der Luft und die Aufnahme des hierdurch erzeugten Pestgiftes in den menschlichen Organismus als nächste Ursache der Seuche angesehen. Das von der Pariser Fakultät im Oktober 1348 abgegebene Gutachten vertritt in breiter Form diesen Standpunkt, erhebt sich aber in seiner Nutzanwendung nicht über allgemeine diätetische Ratschläge. Hingegen verschliessen Chauliac, Chalin u. a. aufgeklärte Aerzte keineswegs ihren Blick vor der „neuen und unerhörten Krankheit", sie suchen deren Wesen, Erscheinungen und Verlauf nach dem Stande damaligen Wissens zu ergründen und gelangen übereinstimmend zu der für jene Zeit bemerkenswerten Erkenntnis von der unfehlbaren Kontagiosität der Pestilenz. Sie sind überzeugt, dass durch direkte Berührung Infizierter, durch den Verkehr mit den aus gesunden und verpesteten Orten angekommenen Personen, durch Wohnräume, Kleider und Habseligkeiten Erkrankter und Verstorbener die Ansteckung vermittelt werde, ohne jedoch daraus mehr als die subtilen Wege der Verbreitung des Giftes abzuleiten. In der Nosologie war die Fäulnis des Blutes die Hauptsache, aus ihr entsprangen Fieber, Schwäche, Bluthusten, Beulen und alle übrigen Prozesse. In diesem Sinne bewegte sich auch die Therapie. Fäulniswidrige und herzstärkende Arzneimittel stehen obenan, Blutentziehungen werden zur Ableitung der korrumpierten Säfte im Uebermasse angewendet, jedoch schon von Colle und Chalin wegen ihrer Gefährlichkeit verworfen. Die chirurgische Hilfeleistung beschränkte sich meist auf möglichst frühzeitige Eröffnung der Drüsenschwellungen mittels des Messers und des Glüheisens. Oeffentliche Massnahmen zur Abwehr der Pest gelangten zur Zeit des Schwarzen Todes — wenn wir von den Reinigungsfeuern auf den Plätzen der Städte oder den wegen Ueberfüllung der Kirchhöfe notwendig gewordenen besonderen Pestfriedhöfen absehen, in vereinzelten, unzulänglichen Vorkehrungen zur Ausführung. Nur Mailand hatte 1348 durch strenge Schliessung der Stadtthore vorübergehend die Seuche von seinen Mauern abgehalten, an anderen Orten erwies sich eine ähnliche Unterbrechung des Verkehrs als völlig wirkungslos.

Es ist für die Geschichte der Pest von untergeordneter Bedeutung, den Abschluss des Schwarzen Todes auf das Jahr 1353 anzusetzen oder aber seine Herrschaft bis gegen Ende des 14. Jahrhunderts gelten zu lassen. Wenn wir der ersteren Auffassung folgen, lassen wir es dahin gestellt sein, zu untersuchen, ob und welche Pestepidemien in Europa vom Jahre 1353 an als direkte und im kausalen Zusammenhange stehende Nachschübe des „grossen Sterbens" anzusehen sind. Sicherlich war eine grosse Zahl damaliger „Pesten", worüber Augenzeugen berichten, das gleiche Uebel, wie vordem; andererseits nennen Chronisten und Aerzte die späteren Epidemien die „zweite Pest", welche weder in ihren Erscheinungen noch in ihrer Bösartigkeit von jenen der grossen Weltseuche verschieden sich gestaltet hat.

Das 15. Jahrhundert ist gleichfalls eine an Pestepidemien reiche Epoche in der Geschichte der Krankheit. In allen europäischen Staaten, und, soweit die Nachrichten reichen, auch im Oriente, treten schwere Epidemien auf, die in ihrer Mortalität an vielen Orten den Schrecknissen des Schwarzen Todes gleichkommen. Besonders harte Pestjahre waren für Deutschland 1449, 1460—1463, 1473 und 1482 bis 1483. Die seither gewonnenen Erfahrungen fanden bei der steten Wiederkehr der Seuche insoferne die kräftigste Bestätigung, als sich immer mehr die Ueberzeugung von der Kontagiosität des Uebels Bahn brach. Die unter den verschiedenartigsten Verhältnissen und lokal divergierenden Umständen gemachten Beobachtungen der Krankheit und ihrer Verbreitung hellten langsam den örtlichen und zeitlichen Zusammenhang der einzelnen Pestausbrüche auf. Sie bestärkten Aerzte wie Laien in dem Bestreben, die offenkundige Gefahr der Ansteckung, die aus dem Verkehre zwischen verseuchten und bedrohten Gegenden entsprungen war, durch Beschränkung oder Aufhebung der Kommunikationen abzuwenden und die Einschleppung der Seuchen durch Absperrungsmassregeln zu verhindern. Italien, bisher als Eingangspforte am schwersten betroffen, ging in solcher Abwehr mutig voran. So wird berichtet, dass der Rat von Ragusa schon 1375 die ersten Kontumazvorschriften gegen die Pest erlassen, ebenso die Stadt Reggio in Modena (nicht in Kalabrien, wie Häser berichtet) zu gleicher Zeit die strenge Isolierung Infizierter verfügt und 1383 pestverdächtigen Reisenden den Zutritt bei Todesstrafe verboten hatte. Diesem Beispiele folgten andere Städte, zumal die Hafenplätze des Mittelmeeres und der adriatischen Küste, deren Handelsverbindungen mit dem Oriente eine erhöhte Vorsicht erheischten, deren vitales Interesse dazu drängte, sich nach Möglichkeit der Seuche zu erwehren und die ersten sanitätspolizeilichen Einrichtungen ins Werk zu setzen. So war es Venedig, das im Jahre 1485 einen eigenen Gesundheitsrat als Seuchenbehörde einsetzte, ungefähr zu derselben Zeit auf den nahegelegenen Inseln die ersten Pestlazarette zur Unterkunft verdächtiger Fremdlinge errichtete, zur Aufnahme Pestkranker in der Stadt ein besonderes Hospital bestimmte und ausserdem die Anordnung traf, Genesene und die mit solchen in Verkehr getretene Personen auf einer eigenen Insel, in dem sogenannten neuen Lazarette, durch 40 Tage zurückzubehalten. In diesen Anfängen lagen die fruchtbaren Keime der für die Pestabwehr so wichtig gewordenen Quarantäneeinrichtungen am Mittelmeere, aus denen sich hier wie in den Binnenländern neben der Schaffung eigener Pestlazarette ein ganzes System von pestpolizeilichen Vorbauungs- und Tilgungsmassregeln allmählich entwickelt hat.

Am Ausgange des Mittelalters stand trotz aller in der zweiten Hälfte des 14. und während des 15. Jahrhunderts vorübergegangenen Epidemien in Wesenheit die Pestlehre noch auf der Stufe, welche das ärztliche Wissen zur Zeit des Schwarzen Todes einnahm. Mit Ausnahme der Erkenntnis der Kontagiosität der Krankheit, deren praktische Verwertung für die öffentliche Wohlfahrt nicht hoch genug zu veranschlagen war, blieben die medizinischen Fortschritte nur dürftige. Noch stand der Glaube an die Wirkung astralischer Einflüsse auf die Erzeugung des Pestgiftes in ungeschwächtem Ansehen, noch bewegten sich die Meinungen der Aerzte in blinder Anhänglichkeit an die Lehren Galens und Avicennas, in breiten, gleichförmigen Erörterungen behandelten die Schriftsteller das alte Thema von der aus verborgenen Ursachen entsprungenen Fäulnis. Die aus diesem ätiologischen Momente ausschliesslich abgeleiteten putriden Fieber, als deren bösartigste Form die Pestilenz galt, beschäftigten naturgemäss in hervorragendem Masse die medizinische Spekulation, indes die Therapie noch keine Abweichung von den Vorschriften der Araber verspüren liess.

Eine unverkennbare Wandlung in der Lehre von den Seuchen und der Pest im besonderen erbrachte das 16. Jahrhundert, mit welchem wir überhaupt den Aufschwung der Heilkunde zu begrüssen gewohnt sind. Die Pestepidemien dieses Zeitraumes, an Häufigkeit gewiss gegen das vorangegangene Säkulum zurücktretend, umfassten dennoch eine fortlaufende Kette von Ausbrüchen, die in gewissen Perioden den Charakter einer allgemeinen Ausbreitung angenommen haben. So bildete Deutschland, Holland, Frankreich und Italien schon innerhalb der ersten zwei Dezennien den Boden ausgedehnter Verheerungen, denen sich in den folgenden Jahrzehnten ein nicht minder stürmisches Auftreten der Pest zur Seite stellt. Insbesondere nimmt vom Jahre 1550 an die Krankheit an epidemischer Ausdehnung zu und ihre nach kurzen Intervallen stets wiederkehrenden und heftigen Nachschübe in Italien, Spanien und den Niederlanden bieten den Aerzten reiche Gelegenheit zu Beobachtungen und Vergleichen. Das Zusammentreffen neuer epidemischer Krankheiten, wie des Englischen Schweisses und der Lustseuche war für das Studium der Seuchen ein kräftiger Ansporn und eröffnete zugleich die Bahn selbständiger Untersuchung. Namentlich erweiterte sich in der Pestlehre des 16. Jahrhunderts der Begriff des Kontagiums und die Unterscheidung der Ansteckungswege, welche naturgemäss zu einer Sonderung der verschiedenen, bisher keineswegs in ihrer Eigenart genügend erkannten Formen der kontagiösen Krankheiten geführt hat. So hat Hieronymus Fracastoro aus Verona 1546 zuerst die Anschauung von einer durch Berührung, durch Träger und die Luft d. i. auf Entfernung bewirkten Ansteckung ausgesprochen („contactu, per fomitem et quae ad distans fiat"), und diesen Modalitäten die Entfaltung bestimmter Krankheitskeime (seminaria) zu Grunde gelegt, die immer weitere Generationen erzeugen und, auf andere Körper übertragbar, die Infektion vermitteln. Immer müssen die Keime dieselben sein, die gleiche Kraft besitzen, denn die gleiche Ursache ruft auch das gleiche Kontagium hervor. Von diesen bemerkenswerten Voraussetzungen ausgehend, gelangt Fracastoro zur Differenzierung der wahren Pest (febris vere pestifera) von dem pestartigen Fieber (febris pestilens), dessen stets unter Fäulnisbildung einhergehende Erscheinungen er wieder auf bestimmte Grundursachen und auf die Entwicklung besonderer Keime zurückleitet.

Es wird sich bei der Besprechung des Fleckfiebers Gelegenheit ergeben, auf die scharfsinnigen Gedanken Fracastoros zurückzukommen, der mit Recht der bedeutendste Epidemiologe seiner Zeit genannt wird. Ihm zunächst kommen seine Landsleute Alessandro Massaria und Victor de Bonagentibus, die an den verschiedenen Arten der Pestkrankheit die wichtige Thatsache demonstrieren, dass das Uebel niemals von selbst, noch aus einem Verderbnis der Luft entstehe, sondern immer durch Verschleppung seine Verbreitung finde. Im gleichen Sinne sprachen sich Forestus, Ingrassia Boccangelino, Prosper Alpinus u. a. m. aus, die als sogenannte Kontagionisten und als Männer des Fortschrittes, wie dies für alle Stadien der Entwicklung der Wissenschaft zutrifft, von den Gegnern auf das heftigste bekämpft wurden. Für die Gruppe der Antikontagionisten war das Dogma der Alten allein massgebend, und sie fand eine willige Unterstützung an der Schar jener Aerzte, die den Ideen der Neuplatoniker ergeben, aus dem geträumten Zusammenhange überirdischer, geheimnisvoller Kräfte mit den dunkeln Vorgängen in der organischen Welt von neuem eine Begründung der Krankheitslehre abzuleiten sich bemüht hatte.

Aus dem Streite der Meinungen, deren Stärke allerdings mehr auf theoretischer Seite gelegen war, ging zunächst die Aufstellung der „wahren, echten Pest“ neben den pestilentiellen Fiebern hervor, ohne jedoch sichere Kennzeichen für die Diagnose und Nosologie festzustellen. Als Arten einer und derselben Krankheit, kam ihnen nur ein gradueller Unterschied zu, der entweder in der Malignität an sich, oder in ätiologischen Ursachen gesucht wurde. Nur die Pest habe ihren Ursprung in der Luft, die bösartigen Fieber verpflanzen sich durch die Nahrung und das Trinkwasser. Während unter den auffälligsten lokalen Erscheinungen die Bubonen der Pest, die Petechien den pestartigen Fiebern als charakteristische Symptome zuerkannt wurden, wollten andere Aerzte darin gemeinsame Merkmale erblicken, von deren Vorwalten und Letalitätsgrade es abhinge, ob und welche Pestform vorlag. In dem Bestreben, den Zwiespalt zu lösen, verstand man sich dazu, den Uebergang der einen Form in die andere zuzugestehen und die Verbreitung der Epidemien bald dem „Kontagium“, bald einer undefinierten Summe von Bedingungen zuzuschreiben, die in der Folgezeit als „epidemische Konstitution“ den weitesten Spielraum geboten und den Kontagionisten wie ihren Wiedersachern Rechnung getragen hat.

Entsprechend der fortschreitenden Auffassung der Verteidiger der direkten Ansteckung, erfuhren die prophylaktischen Schutzmittel eine Erweiterung und Verschärfung. Zu oberst stand freilich das alte Mahnwort, die Kontagion zu fliehen in ungeschwächtem Ansehen. „Mox, longe tarde, cede, recede, redi“ war das Leitmotiv für alle, die die Scholle verlassen konnten. Immerhin gewann die Therapie durch die bessere Einsicht der Mehrheit der Aerzte an Vereinfachung. Diätetisches Verhalten und reine Luft wurden als das beste Mittel zur Verhütung und Behandlung empfohlen, hingegen die üblichen Purganzen, Präservative und der Aderlass vielfach als schädlich erkannt. Andererseits waren die Aerzte des 16. Jahrhunderts mehr denn je von der Wirksamkeit der Gegengifte bei Bekämpfung der Pest überzeugt und ermüdeten nicht, in ihren Schriften mit allen Waffen ihren Standpunkt zu vertreten. Theriak und Mithridat standen als Antidota obenan, Kampher, armenischer Bolus, Bezoar und Edelsteine hatten als gift- und fäulniswidrige Mittel noch nicht an Ansehen eingebüsst und die Zahl der Amulette vermehrte sich durch die Anhängsel von Tieren, Pflanzen und Mineralien, denen der Aberglaube des Zeitalters neuen Wert verlieh.

An Bösartigkeit und Ausdehnung standen die Pestepidemien des 17. Jahrhunderts jenen der vorangegangenen Perioden keinesfalls nach. Während der ersten zwei Drittel des Säkulum bildete nahezu der ganze europäische Länderkreis den Schauplatz ihrer wiederholten Verheerungen. Schon in den ersten Jahren wurde Russland, in den Jahren 1603—1613 Deutschland, die Schweiz, Frankreich, die Niederlande und England ergriffen und die Centren der Bevölkerung immer wieder von neuem durch Nachschübe der Pest befallen. Italien, das im Süden schon 1620 schwer unter dem Uebel zu leiden hatte, wurde von demselben in den Jahren 1629—1631 in seiner nördlichen Hälfte mit furchtbarer Härte betroffen. Die Drangsale der Mailänder Pest des Jahres 1630 haben bekanntlich Manzoni den Stoff zu einem ergreifenden Gemälde geboten. Wie die Lombardei wurden auch die angrenzenden Staaten Ober- und Mittelitaliens zu einem Pestherde ausersehen, für dessen Umkreis Corradi die Verluste an Menschenleben innerhalb der Jahre 1630 und 1631 auf mehr als eine Million berechnet hat. Wenige Jahre später ist es Frankreich und Holland, wo inmitten kriegerischer Ereignisse die Pest und andere Lagerseuchen grosse Verheerungen nach sich zogen. Welchen Anteil der Pest unter den mörderischen Epidemien zufällt, die während des 30jährigen unheilvollen Krieges über Deutschland hereingebrochen waren, lässt sich trotz Lammerts sorgfältiger Schilderung der Seuchenot dieser Zeit heute nur schwer ermessen. Jahr für Jahr haben uns die Chroniken Aufzeichnungen hinterlassen von dem Elend und Verderben, welches Pestilenz und andere Volkskrankheiten über das von der Kriegsfurie verwüstete Reich gebracht, doch nur spärlich fliessen die Quellen, die uns näheren Aufschluss über die Natur dieser Seuchen geben würden.

Zu einer pandemischen Verbreitung erhob sich die Pest um die Mitte des 17. Jahrhunderts. Von Frankreich und Spanien griff sie nach Italien über, wo sie über ein Jahrzehnt lang nicht zum Stillstand gelangte und u. a. in Neapel, Rom und Genua 1656—1657 von einer entsetzlichen Sterblichkeit begleitet war. Gleichzeitig war sie von der Türkei und Russland aus nach dem Westen vorgedrungen und über Dänemark und Deutschland nach Holland und weiter nach England gewandert. In London, das schon 1603 und 1625 die Schrecken der Pest erfahren hatte, wütete die Seuche das ganze Jahr 1665 hindurch und forderte noch im folgenden Jahre ihre Opfer, deren Gesamtzahl mehr als 70000 Tote betrug. Dieses als die „grosse Pest“ vom Volke bezeichnete Sterben war jedoch glücklicherweise der Abschluss der Pestausbrüche in Britannien. Auch auf weiten Gebieten des Festlandes vollzog sich von dieser Zeit an ein Rückgang der Pest, die in einzelnen Ländern von nun an vollständig erlosch, in anderen nur noch vorübergehende lokale Ausbrüche im Gefolge hatte. So blieben Schweden, Dänemark und Italien schon vom Jahre 1657 an von epidemischen Pestseuchen befreit, Holland, die Niederlande, Belgien, Frankreich (ausschliesslich der Epidemie im Jahre 1720 im Süden des Landes), die Schweiz und das westliche Deutschland zählten die letzten Pestjahre im Zeitraume 1667—1669, auch in Spanien erreichte die Pest mit der Periode 1677—1681 ihr Ende.

Während der Westen unseres Kontinents schon grösstenteils von den Schrecknissen der Seuche erlöst war, fand sie im Jahre 1675 neuerlich den Eingang vom Osten her, wohin sie aus Asien und Nordafrika zugleich verschleppt worden war. Die europäische Türkei, Ungarn, Polen, Oesterreich und ein grosser Teil von Deutschland bildeten den Boden, auf welchem die Pest verheerend fortschritt und ihre Herrschaft bis zum Jahre 1683 erstreckte. Es schien, als hätte auch auf diesem Zuge die Seuche nichts an ihrer Kraft eingebüsst, denn erschreckend lauten die Berichte über die Höhe der Menschenverluste. So wurden 1679 in Wien annähernd 80000 Menschen dahingerafft, ungefähr die gleiche Anzahl Einwohner verlor Prag im Jahre 1681, in vielen deutschen Städten wurde mehr als ein Drittel der Bevölkerung die Beute des Todes.

Wenn auch die andauernde Pestnot den Aerzten aller Länder ein reiches Feld der Beobachtung bot, so ist dennoch der Litteratur des 17. Jahrhunderts nur eine geringe Klärung und Förderung der medizinischen Anschauungen zu entnehmen. Nach wie vor standen sich

Kontagionisten und Antikontagionisten im Kampfe der Meinungen gegenüber; der Streit um das Kontagium, in zahllosen gelehrten Schriften von neuem erörtert, war nicht darnach beschaffen, nüchternen Erwägungen Raum zu gönnen. Der Wesenheit nach blieb die Pestlehre weit über die Mitte des Jahrhunderts hinaus unverändert stehen und erhielt nur durch die Ideen der Jatrochemiker einen neuen, aber unfruchtbaren Zuwachs an Erklärungsversuchen des Krankheitsprozesses. Eine nicht zu verkennende Schwierigkeit lag für die damaligen Aerzte zweifellos in dem gehäuften gleichzeitigen Vorkommen der Pest und der „pestilentiellen Fieber“, aus welchem Dilemma wiederum der Glaube an die Entwicklung schwerer Pestformen aus milderen „Fiebern“ neue Nahrung zog. Die von Athanasius Kircher in dunklen Vorstellungen geahnte Lehre, minimale, nur dem bewaffneten Auge sichtbare Lebewesen als Keime der Ansteckung aufzufassen, scheiterte naturgemäss an der Unzulänglichkeit der Forschungsmittel und wurde, so sehr sie auch den Kontagionisten kräftige Stütze lieh, vor allem im Sinne der souveränen Fäulnistheorie lebhaft ausgemünzt. Die Pestschriften des Jahrhunderts sind von einer gewissen Eintönigkeit nicht frei zu sprechen, namentlich jener Aerzte, welche den Galenischen Traditionen blind ergeben waren. Die Konziliatoren, wie Diemerbroek, dessen im Jahre 1646 erschienenes Werk das grösste Ansehen unter den Zeitgenossen gefunden hatte, leisteten mehr der Befestigung hergebrachter nosologischer und therapeutischer Doktrinen, nicht aber dem Fortschritte einen Dienst. Nur vorsichtig pflichten sie den Verteidigern der Kontagiosität bei, welche jedoch durch die Energie ihrer Beweisführung und — was selbst dem starren Zweifler nicht entgehen konnte — durch die alltäglich wiederkehrenden Thatsachen immer weiteren Boden für die praktische Verwirklichung ihrer Ziele fanden. Welchen tiefeingreifenden Einfluss endlich Sydenham auf die Lehre von den epidemischen Krankheiten geübt hat, wurde schon in den einleitenden Worten zu skizzieren versucht. Wie sein Lehrgebäude über ein volles Jahrhundert der Heilkunde zur Richtschnur geworden ist, so blieben auch seine Grundanschauungen über die Aetiologie, das Wesen und die Behandlung der Volksseuchen dominierend für das medizinische Zeitalter.

Während sich die Pest im Laufe des 18. Jahrhunderts vorwiegend auf den Osten Europas zurückgezogen hatte, gelangte sie dennoch darüber hinaus auf unserem Kontinent zu vereinzelten, explosiven Ausbrüchen. Schon am Beginne des Säkulums waren Konstantinopel, die europäische Türkei und ihre Nachbarländer der Sitz ausgedehnter Epidemien der Beulenpest, die in den Jahren 1707—1714 in Russland, Polen, in den Ostseeprovinzen, Norddeutschland ihre Nachschübe zeitigte und auf exponierte Küstenstädte von Dänemark und Schweden übergriff. Ueberall war die Seuche in voller Bösartigkeit aufgetreten und an vielen Orten von anderen kontagiösen Krankheiten begleitet. So zählte u. a. 1710 Kopenhagen 20000, Stockholm 40000 Opfer der Pest. Vom Jahre 1709 an zog sie sich nach Ungarn und Oesterreich, kam hier jedoch erst im Jahre 1713 zur epidemischen Entwicklung und hielt noch im folgenden Jahre ihre Herrschaft aufrecht. Wien, Prag, die Sudetten- und Alpenländer litten schwer unter diesem Seuchenzuge, mit welchem aber endlich im Jahre 1714 die Pest von der deutschen Erde verschwand. Länger erhielt sie sich in

Ungarn, Siebenbürgen, Polen, in der Ukraine und den Donauländern, wohin sie im Jahre 1714 neuerlich aus der Türkei importiert und durch kriegerische Bewegungen weiter verstreut worden war. Ebenso wiederholte sich, wie wir vorgreifend schon hier bemerken wollen, infolge der fortdauernden Türkenkriege die Verbreitung der Seuche innerhalb der Jahre 1738—1745 auf dem vorerwähnten Ländergebiete und dessen Nachbarschaft, ohne jedoch die deutsche Grenze zu überschreiten.

Eine denkwürdige Episode in der Geschichte der Beulenpest bildet ihr Auftreten in Südfrankreich in den Jahren 1720—1722. Durch ein am 25. Mai 1720 aus Syrien angekommenes Fahrzeug in Marseille eingeschleppt, fand sie in dieser Stadt in kürzester Zeit eine rapide Ausbreitung und raffte binnen 15 Monaten 40000, nach anderer Angabe 64000 Menschen dahin. Zur Zeit der Akme belief sich an einzelnen Tagen die Zahl der Pesttodesfälle auf 1000 und wiederholt ereignete es sich, dass ebensoviele Leichen ungeborgen auf der Strasse lagen, deren Beseitigung nur mit Hilfe von Galeerensklaven bewältigt werden konnte. Bald nach ihrem Auflodern in Marseille brach die Pest in den meisten Städten der Provence aus, in denen sie ebenso wie in den Landbezirken während der nächsten zwei Jahre fürchterliche Ernte hielt. Ueberwältigt von den Schrecknissen des allgemeinen Sterbens, griff man zu den schärfsten Massregeln und war angesichts der offenkundigen Einschleppung bemüht, aus dem jeweils glücklichen Erfolge der ins Werk gesetzten Absperrung des menschlichen Verkehres und der Vertilgung verdächtiger Waren, Kleider u. s. w. neue Argumente für die Durchführung einer strengen Pestpolizei zu erbringen. Hierzu bot nach zwei Jahrzehnten die Erfahrung, die man aus dem gänzlich isoliert gebliebenen Pestausbruche in Messina gezogen, neuen Anlass. Die Stadt, seit 1624 von der Pest verschont, wurde im Jahre 1743 wie vordem Marseille durch ein infiziertes Schiff von der Seuche betroffen und verlor innerhalb weniger Monate 30000 Einwohner. Nur die strengste Absperrung gegen die schwer geprüfte Stadt verhütete ein weiteres Umsichgreifen des Uebels.

In der zweiten Hälfte des 18. Jahrhunderts verengert sich das Herrschaftsgebiet der Beulenpest im Südosten Europas auf ein noch mehr beschränktes Territorium, für welches die Türkei mit einer gewissen Gleichförmigkeit als die Pforte der Invasionen sich verfolgen lässt. So wurden in den Jahren 1755—1757 Siebenbürgen, 1770—1772 während des russisch-türkischen Krieges die Moldau und Walachei, Kleinrussland und Podolien, darauf wieder Siebenbürgen, ferner Polen und Russland von der Seuche ergriffen. In Moskau, wo die Epidemie im Sommer 1771 den Höhepunkt erreicht hatte, wurden nicht weniger als 52000 Opfer der Pest gezählt. Weiterhin entwickelt sie sich infolge von Einschleppungen 1783 in Dalmatien, 1786 abermals in Siebenbürgen, 1795 in Syrmien, 1798 in Volhynien.

Ueber die epidemische Ausbreitung der Pest ausserhalb unseres Kontinents in diesem Zeitraume liegen nur unvollständige Berichte vor. Aus ihnen ist zu entnehmen, dass Aegypten — bis zur Mitte des 19. Jahrhunderts als beständiger Pestherd geltend — nach kurzen Intermissionen immer von neuem der Schauplatz verheerender Ausbrüche der Krankheit war und diese wiederholt nach der Nordküste Afrikas Eingang fand. Nicht weniger zahlreiche Pestepidemien entfallen auf den asiatischen Boden, insbesondere auf Syrien, die Kleinasiatische Küste und die ihr vorgelagerten Inseln. Der Ausbruch der Seuche in Aleppo im Jahre 1761 hat durch die sorgfältige Darstellung Russels ein allgemeines Interesse erweckt. Mesopotamien wurde um das Jahr 1773 von der Pest schwer heimgesucht. In Persien herrschte die Seuche, wie Tholozan berichtet, in den Jahren 1725—1726, 1757—1758, 1760—1761, 1773—1774, 1797—1798, meist im Nordwesten des Reiches beginnend und nach Süden allmählich vorrückend.

Je mehr sich die räumliche Einschränkung der Pest im Laufe der 18. Jahrhunderts vollzogen hatte, desto schärfer trat sie dem Blicke der Beobachter entgegen und umso durchsichtiger wurden die bisher unaufgeklärt gebliebenen Wege ihrer Verbreitung. Wenn auch die Aufmerksamkeit der Aerzte sich ihrem Wesen zugewendet hatte, so gelang es nur langsam, in der Nosologie und Epidemiologie bessere Begriffe festzustellen und damit die hergebrachten Einseitigkeiten und Fehlerquellen in der Pestlehre zu beseitigen. Noch standen sich am Ende dieser Periode die Anwälte und Zweifler an der Kontagiosität des Uebels unversöhnt gegenüber, die traditionelle Auffassung, als sei die Pest nur die schwerste Form und die bösartigste Steigerung der verschiedenen Gattungen der „Fieber“ beherrschte in voller Gewalt die ärztlichen Schulen. Aus dieser Konfundierung allein ergaben sich die unheilvollen Irrtümer, die schweren Konsequenzen, die insbesondere in den Anfangsstadien der Seuche Aerzte und Behörden zu den schlimmsten Missgriffen verleiteten. Doch lässt sich nicht verkennen, dass mit der genaueren Verfolgung einzelner Ausbrüche, ihres zeitlichen und örtlichen Ganges die epidemiologischen Berichte an Wert gewonnen und der staatlichen Fürsorge auf dem Gebiete der öffentlichen Gesundheitspflege einen gewichtigen Dienst geleistet haben. Die Kontagionisten, die schon seit der letzten Pestkatastrophe in der Provence eindringlicher denn je zuvor die Gefahren der Ansteckung nachgewiesen, errangen über ihre Gegner entschiedenen Vorsprung und drängten diese immer mehr in die Stellung der Defensive. Wir müssen uns hier begnügen, auf Männer wie Muratori, Kanold, Mead, Chenot, Howard und Russel hinzuweisen, die an der Hand der Thatsachen die vorbauende Bekämpfung und energische Abwehr der Beulenpest mit kritischer Schärfe gelehrt, jedoch bei der Ungunst der Zeitverhältnisse nicht immer und überall für die Verwirklichung ihrer Ratschläge Gehör gefunden haben.

Ueberblicken wir den Gang der Pest im 19. Jahrhundert, so haben wir vorerst nachzutragen, dass sie noch am Ende des 18. Jahrhunderts in Aegypten und den Berberstaaten erschienen war. Gleichzeitig herrschte sie vom Jahre 1798 bis gegen das Jahr 1818 in Kaukasien, 1800—1801 in Mesopotamien und Syrien. Angeblich durch französische Truppen wurde die Seuche von den Ufern des Nils nach Konstantinopel eingeschleppt, wo sie in den Jahren 1802 und 1803 mit voller Heftigkeit sich behauptete. Fünf Jahre darauf, wahrscheinlich mit dem kaukasischen Seuchenherde im Zusammenhange stehend, überfiel sie abermals die türkische Hauptstadt inmitten der Wintermonate. Auf den gleichen Ursprung darf die Invasion der Pest zurückgeführt werden, die 1807 über das russische Gouvernement Astrachan, 1808 über Saratow sich ausgedehnt hatte. Vom Jahre 1811 an nahm die Krankheit einen neuen Anlauf, um in Aegypten wie im südöstlichen Europa ihre Schrecken zu verbreiten. Wiederum vermittelte ihr die europäische Türkei den Weg nach den Nachbarländern und wie Konstantinopel wurden im Jahre 1812 Odessa, Podolien, die Krim, Walachei und Siebenbürgen auf das schwerste betroffen. Auch in den folgenden Jahren drang die Pest in Europa vor; sie suchte 1813 Bukarest in einem heftigen Ansturm auf, dem mehr als ein Drittel der Bevölkerung zum Opfer fiel. In Bosnien, welches schon durch eine vorangegangene Hungersnot auf das härteste mitgenommen worden war, erlag die Hälfte der Bewohner der Seuche, die sodann in den Jahren 1814—1815 nach den Balkaninseln zog und in der österreichischen Militärgrenze wie in Dalmatien Fuss fasste. Innerhalb dieses Zeitraums dauerte die Pest in Aegypten fort, sie verbreitete sich von Alexandrien nach Malta, wo im Jahre 1813 ungefähr 6000 Menschen umkamen und richtete 1815 in Kairo entsetzliche Verwüstungen an.

Mit dem Vorstosse der Pest nach der dalmatinischen Küste hing zweifellos der isoliert gebliebene Ausbruch in Apulien zusammen, der in dem Städtchen Noja im Jahre 1815—1816 sich ereignet und in der Seuchengeschichte durch die Strenge der gegen die Infektion gerichteten Massregeln eine gewisse Berühmtheit erlangt hatte. Eine weit eingehendere Herrschaft gewann die Krankheit in den Jahren 1816 bis 1820 in Konstantinopel, an der arabischen und nordafrikanischen Küste. Von letzterer wurde sie 1820 nach den Balearischen Inseln verschleppt und insbesondere auf Mallorka zu einer schweren Geissel der Bevölkerung.

Wenden wir uns, in der Chronologie der Pest fortfahrend, vorerst dem europäischen Festlande zu, so haben wir gegen Ende des 3. Dezenniums des erneuerten Umsichgreifens der Seuche in Griechenland und der Türkei zu gedenken. Wiederum waren es kriegerische Ereignisse, welche im Jahre 1828 der Verschleppung der Krankheit aus Aegypten nach der seit langem pestfreien griechischen Halbinsel Vorschub leisteten. Gleichzeitig trat sie in den Donau-Fürstentümern unter den russischen Truppen in heftiger Weise auf, unter denen sie in Gemeinschaft mit anderen Seuchen noch im Jahre 1829 furchtbare Verwüstungen bewirkte. Lange Zeit hindurch wurde das Vorkommen der Pest in Abrede gestellt und für „Typhöses Wechselfieber“ erklärt, bis endlich vor der Wucht der Thatsachen die Wahrheit nicht mehr zu verbergen war. Inmitten der desparatesten Gesundheitsverhältnisse, unter denen die Soldaten wie die Civilbevölkerung zu leiden hatte, entwickelte sich der Hauptherd der Pest in Adrianopel, von diesem aus entsprangen Lokalepidemien in Kronstadt und in Odessa, ohne jedoch weiter um sich gegriffen zu haben. Neuerliche Pestausbrüche auf europäischem Boden ereigneten sich in den Jahren 1834, 1836, 1837 und 1839, hauptsächlich in der Türkei. Nur im Jahre 1837, wo innerhalb weniger Monate die Pest in Konstantinopel 20000—30000 Opfer forderte, erschien sie gleichzeitig in Odessa und auf der griechischen Insel Poros, um aber binnen kurzem daselbst zu erlöschen. Seit dem letzten Auftreten der Pest in Konstantinopel im Jahre 1841 ist die europäische Türkei bis zur Gegenwart von einer Epidemie dieser Seuche verschont geblieben.

Auf afrikanischem Boden war seit altersher Aegypten ein bevorzugter Pestherd. Auch die Ereignisse seit dem Jahre 1820 schienen diese Thatsache in Niederägypten zu bestätigen. Seit dem Altertum, wie Rufus bezeugt, galt das untere und mittlere Nilland als die eigentliche Ursprungsstätte der Pest. Von Prosper Alpinus an bis zur Mitte des 19. Jahrhunderts waren die Aerzte darin einig, alle Züge der Seuche auf Aegypten und Syrien zurückzuführen. Die mit der französischen Invasion an der Wende des 18. Jahrhunderts zusammenfallenden und seitdem an Ort und Stelle fortgesetzten medizinischen Studien und Beobachtungen über die Krankheit liehen der Theorie von der autochthonen Entwicklung der Pest in Aegypten neue Stützen. Man säumte nicht zur Befestigung dieser Lehre die klimatischen, die Boden- und Bewässerungsverhältnisse des Landes, die durch eine mangelhafte Leichenbestattung angeblich bedingte Fäulnis und Reproduktion des Pestgiftes ätiologisch zu verwerten. Im Zusammenhange mit der traditionellen Herrschaft der Pest in Aegypten waren gerade ihre wiederholten Ausbrüche während des Zeitraumes von 1820—1844, ungeachtet der lebhaften Widersprüche von gegnerischer Seite danach angethan, die Annahme einer endemischen Lokalisation der Krankheit zu bekräftigen. Nicht weniger als zehnmal trat hier die Pest innerhalb des genannten Zeitabschnittes auf und erreichte in mehreren Jahren eine grössere Extensität sowie eine längere Dauer der einzelnen Epidemieperioden. Räumlich blieb sie nahezu ausschliesslich auf das Unterland beschränkt und drang mit Ausnahme ihres begrenzten Aufflackerns in Algier und Tripolis im Jahre 1837 längs des Mittelmeerufers nicht weiter gegen die westliche Nachbarschaft vor. Mit dem Jahre 1844 fand jedoch die epidemische Verbreitung der Pest in Aegypten ihr vorläufiges Ende bis zur Gegenwart herab und mit dieser geschichtlichen Thatsache hat auch die Lehre von der Heimat der Krankheit im Pharaonenlande den wesentlichsten Halt verloren.

Von hervorragender Bedeutung für die historische Pathologie der Beulenpest sind die Nachrichten, welche über das Vorkommen der Krankheit auf dem asiatischen Festlande im Laufe des 19. Jahrhundert bekannt geworden sind. Die Geschichte der asiatischen Seuche nimmt trotz der anfänglich dürftigen und bisher noch lückenhaften Berichte ein besonderes Interesse in Anspruch; sie hat das Dunkel, das vordem über die östliche Grenze der Pestzone geherrscht, nicht nur aufgeklärt, sondern auch die Vorstellungen von dem Geltungsgebiete der Krankheit grundlegend umgestaltet. Mit der Erweiterung dieses epidemiologischen Gesichtskreises wurde auch der Blick auf jene lange Zeit hindurch unerforscht gebliebener Länderkomplexe gelenkt, in denen wir bei aller Mangelhaftigkeit unserer Kenntnisse von der Vergangenheit uralte Sitze der Bubonenpest vermuten dürfen. Zudem setzen uns die in neuerer Zeit auf asiatischer Erde gewonnenen Aufschlüsse über die Formen und das Verhalten der Seuche in den Stand, gewisse Schlussfolgerungen abzuleiten, welche sowohl die Annahme einer seit den ältesten Epochen der Geschichte ununterbrochenen Kontinuität der Krankheit, wie die volle Kongruenz der Gründzüge des durch Zeit und Raum unverändert gebliebenen Bildes der Pest als gesichert hinstellen.

Ueberblicken wir zunächst den Zeitraum vom Jahre 1820 bis zur Mitte des Jahrhunderts, so ist in Vorderasien nahezu gleichzeitig mit dem Auftreten der Pest in Aegypten während der Jahre 1820—1843 eine Kette von Ausbrüchen derselben in Syrien, Kleinasien und Armenien zu verzeichnen und deren temporäres Erscheinen in levantinischen Hafenstädten beobachtet worden. Doch mit dem Jahre 1843 war auch auf diesem Gebiete die Seuche erloschen. In Arabien war sie seit 1815 nur einmal, und zwar im Jahre 1832 an der Küste in bösartiger Weise aufgetreten, drang selbst in das Innere des Landes vor, ohne aber Mekka, den verhängnisvollen Propagationsherd der Volkskrankheiten, berührt zu haben. Auch in Mesopotamien und im nordwestlichen Persien beschränkt sie sich, wenn auch verderbnisvoll geworden, auf eine vom Jahre 1828—1835 reichende epidemische Ausbreitung, mit welcher 1828—1830 die Epidemie in Kaukasien gleichzeitig einherging. Im letzteren Lande rekrudeszierte die Seuche in weiterem Umfange in den Jahren 1840—1843.

Ueber die Herrschaft der Beulenpest in Indien, welcher mohamedanische Geschichtsschreiber schon im 16. und 17. Jahrhundert gedenken, stammen die ersten verwertbaren Nachrichten aus dem Jahre 1815. Ihre Verheerungen nahmen auf der Insel Katch den Anfang, griffen in den folgenden Jahren auf die Provinzen Gudscherat, Sindh, Katjawar, weiterhin auf die angrenzenden britischen Besitzungen, auf die Distrikte Buriad und Dollerad über und fanden erst 1821 in Ahmedabad ein Ende. Vom Jahre 1823 an besitzen wir Kunde von einer, sicherlich schon seit langer Zeit in Nordindien endemischen, als „Mahamari“ oder „Phutkiya Rog“ bezeichneten Krankheit, welche die englisch-ostindischen Aerzte identisch mit der wahren Beulenpest erklären. Ihr Sitz ist das im Südwesen des Himalaya gelegene hohe Gebirgsland der Provinzen Garhwal und Kumaun, in denen von jener Zeit an bis zur jüngsten Gegenwart eine nur von kurzen Pausen unterbrochene Reihe von Pestausbrüchen bekannt geworden ist. Damit standen vermutlich die von Hirsch erwähnten Epidemien der legitimen Beulenpest in den Provinzen Delhi und Rohilcand 1828—1829 ebenso im Zusammenhange wie die 1836 vom Handelsplatze Pali ausgegangene, als „Pali-Pest“ genannte Epidemie, welche zwei Jahre hindurch vornehmlich die Radschputana-Staaten sowie die Staaten Marwar und Merwar schwer heimgesucht und welche die frühere medizinische Geschichtsschreibung als eine besondere, eigenartige Spezies unter dem Namen der „indischen Pest“ irrtümlich von der Hauptseuche differenziert hatte.

Ganz ungenaue Angaben liegen über die anfängliche Verbreitung der Pest innerhalb des chinesischen Reiches vor. Nur dunkle Traditionen bezeichnen die Berglandschaften der Provinz Jünnan als einen endemischen Herd der Krankheit, die dort unter der volkstümlichen Benennung „Yangt-zu“ ungefähr seit dem Jahre 1844 bekannt geworden und nach Manson durch eine den jedesmaligen Ausbrüchen vorangehende Rattenpest und ein seuchenartiges Absterben der Haustiere charakterisiert gewesen ist. Ob die Heimat der chinesischen Pest, wie Koch annimmt, nach Thibet zu verlegen sei, gründet sich mehr auf hypothetische Schlüsse, als auf Thatsachen, doch sprechen neuere Forschungsergebnisse immer deutlicher zu Gunsten dieser Annahme.

Von der Mitte des Jahrhunderts angefangen, datiert mit dem Erscheinen der Pest an der Nordküste von Afrika, mit den fortgesetzten Ausbrüchen der Krankheit auf dem asiatischen Kontinent und ihrem Auftreten auf europäischen Boden, an den Ufern der Wolga die neuere Periode der Geschichte dieser Seuche.

In Afrika war es die an der Nordküste des Landes gelegene türkische Provinz Tripolis und deren Hafenstadt Benghasi, die in den Jahren 1856—1857, 1858—1859 in schwerer Weise von der Pest befallen worden war, die dann noch einmal im Jahre 1874 auf diesem Platze sich erhoben und landeinwärts fortschreitend die spärliche Bevölkerung des Hochplateaus vom Cyrenaika grausam betroffen hatte. Auf welchen Wege die Bubonenpest nach der tripolitanischen Küste eingeschleppt worden war, ist bis vor kurzem unermittelt geblieben. Erst in allerjüngster Zeit haben Koch und Zupitza anlässlich der in Kisiba, im Nordwesten von Deutsch-Ostafrika gepflogenen Studien über die unter dem Namen „Rubwunga" dort seit dem Jahre 1890 grassierenden Beulenpest festgestellt, dass dieselbe seit unvordenklichen Zeiten in Uganda endemisch sei. Beglaubigten Nachrichten zufolge werde die Krankheit durch Sklaventransporte nach weit entfernten Gegenden verpflanzt und es sei demnach mehr als wahrscheinlich, den Ursprung früherer Pestepidemien in Aegypten sowohl, wie jener erwähnten Ausbrüche in Tripolis auf diesen Herd im Innern Afrikas zurückzuführen.

Einen bedeutsamen Schauplatz der Pest in dem uns beschäftigenden Zeitabschnitte bilden Arabien, Mesopotamien und Persien. Was zunächst die arabische Halbinsel anlangt, war hier die Seuche zum letzten Male im Jahre 1832 erschienen. Im Jahre 1853 zeigte sie sich in dem Berglande von Assir an der Westküste des Landes und verbreitete sich hier in grösseren Dimensionen. Von neuem nahm die Pest im Jahre 1874 in Assir ihren Ausgang, überzog das arabische Binnenland, wütete daselbst unter den sesshaften Volksstämmen, ohne jedoch Mekka berührt zu haben. Neuere Ausbrüche der Krankheit in Assir, welche hier sich eingenistet zu haben schien, fallen in die Jahre 1879, 1889, 1890, 1892—1893 und 1895. Die in Djeddah, dem an der arabischen Westküste gelegenen und für den mohamedanischen Pilgerverkehr so überaus wichtigen Hafenorte, in den Jahren 1897 bis 1899 aufgetretenen Pesterkrankungen hängen, soweit die Nachforschungen ergeben haben, nicht mit dem endemischen Herde in Assir zusammen, sondern wurden durch den maritimen Verkehr aus gleichzeitig verseuchten Gegenden des asiatischen Ostens eingeschleppt.

Mesopotamien, seit dem Jahre 1835 durch zwei Dezennien von der Pest verschont, erfuhr im Jahre 1856 eine neue Invasion der Seuche die vornehmlich in der Provinz Bagdad (Alt-Babylonien, Irak-Arabi) sich verbreitete. Von neuem erhob sie sich im Jahre 1867 und gestaltete sich zu einer mörderischen Epidemie, die hauptsächlich die am rechten Ufer des Euphrat gelegene Ebene von Hidijeh befiel. Ohne in den darauffolgenden Jahren zu erlöschen, nistete sie sich in ungezählten Ansiedelungen ein, exacerbierte daselbst oftmals in foudroyanten Erkrankungsfällen und wurde mittels der landesüblichen Leichentransporte nach weiten Entfernungen übertragen. Immer mächtiger war die Krankheit im Lande angewachsen, die im Jahre 1873 als Epidemie den grössten Teil Mesopotamiens überzog, nach der persischen Provinz Chusistan übergriff, im Westen bis zur Syrischen Wüste, im Süden bis Divianah vordrang, und fünf volle Jahre nicht zum Stillstand kam. Diese als „grosse babylonische Pest" bezeichnete Epidemie, die in Dagarra und Affij in ihrer Akme dem ganzen Bilde des Schwarzen Todes vergleichbar war und zahlreiche Dörfer gänzlich entvölkert hatte, forderte ungeheuere Opfer, deren Höhe jedoch nicht einmal für die Stadt Bagdad, wo sie 1874—1876 gewütet, annähernd sich ermitteln liess. Anfänglich von den Aerzten für „Intermittens bubonica remittensque" gehalten oder als „Typhus loimoides non contagiosus“ ausgelegt, wurde die Seuche ihrem eigentlichen Wesen nach erst erkannt, bis die rapide Sterblichkeit und die Häufigkeit der unter den Erscheinungen der Pestpneumonie lethal verlaufenden Fälle den Blick der Beobachter geschärft hatte.

An diese bis in das Jahr 1878 hinüber reichende Epidemie in Mesopotamien, die mit den gleichzeitigen und heftigen Ausbrüchen der Seuche in Persien gewiss in ursächlichen Zusammenhang zu bringen ist, schloss sich der Zeitfolge nach die denkwürdige Invasion der Pest im russischen Gouvernement Astrachan. Wie von dem verspätet eingetroffenen europäischen Kommissionen nachträglich festgestellt werden konnte, war die Krankheit im Herbst 1878 in die am unteren Laufe der Wolga gelegene Ortschaft Wetljanka eingeschleppt worden, griff unter den Dorfbewohnern um sich und erreichte, nachdem etwa ein Fünftel der Bevölkerung ihr erlegen war, um die Mitte Januar 1879 spurlos ein Ende, während die Verluste in mehreren gleichzeitig infizierten Nachbardörfern nur geringe waren. Die Frage, ob diese Aufsehen erregende Lokalepidemie mit den Wanderungen der Pest in Mesepotamien und Persien im Konnex gestanden war, entzog sich damals der Nachforschung, wird aber heute, wo einigermassen das Dunkel über die Wege der Krankheitsverbreitung erhellt ist, kaum anders als im bejahenden Sinne beantwortet werden können.

Auch nach Ablauf des Jahres 1879 war die Pest in Mesopotamien ebensowenig wie in Persien zur Ruhe gekommen. Von den kurdischen Bergen, welche Tholozan als Ursprungsstätte der mesopotamischen Pestausbrüche angesehen wissen will, von Kurdistan bis hinab in die vom Euphrat und Tigris durchströmte Ebene zog sich die Seuche fort, entwickelte sich 1880—1881 in Bagdad zu einer schweren Epidemie, deren Ausläufer noch drei Jahre lang andauerten, während im übrigen Lande erst mit dem Jahre 1886 ein entschiedener Nachlass zu verzeichnen war. Ueber die im Jahre 1892 in Bagdad, Kut, Nasrie und Bassora aufgetretene Beulenpest konnten wir nichts näheres ermitteln.

In Persien war die Krankheit seit dem Jahre 1835 erloschen. Sie zeigte sich erst wieder 1863 im persischen Kurdistan, tauchte 1867 in der Provinz Chusistan und deren Hauptstadt Schuster in stärkerer Weise auf, wohin sie durch Pilgerkarawanen aus Mesopotamien verschleppt worden war. Ende 1870 wurde das westliche Grenzgebiet von Kurdistan verseucht und eine grosse Zahl von Dörfern völlig entvölkert. Dem im Jahre 1876 in der Provinz Chorassan erfolgten Pestausbruche reihte sich im folgenden Jahre eine über die am Südufer des Kaspischen Meeres gelegenen Provinzen Aberbeidschan und Gilan ausgedehnte Epidemie an. Ueber Chorassan fortschreitend, bewegte sich der Seuchenzug zunächst in der Richtung gegen die Stadt Rescht, weiterhin gegen Osten über Herat nach Afghanistan, während die Krankheit, die gleichzeitig im Westen Persiens aufgetreten war, hier noch im Jahre 1878 anhielt. Schon 1880 entwickelte sich die Bubonenpest im persischen Kurdistan und in der Provinz Chorassan von neuem an mehreren Plätzen, wanderte, ohne grössere Dimensionen anzunehmen, 1881—1883 auf diesem Gebiete umher und erhob sich erst 1884 in Luristan, 1885 in der Umgebung von Hamadan, 1886 in Asterabad und 1887 in Mesched zu epidemischer Gestalt. Mit letzteren Infektionscentren dürfen wir aller Wahrscheinlichkeit nach die im Zeitraume 1884—1886 unter den russischen Besatzungstruppen der Zitadelle von Merv sowie die 1887 in Tauris aufgetretenen Pesterkrankungen in ursächliche Verbindung bringen. Innerhalb der Jahre 1889—1891 war das Vorkommen der Krankheit im persischen Reiche auf engere Kreise beschränkt. Hingegen erfolgte 1892 ihr neuerlicher Ausbruch in Asterabad, wohin sie aus der mesopotamischen Totenstadt Kerbela verschleppt worden sein soll; von dem genannten Herde griff sie nach Turkestan über und raffte in Askabad binnen sechs Tagen von den 30000 Einwohnern 1303 hinweg. Ebenso plötzlich, wie die Seuche erschienen, war sie wiederum verschwunden.

Bemerkenswert erscheinen die von europäischen Aerzten des Landes, wie Tholozan, Adler, Bertoletti mitgeteilten Beobachtungen, wonach die Pest in milderer Form und durch längere Zeit auf einzelne Dörfer oder nur auf bestimmte Behausungen begrenzt blieb, nach wechselnden Intervallen daselbst wieder zum Vorschein kam, um dann oft plötzlich an weit von einander gelegenen Sitzen aufzuflammen und zu einer förmlichen Epidemie sich zu gestalten. Einstimmig werden die Pilger- und Handelswege als bevorzugte Pestrouten bezeichnet und die grossen Totenkarawanen, die alljährlich tausende von Leichen nach den geheiligten Grabstätten der Schiiten, Kerbela und Nedjef in Mesopotamien sowie nach Mesched in Persien befördern, als gefahrvolle Vermittler der Seuchenzerstreuung beschuldigt.

In Vorderindien war die Pest seit den fünfziger Jahren in mehr oder weniger ausgedehnten Ausbrüchen vorwiegend in Garhwal und Kumaun aufgetreten und wiederholt nach dem Pandschab und nach der Provinz Delhi gelangt. Hier im Nordwesten Hindostans knüpft sich die Propagation der Pest, analog der Cholera, hauptsächlich an die Wege des Karawanen- und Pilgerverkehres. Auch mag, wie Hankin angibt, der Umstand wesentlich zur Verstreuung des Krankheitskeimes beitragen, dass die Bewohner von Garhwal und Kumaun ihre Dörfer verlassen, wenn die Seuche durch ein massenhaftes Rattensterben sich anmeldet.

Die an der Küste Vorderindiens in den letzten Jahren bekannt gewordenen Pestepidemien hängen mit den gleichzeitigen Zügen der Seuche in China so eng zusammen, dass es der Uebersicht halber angemessen erscheint, dieselben unter einem zu besprechen. Welche Pestereignisse sich in der Provinz Jünnan, dem Stammsitze des Uebels, in den letzten Dezennien abgespielt haben mögen, ist bisher nicht in die Oeffentlichkeit gedrungen. Schwere Epidemien sollen hier 1871—1873 und 1879 gewütet haben. Vom Jahre 1893 an griff die Beulenpest nach der chinesischen Provinz Kouang-Si über, erschien nach Süden sich wendend, in Pakoi, um weniges später, den Handelstrassen in östlicher Richtung folgend, in Kanton, wo 1894 eine beträchtliche Epidemie den Anfang nahm und erst zwei Jahre darauf erlosch. Dem Kantonflusse entlang schritt die Seuche 1894 an der südchinesischen Küste fort und setzte sich in Amoy, Swatow, sodann auf den Inseln Formosa, Hainan und Hongkong fest. Die Epidemie auf Hongkong, unter welcher die Hauptstadt Viktoria schwer zu leiden hatte, bildet in der Geschichte der Krankheit einen wichtigen Abschnitt, denn sie bot Gelegenheit, dass Kitasato und Yersin voneinander unabhängig daselbst im Jahre 1894 den spezifischen Mikroorganismus der Pest entdeckt und damit die neue Pestlehre begründet haben. Auf Hongkong rekrudeszierte die Seuche in den nächsten zwei Jahren, sie fand 1895 Eingang in Makao und wurde im August 1896 nach

Bombay verschleppt, ohne dass festzustellen war, ob die Infektion auf dem Seewege von China aus oder durch Pilger aus Nordindien dahin gekommen war. In der Stadt Bombay sowohl, wie in der gleichnamigen Präsidentschaft, besonders in Kurrachee, Poona u. a. O. gewann die Seuche einen bedeutenden Umfang. Wenn auch im Sommer 1897 ein erheblicher Nachlass zu verzeichnen war, so erfolgte doch binnen wenigen Monaten ein gewaltiger Nachschub der Epidemie, die auf dem ganzen Gebiete in diesem und dem folgenden Jahre anhielt und nach dem Hinterlande, nach dem Dekan, Pandschab und den Nordwestprovinzen vordrang, sowie 1898 in Calcutta Einkehr hielt. In der Präsidentschaft Bombay zogen sich die Ausläufer der Pest bis in das Jahr 1899 hinüber. Nach Simond betrug in der Stadt Bombay vom August 1896 bis August 1898 die Zahl der Opfer 32000. In den verseuchten hindostanischen Landesteilen wurde innerhalb dieser Periode die Höhe der durch die Pest herbeigeführten Todesfälle auf ungefähr eine Viertelmillion berechnet. Die Epidemie in Bombay, mit dem ganzen Aufgebote moderner Forschungsmethoden von den aus Deutschland, Oesterreich und Russland im Jahre 1897 dahin entsendeten ärztlichen Kommissionen beobachtet, wurde bekanntlich zum Ausgangspunkte bahnbrechender Aufschlüsse über die Nosologie und pathologische Anatomie der Beulenpest, deren nähere Beleuchtung jedoch heute noch nicht den Gegenstand geschichtlicher Besprechung bilden kann.

Wie in Ostindien war in China die Seuche in den Jahren 1898—1899 auf vielen Plätzen, u. a. in Kanton, Hongkong, Amoy, Formosa neuerlich erschienen. Von besonderer Wichtigkeit ist ihre seit dem Jahre 1896 konstatierte Verschleppung nach weitentlegenen Punkten der Erde. So gelangte sie nach Madagaskar, Mauritius, Südafrika, den Philippinen, Sandwichinseln, Australien, Djeddah, Alexandrien, nach einzelnen europäischen und südamerikanischen Häfen. Wenn an allen diesen, zweifellos durch den maritimen Verkehr infizierten Plätzen die Pest nicht zu bedrohlichen Epidemien sich steigerte, so hatte sie doch in Oporto während der zweiten Hälfte des Jahres 1899 eine grössere Intensität gewonnen und unter 305 Erkrankungen 110 Todesfälle zur Folge gehabt.

In das Jahr 1898 fielen endlich die Ausbrüche der Pest in der Mongolei und in der in Zentralasien gelegenen russischen Besitzung Samarkand. Auf ersterem Gebiete wurde nach Matignon die Krankheit im Distrikte Atchinski seit dem Jahre 1888 beobachtet und 1898 in weiterem Umfange herrschend konstatiert. In Samarkand beschränkte sich 1898 die Seuche auf das Dorf Anzob, wohin sie angeblich aus Turkestan importiert worden war.

II. Fleckfieber.

Litteratur.

Fracastoro, *l. c. 1550. —* ***Ruland,*** *De perniciosae luis ungaricae ... tractatus, 1600. —* ***Willis,*** *Opera, 1681. —* ***Monro,*** *Beschreibung d. Krankheiten der brit. Feldlazarethen 1761—63, 1766. —* ***Pringle,*** *Beobachtungen üb. d. Krankheiten der Armeen, 1772. —* ***Grant,*** *Neue Beob. üb. d. ansteckd. faul. ... Catarrhalfieber, 1778. —* ***le Brun,*** *Neues System üb. die faulen ... Intestinalfieber, 1792. —* ***Hecker,*** *Ueber die Nerven- und Faulfieber, 1810. —* ***Hartmann,*** *Theorie des ansteckenden Typhus, 1812. —* ***Rasori,*** *Storia della febre petechiale di Genova, 1812. —*

Larrey, *Memoires, IV vol. 1812—17.* — ***Horn,*** *Erfahrungen üb. d. ansteckd. Nerven- und Lazarethfieber, 1814.* — ***Hufeland,*** *Ueber die Kriegspest, 1814.* — ***Hildenbrand,*** *Ueber den ansteckd. Typhus, 1815.* — ***Pfeufer,*** *Beiträge z. Gesch. des Petechialfiebers, 1831.* — ***Hecker,*** *Gesch. der neueren Heilkunde, 1839.* — ***Suchanek,*** *Typhusepidemien in Schlesien, Prag. Vierteljahrsch., 21. Bd. ff., 1849.* — ***Riecke,*** *Der Kriegs- und Friedentyphus in d. Armeen, 1850.* — ***Passauer,*** *Ueber die ansteckd. Typhus, 1859.* — ***Murchison,*** *Die typhoiden Krankheiten, deutsch v. Zülzer, 1867.* — ***Naunyn,*** *Bericht üb. d. exanthem. Typhus in Ostpreussen, Berl. klin. Wochsch. Seite 237 ff., 1868.* — ***Virchow,*** *Ueber den Hungertyphus und einige verwandte Krankheiten. In Gesammelt. Ahhandlgn., I. Bd., 1879.* — ***Uetterodt von Scharfenberg,*** *Zur Geschichte der Heilkunde, 1875.* — ***Herrmann,*** *Die Flecktyphus-Epidemie in Petersburg 1874/75, Petersb. m. W. No. 16 u. 17, 1876.* — ***Pistor,*** *Die Flecktyphus-Epidemie in Oberschlesien 1876/77, Vierteljsch. f. ger. Med. N. F. 29. Bd, 1878.* — ***Virchow,*** *Kriegstyphus und Ruhr, Virch. Arch. 52. Bd. 1871.* — ***Michaelis,*** *Der exanth. Typhus in d. russ. Armee ... 1877/78, Oest. militärärztl. Zeitsch. 1882.* — ***Simon,*** *Der Flecktyphus in s. hyg. u. sanitätspol. Beziehung, D. Vierteljsch. f. öff. Gesundhpfl. III. Heft, 1888.* — ***Györy,*** *Morbus hungaricus, 1901.* — ***Ebstein,*** *Die Krankheiten im Feldzuge gegen Russland (1812), 1902.*

Die geringe Beachtung exanthematischer Krankheitsprozesse hat dem Fleckfieber während des ganzen Altertums und Mittelalters keine umgrenzte Stellung in der Reihe der damals bekannt gewordenen Krankheitsformen eingeräumt. Die Schwierigkeit, das Fleckfieber in der älteren Geschichte der Volkskrankheiten auszuscheiden, wird zur Unmöglichkeit, wenn man seine Aehnlichkeit und Verwandtschaft mit anderen Infektionskrankheiten in Betracht zieht, die selbst bis in die neuere Zeit zur Verwechslung des exanthematischen Typhus z. B. mit der Bubonenpest, mit dem Abdominaltyphus nicht etwa bloss in isolierten Fällen, sondern auch bei gehäuftem Vorkommen bis zur vollständigen Täuschung über den Charakter der Anfangsstadien einer Epidemie geführt hat.

Dieser Grund vermochte über die Versuche nicht hinwegzuhelfen, das Alter des Fleckfiebers aus den Schriften der Alten annähernd bestimmen zu wollen. Es widerspricht unserer modernen Auffassung, lediglich aus der vagen Bezeichnung eines einzelnen Symptoms die ganze spezifische Krankheitsform gleichsam rekonstruieren zu wollen. Demnach kann die in den Schriften der Hippokratiker vorkommende, als „τύφος“ (Rauch) benannte Umnebelung der Sinne oder die darunter verstandene Neigung zum Stupor nicht beweiskräftig genug erscheinen, um in solchen mit derartiger Erscheinung komplizierten Fällen das Fleckfieber sicher erkennen zu wollen. Abgesehen von der durch äussere Momente bedingten Konfundierung älterer Epidemieberichte, ist das obzwar häufige und charakteristische Auftreten des Flecktyphus inmitten von Kriegen, Hungersnöten und anderen Kalamitäten noch immer nicht massgebend genug, um daraus feste, jedoch historisch nicht motivierte Rückschlüsse auf die Verbreitung der Krankheit in früherer Zeit abzuleiten, obgleich die Vermutung keineswegs von der Hand zu weisen ist, dass in vielen Seuchen der Vergangenheit dem Fleckfieber wahrscheinlich auch in dem Gemenge von Infektionskrankheiten ein gewisser und vielleicht beträchtlicher Anteil zugekommen sein mag. Erst mit dem XVI. Jahrhundert tritt der Typhus exanthematicus aus dem Dunkel, das er bisher in der Pathologie überhaupt und in seiner steten Vermengung mit der Bubonenpest im besonderen eingenommen hatte, klarer hervor. Es ist das grösste Verdienst des Veroneser Arztes, Hieronymus Fracastoro in seinem klassischen Buche „De contagione et contagiosis morbis“

die erste und sichere Schilderung des Flecktyphus niedergelegt zu haben. Er unterschied unter der Gruppe der „contagiösen Fieber" die wahre Pest von den nicht pestilentiellen Fiebern und stellte zwischen beide Kategorien eine besondere Art als: „lenticulae, vel puncticulae aut peticulae", welche Fieberform, obwohl sie den ärztlichen Vorfahren nicht unbekannt geblieben, zum erstenmal in Italien in den Jahren 1505 und 1528 aufgetreten und aus Cypern und seinen benachbarten Inseln eingeschleppt worden sei. Unter genauer Beobachtung des gesamten Krankheitsprozesses, unter anschaulicher Darstellung der wesentlichsten Symptome und strenger Differenzierung derselben von der Pest (Febris vere pestilens) betont Fracastoro den Zusammenhang der Seuche mit Misswachs, Hunger und Krieg, ihre Kontagiosität und Verbreitung aus Italien nach anderen Ländern durch Infizierte. Charakteristisch war für die Bezeichnung, welche Fracastoro der Krankheit gegeben, deren eigentümlicher, roter und flohstichähnlicher Ausschlag. Wenngleich bei diesem Autor die Nosologie des Fleckfiebers mit voller Deutlichkeit abgehandelt und ausdrücklich hervorgehoben wird, dass dasselbe nicht die wahre Pest, wohl aber „an der Schwelle derselben" stehend sei und auch in der Heftigkeit der Ansteckung gegen letztere zurücktrete, so vermag sich Fracastoro von der Galenischen Lehre der verborgenen Ursachen und der Fäulnis des Blutes nicht zu befreien und erklärt als die vornehmste Ursache der Krankheit eine „Infektion der Luft", welche ihrer fauligen Beschaffenheit nach auch das kritische Exanthem produziere, dessen rasche Entwicklung sogar als ein günstiges Heilbestreben der Natur angesehen werden müsse. Im gleichen Sinne und kaum von der herrschenden Pestlehre abweichend beurteilen andere hervorragende Aerzte des 16. Jahrhunderts die „neue Krankheit" die ihrer Analogie wegen bald mit dem Namen „Petechialfieber" oder „Pestilenzfieber" in specie belegt, jedoch noch lange hinaus nicht strenge genug von der Drüsenpest geschieden, vielmehr als eine mildere Abart derselben angesehen oder den sogenannten malignen Fiebern zugezählt wird.

Das 16. Jahrhundert bot reichliche Gelegenheit zur Beobachtung des exanthematischen Typhus, besonders während seines ersten Auftretens in den südlichen Ländern Europas. Der Epidemie vom Jahre 1505 in Italien, welcher schon Fracastoro gedenkt, folgte im Zeitraume von 1524—1530 eine über die ganze Halbinsel sich erstreckende Seuche, welche zwar gleichzeitig neben der wahren Pest einherschritt, doch zum grossen Teile in der Herrschaft des Flecktyphus bestand. Insbesondere war es das französische Kriegsheer, das im Jahre 1528 während der Belagerung Neapels furchtbar darunter zu leiden und an 30000 Soldaten an diesem Lagerfieber verloren hatte. Ebenso wurde Italien noch in den folgenden Dezennien von der Krankheit in wiederholten Lokalausbrüchen heimgesucht. In Spanien, wo schon im Jahre 1489 bei der Belagerung von Granada die Truppen Ferdinand I. durch eine angeblich durch Truppen aus Cypern eingeschleppte und kaum anders als Petechialtyphus zu deutende Seuche in harte Bedrängnis geraten und ihr im ganzen 17000 Mann erlegen waren, grassierte die gleiche Krankheit in der ersten Hälfte des 16. Jahrhunderts in vehementem Masse. Sie wurde „Tabardillo" oder „Pintas" (wegen der roten Flecken der Haut) genannt und von den spanischen Aerzten in wertvollen Schilderungen beschrieben. In

Frankreich gewann, vielleicht im Zusammenhange mit den unglücklichen Kriegsereignissen vor Neapel, der Flecktyphus schon im Jahre 1528 eine rasche Verbreitung und erhielt aus der Thatsache, dass er gerade jungen kräftigen Männern der vornehmeren Gesellschaftsklassen gefahrvoll geworden war, den Namen „Trousse-gallant". Nach Angabe damaliger Geschichtsschreiber hat sich von 1528 an die Krankheit auf französischem Boden nicht mehr gänzlich verloren und in den Jahren 1545—1546 zu einer über ganz Frankreich, Savoyen und Spanien verbreiteten Epidemie erhoben.

Auch in Deutschland fällt das erste epidemische Vorkommen des „Fleckfiebers" in das Jahr 1528, nachdem es durch Landesknechte aus Italien nach dem Harz und anderen mitteldeutschen Landschaften eingeschleppt worden war. So häufig auch der exanthematische Typhus im Gefolge von Kriegszügen neben Pest, Ruhr u. a. Lagerseuchen schon in diesem Zeitabschnitte sich geltend gemacht und vielfache Verwechslung mit anderen Volkskrankheiten erfahren hatte, so haben doch deutsche Aerzte wie Vochs, Kepser u. a. seine Eigenform damals gebührend gewürdigt und ihn als „Febris puncticularis" oder als „caeca et notha pestilentia" von der „Pestis legitima" unterschieden. Frühzeitig wird in Deutschland die vulgäre Bezeichnung des Leidens als „Hauptkrankheit" oder „Hauptweh" allgemein angenommen und geradewegs zur charakterischen Volksbenennung erwählt.

Zu einer allgemeinen Ausdehnung über ganz Europa gelangte der Flecktyphus in der 2. Hälfte des 16. Jahrhunderts. Zunächst ist Frankreich der Schauplatz seines Auftretens; die denkwürdige Lagerseuche, die im Heere Carl V. vor Metz im Jahre 1552 grassiert und dem grossen Chirurgen A. Paré ein weites Feld seiner Thätigkeit eröffnet hatte, wurde zum Ausgangspunkte einer über das Land fortschreitenden Fleckfieberepidemie. Wieder erfuhr die Krankheit im Jahre 1557 die ausgedehnteste Verbreitung in der Gegend von Poitiers, Angouleme u. a. O., deren Einzelheiten Coytard beschrieben hat; die Kriegsseuchen in den Belagerungsarmeen vor Havre 1563, vor La Rochelle 1583 waren schwere Ausbrüche des Flecktyphus. Nicht weniger hat sich in den Niederlanden 1572—1573 zur Zeit des spanischen Feldzuges unter den Einheimischen wie unter den fremden Truppen an vielen Orten die Krankheit in bösartiger Weise fühlbar gemacht, während Spanien selbst seit 1557 durch volle 15 Jahre also bis zum Jahre 1572 von einer zusammenhängenden Kette von Lokalausbrüchen des „Tabardillos" heimgesucht wurde.

Eine besondere historische Bedeutung hat von jeher jene mörderische Seuche in Anspruch genommen, welche zum ersten Male im Jahre 1542 in Ungarn unter dem gegen die Türken kämpfenden deutschen Reichsheere beobachtet und als „Ungarische Krankheit" (Morbus hungaricus) bezeichnet worden war. Ihr neuerliches Auftreten im Jahre 1566 unter den Kriegsvölkern Maximilian II., namentlich bei der Belagerung von Komorn und Raab, bot dem Kaiserl. Feldarzte Jordanus Anlass, ein getreues Bild desselben aufzuzeichnen, woraus die Uebereinstimmung der „ungarischen Hauptkrankheit" mit dem exanthematischen Typhus zur vollen Evidenz hervorgeht. Als die wichtigsten Symptome führt Jordanus auf: Intensiven Kopfschmerz bis zu Delirien sich steigernd, unerträglichen Magendruck (deshalb der Name „Herzbräune"), unlöschbaren Durst,

Petechien, Durchfälle, nicht selten Vereiterung der Parotiden und Gangrän der Extremitäten.

Mit Jordanus übereinstimmend, erklärt u. a. Ruland nach eigenen Beobachtungen die Identität des ‚Morbus hungaricus" mit der „Febris petechialis". Auffälligerweise soll die Seuche die Ungarn und Türken nahezu verschont, dafür die aus den verschiedensten Nationen zusammengewürfelten Söldnerscharen der Reichstruppen auf das heftigste befallen haben. Sie waren es auch, die nach Beendigung des Feldzuges entlassen und heimkehrend, den Keim der Infektion nach Wien, über Deutschland, Holland und Italien verstreut hatten. Wie Györy in überzeugender Weise darlegt, war die „Lues pannonica" nichts anderes, als der exanthematische Typhus, keine Mischung verschiedener Infektionsformen und an der Seuche die Malaria einzig nur als prädisponierender Faktor beteiligt.

Eine geschichtlich bemerkenswerte Form der Verbreitung zeigte das Fleckfieber in England, wo die Krankheit schon frühzeitig als „Schiffs- und Kerkerfieber" zur Beobachtung gekommen war. Ihr Auftreten in elenden, überfüllten Gefängnissen, die rasche Infektion, welche die Insassen der Kerkerräume auf Richter, Geschworene und andere Personen übertragen hatten, ist in der Geschichte unter dem Namen der „schwarzen Assisen" bekannt geworden. Der erste dieser Ausbrüche ereignete sich 1522 in Cambridge, wo ein grosser Teil der Mitglieder des Gerichtshofes dem „Gaol fever" zum Opfer fiel. Die zweite Infektion knüpfte sich an die berüchtigten Oxforder Assisen vom 5. und 6. Juli 1577, wo an diesen Tagen selbst mehrere an Ketten geschmiedete Gefangene dem Fleckfieber, wenige Tage darauf einzelne Gerichtsbeamte dem als „Febris ardens" bezeichneten Uebel erlagen, und weiterhin unter der Bevölkerung der Stadt und ihrer nächsten Umgebung innerhalb eines Monates 510 Personen, ausschliesslich männlichen Geschlechtes weggerafft wurden. Ein neuerlicher Ausbruch erfolgte im Jahre 1586 während der Assisen in Exeter, wo die Seuche angeblich durch portugiesische Matrosen in die Gefängnisse eingeschleppt und den englischen Häftlingen mitgeteilt worden sein soll. Auch hier fielen vorerst Richter und Beamte und erst nach Verlauf von zwei Wochen viele Bewohner der Stadt und der Landschaft der Krankheit zum Opfer.

Die zahlreichen Lagerepidemien, welche den kriegerischen Ereignissen in Deutschland im Laufe der zweiten Hälfte des 16. Jahrhunderts gefolgt waren, entziehen sich bei dem Dunkel der gleichzeitig nebeneinander herrschenden Volkskrankheiten einer schärferen Trennung, denn Pest und pestilentielle Fieber wurden nur ausnahmsweise auseinander gehalten. Hingegen liegen über grössere Fleckfieberepidemien innerhalb der letzten Dezennien dieses Säculums sorgfältige Beschreibungen aus Italien vor. Aus ihnen gewinnen wir allerdings einen Einblick in die langsam fortschreitende Erkenntnis des Wesens des Petechialfiebers, keineswegs lässt sich aber den damaligen Schriften entnehmen, dass die dagegen geübte Therapie irgendwie von dem schablonenhaften Missbrauche des Aderlasses und der gegen die Bubonenpest gerichteten giftwidrigen oder herzstärkenden Arzneimittel abgewichen wäre.

Zur vollen Höhe der Bösartigkeit erhob sich der exanthematische Typhus im 17. Jahrhundert, dessen Geschichte, ausgefüllt von unaufhörlichen Kriegen und Hungersnöten in allen Ländern Europas, zugleich eine der traurigsten Perioden des menschlichen Elends und der Seuchenplage in sich schliesst. Speziell die Verwüstungen, die von der Kriegsfurie über alle Teile des Kontinents getragen wurden, sind ausnahmslos von den schwersten Epidemien begleitet und die „Kriegspest“ eine stehende Erscheinung inmitten der Drangsale, die den Völkern beschieden waren. Schwer fällt es jedoch, bei dem Mangel brauchbarer medizinischer Berichte genaueren Aufschluss zu erhalten über die einzelnen Krankheitsformen, aus denen sich die von den Zeitgenossen geschilderten Lagerseuchen zusammengesetzt haben mögen. Neben der Beulenpest, die in ihrer In- und Extensität kaum gegen frühere Geschichtsabschnitte zurückwich, sind es Malaria, Ruhr und Skorbut, die — soweit ärztliche Nachrichten vorliegen — zeitlich und örtlich zusammentreffen und eine halbwegs übersichtliche Trennung der verschiedenen, in einander greifenden Infektionskrankheiten vereiteln. Ganz besonders wird die epidemiographische Bearbeitung des Petechialtyphus erschwert durch die in allen ärztlichen Schriften eingebürgerte Grundanschauung, dass diese Krankheit, obgleich in ihren wichtigsten Merkmalen nosologisch gekennzeichnet, als mildere Abart der Pest angesprochen und gleichsam zu einem Durchgangsprozess erklärt wird, welchen „die Fieber“ je nach äusseren Verhältnissen oder nach unbekannten inneren Ursachen annehmen, um sich von den gelinden Varietäten bis zur malignen und endlich bis zur wahren Pestform zu entwickeln.

Gleichwohl tritt aus dem Gewirre der Kriegsseuchen der exanthematische Typhus nicht selten in deutlicher Gestalt hervor, so dass wenigstens für einzelne Epidemien deren Charakter sich verfolgen lässt. So kam in den ersten Jahren des 17. Jahrhunderts das Fleckfieber in Spanien in epidemischen Zügen von und gewann im Jahre 1606 eine derartige Verbreitung, dass der Volksmund dasselbe als „año de los tabardillos“ bezeichnet hat. Auch Russland wurde während der in den Jahren 1606—1613 sich hinziehenden Kämpfe mit Schweden und Polen von der Pest und pestilentiellen Fiebern schwer betroffen. Am schwersten aber litt Deutschland im Verlaufe des 30jährigen Krieges. Es gab keinen Heereskörper, dem nicht mörderische Seuchen gefolgt waren und unter den namhaft gewordenen Volkskrankheiten unter deren Wut die Reihen der Krieger mehr als durch Waffengewalt gelichtet worden waren, wird überall die Pest und das pestilentische Fieber (die „ungarische oder hitzige Kopfkrankheit“) an erster Stelle genannt. Es liegt unserer Aufgabe ferne, den Gang und die Verbreitung der Krankheit im Deutschen Reich auch nur annähernd für die Dauer des langen und entsetzlichen Krieges erzählen zu wollen. Nach Lammert, der die Seuchenchronik des 30jährigen Krieges für die deutschen Länder aufgezeichnet, wiederholen sich Jahr für Jahr und auf allen Gebieten, die der Krieg überzogen hatte, die furchtbaren „Sterbensläufte“ zu denen die Truppen aus aller Herren Länder ein ebenso hohes Kontingent beitrugen wie die von den schlimmsten Drangsalen bedrohten Bewohner der Städte und Dörfer.

Nicht um vieles besser stand es in Frankreich, wo gleichfalls die erste Hälfte des 17. Jahrhunderts hindurch Pest, pestartige Krankheiten und „böse Ruhren“ nicht zum Stillstand gelangten und in vielen Städten oft mehr als die Hälfte der Einwohner innerhalb einer Epidemieperiode dahin rafften. Hier wie in den Niederlanden heftete sich der Ausbruch der Seuchen (die „mansfeldische Seuche“) an die

Durchzüge fremder und einheimischer Soldaten, an die Belagerungen befestigter Plätze und an die durch Hungersnot und Ueberfüllung der Städte wie der Kriegslager geschaffenen Missstände. Auch Oberitalien wurde im 3. und 5. Dezennium dieses Jahrhunderts von schweren Epidemien heimgesucht, an denen die Pest und „kontagiöse Fieber“ weitaus den grössten Anteil hatten. Dem gleichen Geschicke unterlag England zur Zeit der Bürgerkriege, wo namentlich das Fleckfieber im Jahre 1643 nach den Angaben Willis eine aussergewöhnliche Sterblichkeit zur Folge hatte.

In der 2. Hälfte des 17. Jahrhunderts erschien zunächst der exanthematische Typhus in Frankreich, verbreitete sich 1651 in Poitou, 1652 und 1666 in Burgund und nahm insbesondere in den letzten Jahrzehnten unter den Armeen, die Ludwig XIV. teils als Gegner teils als Verbündeter nahezu mit allen europäischen Staaten in Berührung gebracht hatte, den pandemischen Charakter einer „Kriegspest“ an. So kam es, dass in diesem Zeitabschnitte der Petechialtyphus das ganze Festland abwechselnd überflutete, in Deutschland, Ungarn, Dänemark und Schweden ebenso seine Herde schuf, wie in einzelnen Teilen der italienischen Halbinsel und Grossbritanniens. In England speziell suchten Willis, Whitmore u. a. Autoren das epidemische Fleckfieber als „Synochus putridus“ oder „Febris anomalis“ nach vielfachen Beobachtungen von der Bubonenpest zu unterscheiden.

Verfolgen wir nunmehr die Geschichte des exanthematischen Typhus im 18. Jahrhundert, so tritt uns die Krankheit als eine kontinuierliche Plage des europäischen Kontinents entgegen. Gleichzeitig begegnen wir seiner nur durch kurze Zwischenpausen unterbrochenen Herrschaft auf dem britischen Inselreiche. Trotz der Häufigkeit der Krankheit war die Mehrzahl der damaligen Aerzte über ihre Natur und Aetiologie keineswegs zu geklärteren Auffassungen gekommen. Die vortrefflichen Schilderungen, die Huxham, Pringle, Grant u. a. Männer dem epidemischen Vorkommen und Verhalten des Uebels verliehen, blieben vorderhand ohne nachhaltigen Einfluss. Von den meisten zeitgenössischen Schriftstellern wird das Fleckfieber nur dürftig als spezifische Volkskrankheit betont, sondern unter dem Dogma der besonderen jeweiligen Krankheitskonstitution als Mittelglied zwischen den gutartigen und bösartigen Fiebern eingereiht.

Schon am Beginne des 18. Jahrhunderts zogen die vorerwähnten Ausbrüche der Krankheit in allen Staaten Europas vielfache Nachschübe nach sich. Die Lagerfieber, welche im Verlaufe des spanischen Erbfolgekrieges und des grossen nordischen Krieges grassierten und grösstenteils dem Flecktyphus angehört haben mögen, trugen wesentlich zur Entwicklung der Seuche im weitesten Umkreise bei. Irland, der berüchtigste Herd des Uebels, hat in den Jahren 1708—1709, 1717—1721, 1728—1731 neben elenden Ernten schwere Typhusepidemien erlitten, die noch im weiteren Verlaufe der 1. Hälfte des Säkulums sich in heftiger Weise wiederholten. In den Jahren 1740—1741 sind im Lande allein rund 80000 Menschenleben dem Hunger- und Fleckfieber zum Opfer gefallen. In mehreren dieser Typhusperioden hat das Uebel nach England und Schottland übergegriffen und mit den schwersten Verlusten die Bevölkerung heimgesucht. In dieser Periode erneuerte sich das düstere Schauspiel der „schwarzen Assisen“ in England, so 1730 in Taunton, 1742 in Launceston und 1750 zu Old Bailey (London), wo jedesmal von den Gefangenen die Krankheit auf Richter und Geschworne übertragen worden war. Weit häufiger noch wurde im 18. Jahrhundert der Flecktyphus als sogen. Schiffsfieber beobachtet und mit gutem Grunde die insalubre Einrichtung der Fahrzeuge, Ueberfüllung und schlechte Ernährung als prädisponierende Ursache namhaft gemacht.

An allen Kriegszügen, die um die Mitte des 18. Jahrhunderts Europa mit dem Getöse der Waffen erfüllten, nahm nebst anderen verheerenden Krankheiten der Flecktyphus als Begleiter hervorragenden Anteil. So finden wir ihn während der Jahre 1733—34 weitverbreitet in Polen und Ostdeutschland, fast zu gleicher Zeit heftig entwickelt unter den französischen Truppen am Rhein und in Italien, ebenso im Zeitraume von 1740—1748, innerhalb welcher Jahre der österreichische Erbfolgekrieg seinen Schauplatz über ganz Mitteleuropa erstreckte und die Veranlassung geboten hatte, dass die gefürchtesten Lagerseuchen jener Zeit, Fleckfieber und Ruhr die weiteste Ausdehnung und gefahrvollste Steigerung erlangten. In Prag allein waren zur Zeit der Belagerung im Jahre 1742 nicht weniger als 30000 Soldaten dem „Faulfieber" erlegen, eine Mortalität, die allerdings durch die beispiellose Therapie der französischen Aerzte, durch den scheusslichen Missbrauch der Aderlässe, der Brech- und Abführmittel hauptsächlich herbeigeführt worden war. Während der an diese Kriegsereignisse sich anschliessenden Feldzüge der englischen Armee in Deutschland, Flandern und Brabant hatte Pringle 1742—1748 reiche Gelegenheit, den Kriegstyphus zu beobachten und dessen Identität mit dem Hospital-, Kerker- und Schiffsfieber aufzudecken. Er erkannte die mit Entbehrungen aller Art einhergehende Ueberfüllung, Luftverderbnis und faulige Ausdünstung beengter Räumlichkeiten als wichtigste Quelle des Uebels. Die grauenvollen Zustände der damaligen Spitäler, ihr Schmutz und die Zusammenhäufung von den verschiedenartigsten Kranken, die meist zu 3—4 Personen, darunter mit Sterbenden oder Rekonvaleszenten eine gemeinsame Liegerstatt inne hatten, erklären es zur Genüge, wie das gefürchtete Hospitalfieber zum ständigen Gast der Krankenhäuser und Lazarette werden konnte.

Von neuem gewann der exanthematische Typhus an Boden, als der siebenjährige Krieg ausbrach und gegen Ende desselben gleichzeitig England und Spanien in feindselige Verwicklungen geraten waren. Vom Jahre 1757 an verbreiteten sich zunächst in Oesterreich und Deutschland andauernde Kriegsseuchen, unter denen das Fleckfieber, die Dysenterie und der Abdominaltyphus vornehmlich in die Erscheinung traten. Aus den medizinischen Berichten der Zeitgenossen, wie Hasenöhrl, Grimm, Monro u. a. geht hervor, dass das Petechialfieber von einfachen Formen bis zum vollen Bilde der Pest vorkam und die Kontagiosität vieler als „gut- oder bösartige Faulfieber" bezeichneten Erkrankungen gerade in Spitälern sich zeigte. Wie Deutschland wurde 1760—1761 Frankreich und 1763 die pyrenäische Halbinsel von Ruhr und Faulfiebern schwer betroffen, die sich dann im Zeitraume 1763—1769 über ganz Italien verbreiteten. Sicherlich gehörten viele dieser Epidemien, die abwechselnd die italischen Länder von den Alpen bis zur Insel Sizilien überzogen hatten, dem Typhus exanthematicus und zwar in Gestalt der schwersten Hungerseuche an; jedoch wird, wie an späterer Stelle gezeigt werden soll, ein grosser Anteil der „epidemischen Fieber" dem Abdominaltyphus zugeschrieben werden müssen. Bei dem Mangel schärferer Krankheitsbeschreibungen der damals so häufig beobachteten und epidemisch vorkommenden „Gallenfieber" und „Schleimfieber", die überdies noch als mit Frieselausschlag kombinierte „Wurmfieber" in der Litteratur genannt erscheinen, bleibt es fraglich, welcher Infektionskrankheit sie beizuzählen sind. Auch die „katarrhalisch bösartigen Fieber" jener Zeit werden zum Teil hierher zu rechnen sein.

Dieselbe Unsicherheit trübt vielfach das Urteil, wenn wir die grosse Seuchenperiode der letzten drei Dezennien des 18. Jahrhunderts in eine historische Uebersicht zusammenfassen. Hecker hat in seiner Darstellung der „Volkskrankheiten von 1769—1772" ein erschöpfendes Bild der vielgestaltigen Seuchenzüge entworfen, die in jener Zeit über die bewohnte Erde sich verbreitet hatten. Speziell für Mitteleuropa gedenkt er in ausführlicher Weise der unter der Gruppe der „Faulfieber" zusammengefassten Epidemien, in denen das Fleckfieber mit allen seinen Begleiterscheinungen einen hervorragenden Platz einnimmt. Den trostlosen Zuständen, welche Krieg und Hungersnot in den meisten der befallenen Länder vorbereiteten, folgten überall die „einfachen Faulfieber", die „malignen, putriden Fieber", welche Hecker als wahren Petechialtyphus auffasst, dessen Natur er aber von dem anscheinend identischen „Hungerfieber" differenziert wissen will. Welche Rolle etwa hierbei das Rückfallfieber gespielt haben mag, ist eine offene Frage. Die grossen Epidemien des Flecktyphus jener Zeit führten dazu, das gehäufte Vorkommen dieser Krankheit mit allgemeinen sozialen und alimentären Missständen in gewisse enge, um nicht zu sagen, kausale Beziehungen zu bringen. So kam es, dass die Engländer vom Jahre 1765 an, um welche Zeit eine industrielle Revolution im Lande einsetzte, das Fleckfieber schlechtweg als „industrial typhus" bezeichnet haben.

Innerhalb der letzten drei Jahrzehnte des 18. Jahrhunderts nahm der Flecktyphus von Russland aus, wo er seit 1767 ununterbrochen geherrscht hatte, den Weg nach Westen zu weiterer epidemischer Verbreitung. Zunächst gelangte er nach den Ostseeländern, nach Dänemark (durch dänische Kriegsschiffe gleichzeitig nach Minorka importiert), nach Skandinavien, Polen, Ungarn und nach den Donauländern. Eine zweite Invasion führte zur Ausbreitung der Seuche im nördlichen und östlichen Deutschland, in Böhmen und Mähren, wo dieselbe neben anderen Volkskrankheiten und einer denkwürdigen, folgenschweren Teuerung aller Lebensmittel in den Jahren 1770 und 1771 die Bevölkerung in die bitterste Notlage versetzte. Während Süddeutschland um vieles weniger unter der Krankheit zu leiden hatte, zog das Faulfieber und die als „Alpenstich" bekannt gewordene epidemische Pneumonie im Jahre 1771 in der Schweiz mit Ausnahme der westlichen Landesteile die grösste Sterblichkeit nach sich. Ebenso bildeten sich gleichzeitig in den Niederlanden, in Frankreich und Oberitalien gefahrvolle Herde des exanthematischen Typhus. Hieran schlossen sich 1764—1787 die auf der pyrenäischen Halbinsel weitverbreiteten Fieber, deren Natur zwar ungewiss ist, welche aber „unter dem blendenden Namen der Tertianae subintrantes eine halbe Million Menschen hinwegrafften".

Es ist hier nicht am Platze, in die von der Wiener Schule ausgehende und namentlich von Stoll propagierte Lehre der Umwandlung der „biliösen“ Krankheitskonstitution in die „putride“ Form uns näher einzulassen, von der Sprengel bemerkt, sie habe sich unter mancherlei Masken versteckt. Doch können wir die Tatsache nicht übersehen, dass die epidemiographischen Nachrichten aus den beiden letzten Dezennien des 18. Jahrhunderts, insbesondere jene der deutschen Aerzte von dieser Doktrin erfüllt und in therapeutischer Richtung vollends beherrscht sind. Der Streit um die Vorzüge der antiphlogistischen Behandlungsweise, um den Nutzen der von de Haen widerratenen und von Stoll lebhaft empfohlenen Brechmittel in der Bekämpfung der Gallenfieber nimmt nahezu das ganze Interesse der Autoren in Anspruch, wobei sinngemäss der Erkenntnis des von allen gesuchten „Wesens“ der Fieber kein Vorteil erwuchs, vielmehr die schon vordem unklare Bestimmung der wahren Natur der Infektionskrankheiten noch mehr darunter Schaden nahm. Es ist geradezu eine Unmöglichkeit, den aus jener Zeit stammenden Berichten, in denen die biliösen, putriden, Schleim- und Gallenfieber durcheinander geworfen erscheinen, halbwegs einige Deutung zu geben. Noch schlimmer gestaltete sich diese, der Theorie zu liebe in Aufschwung gebrachte Wirrnis, als man anfing, die Fieberlehre mit den Dogmen der Irritabilitätslehre zu verknüpfen und neben den zur Genüge vorhandenen Formen noch die „asthenischen, adynamischen und Nervenfieber“ aufzustellen.

Trotz alledem ist in der Geschichte der Krankheiten, die im letzten Abschnitte des 18. Jahrhunderts in zahlreichen Epidemien über alle Staaten unseres Kontinents sich dahinwälzten, der Flecktyphus so prädominierend, dass allein schon die beglaubigten Mitteilungen hinreichen, uns über sein massenhaftes Vorkommen zu unterrichten. Wiederum hängt sich der exanthematische Typhus an die Kriegszüge jener Periode, sowie an die Umwälzungen, welche die französische Revolution für ganz Europa nach sich gezogen hatte. So herrschte das Fleckfieber 1788—1789 in heftiger Weise unter den Land- und Seetruppen Schwedens, im Jahre 1793 und 1794 in einem grossen Teile Frankreichs, wo die Hafenstädte Brest und Toulon besonders schwer betroffen wurden. Von Frankreich aus fand die Verschleppung der Krankheit nach Deutschland und Holland statt, und gewann insbesondere auf der apenninischen Halbinsel, auf welcher die Seuche schon seit einem Jahrzehnte nicht erloschen war, von neuem eine furchtbare Ausdehnung. Die mörderische Typhusepidemie die anlässlich der Belagerung von Mantua im Jahre 1796 und 1797 unter der österreichischen Besatzung, wie unter den französischen Belagerungstruppen gewütet hatte, wurde zum Ausgang von schweren Epidemiezügen, die über Oberitalien, Südfrankreich und Spanien sich in der Folgezeit verbreiteten. Eine heftige Katastrophe unter den Kriegsseuchen jener Tage bildete der von Rasori beschriebene Ausbruch des Fleckfiebers in den Jahren 1799 und 1800 während der Belagerung der Stadt Genua, wo innerhalb sechs Monaten 14600 Menschen der Krankheit erlegen waren. Endlich ist in den letzten Jahren des zur Neige gehenden Säkulums in Grossbritannien und vor allem in Irland das Fleckfieber in schwerer Form wieder zur Erscheinung gekommen und erst mit dem Jahre 1802 zum Stillstand gelangt. Die massenhafte Ausdehnung der Krankheit hat, wie Murchison berichtet, Veranlassung geboten, im ganzen Lande zahlreiche Spezialhospitäler für den Typhus zu errichten.

Im unmittelbaren Zusammenhange mit den am Schlusse des 18. Jahrhunderts über ganz Europa verbreiteten Epidemien erhob das Fleckfieber von neuem sein Haupt, als die napoleonischen Kriegszüge den Kontinent zu einem ungeheuren Waffenplatz umwandelten. Mit ihnen gewann der Flecktyphus den Charakter der grössten und fürchterlichsten Kriegspest des Jahrhunderts. Im Süden wie im Norden Europas waren ungezählte Herde der Seuche vorhanden; die Feldlazarette und die in der Not des Augenblicks zur Unterkunft kranker und verwundeter Soldaten umgestalteten Behausungen wurden verhängnisvolle Brutnester des exanthematischen Typhus, dessen Ausbreitung unaufhaltsam in den vom Kriege betroffenen Ländern um sich griff, dann aber infolge des Verkehrs selbst in jene Gebiete getragen wurde, die unter den Bedrängnissen der Durchmärsche oder der Kantonnierungen von Truppen nicht unmittelbar zu leiden hatten. Am schlimmsten gestaltete sich das Elend in den Ländern, wo die Heeresmassen vor oder nach entscheidenden Schlachten zusammengedrängt waren und die trostlosesten Verhältnisse der Verpflegung und Bequartierung an sich schon Not und Krankheit heraufbeschworen hatten. So wurden in den Jahren 1805 und 1806 die schweren Tage von Austerlitz und Jena zu neuen Etappen der Lagerkrankheiten, die von Freund und Feind nach den verschiedensten Richtungen weiter fortgepflanzt, überall den fruchtbarsten Boden fanden. Wie Deutschland litt auch Oesterreich furchtbar unter dieser Seuche. Böhmen allein wies im Jahre 1806 rund 24000 Todesfälle an Flecktyphus auf. Nicht weniger war Frankreich in jener Zeit an vielen Orten von den heftigsten Typhus-Epidemien heimgesucht, die 1807 und 1809 von neuem hier überall aufloderten und im letztgenannten Jahre mit den Kriegsereignissen in Spanien noch weitere Ausdehnung erlangten.

Zu seiner höchsten Entwicklung kam der „Kriegstyphus" in den Jahren 1812 und 1813 während des denkwürdigen Feldzuges der „grossen" französischen Armee gegen Russland. Zu den Entbehrungen und Strapazen, denen die Truppen namentlich nach ihrem Eintritte in Russland ausgesetzt waren, gesellten sich alsbald in verheerendster Weise „Nervenfieber" und Ruhr und nahmen binnen wenigen Monaten derart überhand, dass von einzelnen Korps infolge der Krankheiten und Verwundungen nur ein Drittel im kampffähigen Stande erhalten blieb. Nach dem Gefechte von Ostrowo (25. Juli 1812) betrug — um nur ein Beispiel anzuführen — die Zahl der Kranken 80000 Mann. Die Hospitäler, unzureichend und von der traurigsten Beschaffenheit, überfüllt und von den allernotwendigsten Behelfen der Krankenpflege entblösst, wurden selbst den leichtblessierten oder maroden Soldaten zum Fluch, denn hier herrschte das Fleckfieber und der Hospitalbrand, von denen nur wenige befreit blieben. Noch furchtbarer aber stieg die Not, als die Armee den verhängnisvollen Rückzug antrat. Tausende von Soldaten starben binnen wenigen Tagen dahin, ihre Leichen bedeckten die Heeresstrassen, und niemand wusste, welchen Anteil Hunger, Kälte oder Krankheit an dieser grauenvollen Todesernte genommen hatte. Neben der Dysenterie war es der Typhus, sowohl die exanthematische wie die abdominelle Form, die den rückkehrenden Kontingenten der französischen Armee auf dem Fusse folgte. Von den in Wilna in Gefangenschaft geratenen 30000 Franzosen waren im Dezember 1812 und Januar 1813 nicht weniger als 25000 der Seuche erlegen, von welcher auch die Bevölkerung dieser Stadt und anderer

Plätze schwer ergriffen wurde. Wie die Kontingente der „grande armée“ unterlagen die russischen Truppen dem Verderbnis der Seuchen, auch unter ihnen raffte das „Nervenfieber“ tausende von Menschenleben dahin. Nicht weniger hatten Deutschland und seine Nachbarländer unter der Ausbreitung des Typhuskeimes zu leiden und die Jahre 1813 und 1814 umfassen das Höhenstadium des Fleckfiebers auf dem ganzen Kontinent. Es gab kaum eine Stadt, einen Marktflecken oder Weiler, in denen nicht die Krankheit Eingang gefunden und oft bis zu mörderischer Sterblichkeit sich entwickelt hätte. Am furchtbarsten kam sie in belagerten Plätzen wie Saragossa, Torgau, Mainz u. a. O. vor, obgleich hier ebenso der Ileotyphus seine Herrschaft inauguriert hatte. In Torgau starben binnen 4 Monaten 20000 Menschen, die gleiche exorbitante Mortalität wurde in Mainz beobachtet. In Danzig erlagen in demselben Jahre zwei Dritteile der französischen Truppen und etwa ein Viertteil der ansässigen Bevölkerung. Aehnliche Angaben liegen aus vielen anderen Orten vor.

Obschon die Krankheit im Zeitraume von 1800—1815 nahezu überall sich eingenistet hatte und die ärztliche Beobachtung und Erfahrung hinlänglich mit ihr vertraut geworden war, so erkennen wir in damaligen medizinischen Schriften nur eine geringe Förderung der Kenntnisse über die Stellung und Bedeutung des Flecktyphus unter den Volkskrankheiten. Vor allem war noch die Grundanschauung in voller Geltung, dass Ruhr und „Nervenfieber“ Modifikationen des gleichen Krankheitsprozesses seien, der je nach örtlichen oder individuellen Verhältnissen und Bedingungen, insbesondere aber abhängig von dem geheimnisvollen Einflusse des „Genius epidemicus“ in dieser oder jener Species zum Ausdruck kam. Dazu trat die schwerwiegende Thatsache, dass das „Nervenfieber“ einen generellen Begriff darstellte, unter welchem verschiedene Krankheitsformen, zunächst der exanthematische- und Abdominaltyphus verstanden wurden. Selbst die von einzelnen damaligen Beobachtern überlieferten Sektionsergebnisse gestatten nicht immer sichere Rückschlüsse; sie sind oft in den vagen Kunstausdrücken jener Zeit abgefasst, die für die heutige Krankheitslehre keinen oder nur zweifelhaften Aufschluss ergeben. Nur nach äusserlichen Merkmalen, am wenigsten mit Zuhilfenahme pathologisch-anatomischer Befunde, unterschied man die petechiale oder akute Form von dem „schleichenden“ Nervenfieber, zu welchem letzteren wiederum von Vielen die Dysenterie hinzugerechnet wurde. Schon aus dieser Auffassung allein konnte die ärztliche Welt zu keiner halbwegs klaren Erkenntnis der Spezifität der Krankheit gelangen. Wenn Hartmann in seinem klassischen Bilde des „ansteckenden Typhus“ mit voller Ueberzeugung für die spezifische Natur desselben eintrat, ihn „für eine Fieberkrankheit eigener Art, sowie z. B. die Pockenkrankheit“ erklärt und von den Nerven- und Faulfiebern unterschieden wissen will, so war die Beweisführung des scharfsinnigen Forschers unter dem Drucke des herrschenden Doktrinarismus und einer künstlichen Klassifizierung der typhösen Fieberformen nicht kräftig genug, um bei seinen Zeitgenossen eine kritische Sichtung der verworrenen Meinungen herbeizuführen. Gerade die deutschen Aerzte huldigten den Anschauungen der Erregungstheorie in zügellosem Ausmasse und selbst besonnene Männer vermochten sich dem Schwergewichte der naturphilosophischen Strömung, unter welcher bekanntlich die nüchterne vorurteilsfreie Krankheitsbeobachtung stark zu Schaden gekommen war, nicht zu entziehen. Obgleich es nicht an theoretischen Erklärungsversuchen mangelte und beispielsweise Markus und einige englische Aerzte auf den Gedanken gerieten, den ansteckenden Typhus lediglich als eine Gehirnentzündung hinzustellen, so blieb doch vorderhand die herkömmliche Lehre von den „Nervenfiebern" aufrecht erhalten. Nicht um vieles besser stand es im allgemeinen um die Therapie, am schlimmsten um die Prophylaxis. Die Infektionsgefahr wurde allerdings von den einsichtsvollen Aerzten anerkannt, aber die Drangsale der Zeit und gewiss auch die unsicheren Vorstellungen von der Wirksamkeit hygienischer Massnahmen liessen irgendwelche sanitätspolizeiliche Vorkehrungen nur zu ohnmächtigen Erfolgen kommen. In der Therapie standen die Erregungsmittel in unerschütterlichem Ansehen. Opium, Kampher und Alkohol wurden in unglaublichen Mengen an Typhuskranke verschwendet, denselben auch je nach den Grundsätzen der Schule Brech- und Abführmittel in bedenklichen Gaben verabreicht oder wo man ein antiphlogistisches Regime für geraten fand, die stärksten Aderlässe zu teil. Nur wenige Aerzte huldigten einem exspectativen Verfahren und legten auf die Salubrität des Krankenzimmers das Hauptgewicht ihrer Anordnungen.

Verfolgen wir die weitere Geschichte des Flecktyphus, so tritt uns die auffällige Thatsache entgegen, dass derselbe in Europa vom Jahre 1815 an meist nur in vereinzelten Ausbrüchen von geringer territorialer Ausdehnung sich zeigte und erst mit dem Jahre 1846 in grösseren epidemischen Zügen wiederkehrte. Eine Ausnahme hiervon bildeten Grossbritannien und Italien. Für das britische Inselreich, wo sich eine Typhusepidemie im Zeitraume 1816—1819 entwickelte, war neuerlich Irland der Herd, von welchem 1618 die Krankheit ausging und nach England und Schottland in den nächsten Jahren verbreitet wurde. Die Zahl der Kranken soll sich auf 800000, nach anderer Berechnung sogar auf $1^1/_2$ Millionen belaufen haben. Wie einstimmig von englischen Beobachtern konstatiert ist, war jedoch in dieser Epidemie das Rückfallfieber weitaus die vorherrschende Erkrankungsform, die auch in der ungewöhnlich milden Mortalität ihre Bestätigung fand. Die Ausbrüche des Fleckfiebers in den Jahren 1821—22, 1826—28, mehr auf Irland und Schottland beschränkt, waren gleichfalls mit dem rekurrierenden Typhus vergesellschaftet, während letzterer in der nächsten grösseren Epidemie des Typhus, im Jahre 1836—38 vollständig verschwunden war.

Italien wurde in den Jahren 1816—1818 ebenfalls vom Flecktyphus ergriffen, der mit ausserordentlicher Heftigkeit über die ganze Halbinsel und Sizilien eine geradezu pandemische Verbreitung erlangte. Die zahlreichen Epidemien der folgenden Jahrzehnte, welcher auf italischem Boden vorgekommen waren, erstreckten sich auf einzelne Provinzen, Bezirke und Städte.

Sodann ist der oftmaligen Ausbreitung der Seuche in einzelnen Städten und Gouvernements von Russland, Polen, sowie in den Ostseeprovinzen zu gedenken, deren Quelle Hirsch mit Recht im russischen Reiche gelegen nennt und dasselbe gleich Irland als einen endemischen Typhusherd auf europäischem Boden bezeichnet. Speziell für das östliche Deutschland, für Galizien und Ungarn war von jeher die Nachbarschaft Russlands zum verhängnisvollen Vermittler der Typhusseuche geworden, die hier sowie in Böhmen, Niederösterreich und Wien auch in der Periode 1820—1846 wiederholt in lokalen Epidemien erschienen war. Sie alle aber blieben zurück gegen die Verbreitung, welche das Fleckfieber in den Jahren 1847 und 1848 in Oberschlesien erlangt hat. Virchow hat die elenden sozialen und hygienischen Zustände, die Lebensgewohnheiten der dortigen Bevölkerung als Augenzeuge der Epidemie geschildert und mit summarischer Kürze als „grauenhaft jammervolle“ bezeichnet. Wirtschaftliche Kalamitäten, Misswachs und Hungersnot, eine weitverbreitete Dysenterie sollen dem Fleckfieber vorangegangen sein. Dasselbe, von vereinzelten Rekurrens-Erkrankungen begleitet, fand binnen kurzer Zeit nahezu in ganz Oberschlesien seine Ausbreitung; in einzelnen Kreisen stieg die Erkrankungs- und Sterbeziffer auf eine ungewöhnliche Höhe empor und die Gesamtzahl der in der Provinz durch Hunger und Krankheiten hinweggerafften Menschen betrug 20000. In einer nur um weniges geringeren Intensität grassierte in den Jahren 1846—1849 das Fleckfieber in Galizien, Böhmen und Oesterreich-Schlesien. Sein gleichzeitiges Auflodern in Belgien, zumal in den Provinzen Ost- und Westflandern ging mit tiefeingreifenden kommerziellen Störungen, Ausständen und Brotlosigkeit der arbeitenden Bevölkerung einher.

In diesem Zeitraume wurde Irland neuerlich von einer überaus schweren Epidemie des Fleckfiebers betroffen. Wie in früheren Seuchenperioden hatte ein allgemeiner Notstand der Krankheit gleichsam Vorschub geleistet, die im Jahre 1846 mit unerhörter Ausdehnung in irischen Städten beginnend, 1847 nach England und Schottland sich fortpflanzte und in diesem Jahre überall den höchsten Stand erreichte. In Irland allein war über eine Million Menschen am Typhus erkrankt, (nach Murchison vorwiegend in exanthematischer, doch auch in abdomineller Form und als Recurrens vorkommend). England zählte mehr als 300000 Typhusfälle, am meisten Liverpool mit 10000 daran Verstorbenen. Von den 75000 Iren, welche im Jahre 1847 ihre Heimat verliessen und nach Kanada sich einschifften, starben 10000 unterwegs oder bald nach ihrer Ankunft auf dem amerikanischen Festlande als Opfer der Seuche.

Sehen wir von kleineren Lokalepidemien des Fleckfiebers während der folgenden Zeitperiode ab, so haben wir seines bedeutenden Auftretens während des Krimkrieges in den Jahren 1854—1856 zu gedenken. Schon zu Beginn der Feindseligkeiten hatten Cholera und Skorbut unter den kämpfenden Heeren beträchtliche Verwüstungen angerichtet, überdies das Fleckfieber in der russischen Armee schon so weiten Umfang angenommen, dass deren Kontingente empfindlich unter der Seuche zu leiden hatten. Im Jahre 1855 nahm, nachdem gleichzeitig die Cholera ihre Nachschübe ausgesendet, der Flecktyphus von neuem zu. Anfänglich waren es die englischen Truppen, die in besonders ungünstigen Lagerplätzen und bei unzureichender Verpflegung den härtesten Bedrängnissen ausgesetzt, dem Typhus zum Opfer fielen. Als aber die hygienischen Verhältnisse der Briten wesentliche Verbesserungen erfuhren, trat der Abdominaltyphus und das Fleckfieber in ihren Lagerstellen und Spitälern auffallend rasch zurück, um dafür die französische und russische Armee um so schwerer und hartnäckiger heimzusuchen. Insbesondere im Winter 1855/56 hatten die Franzosen unter den traurigsten Missständen zu leiden. Sie zählten im Februar 1856 schon 19648 Erkrankungen mit 2460 Todesfällen auf der Krim, in Konstantinopel 20088 Kranke mit 2527 Toten. Neben zahlreichen Fällen von Typhus abdominalis und recurrens dominierte jedoch das

Fleckfieber während dieser traurigen Winterepidemie und raffte über 10000 Mann des französischen Heeres dahin. Es konnte nicht vermieden werden, dass die Seuche vom Kriegsschauplatze weiterhin verschleppt wurde und zu lokalisierten Ausbrüchen in Frankreich, England und im Innern des russischen Reiches den Anlass bot. Ob die gleichzeitig in Oberschlesien, in mehreren Kronländern Oesterreichs und in Wien beobachteten Fleckfieberepidemien mit dem Auftreten der Krankheit auf der Halbinsel Krim in unmittelbarem Zusammenhange gestanden waren, ist nicht sicher nachzuweisen; nach früheren und späteren Erfahrungen darf hier die direkte Infektion aus Russland, Russisch-Polen und Galizien mit grosser Wahrscheinlichkeit in Anschlag gebracht werden.

Im Zeitraume 1860—1870 begegnen wir dem epidemischen Fleckfieber vorerst 1861 auf dem italienischen Kriegsschauplatze, in den Jahren 1862—1866 in Grossbritannien und Irland, 1863 in Nordamerika, 1866—1868 in St. Petersburg, den Ostseeprovinzen, in Ost- und Westpreussen. In den beiden zuletzt genannten Provinzen brach, wie Naunyn und Passauer berichten, die Epidemie im Jahre 1866 während des Bahnbaues aus, wo Tausende von Arbeitern, unter den desparatesten Verhältnissen zusammengedrängt, vom Abdominaltyphus und dem Fleckfieber ergriffen wurden. Letztere Seuche, noch 1867 heftig andauernd, fand von diesem Herde aus ihre Verschleppung nach Berlin, Breslau und anderen deutschen Städten. Mit diesen heftigen Exacerbationen der Krankheit — es starben beispielsweise in den Jahren 1867—1868 in Finnland allein 59588 Bewohner am Flecktyphus — stand dessen Ausbreitung in vielen Gegenden Skandinaviens in dem Zeitraume 1865—1871 in Verbindung. — In das Jahr 1868 fiel die grosse Fleckfieberepidemie, welche in Algier und Tunis furchtbar unter den Einwohnern gehaust hatte.

Auch im folgenden Dezennium rekrudeszierte das Fleckfieber in vielen Landstrichen und Städten, in denen es wenige Jahre vorher Eingang und Verbreitung gefunden hatte. So wucherte die Seuche im östlichen Deutschland fort; sie zog seit 1869 in Berlin erhebliche Nachschübe nach sich und war 1868 und 1871 in Wien, 1867 und 1869 in Prag epidemisch aufgetreten. Eine bedeutende Steigerung erfuhr die Krankheitsverbreitung im europäischen Russland und in Sibirien. Nach dem Zeugnisse Hermanns erhob sich der Flecktyphus, der in St. Petersburg seit einem Jahrzehnte nicht erloschen war, im Jahre 1874 zu einer beträchtlichen Epidemie. Neben zahlreichen Erkrankungsfällen an Rekurrensfieber dominierte der Petechialtyphus in der russischen Hauptstadt bis tief in das Jahr 1875 hinein, während daselbst in der Epidemie der Jahre 1879 und 1880 das Rückfallfieber das entschiedene Uebergewicht erlangte.

In Norddeutschland nahm das Fleckfieber im Jahre 1873 in Berlin den Charakter einer epidemischen Verbreitung an und explodierte an vielen anderen Orte in zahlreichen sporadischen Erkrankungen. Prag wies in den Jahren 1874 und 1876, Wien im Jahre 1875 ein stärkeres Anschwellen der Krankheit auf. Zu einer epidemischen Höhe gestaltete sie sich innerhalb der Jahre 1876 und 1877 in Oberschlesien, wo gleichzeitig zahlreiche Fälle von Rekurrensfieber zur Beobachtung gelangt waren. Insbesondere hatten die Kreise Beuthen, Kattowitz und Pless schwer darunter zu leiden. Im Regierungsbezirke Oppeln belief sich während dieser Periode die Zahl der Erkrankungen an exanthematischem Typhus auf 6091, jene der Sterbefälle auf 644. Guttstadt hat für den Zeitraum 1877—1882 die Summe der in preussischen Spitälern aufgenommenen Fleckfieberkranken auf 10 600 berechnet.

Während im grossen Kriege, den Deutschland mit Frankreich in den Jahren 1870—1871 geführt, das Fleckfieber einzig und allein auf die Bewohnerschaft der belagerten Festung Metz beschränkt geblieben war, entfaltete dasselbe seine volle, an die grausigen Bilder der Kriegs- und Lagerseuchen gemahnende Bösartigkeit in den Jahren 1877 und 1878 auf dem Schauplatze des russisch-türkischen Feldzuges. Vor allem wurde die russische Armee auf das härteste von der Krankheit betroffen; mehr als 100 000 Erkrankungen und gegen 50 000 Todesfälle kamen, wie Michaelis berichtet, auf Rechnung des exanthematischen Typhus. Die elenden Quartiere, der Mangel jedweder Isolierung der Kranken, die steten Marschbewegungen der infizierten Truppenabteilungen trugen wesentlich zur Ausbreitung der Krankheit bei, die gleichzeitig vielen Aerzten und Pflegepersonen verhängnisvoll geworden war.

Mit Beginn der achtziger Jahre war ein erheblicher Rückgang des epidemischen Fleckfiebers eingetreten. Lokale Ausbrüche hingegen ereigneten sich in ziemlicher Stärke in verschiedenen Städten, so 1880 in Dublin, 1881—1882 in Riga, 1880—1882 im östlichen Deutschland, wo es namentlich in Königsberg zu grösserer Ausdehnung gekommen war. Auch die Periode 1893—1894 schloss eine grössere, räumliche Ausdehnung der Seuche in Ost- und Westpreussen in sich. Für das östliche Deutschland und für Oesterreich-Ungarn ist zu allen Zeiten die endemische Herrschaft der Krankheit in Russland, Russisch-Polen und in Galizien gefahrvoll geworden. Immer zwingender weisen die in den letzten Dezennien gemachten Erfahrungen darauf hin, sporadische Fleckfieberfälle, wie solche in Herbergen, Massenquartieren, Arresten vorkommen, auf eine Einschleppung durch Vagabunden oder Obdachlose, die irgendwie mit verseuchten Lokalitäten oder infizierten Personen in Berührung gestanden waren, zurückzuführen. Für Irland steht diese Thatsache, die allerdings während der letzten beiden Jahrzehnte erheblich an Aktualität abgenommen hat, nach dem Zeugnisse der Geschichte fest; nicht weniger deutlich erweist sich für Mitteleuropa Russland und Galizien als Ausgangspforte der Krankheit. Wenn für die Länder des Zarenreiches nur spärliche Angaben vorliegen, so sprechen die Ausweise der in Galizien behördlich gemeldeten Flecktyphuserkrankungen, deren Zahl alljährlich 3000—6000 beträgt, beredt genug für die Annahme eines konstanten Seuchenherdes in diesem Lande.

III. Rückfallfieber.

Litteratur.

Engel, *Oest. med. Jahrb. 1846.* — ***Zuelzer,*** *Die Epidemie d. recurr. Typhus zu St. Petersburg 1864—1865—1867.* — ***Meissner,*** *Ueber Febris recurrens, Schmidt Jahrb. Bd. 126 ff., 1865 ff.* — ***Griesinger,*** *l. c.* — ***Herrmann u. Küttner,*** *Die Febris recurrens in St. Petersburg, 1865.* — ***Murchison,*** *l. c.* — ***Obermeier,*** *Ueber das rückkehrende Fieber, Virch. Arch. 47. Bd. 1869.* — ***Pribram u. Robitschek,*** *Studien üb. Febr. recurr., Prag. Vierteljsch. II. Bd. 1869.* — ***Lebert,***

Aetiologie und Statistik d. Rückfallfiebers, D. Arch. f. kl. Med. VII. Bd. 1870. — **Jessen,** *Zur Aetiologie u. neueren Geschichte d. Febr. recurr., 1872.* — **Reitlinger,** *Ueber Geschichte ... des Recurrensfiebers, 1874.* — **Lebert,** *in Ziemssen Hdb. d. sp. Path. u. Therapie, I. Bd. 1874.* — **Litten,** *Die Recurrens-Epidemie in Breslau im Jahre 1872/73, D. Arch. f. klin. Med. XIII. Bd. 1874.* — **Wyss,** *Das Rückfallfieber, in Gerhardt's Hdb. d. Kinderkrankh. II. Bd. 1877.* — **Warschauer,** *Allg. Wien. med. Zeitg. No. 44, 1878.* — **Friedrich,** *Das Auftreten der Febr. recurr. in Deutschland, D. Arch. f. kl. M. 25. Bd. 1880.* — **Meschede,** *Die Recurrens-Epidemie v. J 1879 u. 1880 in Königsberg, Virchow Arch. 87. Bd. 1882.* — **Guttstadt,** *Flecktyphus und Rückfalltyphus in Preussen, D. m. W. No. 39, 1882.* — **Rossbach,** *Das Rückfallfieber, Ziemssen's Hdb. III. Aufl. 1886.* — **Loewenthal,** *Die Recurrens-Epidemie in Moskau i. J. 1894, D. Arch. f. kl. Med. 57. Bd. 1896.* — **Eggebrecht,** *Febris recurrens, Nothnagel's Hdb. d. sp. Path. u. Therap. III. Bd. 2. Theil 1902.*

Die als Rückfallfieber bezeichnete Infektionskrankheit, deren Natur durch die Spirochäta Obermeieri sowie durch den typischen Verlauf der Fieberbewegungen und deren Wiederkehr charakterisiert ist, tritt geschichtlich erst im 18. Jahrhundert deutlicher aus den Epidemieberichten hervor. Es wurde von dem schottischen Arzte Spittal (1844) versucht, die von Hippokrates im I. Buche der Epidemien geschilderten Fieber auf Thasos als Relapsing fever zu deuten, womit jedoch nur eine hypothetische Auslegung erreicht, in Wirklichkeit die Annahme als weit wahrscheinlicher bekräftigt wurde, dass es sich dabei um schwere Formen des remittierenden Malariafieber gehandelt habe. Das häufige Vorkommen des Typhus recurrens neben der epidemischen Ausbreitung des Flecktyphus gestattet den Schluss, dass die Krankheit zweifelsohne in früheren Jahrhunderten nicht weniger zahlreich als im 19. Jahrhundert aufgetreten, aber in ihrer Eigenart nicht genug gewürdigt, sondern mit anderen Krankheitsprozessen, wie Flecktyphus, Malaria oder mit Rückfällen im Abdominaltyphus verwechselt worden ist. Die ersten verlässlichen Angaben stammen von dem irischen Arzte Rutty aus dem Jahre 1739, wo derselbe das eigentümliche Verhalten des Fiebers in Dublin zum erstenmal zu beobachten Gelegenheit fand und auch im Jahre 1741 wieder von ausgesprochenen Fällen des Fleckfiebers strenge auszusondern in die Lage kam. Nach ihm hat Huxham in England die gleichen Wahrnehmungen gemacht, während am Ende des 18. Jahrhunderts Stark für Schottland, Barker und Cheyne für Irland die Ausbreitung des Rückfallfiebers in der Armenbevölkerung unter dem gebräuchlichen Namen „Febricula" beschrieben haben.

Die an anderer Stelle erwähnte Epidemie des Flecktyphus, welche in der Periode 1817—1819 auf ganz Britannien sich erstreckt hatte, war mit der gleichzeitigen Herrschaft des Rekurrens verbunden, ohne dass man bei dem Umstande, als beide Krankheiten als Modifikationen eines und desselben Grundleidens galten, die parallele Ausdehnung zweier Volkskrankheiten im Sinne unserer modernen Diagnostik verfolgt hat. Nur soviel lässt sich nach Murchison aus den Zahlenberichten der Hospitäler entnehmen, dass am Beginne der Epidemie der rekurrierende, am Schlusse derselben der exanthematische Typhus bei weiten prävalierte. Das letztere Verhältnis konnte man wieder in der irischen und schottischen Epidemie der Jahre 1826—1827 beobachten, in welcher die strengere Scheidung beider Krankheitsformen durchgeführt und namentlich die ungleich geringere Lethalität des Rückfallfiebers unzweifelhaft nachgewiesen worden war. Auch die unter dem Namen des biliösen Typhoids heute anerkannte schwere

Abart des Relapsing fever gelangte während dieser Epidemie zur Erscheinung, fand aber nicht als solche, sondern bei den Berichterstattern Graves und O'Brien als Gelbfieber seine Deutung und Erklärung. Wie Creighton sagt, war die Landstreicherei der Hauptweg, auf dem sich die Seuche, zugleich mit Dysenterie einhergehend, im Lande verbreitet und zwischen den grossen Epidemien der folgenden Jahre hingezogen hat.

Die nächsten Nachrichten über den rekurrierenden Typhus stammen aus Russland, wo man sein Vorkommen 1833 in Odessa zuerst beobachtet hat. Noch schärfer wurde die Krankheit während ihres epidemischen Auftretens im Winter 1840—1841 in Moskau verfolgt und in ihrer einfachen wie in der biliösen Form von Hermann, Pelikan und Levestamm beschrieben.

Im Jahre 1842 gewann die Febris recurrens im britischen Inselreiche neuen Boden, indem sie von Irland ausgehend in enormer Verbreitung nach Schottland übergriff, hier wie in dem schwächer befallenen England über den gleichzeitig herrschenden Flecktyphus bei weiten überwog und erst gegen Ende der Epidemie 1844 durch die rascher ansteigende Anzahl Fleckfieberkranker überholt worden war. In der Stadt Glasgow stieg während der Epidemie des Jahres 1843 die Zahl der Rekurrenskranken auf 32000. Ein neuer Ausbruch in Grossbritannien und Irland fiel in das Jahr 1847, wo der exanthematische und rekurrierende Typhus gemeinschaftlich zu epidemischer Ausdehnung kamen und die beiden folgenden Jahre hindurch in ungewöhnlicher In- und Extensität sich behaupteten. Besonders hart wurde die irische Bevölkerung betroffen und von den beiden Volkskrankheiten nicht minder, wie von Ruhr und Skorbut auf das ärgste mitgenommen. Nach Kennedy zählte man in Dublin während der Jahre 1847 und 1848 allein 40000 Rekurrensfälle. Die Not trieb die Einwohner Irlands zu Massenauswanderungen und mit ihnen gelangte das Rückfallfieber nach Nordamerika, wo es 1848 von New York aus rasche Verschleppung fand.

In Deutschland bot die oberschlesische Epidemie des Fleckfiebers 1847—1848 zugleich die erste Gelegenheit, die gemeinsame Verstreuung des exanthematischen und Rückfalltyphus zu beobachten. Soviel den damaligen Berichten zu entnehmen ist, beschränkte sich die ärztliche Forschung nur auf allgemeine epidemiologische Studien, ohne in eine Sichtung der speziellen Formen eingegangen zu sein. Weiter zurück reichen die Spuren der Krankheit im Osten Oesterreich-Ungarns. Engel hatte schon seit 1831 in der Bukowina alljährlich zur Winterszeit Gelegenheit gehabt, ein unter der ärmeren Bevölkerung zu Tage tretendes „epidemisches Nervenfieber“, durch ausgeprägte Rückfälle und grosse Kontagiosität charakterisiert, zu verfolgen. In der Nachbarprovinz Galizien wurde gleichfalls 1832 das Rekurrensfieber zuerst schärfer von ähnlichen Erkrankungen gesondert, nachdem es im Lande zahlreich aufgetreten und namentlich in den Gefängnissen von Krakau als biliöser Typhoid epidemisch zur Erscheinung gekommen war. Wie Warschauer berichtet, war in Krakau seit dem Jahre 1843 das epidemisch grassierende Fleckfieber eingerissen, das 1847 seine Akme erreicht und neben welchen man zahlreiche, damals nicht genau definierte, durch Rückfälle gekennzeichnete Krankheitsfälle beobachtet hatte. Die anfänglich mit dem Namen einer Febris gastrica-biliosa bezeichneten Erkrankungen stellten sich in der Folgezeit als völlig identisch mit dem einfachen und biliösem Rekurrensfieber heraus.

Diese Gemeinschaft des Vorkommens des exanthematischen und rekurrierenden Typhus und die besonderen Eigentümlichkeiten und Abweichungen in den Bildern beider Krankheiten hatten schon frühzeitig die ärztliche Forschung beschäftigt und irische, englische wie russische Beobachter zur Sonderstellung des Relapsing-Fever in der Krankheitslehre hingeführt. Vor allem hat Jenner 1850 die Differenzialdiagnose der Krankheit festgestellt, ihre Trennung vom recidivierenden Fleckfieber einerseits, von der Malaria andererseits und deren epidemiologisches Verhalten mit Genauigkeit hervorgehoben. Ihm zunächst kam Griesinger, der 1857 in seiner klassischen Arbeit die von ihm zuerst 1851 in Aegypten beobachteten Fälle der „Febris recurrens" und des „biliösen Typhoid" als Formen einer und derselben Krankheit bezeichnet und die Litteratur der Infektionskrankheiten mit einer der wertvollsten Schilderungen bereichert hatte.

Während das Rückfallfieber im Laufe des sechsten Dezenniums in den Seuchenberichten auf dem Kontinente völlig zurückgetreten, nur im Jahre 1851 vorübergehend in London und Glasgow erschienen und auf dem Schauplatze des Krimkrieges unter den Belagerungstruppen vor Sebastopol, zuerst in der englischen, dann in der französischen Armee zum Ausbruch gelangt war, nahm es vom Jahre 1863 an seinen neuerlichen Ausgang von Russland, um sich nunmehr in längerer Dauer auf der Höhe mehr oder weniger ausgedehnter Lokalepidemien zu erhalten. Schon 1863 wurde die Krankheit in Odessa beobachtet, entwickelte sich hier im folgenden Jahre zu einer Epidemie, sie wurde im Sommer 1864 sporadisch vorkommend in St. Petersburg nachgewiesen, wo in der Folgezeit zahlreiche Nachschübe sich einstellten, so dass gegen Ende des Jahres neben dem gleichzeitig herrschenden Fleckfieber der Recurrens zur prädominierenden Seuche geworden war. Nach Hermann und Kernig wurden 1864—1866 in das Obuschoff'sche Hospital 7128 Rekurrenskranke aufgenommen, wovon 11,9 % mit Tod abgingen. Hierbei fehlte es keineswegs an ziemlich zahlreichen Erkrankungsfällen, die sich als Mischformen beider Infektionskrankheiten manifestierten. Während der Jahre 1865 und 1866 erhielt sich das Rückfallfieber sowohl in seiner einfachen Form wie in der Gestalt des biliösen Typhoids in der russischen Hauptstadt, wie im Gouvernement Petersburg. Die Epidemie hat an Hermann und Küttner, an Botkin, Zuelzer u. a. sowohl nach der epidemiologischen wie nach der pathologischen Richtung vortreffliche Darsteller gefunden. Zu derselben Zeit grassierte die Febris recurrens in mehreren Gouvernements des europäischen Russlands und in Sibirien, an vielen Orten später rekrudeszierend. Nahezu überall blieb die Seuche auf die ärmeren Volksklassen eingeschränkt, ging meist aus einer Gruppe von Haus- und Strassenepidemien zu weiterer Ausbreitung über und, wo ihre zeitliche und örtliche Bewegung schärferer Aufmerksamkeit begegnete, konnte nachgewiesen werden, dass sie eine hochgradige Kontagiosität und besondere Vorliebe zeigte, sich in jenen menschlichen Wohnsitzen einzunisten, in denen Schmutz, Elend, Ueberfüllung und andere Bedingungen der Insalubrität vorhanden waren. Die überwiegende Zahl der Beobachter stimmte darin überein, dass das Rückfallfieber wie das Fleckfieber an soziale Missstände sich anzuschliessen pflegt; im Gegensatze zu Murchison hatten jedoch neuere Autoren hervorgehoben, dass der Nahrungsmangel an sich, auch selbst in seiner Ausgestaltung zu allgemeiner Hungersnot in vielen, genau verfolgten Epidemien keine prädisponierende Rolle gespielt hat und demnach die eingebürgerte Bezeichnung des Leidens als „Typhus famelicus“ einer ätiologisch begründeten Stütze entbehrte.

Wie im Innern des russischen Reiches entwickelte sich das Rückfallfieber vom Jahre 1865 an in Livland, Finnland, Russisch-Polen und Galizien zu Epidemien, griff 1868 auf eine Reihe norddeutscher Städte über, wie Königsberg, Stettin, Greifswald und Berlin, wo es nahezu ausnahmslos auf bestimmte Herbergen und die Wohnungen der fluktuierenden Bevölkerung beschränkt geblieben war. Im Laufe des Jahres verbreitete sich die Seuche im Osten Deutschlands, in Mitteldeutschland, namentlich in der Provinz und im Königreiche Sachsen. Zu einer grösseren Verbreitung kam die Krankheit im gleichen Jahre in Tarnopol und Prag, wo sie mit dem stärker hervorgetretenen Fleckfieber koinzidierte, während sie in der Breslauer Epidemie 1868—1869 unmittelbar nach Ablauf der Fleckfieberepidemie einsetzte und auffälliger Weise von denselben unsauberen Quartieren ihren Ausgang nahm, in denen kurz vorher der Petechialtyphus herrschend gewesen war. In Breslau, Berlin und Magdeburg erhielt sich die Epidemie bis zum Frühjahr 1869.

Die in den genannten Städten und Ländern über die Provenienz des Rückfallfiebers gewonnenen Erfahrungen liessen keinen Zweifel aufkommen, dass es aus Russland seinen Weg nach dem westlichen Europa genommen habe. Desgleichen wurde in Grossbritannien die Krankheit, die daselbst seit dem Jahre 1855 nicht wieder vorgekommen war, durch polnische Juden im Jahre 1868 zunächst nach London eingeschleppt und gewann hier in den von zahlreichen Iren bewohnten Armenvierteln eine beträchtliche Ausdehnung. Auch in anderen Städten des britischen Inselreiches kam das Rückfallfieber zu epidemischen Ausbrüchen, so 1869 in Manchester, 1870 in Liverpool, Edinburg und Glasgow, von welchen Centren aus seine Verschleppung durch irische Auswanderer nach Newyork und Philadelphia stattfand. In Grossbritannien trat erst im Jahre 1873 ein Rückgang der Morbidität ein.

Eine neuerliche Invasion der Febris recurrens befiel einzelne Städte des nördlichen Deutschland, wie Greifswald, Posen, Stettin und Berlin innerhalb der Jahre 1871—1873, ohne aber eine epidemische Gestaltung anzunehmen. Nur Breslau wurde im Winter 1872 auf 1873 härter betroffen; nach Litten etablierte sich hier in 466 Fällen die Krankheit in einer fortlaufenden Kette von Stubenepidemien oder trat vorwiegend in den Asylen für Obdachlose auf.

In der Geschichte des Rückfallfiebers bildet das Jahr 1873 einen bemerkenswerten Abschnitt, denn es brachte die denkwürdige Entdeckung Obermeier's, der zuerst den spezifischen Mikroorganismus dieser Krankheit, die nach ihm benannte Spirochäte, im Blute und in den Organen der vom Relapsing Fever Befallenen nachwies. Wie zahlreiche Kontrolversuche dargethan haben, wurde der Krankheitserreger in keinem Falle echter Rekurrenserkrankung vermisst, andererseits konnten einzig nur in einem solchen die genannten Mikroben aufgefunden werden. Heydenreich und Moczutkowsky haben später die Spirochäte Obermeiers im Blute der an biliösem Typhoid Erkrankten aufgedeckt und damit die schon von Griesinger klinisch festgestellte Indentität beider Formen sowie deren einheitliche Aetiologie über jeden Einwand erhoben.

Seit dem Jahre 1873 war das Rekurrensfieber in Europa in verhältnismässig geringerem Umfange hervorgetreten und selbst dort, wo es in epidemischer Expansion zur Erscheinung gelangt war, von einer gegen frühere Perioden kleineren Erkrankungsziffer begleitet. In seiner einfachen sowie in der biliösen Form entwickelte sich die Seuche innerhalb der Jahre 1873—1876 in Odessa zu einer neuerlichen Epidemie; 1875 trat sie in Krakau sporadisch, hingegen 1877—1878 in stärkerem Masse auf; insbesondere bildeten hier Logierhäuser wie Arreste ihren Sitz und einer im Spitale ausgebrochenen Hausepidemie waren auch Aerzte und Wartepersonen nicht entgangen. Im Jahre 1876 kam die Krankheit in Böhmen in weiterer Verbreitung vor, namentlich zählte Prag eine grosse Zahl von Rekurrenskranken. In Riga war seit dem Jahre 1865 das Rückfallfieber niemals erloschen und exarcerbierte im Jahre 1875 nicht unbeträchtlich; ähnlich verhielt es sich in Helsingsfors, wo nach den Epidemiejahren 1867—1868 nur vereinzelte Fälle sich ereigneten, hingegen 1876 deren rasche Zunahme und lokale Ausbreitung zu konstatieren war.

Soweit ärztliche Nachrichten Aufschluss geben, ist die Krankheit 1878 im russischen Reiche weitverbreitet gewesen; damit darf deren Aufflackern in Finnland und auf vielen norddeutschen Plätzen während des Zeitraumes 1878—1880 gewiss in ursächlichen Zusammenhang gebracht werden. Auf die gleiche Ursprungsquelle weist das Rückfallfieber und das biliöse Typhoid hin, welches während des Winters 1877—1878 auf dem russisch-türkischen Kriegsschauplatze unter den russischen Truppen epidemisch aufgetreten war und auf die bulgarische Bevölkerung übergegriffen hatte. Ein stärkeres Ueberwiegen des Rückfallfiebers unter den Volkskrankheiten wurde in den Jahren 1879 und 1880 auf deutschem Boden beobachtet. Im Herbst 1878 in Breslau einsetzend und nach Oberschlesien ausstrahlend, griff die Krankheit während des darauffolgenden Winters im ganzen nördlichen Deutschland epidemisch um sich, trat im Sommer 1879 an den meisten Herden zurück, um dann im Winter 1879—1880 im Norden wie im Süden des Reiches von neuem in zahlreichen Lokalepidemien sich wiederum einzustellen. Im Zeitraume 1883—1888 kam das Rekurrensfieber in Deutschland nur in mässigem Umfange vor. Die zuletzt bekannt gewordenen Recurrensepidemien auf europäischem Boden sind jene in St. Petersburg in den Jahren 1885—1886 und 1894, in Moskau gleichfalls 1894, wo die Seuche seit 12 Jahren nicht mehr in grösserem Umfange hervorgetreten war.

Wenn wir von den unsicheren Mitteilungen über das Vorkommen des Rekurrensfiebers in den Mittelmeerländern absehen, wo insbesondere in Aegypten, Nubien, Abessynien und Algier das biliöse Typhoid zahlreich beobachtet, nicht weniger häufig aber auch mit remittierender Malaria oder Typhusrecidiven verwechselt worden war, so haben wir kurz des Rückfallfiebers in Indien zu gedenken, welches Land analog dem russischen Reiche und Irland als ein beständiger Herd der Krankheit angesehen werden kann. Nach Lyons reichen die ersten Spuren der Febris recurrens in Indien bis zum Jahre 1810 zurück; als weitere Epidemiejahre sind 1819, 1824 und 1828 bekannt geworden. Das Relapsing fever, in früherer Zeit meist für Intermittens oder „typhöses Fieber“ schlechtweg gehalten und erst seit 1856 auch innerhalb Indiens in seiner Eigenart erkannt, gelangte seither an vielen Plätzen des Pandschab, in Bengalen und in den nordwestlichen Provinzen des Landes, namentlich während der Jahre 1863—1868, 1876—1877 vorwiegend in der Form des biliösen Typhoids epidemisch zur Beobachtung. Vorwiegend vermittelten die Gefängnisse die Verbreitung der Seuche. Mit ihrem Vorkommen in Hindostan hing die durch Kulitransporte veranlasste Verschleppung der Krankheit auf dem Seewege zusammen, wie eine solche 1865 von Calcutta nach Reunion, 1867 von Bombay nach Mauritius erfolgt und auf beiden Inseln von schweren Ausbrüchen der Krankheit begleitet war. Gleich Indien wurde China in den Jahren 1864—1865 vom Rückfallfieber und gemeinsam vom Fleckfieber schwer heimgesucht; namentlich in Peking, Hongkong und anderen Hauptorten des Reiches war das biliöse Typhoid unter dem Bilde des Gelbfiebers erschienen. Endlich ist noch zu erwähnen, dass die Febris recurrens 1854—1856 in grosser Heftigkeit in Peru geherrscht, als „Pest der Cordilleren“ bezeichnet, geradezu ausschliesslich auf die Höhenlagen über 5000 Fuss sich beschränkt und weiterhin die Bergdistrikte von Chile und Bolivia durchseucht hat.

IV. Abdominaltyphus.

Litteratur.

Hasenörl, *Historia med. morbi epidemici . . . 1760.* — **Boissier de Sauvage,** *l. c.* — **Sarcone,** *Geschichte der Krankheiten in Neapel i. Jahre 1764, 1770.* — **Röderer et Wagler,** *Tractatus de morbo mucoso, 1783.* — **Petit et Serres,** *Traité de la fievre entéro-mesenterique, 1814.* — **Bretoneau,** *De la Dothinentérite, Arch. general. 1826.* — **Willis,** *l. c.* — **Huxham,** *l. c.* — **Baglivi,** *Opera, 1827.* — **Louis,** *Recherches anatomiques . . . 1829.* — **Eisenmann,** *Die Krankheitsfamilie Typhus, 1835.* — **Chomel,** *Ueber das Typhusfieber, 1835.* — **Cless,** *Gesch. d. Schleimfieber-Epidemie 1783—1836, 1837.* — **Gaultier de Claubry,** *Recherches sur les analogies et les differences entre le typhus et la fievre typhoide, 1838.* — **Sauer,** *Der Typhus in vier Cardinalformen, 1841.* — **Seitz,** *Der Typhus . . . in Bayern, 1847.* — **Jenner,** *On the identity . . . of typhus, 1850.* — **Buhl,** *Ein Beitrag z. Aetiol. d. Typhus, Zeitsch. f. Biol. I. Bd. 1865.* — **Murchison,** *l. c.* — **Griesinger,** *l. c.* — **Pettenkofer,** *Ueb. d. Schwankungen d. Typhus-Sterblichkeit in München von 1850—1867, Zeitsch. f. Biol. 1868.* — **Pettenkofer,** *Zur Aetiologie des Typhus, 1872.* — **Woodward,** *Typho-Malaria-Fever, 1876.* — **Virchow,** *Kriegstyphus und Ruhr, l. c. 1871.* — **Weichselbaum,** *l. c.* — **Curschmann,** *Der Unterleibstyphus, Nothnagel Hdb. d. sp. P. u. Th. III. Bd. 1900.*

Die schon bei Besprechung des Flecktyphus erwähnten Schwierigkeiten der sicheren Deutung und Nachweisung wiederholen sich noch in weit erhöhterem Grade, wenn man daran gehen wollte, den Ileotyphus aus den Schriften der alten Griechen und ihrer unmittelbaren Nachfolger herauszufinden. Ob die von den Hippokratikern beschriebenen Krankheiten: Phrenitis, Kausos und Koma als Typhus abdominalis aufgefasst werden dürfen, wurde schon von Littré und Häser als unbegründet hingestellt und die Zugehörigkeit der an sich schwankenden Krankheitsbilder zu den schweren Formen der Malaria als weit näher liegend hervorgehoben. Die gleiche Unklarheit waltet über den Hemitritaeus Galens, welche Fieberart von späteren

Autoren, namentlich in jenen Fällen, welche den sogenannten biliösen Charakter darboten, auf Ileotyphus bezogen wurden. Es liegt kein halbwegs verlässliches Kriterium vor, um dieser Auslegung eine Stütze zu verleihen, obgleich es selbstverständlich nicht von der Hand zu weisen ist, das Vorkommen der Krankheit im Altertum und Mittelalter zuzugestehen. Die Geschichte des Abdominaltyphus oder des Typhoids ergibt erst mit dem 17. Jahrhundert einige wenn auch vorsichtig zu verwertende Spuren in den ärztlichen Schriften, die aber noch lange hinaus, wie wir zeigen werden, mehr den Charakter äusserlicher Vermutungen an sich tragen und nicht einmal dort die strengere und schärfere Abgrenzung des Krankheitsbildes im modernen Sinne gestatten, wo dessen ärztliche Beobachtung mit dem Nachweise gröberer anatomischer Läsionen sich deckt, die bestenfalls mit der Lokalisation des typhösen Prozesses auf der Darmschleimhaut in einen gewissen Einklang gebracht werden könnten. Unter diesen Voraussetzungen fällt es daher nicht leicht, in den Schilderungen der Autoren des 17. und 18. Jahrhunderts absolut verlässliche Angaben über den Ileotyphus in grösserer Zahl aufzuspüren; andererseits begegnen wir bei denselben immerhin einer Reihe von Belegstellen, die die Entwicklung des sporadischen und epidemischen Typhoids immerhin über die Grenze der Wahrscheinlichkeit erheben. Ob die von Spieghel, Bartholinus u. a. mitgeteilten Fälle von unregelmässig remittierenden Fiebern mit Diarrhoe, empfindlichem Abdomen, Schlaflosigkeit oder Lethargie sowie post mortem aufgedeckter Entzündung und Sphacelus des Dünn- und Dickdarms hierher zu rechnen sind, möge unentschieden bleiben. Mehr Aehnlichkeit mit dem Typhoid darf jene Krankheit beanspruchen, die Willis als „Febris putrida maligna“ von der Febris pestilens, also dem Flecktyphus unterschied, die sich durch längere Dauer, Mangel eines Exanthems, öftere Neigung zu lokalen Komplikationen differenzierte und an der Leiche durch eine der Variola gleichkommende Bildung von Pusteln und Geschwüren auf der Schleimhaut des Dünndarms charakterisierte. Auch die von demselben Schriftsteller beschriebene „Febris lenta“ mit der dabei beobachteten Neigung der Mesenterialdrüsen zur Entzündung und Infiltration scheint hierher zu gehören. Bei Sydenham, der einer mit mehreren Symptomen des abdominellen Typhus zusammenfallenden Abart des Pestilenzfiebers erwähnt, mangelt allerdings die Angabe eines Leichenbefundes. Letzterer wird aber in ziemlich deutlicher Form angedeutet von Baglivi, der dem römischen Hemitritaeus wegen der Darmerscheinungen und der Schwellung der Mesenterialdrüsen direkt als „Febris mesenterica“ bezeichnet und auf die Steigerung der Malariawirkung zurückführt. In gleichem Sinne legt Lancisi die bei Obduktion von Fieberkranken öfter wahrgenommenen Geschwüre und Perforationen des Darms aus, leitet aber letztere Erscheinungen von vorhandenen Eingeweidewürmern ab. Andererseits gedenkt Lancisi gewisser Lagerseuchen, deren Ursprung er auf Kloaken- und Latrinenmiasmen zurückführt. Endlich erwähnt F. Hoffmann eine vom Petechialfieber differente Krankheit, die 1699 und 1728 in Halle epidemisch vorkam, im Leben durch schmerzhaftes Abdomen, Diarrhoe, an der Leiche durch Verschwärung des Darmes manifestiert war. Er gab derselben den Namen „Febris petechizans vel spuria“.

Die in der ersten Hälfte des 18. Jahrhunderts von Strother und Gilchrist in England und Schottland veröffentlichten Berichte über Epidemien des „Slow fever“ oder des „schleichenden Nervenfiebers“ entsprechen nach ihrem symptomatischen Gepräge dem Abdominaltyphus, eine Annahme, die durch den erstgenannten Gewährsmann um so näher gebracht wird, als er unter den Begleiterscheinungen die Entzündung und Geschwürsbildung in den Gedärmen, sowie die Volumszunahme der Milz und Leber an den Leichen der Verstorbenen als charakteristischen Befund erkannt hat. Von besonderem Interesse ist die Zeichnung des schleichenden Nervenfiebers, welches Huxham 1737 in Plymouth zu beobachten Gelegenheit hatte. Er hielt in der Darstellung der Fieber eine scharfe Grenze zwischen den schleichenden nervösen Fiebern und den putriden malignen Petechialfiebern ein, er hob die grossen Unterschiede und die daraus erwachsenen diagnostischen Irrtümer hervor und wies der „Nervosa lenta“ schon ihres abweichenden Verlaufes wegen eine besondere Aetiologie zu. Wenn anatomische Beweise den damaligen Beobachtern noch nicht die volle Gewähr bei Aufstellung differenter Formen der in Rede stehenden Fieber geboten haben, so erhellt doch aus ihren Aufzeichnungen, dass sie die Krankheitsbilder voneinander getrennt und aus dem sorgfältigen Studium des ganzen Verlaufes die einzelnen Momente des Erkrankungsprozesses nach dem Stande ihres anatomischen Wissens betrachtet haben. Wie Huxham hat auch sein englischer Landsmann Manningham die von dem Petechialtyphus abweichende Form der Febricula oder „little fever“ gut gekennzeichnet und ihre Identität mit dem heutigen Ileotyphus voraus erkannt.

Die von England um die Mitte des 18. Jahrhunderts ausgehende kritische Sichtung der petechialen Typhusformen in Gestalt des Kerker-, Hospital- und Schiffsfiebers von den mehr und mehr gewürdigten „Intestinalfiebern“, sowie die Aufmerksamkeit auf die augenfälligsten Unterschiede beider Krankheiten wurde zunächst in Deutschland teilweise fortgesetzt. So hat Riedel die „Darmfieber“ (in Erfurt 1748) unter Angabe von — freilich nicht einwurfsfreien — Leichenbefunden als besondere, von spezifischen Ursachen bedingte Prozesse aufgefasst. Der zwischen Pringle und de Haën geführte Streit über die Behandlung der Fieber durch Aderlässe ergab die bemerkenswerte Thatsache, dass die von dem berühmten Wiener Kliniker als „Febris miliaria“ bezeichnete Form in der Mehrzahl der Fälle nichts mit dem von Pringle behandelten Petechialfieber zu thun hatte, sondern dem Typhus abdominalis weit näher gestanden zu haben schien.

Die von Röderer und Wagler in den Jahren 1757—1762 in Göttingen beobachteten Epidemien gaben Anlass zu der von den beiden Aerzten im Jahre 1760 veröffentlichten Schrift von der Schleimkrankheit, „de morbo mucoso“. Die berühmt gewordene Abhandlung sucht im Sinne der von Sydenham gelehrten Abstammung der verschiedenen Volkskrankheiten aus einem und demselben Grundleiden die innigste Verwandtschaft der Malaria, der Ruhr und des Schleimfiebers und ihre wechselweisen Uebergänge festzustellen. Der Morbus mucosus wird nach seiner schleichenden und akuten Form gezeichnet und zwar, was dem Berichte höheren Wert verleiht, auf Grundlage von Sektionsbefunden. Als die wichtigsten Erscheinungen an der Leiche werden Entzündungen der Darmschleimhaut, Schwellung der Follikel, dysenterische Ulceration des Dickdarms, Vergrösserung der Milz und pneumonische Veränderungen der Lungen aufgezählt. Mit Recht haben namhafte Historiker in einzelnen dieser Autopsien das leibhaftige Bild des Ileotyphus wiederzuerkennen geglaubt, während sie in anderen Obduktionsergebnissen kaum eine Uebereinstimmung mit demselben finden konnten.

Dass der Abdominaltyphus in den zahlreichen Epidemien, die während der zweiten Hälfte des 18. Jahrhunderts insbesondere 1764—1769 auf der apenninischen Halbinsel geherrscht hatten, einen nicht unwesentlichen Anteil genommen hat, wird durch die Schriften von Sarcone und Cotugno über die Seuche von Neapel ziemlich ausser Frage gestellt. Ebenso finden sich bei Morgagni sichere Angaben über die anatomischen Veränderungen, die dem Ileotyphus als charakteristische Merkmale zukommen. — Unter den zahlreich beschriebenen Faulfiebern, Schleim- und Gallenfiebern der letzten Dezennien des 18. Jahrhunderts wird zweifelsohne dem Abdominaltyphus ein beträchtliches Kontingent zuzuweisen sein, ohne dass wir aber hinsichtlich seiner Existenz reelle Nachweise in grösserem Umfange erbringen könnten. Aus vielen Epidemieberichten jener Zeit darf der Wahrscheinlichkeitsschluss gezogen werden, dass eine grosse Zahl der „Nervenfieber“ mit intestinalen Lokalisationen verbunden, jedoch von den „putriden, kontinuierlichen Fiebern“ der Wesenheit nach verschieden war.

Für die geschichtliche Darstellung wäre es vergebliche Mühe, innerhalb der grandiosen Seuchenzüge, die den Zeitraum 1770—1815 umfassen, die Ausbrüche der heute als Bauchtyphus bezeichneten Krankheit festzustellen. Sie haben sich den Berichten der Zeitgenossen gänzlich entzogen und unter den vielsagenden Namen der Nervenfieber, der biliösen, gastrischen und Schleimfieber, des Synochus und anderer Erkrankungen versteckt oder wurden schlechtweg der Dysenterie zugeschoben.

Die mehr auf symptomatische und empirische Beobachtung sich stützende Differenzierung der „schleichenden nervösen Fieber“ von dem malignen Fieber, wie solches bei seinem zahlreichen Auftreten in Gefängnissen, Armeen u. s. w. bekannt geworden war, empfing allmählich ihre Ergänzung durch die von der französischen Schule angebahnte Entwicklung der pathologischen Anatomie. Schon im Jahre 1804 lenkte Prost in Paris die Aufmerksamkeit darauf, wie häufig nach mucösem und adynamischem Fieber an der Leiche der Darm entzündet und ulceriert sich vorfand. Im ähnlichen Sinne bezog Broussais diese Darmerscheinungen auf die von ihm ungebührlich in den Vordergrund gestellte „Gastro-Entérité“. Broussais, der das Fieber nur als Symptom einer lokalen Entzündung betrachtete, gelangte in seinem Ideengange naturgemäss dazu, der Blutentziehung im Ileotyphus das grösste Lob zu spenden, dem ausgiebigsten Aderlass das Wort zu reden. Schärfer verfolgten Petit und Serres in ihrer 1813 veröffentlichten Arbeit über die „Fièvre mesentérique“ die anatomischen Erscheinungen, die in vielen Merkmalen mit jenen des Typhoids zusammenfallen. Nach ihrer Anschauung ist die Entzündung und Schwellung der Darmschleimhaut und der Drüsen eruptiver Natur, analog der Entwicklung der Variola auf der Hautdecke und je nach dem Grade ihrer Ausbreitung die Ursache des milderen oder heftigeren Fiebers. Die von beiden Autoren betonte Spezifität der Krankheit, deren Zustandekommen sie mit der Wirkung eines einverleibten Giftes treffend vergleichen, sowie die daraus abgeleiteten Ratschläge in der Therapie waren ein glücklicher Fortschritt in der Typhuslehre, in welcher freilich die Auslegung des intestinalen Befundes als einer Art inneren Exanthems, wie solche von den Zeitgenossen in Frankreich mehrfach versucht worden war, noch zurückstand. Selbst Bretonneau, welcher 1826 eine Typhusepidemie in Tours beobachtet und hierbei zahlreiche Autopsien vorgenommen hatte, huldigte der gleichen Auffassung der Krankheit als eines exanthemalischen Leidens, das er mit den Namen „Dothienenterite“ belegte. Er wies darauf hin, dass der von anderen Darmerkrankungen verschiedene Prozess sich in den Drüsen des Ileums manifestiere, jedoch dieser örtlichen Affektion kein bestimmtes Verhältnis zu dem Gesamtverlaufe der Krankheit zukomme. Weit präziser umgrenzte 1829 Louis die Stellung der von ihm benannten „Fièvre typhoide“ in anatomischer wie nosologischer Richtung unter den bekannten Fieberformen und ihre Trennung von der Gastroenteritis. Dennoch haben die französischen Autoren an dem Glauben festgehalten, dass alle typhösen Erkrankungen auf pathologischen Veränderungen des Intestinaltraktes beruhen und darüber die Unterschiede des Abdominaltyphus von dem seit 1815 in Frankreich immer seltener gewordenen Flecktyphus übersehen. Die englischen Aerzte hingegen, welchen, wie schon erwähnt, in den ersten 3 Dezennien des Jahrhunderts reichliche Gelegenheit geboten war, beide Formen des Typhus, die auffällige Verschiedenheit der Kontagiosität unter denselben wie nicht minder die charakteristischen Darmerscheinungen des Ileotyphus kennen zu lernen, vermochten letztere in der überwiegenden Mehrzahl der Typhusleichen nicht nachzuweisen, nachdem sie es hier vorwiegend mit dem Typhus exanthematicus zu thun hatten. Sowie in Frankreich und England blieben auch in Deutschland trotz der von Hildenbrand, Pommer, Bischoff, Heusinger u. a. veröffentlichten Arbeiten über den sporadischen, „nicht kontagiösen Typhus“ und sein abweichendes Verhalten von dem „ansteckenden Typhus“ die Anschauungen der Aerzte ungeklärt. Selbst die bahnbrechenden Aufschlüsse, welche Schönlein 1839 dazu geführt hatten, die Krankheit unter dem Namen des „Abdominal- oder Ganglientyphus“ noch strenger, als dies seine Vorgänger gethan, als eine besondere Form zu kennzeichnen, waren nicht im stande, die medizinischen Vorstellungen von der Zusammengehörigkeit der typhösen Fieber umzustimmen.

Wie Eisenmann, haben andere Autoren eine ganze „Krankheitsfamilie Typhus“ konstruiert und darin die heterogensten Erkrankungsformen untergebracht. Sowie man von einem Pneumotyphus, Puerperaltyphus, Cerebraltyphus sprach, wurden verschiedene Krankheiten, die früher „maligne“, später „adynamische“ hiessen, nunmehr als „typhöse“ bezeichnet und damit die Auffassung des Typhus als eines generellen Prozesses noch weiter in der allgemeinen Konfundierung befestigt. Dazu kam, dass seit Sydenhams Tagen die Hauptlehre noch aufrecht stand, wie nach dem Genius epidemicus leichte Erkrankungsformen in schwere übergehen und sonach die mannigfachen Infektionskrankheiten „typhösen Charakter“ annehmen konnten. Die Vielgestaltigkeit des Krankheitsbildes im Typhus drängte vor allem die Aerzte zur Aufstellung der verschiedenen Arten des Typhus.

Ohne in die Einzelheiten der in allen Ländern seit dem Jahre 1830 fortgesetzten Studien über die Natur des Ileotyphus einzugehen oder die seither zahlreich bekannt gewordenen Lokalepidemien aufzuzählen, beschränken wir uns daran zu erinnern, dass die Krankheit unzähligemale in Städten, in umschriebenen Landdistrikten, in Garnisonen oder geschlossenen Anstalten zu epidemischer oder endemischer Entwicklung gekommen ist. Gerade in Mitteleuropa trat seit dem dritten Dezennium mit dem Zurückweichen des Fleckfiebers die Vorherrschaft des Abdominaltyphus zu Tage, eine Thatsache, die andererseits die schärfere Erkenntnis der Natur der Krankheit zur Folge hatte. Wenn in jener Zeit vielfach behauptet worden war, das Typhoid sei eine neue Krankheit, so lag hierfür nicht die geringste Berechtigung vor.

Den wichtigsten Schritt in der Lehre von den bisher noch nicht strenge voneinander gesonderten Typhusformen unternahmen 1836 und 1837 Gerhard und Pennock in Philadelphia. Beiden Forschern gebührt das Verdienst, die wesentlichen Unterschiede des exanthematischen und des abdominellen Typhus nach der Kontagiosität, dem anatomischen Befunde und der ganzen Symptomenreihe bis zur Divergenz der Petechien und der Roseola aufgedeckt zu haben. Im gleichen Sinne, nur noch genauer, hob der englische Arzt Stewart 1840 die Unterschiede des Typhoid und des Fleckfiebers hervor und erfuhr die Genugthuung, dass Louis in der 1841 erschienenen 2. Ausgabe seiner Schrift über die „Fièvre typhoide“ für die Nichtidentität der beiden Krankheiten eingetreten war. Nach- wie vordem ist aber dieser Lehrsatz vielfachen Einwendungen begegnet, und von den Verfechtern der Identität, unter denen wir für das Dezennium 1840—1850 den Engländer Davidson, Gaultier de Claubry in Frankreich und Lindwurm in Deutschland nennen wollen, lebhaft bestritten worden. Den schlagendsten Beweis für die Richtigkeit der von Gerhard und Stewart vertretenen Anschauungen erbrachten die Untersuchungen, welche Jenner in London 1849—1851 über die völlige Verschiedenheit des abdominellen und exanthematischen Typhus durch sorgfältige Prüfung aller in Betracht kommenden Momente anstellte und in dem Satze zusammenfasste, dass beide Formen ebenso voneinander abweichen, wie zwei Exantheme, weil das spezifische Krankheitsgift immer wieder nur dieselbe Krankheit erzeugen könne. Die daran geknüpften Beobachtungen englischer, amerikanischer und französischer Aerzte sammelten weiteres Material für das tiefere Verständnis dieser Frage. Einen der gewichtigsten Beiträge zu deren Lösung haben die gleichzeitig im Krimkriege gewonnenen Erfahrungen geleistet und wesentlich klarlegende Beweise für die Dualität des Typhoids und des Flecktyphus geliefert.

Der Kreis der Anhänger der Theorie von der Identität der zwei Typhusformen begann sich langsam zu lichten. Denn die Fortschritte der pathologischen Anatomie mehrten sich in rascher Folge und stellten immer klarer die Abweichungen des Leichenbefundes in beiden Formen fest. Epidemiographische und klinische Erfahrungen trugen weiterhin bei, das Verständnis für die spezifische Eigenart der nur dem Namen nach zusammenhängenden Krankheiten zu vertiefen. Insbesondere haben sich Murchison in England und Griesinger in Deutschland ein wesentliches Verdienst erworben, indem sie die völlige Differenz des Ileotyphus vom Flecktyphus überzeugend darlegten.

Das zeitliche und örtliche Auftreten des Typhoids im Verlaufe des 19. Jahrhunderts zu verfolgen, würde den uns zugemessenen Raum weit übersteigen. Kaum eine Stadt oder ein Landstrich war von der Krankheit freigeblieben, sie trat in Europa wie anderen Erdteilen an zahlreichen Stellen auf. Auch als Kriegsseuche war der Abdominaltyphus wiederholt zur Herrschaft gekommen. Seiner Ausbrüche zur Zeit der Napoleonschen Feldzüge im ersten und zweiten Dezennium des Säkulums wurde an anderer Stelle gedacht. In neuerer Zeit war es der nordamerikanische Sezessionskrieg und der deutsch-französische Krieg, in denen das Typhoid bedeutende Ausdehnung erfahren hat. Auf dem erstgenannten Kriegsschauplatze zählte man 57368 Erkrankungen und 27056 Todesfälle, in den Kriegsjahren 1870—1871 betrug auf deutscher Seite allein die Zahl der Typhuserkrankungen 73396, jene der Todesfälle 8789, gleich 60 Prozent der Gesamtmortalität. Die in allen Ländern gemachten Beobachtungen über das endemische und epidemische Auftreten der Erkrankungen gingen gleichzeitig mit ätiologischen Forschungen einher, die wegen ihres Zusammenhanges mit der vorerwähnten Wandlung der Anschauungen über die Natur des Ileotyphus auch vom historischen Standpunkte eine kurze Besprechung verdienen. Schon im 2. und 3. Dezennium des 19. Jahrhunderts, gleichzeitig mit dem Streite über die abweichenden Formen des exanthematischen und abdominellen Typhus, begegnet man der lebhaften Erörterung der Unterschiede in der Kontagiosität beider Krankheiten. Während die meisten französischen Forscher die Ansteckung in Abrede gestellt und den enterischen Typhus, wo dieser überhaupt als solcher anerkannt wurde, als ein spezielles Akklimatisationsfieber hingestellt hatten, traten andere, wie Bretonneau, Gendron entschieden für die kontagiöse Natur der Krankheit ein, indes Piedvache und Trousseau dieser Frage gegenüber mehr eine vermittelnde Stellung einnehmen zu müssen glaubten und die autochthone Entstehung ebenfalls gelten lassen wollten. Die Meinungen der Aerzte blieben lange hindurch geteilt und selbst der Erfahrungsthatsache, dass im Gegensatze zum Fleckfieber eine direkte Uebertragung des enterischen Typhus von Person zu Person nicht bestehe, wurden die vielfach beobachteten Fälle von Haus- und Spitalinfektionen entgegengehalten und für die Lehre von der unmittelbaren Ansteckung herangezogen. Indes die Gegner ihre Anschauungen weiter verfochten, war man bemüht, die Quelle der Ansteckung zu ermitteln. Wieder griff man zu der alten Fäulnistheorie zurück, wonach die Zersetzung organischer Materien an sich und die daraus abgeleiteten Emanationen die Entstehung des Ileotyphus veranlassen sollten. Murchison, der hervorragendste Forscher in der Typhuslehre, war einer der ersten, der hinwies, wie bei Dysenterie und Cholera auch beim enterischen Typhus die Fäces „das hauptsächlichste, wenn nicht das einzige Medium der Mitteilbarkeit sind." Er nahm an, dass aus der Fäulnis der menschlichen Defekte an sich, also ohne Zuthun eines Kranken, das spezifische Typhoidgift infolge fäkaler Fermentation sich entwickle, dass sich dasselbe, aus Kloaken und Senkgruben stammend, auf dem Wege der Luft, des Wassers, der Nahrungsmittel u. a. Vermittler sich verbreite; er belegte daher, um schon äusserlich seine Doktrin zum Ausdruck zu bringen, den Ileotyphus mit dem Namen: „pythogenic fever". Dem gegenüber haben vornehmlich Budd und Gietl gleichzeitig im Zeitraume von 1856—1860 hervorgehoben, dass das Gift des Typhoids unmittelbar aus dem Körper eines Infizierten herrühre, weil es in demselben und nicht ausserhalb des erkrankten Individuums gebildet und demnach als spezifisches Virus im Darm und in den Stuhlgängen des Menschen reproduziert, nicht aber spontan unter dem Einflusse einer beliebigen Fäulnis erzeugt werde. Mit diesen Argumenten, welche Budd in scharfsinniger Weise weiter verfolgt und gerade die leichter zu übersehenden Untersuchungsergebnisse über das Vorkommen und die Verbreitung der Krankheit in ländlichen Distrikten berücksichtigt hatte, war der wichtigste Schritt gethan, um die Spezifität des Typhuskeimes in den Vordergrund der Diskussion zu stellen und in praktischer Richtung die Aufmerksamkeit darauf zu lenken, dass der abdominelle Typhus niemals autochthon entstehe, sondern immer durch einen erkrankten Menschen nach einer bestimmten Oertlichkeit eingeschleppt werden müsse, um hier weiter Kontagiosität zu bewirken. Aber gerade die Wege der Ansteckung, an deren Thatsächlichkeit wohl nur wenige noch Zweifel hegten, sollten in der nächsten Folgezeit zu den lebhaftesten Erörterungen Anlass bieten. So sehr man der alten Hypothese des miasmatischen Ursprunges vieler Volkskrankheiten zuliebe bestrebt war, in den wechselnden Verhältnissen des Klimas, der Jahreszeiten, der Witterung und der atmosphärischen Niederschläge das Für und Wider in der Ergründung ätiolgischer Einflüsse nachzuweisen, so drängte trotz vieler Fehlschlüsse immer mehr die Fülle der Erfahrungen und Beobachtungen zu der Erkenntnis, dass gewisse, wenn auch bisher noch unaufgedeckte Ursachen lokaler Natur mit im Spiele sein müssen, um die Fortdauer des Typhusgiftes, seine Weiterverbreitung und Uebertragbarkeit gleich sam zu erhalten. Davon hat die sogenannte lokalistische Theorie ihren Ausgang genommen und in der berühmt gewordenen Lehre von Buhl und Pettenkofer ihre geistvolle Ausgestaltung erreicht. Beide Münchener Gelehrte erkannten in den Wechselbeziehungen zwischen den Schwankungen des Grundwassers und den Einflüssen der Jahreszeiten und der Genese des Abdominaltyphus einen gesetzmässigen Kausalnexus, nach welchem mit dem Steigen des Grundwassers die Typhusfrequenz abnehmen, umgekehrt mit dem Fallen des Grundwassers unter gleichzeitiger Mitwirkung der zeitlichen und örtlichen Disposition der spezifische Typhuskeim sich entwickeln und nach seiner Ausreifung mehr durch die Luft als durch das Wasser, sonach auf dem Wege einer Giftemanation dem menschlichen Organismus einverleibt werden sollte. Die „Grundwassertheorie", deren Licht- und Schattenseiten zu den interessantesten Kapiteln der Geschichte der neueren Gesundheitspflege gerechnet und dieser überlassen werden muss, hat vor allem, wenn auch in einseitiger Weise, die Koincidenz des Bodens und seiner etwaigen „Siechhaftigkeit" in neuerliche Verhandlung gezogen. Der „inverse Parallelismus von Typhusfrequenz und Grundwasserstand" war zunächst der Anlass, dass die Aufmerksamkeit der Forscher den näheren Bedingungen der Abhängigkeit des Typhus abdominalis von lokalen Ursachen sich erneuert zugewendet und auch auf die Eruierung eines unbedingt in Anschlag zu bringenden spezifischen Agens erstreckt hat. Ohne hier in die Einzelheiten der in den letzten Dezennien geleisteten Arbeiten einzugehen, sei hervorgehoben, dass es Eberth im Jahre 1880 gelungen war, den spezifischen Bacillus des Ileotyphus nachzuweisen, dessen nähere Natur und biologisches Verhalten Gaffky späterhin in glänzender Weise festgestellt hat.

Im engsten Zusammenhange mit der Ausgestaltung der biologischen Kenntnisse über den Krankheitserreger des Abdominaltyphus stand die sorgfältige kritische Prüfung der lokalen Beziehungen zur sporadischen endemischen oder epidemischen Entwicklung der Krankheit. Die Lehre vom Einflusse des Grundwassers auf die Genese des Abdominaltyphus galt von ihrem Anbeginne nur als ein Gesetz von beschränkter Geltung; von gegnerischer Seite energisch bestritten und weiterhin in seinen Hauptstützen schwankend geworden, stand es gleichwohl bei vielen in ungeschwächtem Ansehen. Es bedurfte längerer Zeit und mühevoller Arbeit, um die ätiologischen Grundlinien für die Entstehung und Weiterverbreitung des Typhoids und verwandter Infektionskrankheiten mit den gleichzeitig errungenen Fortschritten der Bakteriologie in dauernden Einklang zu bringen. Gerade vom historischen Standpunkte ist es beachtenswert, wie die Grundwassertheorie den Impuls gegeben hatte, die anfänglich hypothetischen Einflüsse des Bodens und seiner Wasserschwankungen in der Praxis damit zu demonstrieren, dass nicht so sehr das Grundwasser und sein Verhalten, sondern das Trinkwasser und seine Verunreinigung mit spezifischen Typhuskeimen der Propagation der Krankheit den wesentlichsten Vorschub leiste.

Mit dieser Wandlung der Anschauungen, die sich auf die allerorten zu Tage tretende Abnahme der Typhusfrequenz infolge der Einführung geordneter Wasserversorgungsverhältnisse zu stützen vermochte, kam thatsächlich die schon vor Dezennien von Budd u. a. vertretene Lehre siegreich zum Durchbruch. Denn was schon damals behauptet worden war, erhielt nunmehr durch die hygienischen Leistungen im grossen Stile seine Bestätigung, nämlich dass zwischen dem im Körper des Typhuskranken gebildeten Keime, seiner Lebensfähigkeit und Fortpflanzung ausserhalb des kranken Organismus ein kausaler Zusammenhang bestehe, und sonach die Dejekte des Kranken die hauptsächliche Infektionsquelle bilden. In erdrückender Fülle haben die an ungezählten Orten angestellten Untersuchungen erwiesen, dass auf dem Wege des Grundwassers und des Bodens die spezifischen Typhuskeime dem Trinkwasser zugeführt und zum Ausgang neuer Infektionen werden können. Die Nahrungsmittel, insbesondere die Milch spielen gegenüber dem Trinkwasser als Krankheitsvermittler naturgemäss nur eine sekundäre Rolle. Diese von der Mehrheit der deutschen Kliniker alsbald mit kritischer Beweiskraft vertretene Lehre hat unsere Kenntnis von den Ursachen und der Verbreitung des Abdominaltyphus durchdrungen und in den seither gewonnenen glänzenden Resultaten der Vorbeugung und Bekämpfung der Krankheit ihre volle Bestätigung und Verwirklichung gefunden.

V. Cholera asiatica.

Litteratur.

Lichtenstädt, *Die asiat. Cholera in Russland in d. J. 1829—1830, 1831.* — **Harless,** *Die indische Cholera, 1831.* — **Loder,** *Cholera, 1831.* — **Jameson,** *Bericht üb. d. Choleraseuche in Bengalen 1817—1819, 1832.* — **Parkin,** *Cholera, 1836.* — **Hergt,** *Geschichte d. beiden Ch.-Epidemien in Südfrankreich in d. J. 1834—1835, 1838.* — **Lebert,** *Vorträge über Cholera, 1854.* — **Pettenkofer,** *Untersuchungen u. Beobachtungen üb. d. Verbreitungsart d. Ch., 1855.* — **Drasche,** *Die epidem. Cholera, 1860.* — **Pettenkofer,** *Ueber die Verbreitungsart d. Ch., Zeitsch.*

f. Biol. I. Bd. 1865. — **Macpherson,** *Die Cholera in ihrer Heimath, 1867. — The epidemie Cholera of 1873 in the United States, 1875.* — **Macnamara,** *History of asiatic cholera, 1876.* — **Virchow,** *Gesammelte Abhandlungen, 1879. — Die Berliner Cholera-Conferenz, Ref. in Berl. kl. Woch. 1884/85.* — **Pettenkofer,** *Zum gegenw. Stand der Cholerafrage, Arch. f. Hyg. Bd. 4—7, 1886/87.* — **Proust et Ballet, Hauser, Babes, Gruber.** *Verhandlg. d. VI. internat. Congr. f. Hyg. zu Wien, Heft 18, 1887.* — **Koch** *und* **Gaffky,** *Bericht ... der Ch.-Commission in Aegypten und Indien, Arb. aus d. k. Gesundheitsamte, III. Bd. 1887.* — **Hueppe,** *Berl. kl. W. No. 9—12, 1887.* — **Fayrer,** *Geschichte und Epidemiologie der Ch., 1889.* — **Knüppel,** *Die Erfahrungen der engl.-ostend. Aerzte betreffs der Ch.-Aetiologie, bes. seit d. J. 1883, Zeitsch. f. Hyg. Bd. X, 1891.* — **Garcia da Orto,** *Coloquios dos simples e drogas da India, T. I, Lisboa 1891.* — **Drasche,** *Schlussbetrachtungen z. d. gegenw. Stande u. Gange der Ch., Wien. m. W. No. 43/44, 1892.* — **Flügge,** *Die Verbreitungsweise ... der Ch. Zeitsch. f. Hyg. Bd. 14, 1893.* — **Petri,** *Choleracurs, 1893.* — **Koch,** *Die Ch. in Deutschland währd. d. Winters 1892/93, Zeitsch. f. Hyg. Bd. 15. 1893.* — **Gaffky,** *Die Ch. in Hamburg, Arb. aus d. k. Gesundheitsamte Bd. X 1896. — Die Cholera im Deutschen Reiche im Herbste 1892 und Winter 1892/93, ibid. Bd. X 1896.* — **Wutzdorff u. A.,** *Das Auftreten d. Ch. im Deutsch. Reich währd. d. Jahres 1893, ibid. Bd. XI 1895.* — **Kübler u. A.,** *Das Auftret. d. Ch. im D. R. im Jahre 1894, ibid. Bd. XII 1896.* — **Liebermeister,** *Cholera asiatica et nostras, Nothnagel Hdb. d. sp. P. u. Th. IV. Bd. 1. Th. 1896. — Veröffentl. d. kais. Gesundheitsamtes. — Oesterr. Sanitätswesen.*

Das ausgedehnte Tiefland der indischen Provinz Bengalen, vom Gangesdelta durchschnitten, im Osten vom Brahmaputrastrome, im Westen vom Hughlifluss begrenzt und vom Meere nordwärts bis zum Fuss des Himalaya reichend, bildet die Heimat der asiatischen Cholera. Hier behauptet sie Jahr für Jahr ihre endemische Herrschaft, von hier hat sie unzähligemale ihren Ausgang in das übrige Indien, nach den ausserindischen Gebieten Asiens und nach den anderen Erdteilen genommen.

Ueber das Vorkommen der Cholera in Hindostan finden sich schon Angaben in den medizinischen Sanskritwerken, ebenso werden choleraartige Seuchen in Asien während des Mittelalters von arabischen Schriftstellern erwähnt; beide Quellen erweisen sich aber unzuverlässig und gestatten nur Vermutungen über den eigentlichen Charakter der Krankheit, die ebenso gut für Cholera nostras oder für Dysenterie hingenommen werden könnte. Die ersten Nachrichten über die asiatische Cholera, von Europäern geschildert, stammen aus dem Jahre 1503, wo Gaspar Correa sie im Umkreise von Calicut herrschend erwähnt und 1543 in Goa beobachtet hat. Die nächsten Mitteilungen rühren von Garcia da Orto her, der die Cholera 1563 in Goa beschrieb und sie als eine längst bekannte, mit dem Namen „Mordeshin" oder „hachhaiza" bezeichnete Seuche hinstellte. Aus dem 17. Jahrhundert liegen die Berichte des holländischen Arztes Bontius vor, der die Krankheit 1629 auf Java gesehen, ferner einzelne Aufzeichnungen aus den Jahren 1638, 1676 und 1689. Von nun an bis zur Mitte des 18. Jahrhunderts fehlen nähere Belege über die Verbreitung der indischen Cholera, erst vom Jahre 1756 an wird ihrer wiederum gedacht. In diesem Jahre grassierte sie in Madras und entwickelte sich, wie Macpherson bezeugt, in den folgenden Dezennien zu heftigen Epidemien in mehreren Gebieten Hindostans. Genaue Daten besitzen wir über ihre Verwüstungen in den Jahren 1768—1771 in der Umgebung von Pondichery, wo sie nach Sonnerat 60000 Opfer gefordert haben soll. Die nächsten Epidemien betrafen 1775—1780 die Koromandelküste, 1781 Kalkutta, 1782 Madras, 1783 den Pilgerort Hurdwar, wo binnen weniger Tage 20000 Menschen ihr erlegen sein sollen. Gegen Ende des 18. und am Beginne des 19. Jahrhunderts scheint, soweit hierfür historische Kunde auf uns gekommen ist, die Cholera seltener in Ostindien aufgetreten zu sein; in Bengalen wurden die Jahre 1804, 1811 und 1813 als Epidemieperioden bemerkenswert, während ausserhalb Hindostan der Ausbruch der Cholera 1790 und 1804 auf Ceylon bekannt geworden ist. Das Jahr 1817 bildet in der Geschichte der Cholera einen bedeutungsvollen Abschnitt, denn mit ihm tritt die Seuche über die engeren Grenzen ihres endemischen Sitzes hinaus; sie dringt nunmehr im Laufe der Zeiten nach dem asiatischen Kontinent und seinem Inselreiche, nach den anderen Weltteilen vor und verbreitet mit ihren grossen, pandemischen Zügen Furcht und Schrecken über den grössten Teil der bewohnten Erde.

Es empfiehlt sich der Uebersichtlichkeit halber die Epidemien der asiatischen Cholera auch im folgenden Geschichtsabrisse nach ihren Perioden zu besprechen.

Erste Periode 1817—1823.

Schon im Jahre 1816 machten sich in Bengalen, speziell in Kalkutta choleraverdächtige Erkrankungs- und Sterbefälle bemerkbar, ohne jedoch epidemischen Charakter angenommen oder sonstwie Aufsehen erregt zu haben. Erst mit Frühjahr 1817 verbreitete sich die Seuche über eine grössere Zahl von Städten Bengalens, bis sie im Herbst auf ihrer Wanderung Jessore erreicht und hier zuerst das Augenmerk der Behörden auf sich gelenkt hatte. In rascher Aufeinanderfolge drang die Krankheit längs der beiden Hauptarme des Ganges nach Kalkutta bis zur südöstlichen Küste vor, gelangte nach Nellore, Madras und den Bandelkhandstaaten, wo die englischen Truppen unter ihrer Herrschaft enorme Verluste erlitten. Nach kurzem Nachlasse, der mit den Wintermonaten zusammenfiel, erhob die Cholera im März 1818 von neuem an den meisten der bisher befallenen Plätze ihr Haupt, zog nach dem Norden und Nordwesten der indischen Halbinsel, in bergigen Distrikten ebenso wütend, wie in der Ebene, wälzte sich gleichzeitig längs der Ost- und Westküste in das Innere des Landes, so dass während des Jahres 1818 nahezu ganz Vorderindien zum Schauplatz der nicht selten sprungweise fortschreitenden Epidemie geworden war. Schon vor Schluss dieses Jahres war die Krankheit nach Ceylon übergetreten und im folgenden Jahre über die ganze Insel verbreitet.

Im Jahre 1819 setzte die Seuche, wiederum in Bengalen beginnend, ihre Wanderungen nach Norden in die Provinz Nepal, von hier in östlicher Richtung nach Burma fort und drang weiter durch Siam und die Halbinsel Malakka bis Singapure an der Südspitze von Hinterindien vor. Indessen hatte sie schon im Mai 1819 auf Sumatra festen Fuss gefasst und von Ceylon aus durch den Schiffsverkehr auf Mauritius und Reunion Eingang gefunden, von wo sie im folgenden Jahre nach der Küste von Zanzibar verschleppt wurde.

Im Jahre 1820 hatte neuerdings Bengalen, sowie die Provinz Sindh und Pandschab schwer unter der Krankheit zu leiden, welche zu gleicher Zeit auf Java, Borneo und anderen Sunda-Inseln eine Ausdehnung gewann, die durch volle drei Jahre an Intensität nicht nachgelassen und ungeheuere Opfer an Menschenleben gefordert hat. Ebenso wurden die Molukken und Philippinen betroffen, zahlreiche Städte des südlichen Chinas befallen, von denen aus durch zwei Jahre eine mörderische Epidemie über das ganze Reich der Mitte sich verbreitete und 1822 auf Japan übergriff.

Mit dem Jahre 1821 nahm die Cholera nicht nur auf indischen Boden ihren ungeschwächten Fortgang, sondern fand von Bombay aus den Weg nach Maskat an der Ostküste Arabiens, von wo sie längs derselben nach Mesopotamien und den persischen Golf überschreitend in das innere Land vordrang. Während sie im Nordwesten dem Euphrat und Tigris entlang über Bagdad bis zur Grenze der syrischen Wüste sich entfaltet hatte, folgte sie im Herbste 1821 von Bagdad aus persischen Truppen in die nordwestlichen Teile Persiens, dessen nordöstliche Provinzen übrigens schon vordem durch Karawanenzüge verseucht worden waren.

Nach kurzem winterlichen Stillstand trat die Seuche mit Frühjahr 1822 in diesem Gebiete Vorderasiens von neuem auf. Sie kam, über Mosul hinziehend, nach Kurdistan, auf dem Wege gegen Westen über Diarbekir und Urfa nach Syrien bis Aleppo, und verbreitete sich in Persien über Tabris in den am Südgestade des kaspischen Meeres gelegenen Provinzen Gilan und Mazenderan. Wiederum erlosch im Winter 1822—23 die Krankheit, um im Frühling 1823 sowohl in westlicher wie in nördlicher Richtung neuen Boden zu gewinnen. In Syrien war sie über Antiochia und Laodicea nach Palästina und Damaskus vorgerückt, in Persien überschritt sie die Grenzen des Reiches, etablierte sich auf russischem Boden in Transkaukasien, nistete sich in Tiflis und Baku ein, wurde späterhin auf dem Schiffswege sogar bis Astrachan importiert, fand jedoch glücklicherweise mit Eintritt des Winters ein baldiges Ende. Vom Beginne des Jahres 1824 blieb durch einen Zeitraum von vier Jahren die Cholera auf ihre engere Heimat beschränkt.

Zweite Periode 1826—1837.

Von Bengalen aus nahm im Jahre 1826 die Cholera zunächst den Ufern des Ganges entlang den Weg nach dem Pandschab, überall von grossen Verwüstungen begleitet. Von Lahore, wo sie den Mittelpunkt einer weitgehenden Epidemie gebildet, fand sie 1827 in nordwestlicher Richtung, den Karawanenstrassen folgend, Eingang in Afghanistan und verbreitete sich über Kabul und Balkh nach Bochara und Turkestan. Im nächsten Jahre drang sie von Chiwa ostwärts in das Land der Kirgisen vor, sprang sodann nach dem russischen Gouvernement Orenburg über, erschien am 26. August 1829 plötzlich in der Stadt Orenburg, überdauerte hier wie im ganzen Gouvernement den Winter 1829—30 und nahm erst im Laufe des letztgenannten Jahres ein Ende.

Im Jahre 1829 trat die Cholera wieder in Persien auf, wo sie seit dem Jahre 1823 nicht die geringsten Spuren zurückgelassen hatte, ergriff die Städte Teheran und Tauris, erlosch aber während des Winters und drang erst 1830 nordwärts über Tiflis und längs der Westküste des kaspischen Meeres nach Astrachan vor. Fast gleichzeitig war hierher auch die Seuche über Orenburg gelangt und die vereinigten Züge verbreiteten sich jetzt im Stromgebiete der Wolga, des Ural und des Don über das russische Reich. Noch im Laufe des Jahres 1830 wurde ein grosses Gebiet desselben von der Cholera überzogen, sie war im Norden bis Perm, im Nordwesten bis Nowgorod, im Westen bis Kiew, Podolien und Volhynien, im Süden bis zur Krim, Ukraine und nach Odessa gelangt. Trotz aller Absperrungsmassregeln war sie Ende September in Moskau zum Ausbruch gekommen, hielt hier ebenso wie im übrigen Russland den ganzen Winter 1830—31 hindurch in heftiger Weise an, um im Frühjahr darauf ihre Wanderungen fortzusetzen.

Bevor wir dem ferneren Zuge der Cholera in Russland uns zuwenden, haben wir des gleichzeitigen Vordringens der Seuche in Vorderasien zu gedenken. Schon im Jahre 1830 war sie aus Persien auf den alten Handelswegen westwärts nach Mesopotamien und Arabien gekommen, trat 1831 in Syrien, Palästina und Arabien besonders unter den Pilgerscharen in Mekka und Medina mit grosser Bösartigkeit auf. Bald darauf, über Suez fortschreitend, zeigte sie sich in Aegypten, wütete in Kairo mit solcher Heftigkeit, so dass ihr in den ersten Monaten 30 000 Menschen zum Opfer gefallen waren. Sie pflanzte sich den Nil aufwärts bis Theben, stromabwärts nach Alexandrien fort, überzog das ganze Nildelta und soll durch Pilgerzüge bis nach Tunis verschleppt worden sein.

Auf russischem Boden war die Cholera mit Frühjahr 1831 von neuem in vielen der schon 1830 infizierten Gouvernements zum Ausbruche gelangt; zu gleicher Zeit verbreitete sie sich unaufhaltsam gegen Westen in den Gebieten von Grodno und Wilna, nordwestwärts über Kurland, Livland, Esthland und Finnland, im Norden in den Gouvernements Orel und Archangel, und hielt Mitte Juni in Petersburg ihren Einzug. Für die Weiterentwicklung der Seuche in Polen und ihre Verschleppung nach Mitteleuropa waren die damals herrschenden Wirren des russisch-polnischen Krieges von folgenschwerer Bedeutung. Schon Ende 1830 war die „asiatische Brechruhr" in den östlichen Kreisen Galiziens vorübergehend aufgetaucht, nahm bald darauf an Umfang beträchtlich zu und gewann mit Frühjahr 1831 eine weitere Ausdehnung über Russisch-Polen, nicht nur unter den einander gegenüber stehenden Truppen des Czaren und der polnischen Revolutionsarmee, sondern auch unter der Civilbevölkerung. Nachdem die Krankheit nach Warschau eingedrungen und infolge des Uebertrittes der polnischen Kontingente über die österreichische und preussische Grenze denselben dahin gefolgt war, wurde hier ein Seuchenherd geschaffen, gegen dessen Ausbreitung die ins Treffen geführten Absperrungsmassregeln sich als völlig ohnmächtig erweisen sollten. Die Cholera schritt nun in dreifacher Richtung nach dem Westen vor. Von Galizien, wo insbesondere Brody, Lemberg und Krakau schwer zu leiden hatten, war sie im Sommer nach Ungarn, Schlesien und Niederösterreich gelangt, verursachte geringe Ausbrüche in Steiermark und Oberösterreich, ergriff Mitte August Wien und im Herbste Böhmen und Mähren. Gleichzeitig mit der Invasion in Ungarn erschien sie, von Bessarabien aus vordringend, in der Moldau und Walachei, in Bulgarien und Rumelien und fand von Galacz aus, dem Seeverkehre folgend, den Weg nach Konstantinopel, späterhin nach Smyrna und anderen Küstenstädten Kleinasiens. Die zweite Route, welche die Cholera von Polen gegen Westen einschlug, führte über den von der preussischen Regierung bei der Grenzstadt Kalisch aufgestellten Sperrkordon hinweg nach den Provinzen Posen und Schlesien, und nordwärts dem Stromgebiete der Oder folgend nach der Mark Brandenburg und Pommern. Bevor aber noch die ersten Erkrankungsfälle längs der polnisch-preussischen Grenze aufgetreten waren, zeigte sich die Seuche schon im Mai in Danzig, wohin sie durch russische Kriegsschiffe aus den Ostseeprovinzen eingeschleppt worden war. Von da nahm sie den Weg über Königsberg nach den Regierungsbezirken Köslin und Gumbinnen. Hier im Nordosten Deutschlands vereinigten sich die beiden Cholerazüge, um sich nach dem Westen fortzusetzen, ohne jedoch in den ergriffenen Gebieten mit Ausnahme der Städte Stettin, Frankfurt a. O., Küstrin, Potsdam, Berlin eine grössere Verbreitung erlangt zu haben. Den gleichen milden Charakter bot im allgemeinen die Epidemiewelle, welche sich west- und nordwärts von der Elbe über Niederdeutschland fortzog, die nur an wenigen Plätzen wie Magdeburg, Lüneburg, Hamburg u. a. eine grössere Sterblichkeit hervorrief, hingegen an ausgedehnten Landstrecken spurlos vorübergegangen war.

Von Hamburg aus wurde Ende Oktober 1831 die Cholera durch ein Schiff nach der an der Ostküste Englands gelegenen Hafenstadt Sunderland verschleppt und verbreitete sich noch vor Jahresschluss über die schottische Grenze, um dann im Frühjahr 1832 vorwiegend den Hauptwegen des Land- und Seeverkehres folgend, jedoch die Berglandschaften fast ganz verschonend, das ganze Inselreich heimzusuchen. Von Grossbritannien übersetzte die Seuche, wie dies auch später in den Jahren 1849 und 1853 der Fall war, den Kanal, erschien Mitte März 1832 zu gleicher Zeit in Calais und Paris, überflutete in den beiden nächsten Monaten Nordfrankreich, im Juni die südlichen Departements und liess nur die gebirgigen Distrikte im Osten und Süden des Landes völlig verschont. Mit der Expansion der Cholera auf französischen Boden hing unmittelbar ihr Auftreten in Belgien zusammen. Hier war sie anfangs Mai in der an Frankreich angrenzenden Provinz Hainaut ausgebrochen und weiter in das Innere des Königreiches und nach Luxemburg vorgedrungen. Ende Juni erschien sie in den Niederlanden, blieb jedoch in epidemischer Gestalt während dieses und des darauffolgenden Jahres vorzugsweise auf die Provinzen Nordbrabant, Nord- und Südholland, Friesland, Groningen und Drenthe beschränkt. Damit standen auch die in der preussischen Rheinprovinz während der genannten beiden Jahre gebildeten Krankheitsherde in Verbindung. Indessen war die Cholera im östlichen Deutschland und in Oesterreich im Laufe des Jahres 1832 von neuem erwacht, rief in Wien und Berlin kürzer dauernde, aber bösartige Nachschübe hervor und kehrte ebenso in den Regierungsbezirken Oppeln und Breslau für einige Zeit zurück.

Für die Geschichte der Cholera im Jahre 1832 ist ihre Verschleppung nach der westlichen Hemisphäre von Bedeutung geworden. Durch irische Auswanderer, welche im April Dublin verlassen hatten, wurde die Krankheit anfangs Juni nach Canada importiert, von wo sie sich mit Schnelligkeit und Heftigkeit über Quebeck und Montreal nach dem grössten Teil von Ober- und Untercanada, nordwärts dem Hudson entlang und in südlicher Richtung nach den Vereinigten Staaten verbreitete. Bald waren Newyork, Philadelphia und die ganze Ostküste ergriffen, im August Maryland und Virginien, im September Kentucky, sodann Ohio, Indiana und Illinois. Noch im November entwickelte sich in Neworleans eine Epidemie, die an den Ufern des Mississippi fortwandernd, sich über einen grossen Teil der Südstaaten, im Frühling 1833 über die mittleren Staaten erstreckte und im Westen die Felsengebirge überschreitend bis zu den Gestaden des Stillen Ozeans ihre Verheerungen ausdehnte. Annähernd zu gleicher Zeit (Juni 1833) wurde sowohl die Küste wie das Hochplateau von Mexiko von der Seuche befallen, die auch auf der Insel Cuba erschienen war und wiederum zwei Jahre später auf letzterem Eiland wie an der Küste von Guayana sich gezeigt hatte.

In Mitteleuropa war die Cholera während des Jahres 1833 in mehreren Ländern, wie in Ungarn, im Norden Frankreichs und in Belgien neuerlich aufgetaucht, ohne aber ihre frühere Heftigkeit entfaltet zu haben. Einen bisher unberührten Boden eroberte sie sich auf der pyrenäischen Halbinsel, wo sie anfangs Jänner 1833 durch ein aus England kommendes Schiff nach dem Hafen Isao de Foz an der Westküste von Portugal gebracht, sich in mehreren Städten dieses Landes entwickelte, nach Spanien übergriff und sich hier zunächst in den westlichen und südlichen Landschaften festsetzte. Noch weitere Kreise zog die Epidemie im folgenden Jahre, indem sie die östlichen und nördlichen Gebiete von Spanien befiel und gegen Ende 1834 nach Marseille und der Provence vorrückte, um im März 1835 auch das übrige Südfrankreich, Piemont und späterhin einen Teil von Norditalien bis Toscana heimzusuchen. Im Jahre 1836 recrudeszierte die Seuche nicht nur in den meisten der bisher ergriffenen Teile Italiens, sondern wanderte über die apenninische Halbinsel weiter bis Neapel und kam 1837 nach Sicilien und der Insel Malta. Während ihres Ganges längst der Poebene sandte sie 1836 ihre Strahlen nach der südlichen Schweiz aus und gelangte nach Tirol und Bayern, 1837 nach Istrien, Dalmatien, nordwärts nach Oesterreich-Ungarn bis Galizien und nach mehreren norddeutschen Provinzen.

Auf aussereuropäischem Gebieten war die Cholera während dieser Pandemie 1830 in China, 1831 in Japan und, wie schon erwähnt, in Aegypten zum Ausbruch gekommen. Vom Jahre 1834 an erschien sie neuerlich in Aegypten, wanderte an der Nordküste Afrikas fort, drang hier bis tief in das Innere des Landes ein und nahm gleichzeitig den Weg nach der ostafrikanischen Küste sowie nach dem Sudan, wo sie gleichwie in den anderen Erdteilen mit dem Winter 1837—1838 ein Ende fand.

Dritte Periode 1846—1861.

Während die Cholera im Dezennium 1830—1840 in Ostindien mit ungeschwächter Heftigkeit anhielt, war sie in den Jahren 1840 und 1841 nach Hinterindien und China, 1842 nach dem nördlichen Hindostan, 1844 nach Afghanistan, Turkestan und dem östlichen Persien vorgedrungen und im Jahre 1846 im ganzen persischen Reiche zum Ausbruch gekommen. Gleichzeitig setzte sie sich nordwärts über Kaukasien, Armenien bis zur Küste des Kaspischen Meeres fort, wanderte in südlicher Richtung über die Nachbargebiete des persischen Golfes weiter nach Arabien und Mesopotamien und erhielt in den genannten Teilen Vorderasiens durch volle zwei Jahre ihre Herrschaft.

Vom Frühjahr 1847 an richtete sich der Zug der Seuche zunächst nach dem Süden des europäischen Russland und nach Sibirien, gelangte innerhalb der nächsten Monate einerseits bis Petersburg und Archangel, andererseits bis Tobolks. Zu derselben Zeit schlug sie den Weg nach Westen ein, rückte an die Ufer des Schwarzen Meeres vor, wo sie im Herbste Trapezunt, dann Konstantinopel ergriff und über ein Jahr lang nicht zum Stillstand gelangte. — Im Jahre 1848 fand die Cholera, die sich über das ganze russische Reich ausgebreitet hatte, in den Ostseeprovinzen, in Podolien, Wolhynien und Polen Eingang und erschien an zahlreichen Plätzen der europäischen und der asiatischen Türkei. Mit ihrer Ausdehnung in Kleinasien erfolgte während des Sommers der Ausbruch der Krankheit in Aegypten, Tunis, Algerien und Marokko, in welchen Ländern sie sich nahezu drei Jahre lang behauptete.

Vom Westufer des Schwarzen Meeres aus hatte die Seuche ihre Vorstösse neuerlich nicht bloss nach der Türkei gerichtet, sondern auch die Donaufürstentümer und Ungarn erreicht. In diesem Jahre hatte sie auf Malta und der griechischen Insel Schiatos nur geringe Entwicklung zu erlangen vermocht, hingegen hier wie im übrigen Griechenland erst im Jahre 1850 sich zur vollen Intensität erhoben. Nachdem die Cholera schon um die Mitte des Jahres 1848 teils in Ungarn vornehmlich auf dem Kriegsschauplatze, teils in Galizien festen Fuss gefasst hatte, schlug sie gleichzeitig und anscheinend von Russland ausgehend auf ihrer westlichen Wanderung den Weg nach Norddeutschland ein, zunächst nach Pommern, der Mark und der Provinz Sachsen, zog dem Stromgebiete der Elbe entlang nach Nordwesten, um Hamburg, Bremen, Hannover und Braunschweig zu überfallen; später trat sie in Posen, Ost- und Westpreussen und Schlesien auf. Dieselben Gebiete wurden auch im Jahre 1849 von der Cholera schwer heimgesucht, die dann auch nach den Rheinlanden übergegriffen hatte. Indessen hatte noch im Herbste 1848 die Krankheit die Niederlande und Belgien erreicht und war durch Schiffe importiert in England, Schottland und Irland an zahlreichen Plätzen zum Ausbruch gekommen. In Grossbritannien wie in Holland und Belgien setzte die Epidemie mit dem folgenden Frühjahr neuerdings ein und erhielt sich in diesen Ländern das ganze Jahr 1849 hindurch. In das Jahr 1849 fällt ein erneuerter Ausbruch der Cholera in Indien, die sich in den nächsten zwei Jahren über einen grossen Teil der vorderindischen Gebiete in heftigster Weise verbreitete. In Europa war sie ausser den schon genannten Ländern in Oesterreich und zwar in Galizien, Ungarn, Wien, Prag, Böhmen, Mähren, Krain und Istrien aufgetreten, sowie den Bewegungen der österreichischen Truppen im Königreich Venetien gefolgt. Auch Frankreich wurde an seiner Nordküste von der Seuche befallen, die im Laufe des Jahres über das ganze Land fortschritt. Noch im Dezember 1848 erschien die Cholera, durch Emigranten verschleppt im Hafen von Newyork und Neworleans, wanderte noch vor Jahresschluss dem Mississippi entlang über einen Teil der Oststaaten vorwärts, fand in Texas Eingang und erfuhr dann 1848 und 1850 die weiteste, bis San Franzisco reichende Verbreitung über ganz Nordamerika, das noch bis zum Jahre 1852 unter einer Reihe von mehr weniger begrenzten Epidemien zu leiden hatte. Mexiko, Panama und Neugranada wurden 1849 auf dem Land- und Seewege infiziert, indes die Antillen erst im Zeitraume 1850 bis 1854 von der Cholera in furchtbarer Weise heimgesucht wurden.

Während im Laufe des Jahres 1850 die Cholera auf dem europäischen Festlande in einzelnen norddeutschen Städten, ausserdem in Polen, Schlesien, Böhmen und Niederösterreich, speziell in Wien und Prag epidemisch zum Ausbruch gekommen war, erreichte sie, abgesehen von den wenigen und milde verlaufenen Lokalepidemien in den skandinavischen Ländern innerhalb der Jahre 1848 und 1849, erst 1850 eine grössere Ausdehnung in Schweden, ohne jedoch ihre volle Bösartigkeit zu manifestieren. Im übrigen Europa, wie in Afrika war sie mit Schluss des Jahres 1850 zum Stillstand gekommen und nur auf den Kanarischen Inseln zum erstenmale erschienen.

Doch nicht lange währte diese Ruhepause. Schon im Jahre 1852 trat die Cholera, die seit drei Jahren in Indien weit über ihre engere Heimat hinaus gedrungen war, von neuem ihren Rundgang über einen grossen Teil der Erde an. In Asien ergriff sie frühzeitig die Sundainseln, Persien und Mesopotamien, wendete sich wiederum dem Nordosten zu und überzog Transkaukasien und die Nachbargegenden des Kaspischen Meeres. Eigentümlich erschien das gleichzeitige Aufflackern der Seuche in Polen, ohne dass damals zwischen dem Westen und Süden des russischen Reiches der Zusammenhang einer Epidemie nachgewiesen werden konnte. Von Polen aus wurden die westlichen Gebiete des Zarenreiches und die preussischen Provinzen Posen, Schlesien, Ost- und Westpreussen, die Mark und Pommern infiziert. Während des Jahres 1853 erhielt sich die Cholera auf voller epidemischer Höhe in Mittelasien und im russischen Reich, um hier nach vielfach wechselnder räumlicher und zeitlicher Bewegung in ihrer Heftigkeit erst im Jahre 1862 zu erlöschen. Deutschland hatte im Jahre 1853 vorzugsweise in seinen nördlichen Landstrichen unter der Herrschaft der Krankheit zu leiden, wo sie auch in den Jahren 1855 und 1859 zu epidemischer Entwicklung kam. Vom Gestade der Ostsee war 1853 die Cholera in die skandinavischen Länder vorgedrungen und hatte nicht nur in diesem Jahre Dänemark, Schweden und Norwegen schwer betroffen, sondern auch wie in Russland und Preussen in den folgenden Jahren 1855, 1857 und 1859 an zahlreichen Plätzen ihre Verheerungen wiederholt. Auch Grossbritannien wurde im Frühsommer 1853 durch Schiffe aus deutschen Häfen infiziert. Die in London wie in vielen anderen Hauptorten des Inselreiches hervorgerufenen Epidemien überdauerten den ganzen Winter und nahmen erst mit Schluss des Jahres 1854 ein Ende. Zu gleicher Zeit wie in England trat die Cholera in den Niederlanden, in Belgien und Frankreich auf, um in diesen Ländern, wie wir sehen werden, sich noch jahrelang in bedrohlicher Intensität zu erhalten. Das Jahr 1853 wurde auch dem Süden Europas verhängnisvoll, nachdem die Cholera im spanischen Hafen von Vigo importiert, über den Westen des Königreiches sich verbreitet und hier ein Centrum ihrer Herrschaft geschaffen hatte. Eine weitere Invasion der Seuche fiel im Jahre 1853 auf den amerikanischen Kontinent, wo die Unionsstaaten und Mexiko teils durch europäische Einwanderer, teils durch Verschleppung der auf Westindien grassierenden Krankheit befallen worden sind.

Mit erneuerter Wut setzte die Cholera im Jahre 1854 ihre Wanderungen fort und entfaltete in vielen der bereits ergriffenen Länder ihre ganze Bösartigkeit. In Russland, Skandinavien, Grossbritannien, Holland und Belgien dauerte ihre Herrschaft an; in Frankreich wurde Paris zum Mittelpunkt einer fast das ganze Land umspannenden Epidemie, die von dem hart bedrängten Marseille aus nach der spanischen Küste verschleppt, rasch über die ganze pyrenäische Halbinsel Verbreitung gewann. Wie in Frankreich gelangte auch in Spanien und Portugal die Seuche erst im Jahre 1856 zum Ablauf. Von Süden Frankreichs griff sie nach der Schweiz und Oberitalien hinüber und nahm von mehreren zuerst infizierten Häfen den Weg in das Innere des Landes. Savoyen, die Lombardei, Venetien, ganz Mittel- und Unteritalien sowie Sicilien litten furchtbar unter den Drangsalen der epidemischen Brechruhr, deren Dauer sich auf dem grössten Teil der apeninischen Halbinsel bis zum Ende des Jahres 1856 fortzog.

Von besonderer Bedeutung wurde das Cholerajahr 1854 für Süddeutschland; hier war in den westlichen Gebietsteilen die Krankheit zwar nur in kleineren Herden aufgetreten, hingegen in München rasch zu voller Entwicklung gekommen und für die Bevölkerung der bayerischen Hauptstadt wie für jene des Landes verhängnisvoll geworden. In Oesterreich-Ungarn, das sowohl von Bayern her wie vom Südosten des Reiches verseucht worden war, hatten während des Jahres 1854 nur einige Städte, wie Wien und Budapest unter einer stärkeren Cholerasterblichkeit zu leiden. Um so heftiger schwoll im Jahre 1855 die Seuche zu einer nahezu über den ganzen Kaiserstaat sich ausdehnenden Epidemie an, die gleichzeitig von Oberitalien aus neue Verstärkungen erfahren und erst mit Jahresschluss ein Ende genommen hatte. Nicht um vieles weniger entfaltete die Cholera ihre Schrecken im Jahre 1854 auf dem Kriegsschauplatze an den Ufern des Schwarzen Meeres; sie verbreitete sich anfänglich unter den Truppen der Westmächte, sodann auf russischen und türkischen Boden, zog ihre Kreise im Osten über Kleinasien, im Westen über die Donaufürstentümer, drang südwärts nach Griechenland vor und erlosch auf dem ganzen Länderkomplexe erst mit Ende 1855.

Ausserhalb des europäischen Kontinents war die Cholera im Jahre 1854, abgesehen von Ostindien, in Persien, Arabien, China und Japan von neuem aufgetreten und gleichfalls auf einem weiten Ländergebiete des amerikanischen Festlandes mit ungewöhnlicher Bösartigkeit zum Ausbruch gelangt. Aehnliche Wanderzüge zeigte die Seuche im Jahre 1855, die von Vorderasien und Arabien nach Aegypten und längs der Nordküste Afrikas bis Marokko und in das Innere des Landes nach Abessinien und Nubien vordrang-und zum ersten Male die Westküste Afrikas und zwar die Inseln Fogo und Madeira ergriff.

In Europa war es vorwiegend dessen südliche Hälfte, auf welcher die Cholera im Laufe des Jahres 1855 ihre Verwüstungen fortgesetzt hatte. Aber auch Russland und seine Nachbargebiete wurden, wie teilweise schon erwähnt, von neuen Epidemien heimgesucht, so dass das Zarenreich, die Ufer des Schwarzen Meeres, die Donaufürstentümer, die Balkanstaaten, Griechenland, Italien und Oesterreich-Ungarn den zusammenhängenden Schauplatz der Seuche in jenem Jahre darstellen. Mit Ausnahme der damals andauernden Herrschaft der Krankheit auf der iberischen Halbinsel blieb das westliche Europa mehr verschont, nur Holland und die Schweiz wiesen stärkere Ausbrüche auf, die ebenso im Norden von Deutschland und in den skandinavischen Ländern sich zur Höhe weitgedehnter Epidemien erhoben hatten.

Auf der westlichen Hemisphäre, wo — wie bemerkt — schon ein Jahr zuvor die Cholera ein grosses Territorium erobert und nahezu die meisten Unionsstaaten, Neugranada und Columbia in Südamerika erfasst hatte, erschien sie 1855 in Venezuela und in Brasilien, dem Stromgebiete des Amazonenflusses tief in das Land folgend und zahlreiche Küstenstädte ergreifend, ohne im darauffolgenden Jahre aus dem Lande zu verschwinden.

Ueberblicken wir endlich den letzten Abschnitt dieser Pandemie der von dem Zeitraume 1856—1863 begrenzt wird, so begegnen wir einer Reihe neuerlicher und mörderischer Ausbrüche der Cholera zunächst in ihrer Heimat, sodann im ganzen Hindostan, in China, Japan, auf der Halbinsel Korea und den Philippinen. Die ganze siebenjährige Periode hindurch gelangte sie ebensowenig in Mittel- und Vorderasien zur Ruhe. Sie wanderte 1856 von Arabien ausgehend an der Ostküste Afrika fort nach Abessinien, schritt in den folgenden Jahren nach dem Somalilande und Zanzibar weiter, erschien auf den Inseln Mauritius, Madagascar, den Comoren und auf Reunion. Von Aegypten verbreitete sich 1856—59 die Seuche längs der afrikanischen Nordküste über Tripolis, Tunis, Algier und Marokko. Mit Zähigkeit behauptete sie sich noch im Jahre 1856 in Centralamerika, indes sie in Brasilien und anderen Gebietsteilen Südamerikas nur zeitweilig und auf einzelne Plätze eingeengt geblieben war. In Europa waren, wenn man von der ununterbrochenen Seuchendauer in Russland und Spanien absieht, die Cholera-Jahre 1856—1858 nur für die skandinavischen Länder und einzelne norddeutsche Städte von Bedeutung. Hingegen erfuhr die Seuche gleichzeitig mit ihrem Anwachsen in Asien und ihrer raschen Steigerung innerhalb des russischen Reiches im Jahre 1859 plötzlich eine neuerliche Expansion. Im ursächlichen Zusammenhang mit derselben standen die schweren Lokalepidemien in den Ostseeprovinzen, in Schweden, Norwegen, auf zahlreichen Plätzen des nördlichen und nordwestlichen Deutschlands, sowie in den Niederlanden und in Belgien.

Vierte Periode 1863—1875.

Die Cholera, die schon in den Jahren 1860—1862 weit über ihre bengalische Heimat hinausgetreten war, verbreitete sich 1863 über ganz Vorderindien und Ceylon und schritt in den beiden folgenden Jahren nach Osten fort, um den indischen Archipel, China und Japan mit mörderischen Epidemien zu überziehen. Ihr Vorstoss nach Westen erfolgte aber diesmal nicht auf dem alten Landwege der Karawanen, sondern auf dem Seewege des persischen Golfes und des roten Meeres. Zu Beginn des Jahres 1865 gelangte die Seuche von der Küste von Bombay durch ein mit Kranken beladenes Fahrzeug nach der im westlichen Arabien gelegenen Landschaft Yemen und von hier nach dem heiligen Mekka, wo sie anfangs Mai unter den versammelten 100000 Pilgern furchtbare Ernte hielt und von ungezählten Flüchtlingen nach allen Richtungen verstreut wurde. So kam es, dass diesmal die Cholera nicht auf ihren alten Pfaden über Mittel und Vorderasien nach Südrussland und weiter nach Europa den Weg nahm, sondern vom Mittelmeere aus in allerkürzester Frist an den südlichen Ufern unseres Kontinents Fuss fasste und in die Binnenländer eindrang. Von Mekka aus erschien sie mit den ersten zurückkehrenden Pilgern in Suez und Alexandrien, griff in Unter- und Oberägypten um sich, indessen sie mohamedanische Wallfahrer von Arabien aus nach Mesopotamien, Syrien, Palästina und Centralasien importiert hatten. Bald nach ihrem Ausbruche in Alexandrien trat die Seuche, durch den Schiffsverkehr vermittelt, in Konstantinopel, Malta, Marseille, Ancona, Valencia u. a. O. auf, ergriff von diesen Einbruchstationen aus die Türkei und deren Hinterländer, Südfrankreich, Spanien, Italien und wanderte vom Schwarzen Meere nach Russland, Armenien und Kaukasien landeinwärts. Während in den genannten Gebieten die

Cholera ein beträchtliches Feld eroberte, erschien sie noch im Herbste 1865 an einigen Plätzen in England und Belgien. Oesterreich wurde 1865 nur von kleinen Epidemien in Fiume und Triest befallen, hingegen die Krankheit in Deutschland durch direkt aus Odessa angekommene Reisende nach Altenburg und von hier nach mehreren Städten des Königreichs Sachsen übertragen. Um so heftiger wütete im Kriegsjahre 1866 die Cholera in Oesterreich und Deutschland. In Oesterreich kam die Seuche zuerst in der Bukowina zum Ausbruch, überzog dann Ungarn, Böhmen, Mähren, Niederösterreich und forderte unter den Truppen wie unter der Civilbevölkerung eine ungeheuere Zahl von Opfern. So erlagen in Böhmen 30000, in Mähren nahezu 50000, in Niederösterreich 10000, in Ungarn 30000, in der ganzen Monarchie 165292 Menschen der Cholera. In Deutschland war die Cholera zuerst aus Luxemburg nach der Rheinprovinz und nach Westfalen gelangt, um weniger später an der Ostseeküste aufgetreten und an zahlreichen Orten des norddeutschen Gebietes, u. a. in Hamburg, Berlin, den Provinzen Preussen, Posen, Schlesien, Sachsen, im Königreiche Sachsen, in Mecklenburg und Oldenburg ausgebrochen. Preussen allein zählte in dieser Epidemie 114683 Todesfälle an Cholera. In den bayerischen Kreisen Unterfranken, Aschaffenburg, Schwaben und Neuburg trat sie epidemisch auf, sie blieb hingegen im übrigen Süddeutschland nur auf einzelne bayerische Kreise und Städte der westlichen Gegenden beschränkt. Aber auch in den anderen Ländern Europas war 1866 eines der schwersten Cholerajahre. Das osmanische Reich, die Donaufürstentümer, Montenegro und vor allem das europäische Russland hatten schwere und ausgedehnte Epidemien zu überstehen. Von den skandinavischen Ländern wurde nur Schweden stärker betroffen, Grossbritannien nur an einzelnen Plätzen heimgesucht; dagegen herrschte die Cholera epidemisch in Belgien, den Niederlanden, in Frankreich, Spanien und Italien.

Die grosse Verbreitung, die die Cholera im Laufe des Jahres 1865 in den aussereuropäischen Ländern gefunden, schuf Seuchencentren, von denen aus im Jahre 1866 die Krankheit ungeschwächt ihren Fortgang nahm. Auf dem asiatischen Festlande riss sie zunächst in dem von zwei Millionen von Pilgern besuchten indischen Wallfahrtsorte Hurdwar ein und überzog von hier aus neuerdings Central- und Vorderasien. In Afrika war schon 1865 die Cholera vom Golf von Aden her nach der Ostküste übergesetzt, hatte Abyssinien, die Somali- und Gallaländer ergriffen, um in den folgenden Jahren noch tiefer in das Innere des dunklen Weltteiles einzudringen und andererseits Zanzibar, Mozambique, Madagaskar und Mauritius zu infizieren. An der Nordküste wurde Algier und Marokko gleichfalls schon 1865 verseucht, doch fielen die heftigsten Ausbrüche der Cholera in diesen Ländern, wie in Tunis auf die Periode 1867—1868 und verbreiteten sich 1868 – 1869 zum ersten Male über Senegambien.

Von gleicher Wichtigkeit erscheinen in diesem Zeitraume die Epidemiezüge der Cholera auf der westlichen Hemisphäre. Angeblich von Marseille aus, nach anderer Quelle von Bordeaux kommend, wurde im Herbst 1865 die Krankheit nach Guadeloupe eingeschleppt, griff auf mehrere benachbarte Inseln über und entwickelte sich in den nächsten Jahren auf S. Domingo, Cuba und S. Thomas zu heftigen Epidemien. Auf dem Festlande von Amerika kam, von sporadischen Erkrankungen unter Einwanderern im Jahre 1865 abgesehen, die Cholera erst vom

Jahre 1866 an wieder durch europäische Emigrantenschiffe importiert, zu weiter Ausdehnung. Von Newyork und Neworleans ausgehend, wanderte sie nach Pennsylvanien und längs der Ostküste fort, drang von Neworleans, dem Stromgebiete des Missisippi folgend, nach Illinois, Jowa fasste an einzelnen Hafenplätzen der Südküste und auf centralamerikanischem Boden in Nicaragua und Honduras festen Fuss. Nach einer winterlichen Abnahme verbreitete sich die Seuche 1867 über einen grossen Teil der westlichen Unionsstaaten und über Texas.

Mit ihrem Vorstoss, den die Cholera im Jahre 1866 nach den amerikanischen Kontinent unternommen hatte, hing auch ihr plötzliches Auftreten im April dieses Jahres in den Rio de la Plata-Staaten zusammen, wo sie durch Truppenzüge rasche Ausdehnung erfuhr und im folgenden Jahre von neuem ausbrach. Sie überzog die Landschaften und Städte längs des Paranaflusses bis Buenos-Ayres, suchte mehrere Provinzen Brasiliens heim, wo sie überall noch während des Jahres 1868 fortwucherte. Im letztgenannten Jahre überfiel sie das bisher verschont gebliebene Montevideo und wanderte 1869 nach einigen Landschaften der argentinischen Republik, nach Bolivia und Peru. Mit Ende 1869 war die Seuche in Südamerika erloschen.

Wenden wir uns wieder nach Europa zurück, so haben wir für das Jahr 1867 in vielen der schon vordem befallenen Länder über heftige Recrudeszenzen der Seuche zu berichten. Vor allem war es Oesterreich-Ungarn, das in Dalmatien, Ungarn und Galizien neuerliche Choleraepidemien zu dulden hatte. Auch in Albanien, Montenegro und in der Herzegowina hielt die Krankheit unvermindert an. Russland blieb diesmal in seiner Choleramorbidität gegen frühere Jahre zurück, hingegen wurde Polen von neuem erfasst und hatte Tausende von Menschenleben an der Seuche verloren. Deutschland wies in seinen östlichen Gebietsteilen nur mässige Epidemien von beschränkten Umfange auf, dafür war die Cholera, die den Winter 1866—1867 in der Rheinprovinz und in Westphalen überdauert hatte, hier wieder hervorgetreten und in einzelnen Städten von einer exzessiven Sterblichkeit begleitet gewesen. Nicht weniger heftig waren die Nachschübe der Krankheit in Belgien und Holland, die jedoch räumlich auf engen Grenzen eingedämmt geblieben waren. Am schwersten wurde im Jahre 1867 Italien und zwar in allen seinen Provinzen von der Cholera heimgesucht. Die Zahl der Opfer hatte man annähernd auf 130000 Menschen geschätzt. In Frankreich, der Schweiz und in Grossbritannien endlich erlangte die Seuche nur eine territorial beschränkte Verbreitung.

Mit dem Jahre 1868 war in Europa ein vollständiges Erlöschen der Cholera eingetreten, deren Spur nur in vereinzelten Krankheitsherden in Russland zu Tage getreten. Ebenso blieb vom Jahre 1869 an in den anderen Weltteilen die Seuche nur auf verhältnismässig geringe Gebiete zurückgedrängt. Doch nur ein kurzer Zeitraum war es, der diese Ruhepause umfasste. Schon im Jahre 1871 wird die Cholera zur abermaligen Landplage für Europa wie für die Mehrzahl der anderen Erdtheile, denn auch die nächsten beiden Jahre sind ausgefüllt von einem pandemischen Seuchenzuge, der lebhaft an die Verheerungen der Krankheit innerhalb des 4. und 6. Dezenniums gemahnte.

Zunächst ist daran zu erinnern, dass die Cholera seit dem Jahre 1865 ohne nachweisbare Unterbrechungen in Persien fortgedauert und namentlich 1870 in Teheran wie im Süden des Reiches gewütet hatte. Von hier verbreitete sie sich 1871 über die Ostküste Arabiens, über Mesopotamien und, durch Karawanen verschleppt, nach dem westlichen Arabien, wo sie bald Medina und Mekka erreichend, längs der Küste des Hedschas fortschritt. Obgleich die Cholera im Jahre 1872 in Persien wie in Mekka von neuem ausgebrochen war, fand dennoch in diesen Ländern bald ihr gänzlicher Nachlass statt. Nur brachte das Jahr 1875 das ganz vereinzelt gebliebene Aufflackern der Cholera in Syrien. Andererseits aber hing 1872 mit diesen Mittelpunkten der Seuche ihre Ausdehnung über Turkestan und Buchara zusammen, gleichzeitig rückte sie, wahrscheinlich von Arabien stammend, nach Nubien vor, wo sie bis zum Jahresschluss in heftigem Masse anhielt.

Auf europäischen Boden blieb inzwischen Russland niemals ganz von der Cholera befreit. Sie war zwar 1868 nur auf einzelne Städte und Distrikte eingedämmt, nahm jedoch schon 1869 von weiteren Landschaften Besitz, verbreitete sich 1870 über 37 Gouvernements und entwickelte sich nach einem kurzen Winterschlummer in den ersten Monaten des Jahres 1871 zu einer der schwersten Epidemien im ganzen Reiche, dessen centrale Teile am empfindlichsten darunter zu tragen hatten. Weniger ausgedehnt, doch nahezu von gleicher Mortalität war innerhalb der russischen Grenzen die Epidemie des Jahres 1872, die insbesondere die südlichen und westlichen Gouvernements betroffen hatte. Im Laufe des Jahres 1873 trat allerdings die Seuche im Czarenreiche in den meisten Gubernien zurück, nur in Polen kam sie zu abermaliger, heftiger Entwicklung und erhielt sich hier auf voller Höhe bis Ende 1874.

Wie in früheren Zeitabschnitten wurde auch diesmal der Ausbruch der Cholera in Russland zum Verhängnis für das übrige Europa. Von Vorderasien und zugleich von Südrussland aus verbreitete sich die Seuche im Jahre 1871 in der Türkei und den Donaufürstentümern, erhob sich in Konstantinopel zu epidemischer Gestalt, griff 1872 nach der Südküste des Schwarzen Meeres über und gewann, gegen Westen vordringend, besonders in Rumänien an Ausdehnung, wo sie noch im folgenden Jahre andauerte und nach Bulgarien und dem Balkan weiter sich fortsetzte, jedoch Ende 1873 erlosch. Von Polen drang 1872 die Cholera nach Galizien, österr. Schlesien, Mähren, Böhmen und Ungarn vor. Sie nahm in diesen Ländern während des Jahres 1873, besonders in Ungarn grosse Dimensionen an, infizierte Wien und wurde in südlicher Richtung nach Slavonien und Dalmatien verschleppt. In Ungarn allein betrug innerhalb der Jahre 1872—1873 die Zahl der Cholera-Todesfälle 190000. Erst mit Schluss des Jahres 1873 war die Krankheit in Oesterreich-Ungarn zum Stillstand gekommen.

Deutschland wurde 1871 von Russland her von der Krankheit heimgesucht. Sie war in Ost- und Westpreussen zuerst aufgetreten, später in mehreren Städten Norddeutschlands zu mässigem Umfange gediehen, überall aber vor Jahresschluss erloschen. Im Jahre 1872 kam sie auf deutschen Boden nur in sporadischer Form zur Beoachtung, hingegen im Jahre 1873 um so heftiger zur Entwicklung. Nicht nur auf dem grössten Teile des preussischen Gebietes, auch in Dresden und Hamburg steigerte sie sich zu bösartigen Epidemien, auch Bayern, und vornehmlich seine Hauptstadt München wurden in schwerer Weise heimgesucht. Während am Schlusse des Jahres die meisten deutschen

Gegenden von der Cholera befreit erschienen, setzte sie 1874 in Bayern und Oberschlesien von neuem ein und erhielt sich namentlich in letzterer Provinz bis zum Herbst dieses Jahres.

Das südliche Europa blieb wie der Norden in den Jahren 1871—1873 von der Cholera nahezu gänzlich verschont, Schweden und Norwegen allein hatten einzelne Lokalausbrüche zu überstehen. Im Westen des Kontinents war sie 1873 nur in einigen französischen Departements zu epidemischer Höhe angewachsen, jedoch vor Eintritt des Winters wiederum verschwunden.

Nordamerika wurde 1871 abermals durch deutsche Auswanderer von der Seuche infiziert, die sich jedoch diesmal nur auf einen geringen Ausbruch in Halifax während des Monates November reduzierte. Um so schwerer gestaltete sich im Jahre 1873 die durch Einschleppung bewirkte Epidemie von Neworleans, die analog dem Zuge des Jahres 1866 im weiten Umkreise über die dem Flussgebiete des Mississippi nahe gelegenen Unionsstaaten ausstrahlte.

Endlich ist der ununterbrochenen Herrschaft zu gedenken, die die Cholera in der Periode 1865—1875 in Indien behauptet hat. Wenngleich die Seuche hier niemals erloschen war und alljährlich Tausende und Tausende von Opfern gefordert hatte, so dehnten sich doch in ausnehmender Heftigkeit während des genannten Dezenniums ihre Seuchenherde über das ganze Land aus. Insbesondere sind es die Jahre 1866, 1869—1870, 1872–1873 und 1875, in denen die Cholera in ganz Vorderindien den Charakter einer Pandemie angenommen und selbst in diesem an beträchtliche Erkrankungs- und Sterbeziffern gewöhnten Gebiete durch eine erschreckend hohe Mortalität gewaltiges Aufsehen erregt hat.

Fünfte Periode 1883—1895.

Ueber die Grenzen Indiens hinaus war die Cholera im Zeitraume 1875—1881 nirgends zu einem bemerkenswerten heftigeren Ausbruch gekommen und nur 1877—1878 und 1881—1882 unter den Mekkapilgern im Hedschas im vorübergehenden Explosionen aufgetreten. Mit dem Jahre 1881 nahm sie jedoch ihre Wanderzüge wiederum auf, setzte ihren Fuss vorerst nach Siam, 1882 nach Japan, China und den Sundainseln. Ein Jahr später, als die Krankheit mit erneuerter Bösartigkeit in Indien sowohl im Innern des Landes wie an den Küsten sich verbreitet hatte, wendete sie ihren Lauf nach Westen. Ihre Invasion in Aegypten, wohin sie aller Wahrscheinlichkeit nach durch indische Fahrzeuge auf dem Wege über Port Said verschleppt worden war, nahm am 22. Juli 1883 in Damiette den Anfang. Rasch drang sie im Nildelta vor, ergriff u. a. Alexandrien, Kairo und zog den Nil aufwärts bis Esne. Obschon sie überall nur kurze Zeit hindurch andauerte, war dennoch die Zahl der von ihr dahingerafften Opfer eine aussergewöhnlich hohe. An und für sich wäre dieser Choleraausbruch in Aegypten in der Geschichte der Seuche ohne besondere Bedeutung geblieben. Und doch bildet er in der Epidemiologie einen denkwürdigen Merkstein, denn von ihm aus nahm die moderne Choleraforschung ihren Anfang. Im Anschluss an die von einer französischen Expedition gepflogenen Studien eröffnete hier die deutsche Kommission unter R. Koch ihre bahnbrechenden Arbeiten, die, im gleichen Jahre in Calcutta und Bombay fortgesetzt, dazu geführt haben, dass Koch auf Grund sorgfältig angestellter Beobachtungen die Natur des Krankheitserregers festzustellen vermocht hat.

Verfolgen wir den weiteren Verlauf der Seuche, so begegnen wir im Jahre 1884 ihrem plötzlichen Erscheinen in Toulon, alsbald in Marseille, wohin sie durch Truppentransportschiffe verschleppt worden war. In rascher Aufeinanderfolge verpflanzte sich die Seuche im Süden Frankreichs, sandte vorerst einzelne Vorläufer nach Paris und erweiterte ihre Kreise im übrigen Lande. Bis zur Mitte August hatte sie in 15 Departements Eingang gefunden. Durch massenhafte Flüchtlinge aus den Häfen Südfrankreichs wurde Oberitalien infiziert und namentlich Spezzia von einer heftigen Epidemie ergriffen. Bald darauf erschien sie in Neapel, befiel hier hauptsächlich die schon im Jahre 1873 heimgesuchten tiefer gelegenen Stadtteile und raffte binnen kurzem 7152 Einwohner dahin. Wenngleich die Krankheit auf italienischem Boden im Oktober erloschen war, so nahm sie in Westeuropa ihren ungestörten Fortgang. Im Spätherbst wurden die spanischen Provinzen Alicante und Catalonien, gleichzeitig Nordfrankreich, Paris und Genf befallen. Mit Ausnahme der französischen Hauptstadt, deren Cholera-Erkrankungsziffer während des Monates November auf 1980 in der Stadt und auf 84 in den Vororten sich belief, war die Krankheit in mässigen Grenzen geblieben. Mit Jahresschluss fand nahezu überall ein vollständiger Nachlass statt, der freilich in einzelnen Gebieten nur von kurzer Dauer war.

Abgesehen von den lokalisiert gebliebenen Rekrudescenzen in Toulon, Marseille und einigen Orten der Bretagne, trat die Cholera mit Frühjahr 1885 von neuem und in stürmischer Weise in Spanien auf, verbreitete sich, von den Provinzen Valencia und Murcia ausgehend, über das ganze Land und behauptete sich am Schlusse des Jahres noch in voller Heftigkeit in den Provinzen Kadiz und Salamanca. Man hat die Zahl der Erkrankungen in Spanien während des Jahres 1885 auf rund 339000, jene der Todesfälle auf 120000 geschätzt. Am härtesten wurde die Provinz Saragossa betroffen, denn hier stieg die Choleramorbidität auf 9,1 % der Bevölkerung. — Während der Sommermonate war die Seuche auf dem Boden von Frankreich erschienen, in Marseille, Toulon und den benachbarten Departements aufgetreten, im Monate November in die Bretagne eingedrungen, jedoch in diesem Landesteile zumeist auf die Hafenstadt Brest und deren Umgebung beschränkt geblieben.

Oberitalien hat 1885 der Seuche abermals seinen Tribut gezahlt, der aber gegen die Verluste des Vorjahres nicht unerheblich sich verminderte. Nur auf der Insel Sizilien gewann die Krankheit in den Herbstmonaten eine epidemische Gestaltung, besonders in der Stadt Palermo und der gleichnamigen Provinz. Die Zahl der Opfer, welche die Cholera während des Jahres 1885 im ganzen Königreiche Italien gefordert hatte, betrug 26000. Ebenso schwer hatte Italien in den beiden nächstfolgenden Jahren unter der Cholera zu leiden. Schon im April 1886 zeigte sie sich in Brindisi und gleichzeitig in Venetien, erlangte von hier aus sowohl in Norden wie im Süden des Königreiches eine Ausdehnung, deren Akme auf den Monat August fiel und deren Niedergang erst gegen Mitte Oktober zu konstatieren war. Im März 1887 erwachte sie neuerlich in Sicilien, setzte in Calabrien auf das Festland über und etablierte auf dessen südlicher Hälfte ihre epidemische Herrschaft, unter welcher sie sich besonders in die Stadt und Umgebung von Neapel hartnäckig eingenistet hatte. Erst im Herbste 1887 war die seit 4 Jahren über Italien verbreitete Invasion der Cholera zum Abschluss gekommen.

Im Anschlusse an die oberitalienische Choleraepidemie erfolgte im Juni 1886 die Einschleppung der Krankheit in Triest; die hier bis zum Ausgang des Jahres in mässiger Höhe epidemisierte, jedoch im unmittelbaren Gefolge eine grössere Reihe von Erkrankungen und Todesfällen in den benachbarten Kronländern Istrien, Görz und Gradiska, Krain und Dalmatien verursacht hatte. Nahezu gleichzeitig mit Triest wurde die Hafenstadt Fiume infiziert und bald darauf die Seuche nach Kroatien und in das Innere von Ungarn übertragen, wo sie von Raab, Budapest und Szegedin ausstrahlend, nach verhältnismässig mildem Verlaufe Ende Januar 1887 erlosch. Im übrigen Europa beschränkte sich die Cholera im Jahre 1886 auf einzelne lokale Ausbrüche in Spanien und in der Bretagne.

Im Jahre 1887 entwickelte sich die Cholera, wie schon angedeutet, auf der apenninischen Halbinsel, und zwar vorwiegend in den Provinzen Sicilien, Calabrien, Neapel und in Rom zu schweren Epidemien. Gleichzeitig war sie auch auf Malta zum Ausbruch gekommen.

Ausserhalb Europas hat die Seuche im Jahre 1886 in Japan auf das heftigste gewütet; von 155000 Erkrankten waren ihr 109000 erlegen. Nicht um vieles geringer waren ihre gleichzeitigen Verwüstungen auf der Halbinsel Korea. Auf der westlichen Hemisphäre wurde die Cholera im November 1886 durch ein aus Genua angekommenes Schiff in Buenos Ayres eingeschleppt, verbreitete sich 1887 nach Uruguay, der argentinischen Republik, Paraguay und erschien zum erstenmal in Chile, ohne aber über Santjago hinauszugreifen. Im Laufe des Jahres 1888 dauerten die Verheerungen der Krankheit in Südamerika fort, die am längsten und schwersten über Argentinien hereingebrochen war. —

In Europa war mit dem Jahre 1888 eine Cholerapause eingetreten, die jedoch nur wenige Jahre anhielt.

Sehen wir innerhalb dieser Zeitperiode von der ununterbrochenen Herrschaft der Seuche in Indien ab, so haben wir doch für das Jahr 1888 ihres Ausbruches auf Manila zu gedenken, an welchen sich der Zeitfolge nach die Epidemien auf den Sundainseln, den Philippinen und 1889 jene in Persien und Mesopotamien angereiht haben. In Vorderasien war jedoch die Cholera nicht bloss auf die letztgenannten Länder allein beschränkt geblieben, sondern auch 1890 in Kleinasien, Syrien, Arabien und in Aegypten ausgebrochen. Für die Entwicklung und weitere Propagation der Krankheit wurden wiederum die unter den insalubersten Verhältnissen abgehaltenen Pilgerfeste in den heiligen Stätten von Mekka und Medina zu gefahrvollen Brennpunkten. Eine im Hedschas eingerissene Epidemie, wahrscheinlich durch Landkarawanen aus Yemen eingeschleppt, raffte in kürzester Zeit über 4000 Wallfahrer dahin, während Hunderttausende der heimkehrenden Mohamedaner die Krankheitskeime nach allen Gegenden, vorzugsweise nach Arabien und seinen Nachbarländern verstreuten.

Ueber diese Gebiete hinaus war die Cholera 1890 in Ostasien, und zwar in Japan und Shangai, auf afrikanischem Boden in Aegypten Massaua, Natal und in der Kapkolonie aufgetreten. Selbst Europa wurde im Sommer 1890 neuerlich durch das Aufflackern der Cholera in Spanien allarmiert, nachdem sie durch ein vermutlich aus Odessa eingelaufenes Schiff in Pueblo de Rugat in der Provinz Valencia aufgetaucht war und bald über einen grösseren Teil des Landes sich ausgebreitet hatte.

Während des Jahres 1891 herrschte die Cholera ausschliesslich auf dem asiatischen Festlande und auf mehreren dazu gehörigen Inselgruppen. Wie in Indien die Seuche in bedrohlicher Weise sich gesteigert und ausgedehnt hatte, so war sie in China und Japan gleichfalls über die Grenzen der vorjährigen Epidemie emporgewachsen. Von diesem Herde aus wurden Siam, Ceylon, Java, Celebes und der sibirische Hafenort Wladiwostok verseucht. Unaufhaltsam drang die Cholera zur gleichen Zeit im mittleren und westlichen Asien vor, überzog grössere Gebiete von Afghanistan und Persien, behauptete sich in Syrien, Mesopotamien und trat in Anatolien wie im Lande Yemen auf. Wie im Vorjahre durch die Sorglosigkeit begünstigt, mit welcher der Pilgerverkehr namentlich von englischen Schiffsunternehmungen gehandhabt worden war, fand die Seuche neuerlichen Eingang im Hedschas und forderte unter den Besuchern des heiligen Mekka zahlreiche Opfer. Von den in diesem Jahre auf dem Seewege angekommenen 46953 Pilgern sollen nur 25553 aus Mekka zurückgekehrt sein.

Für diesmal war die Gefahr einer Verschleppung der Cholera, die zunächst den östlichen Gestaden des mittelländischen Meeres von Mekka aus gedroht hatte, glücklicherweise ohne Verwirklichung vorübergegangen. Dagegen nahm, wie dies schon 1867 und 1879 der Fall gewesen, die Seuche von einem anderen Zentrum des mohamedanischen Pilgerverkehrs, von der indischen Kulturstätte Hurdwar ausgehend, den Weg nach dem Westen Asiens und nach Europa. Indien, das seit dem Jahre 1889 unter einer exorbitanten Cholerasterblichkeit zu leiden hatte, wurde im Jahre 1892 in allen seinen Teilen von einem der heftigsten Ausbrüche der Krankheit ergriffen. Von der Gesamtbevölkerung Ostindiens waren im Laufe des Jahres 1892 nicht weniger als 762695 Menschen der Cholera zum Opfer gefallen. Unter den im Monate März in Hurdwar massenhaft versammelten Wallfahrern war die Seuche eingerissen und begann nunmehr ihre mörderischen Verheerungen. Tausende von Pilgern waren ihr an Ort und Stelle erlegen, andere tausende verstreuten den Keim der Krankheit nach allen Richtungen. Insbesondere die Provinz Pandschab und die westlichen Nachbarländer wurden in rascher Aufeinanderfolge verseucht. Schon im April und Mai verbreitete sich die Cholera in Afghanistan, Kaschmir, in Persien (im Jahre 1892 betrug die Zahl der an Cholera Verstorbenen in Persien 64000) bis zu den Ufern des Kaspischen Meeres und in das transkaspische Territorium, drang von Baku nach Tiflis, Batum, Asow und Odessa vor, gleichzeitig über Astrachan die Wolga aufwärts in das innere Russland, wo die grösseren Städte die Knotenpunkte der Seuchenausdehnung gebildet haben. So war die Cholera Mitte Juli zur Zeit der Messe nach Nischni-Nowgorod und nach St. Petersburg gekommen, hatte alsbald das ganze europäische Mittelrussland sowie ein grosses Gebiet der asiatischen Reichsteile überzogen, war Mitte August in Kiew und im Gouvernement Lublin, Ende August in Riga, mehrere Wochen später in Russisch-Polen aufgetreten und noch bis in den Herbst hinein überall in voller Zunahme begriffen. Bis Ende des Jahres betrug in Russland die Gesamtzahl der Erkrankungen 551473, jene der Todesfälle 266200.

Dieser ausgedehnte Epidemieherd liess mit Recht eine Invasion für Mitteleuropa befürchten. Weit früher jedoch, als dies von Osten her der Fall war, drohte die grösste Gefahr eines Einbruches der Cholera von Frankreich her. Schon in den ersten Tagen des Monats April 1892 wurde die Krankheit, deren Herkunft unaufgeklärt geblieben war, im Zuchthause von Nanterre, einem der westlichen Vororte von Paris und bald darauf ihr Fortglimmen in mehreren abwärts der Seine gelegenen Nachbarorten konstatiert, indes Paris selbst erst im Monat Juli infiziert worden war. Um dieselbe Zeit entwickelte sich die Cholera, eingeschleppt durch einen aus Courbevoie nächst Paris stammenden Krankheitsfall in Havre zu einem grösseren Herde, trat im August und September in verschiedenen Hafenstädten der West- und Südküste des Landes zu Tage und verursachte bis Mitte Oktober in 20 Departements eine Mortalität von 3184 Todesfällen. Von Havre wurde Ende Juli die Seuche durch einen Dampfer nach Antwerpen importiert, wo sie vor allem in dieser Stadt eine stärkere Verbreitung fand, hingegen in den Provinzen Limburg, Namur, Ostflandern, Lüttich und Luxemburg weit geringere Dimensionen annahm.

Das grösste Aufsehen erregte der plötzliche Ausbruch der Cholera in Hamburg-Altona, wo der erste Erkrankungsfall am 16. August sich ereignete. Trotz sorgfältigster Nachforschung blieb die Quelle der ersten Infektion unermittelt. Die rapide Zunahme der Krankheitsfälle hielt bis Ende August gleichmässig im ganzen Staatsgebiete von Hamburg an, milderte sich jedoch — geringe Steigerungen ausgenommen — vom Anfang des Septembers mit jeder folgenden Woche, so dass vom 13. Oktober an nur mehr vereinzelte Nachzügler der Epidemie konstatiert werden konnten. Auffallend und von besonderer Wichtigkeit für die Beurteilung dieses denkwürdigen Ausbruches war die Thatsache, dass die Seuche in explosionsartiger, gleichzeitiger und gleichförmig schwerer Weise über das ganze Weichbild von Hamburg, einschliesslich der Vorstädte und Vororte um sich gegriffen hatte, indes die unmittelbar angrenzende Nachbarstadt Altona einer unverhältnismässig geringeren und nur in mässigem Tempo zur Ausbreitung gekommenen Heimsuchung ausgesetzt geblieben war. Während auf Hamburg in der Zeit vom 16. August bis 23. Oktober 18000 Erkrankungen und 8200 Todesfälle an Cholera entfielen (auf 1000 Ew. 14, 2) waren in Altona vom 19. August bis Ende Oktober 516 Personen erkrankt und 316 gestorben (auf 1000 Ew. 2,1), überdies wiesen darunter 220 Erkrankungsfälle auf Hamburger Ursprung hin. Diese gravierenden Unterschiede im Gang und Verhalten der beiden Nachbarepidemien hat R. Koch mit voller Bestimmtheit auf den Einfluss der der Wasserversorgung zurückgeführt, die in Hamburg in der Entnahme des nur mangelhaft gereinigten Elbwassers bestand, indes Altona weit günstigere Einrichtungen aufwies. Aehnliche bessere Verhältnisse lagen auch im benachbarten Wandsbeck vor, wo gleichfalls die Cholera nur eine kleine Zahl von Opfern gefordert hat.

Von Hamburg aus erfolgte eine Reihe von Infektionen im Deutschen Reiche; andere Seuchenherde innerhalb des Reiches zeigten aber entschieden auf die Einschleppung der Cholera aus den westlichen oder östlichen Nachbarländern hin. Ausserhalb Hamburg wurden im Deutschen Reiche während der Herbstepidemie 267 Ortschaften von der Cholera infiziert und 1639 Erkrankungen mit 1255 Todesfällen gemeldet. Hierbei ergaben die Erhebungen, dass die Verbreitung der

Krankheit weniger dem Landwege, sondern weit mehr dem Schiffsverkehre auf den Wasserstrassen gefolgt war und sich in dieser Weise zunächst im Stromgebiete der Elbe in Lauenburg und Boizenburg, im Flussgebiete der Oder in dem Aufflackern der Seuche in Stettin manifestierte. Viel geringer war die Anteilnahme des Rheingebiets an der Lokalisation von Choleraherden, die übrigens auch im Weichselgebiete nur vereinzelt geblieben waren. Durch den Schiffsverkehr gelangte Ende August die Cholera von Hamburg nach den Niederlanden, gewann zuerst in Rotterdam, dann in Dordrecht und verschiedenen anderen Städten eine jedoch nur beschränkte Ausdehnung.

In Oesterreich konzentrierte sich im Jahre 1892 die Cholera, deren Herkunft auf eine Importation aus Russland schliessen liess, vorwiegend auf Galizien, wo in der Zeit vom 8. September bis 31. Oktober von 207 Erkrankten 119 der Seuche erlegen waren. Späterhin trat sie nur in sporadischen Fällen auf und war Ende Januar 1893 erloschen. Gleichzeitig war sie Ende September in Budapest erschienen, entwickelte sich hier zu epidemischer Gestalt, verbreitete sich zumeist der Donau und ihren Nebenflüssen entlang in mehreren Städten des ungarischen Tieflandes und griff teilweise mit ihren Ausläufern nach Kroatien-Slavonien hinüber. Nachdem mit dem Eintritt des Winters die Cholera fast überall erloschen war, begann am 6. Dezember eine milde verlaufende Nachepidemie in Hamburg, an welche sich eine geringe Winterepidemie in Altona und der plötzliche Ausbruch der Krankheit in der Irrenanstalt Nietleben bei Halle anreihten.

Zu Beginn des Jahres 1893 war die im Vorjahre über den grössten Teil des russischen Reiches ausgedehnte Choleraepidemie in vielen Gebieten noch nicht im Schwinden. Sie herrschte namentlich in Podolien, Bessarabien und in den südlichen Gouvernements des europäischen Russlands ohne Unterlass, nahm ihre Wanderungen mit Frühjahr von neuem auf und bedrohte insbesondere durch ihre Wiederkehr in den westlichen Verwaltungsbezirken wie in Polen die zentralen Staaten des Kontinents. Immerhin war aber die Seuche diesmal in Russland beiweiten milder aufgetreten als im Vorjahre, obgleich sie territorial noch einen grösseren Umfang erreicht hatte.

In Oesterreich-Ungarn erfolgte der Wiederausbruch der über Winter pausierenden Seuche mit Anfang des Sommers in den an der oberen Theiss gelegenen Komitaten Ungarns. Sie verzweigte sich einerseits nach Siebenbürgen, andererseits bis über das rechte Donauufer hinaus, rief in einzelnen Städten stärkere Lokalepidemien hervor und schritt nach Bosnien, wo sie im Kreise Doljna-Tuzla einen ziemlich schweren Ausbruch verursachte. Gleichzeitig mit der Invasion in Ungarn erschien die Cholera wiederum in Galizien, erreichte hier im August und September ihren Höhepunkt und nahm erst mit Schluss des Jahres ein Ende, nachdem von 1523 Erkrankten 896 gestorben waren.

In Frankreich, wo den Winter hindurch eine geringe, aber fortlaufende Kette von sporadischen Cholerafällen zur Beobachtung gelangte, waren im Frühling 1893 neue und grössere Krankheitsnachschübe zu verzeichnen, und zwar in den Departements Morbihan, Herault, Finisterre, in der Stadt Nantes und an mehreren Hafenplätzen der West- und Südküste. Eine mittelschwere Zunahme von Cholerafällen ereignete sich im Sommer in Belgien, speziell in Antwerpen, Ostflandern und Hennegau.

Das Deutsche Reich blieb im Jahre 1893 gleichfalls von der Cholera nicht verschont, obgleich es zur Bildung stärker anschwellender Epidemien nicht gekommen war. Nur in den Herbstmonaten fand in Hamburg, Stettin und Umgebung, endlich in Tilsit in Ostpreussen eine Bildung kleiner lokaler Herde statt.

In den südlichen Ländern Europas war die Cholera im Sommer und im Herbst 1893 im Königreiche Italien in Piemont, in Neapel und Palermo vorübergehend erschienen, während Spanien nur von vereinzelten kleinen Lokalisationen der Seuche betroffen wurde. Eine grössere Exacerbation zeigte die Cholera in Rumänien und gegen Schluss des Jahres in Konstantinopel. Ausserhalb Europas, und ohne nähere Bedachtnahme auf die Fortdauer der Epidemien in Vorderindien, entwickelte sich die Cholera in Persien und Mesopotamien, besonders in Bagdad, später in Basra am persischen Golfe. Wiederum kam es diesmal unter den Pilgern von Mekka zu verheerenden Massenerkrankungen, die durch Verschleppung zu frischen Krankheitsausbrüchen in Algier und Tunis Anlass gaben.

Eine teilweise Aehnlichkeit bot der Gang und die Ausbreitung der Cholera im Jahre 1894. Auch in diesem Jahre war die Seuche im russischen Reiche, während des Winters kaum zurückweichend, mit Anfang des Frühlings von neuem ausgebrochen, griff nach Galizien über, wo sie im Flussgebiete des Dnjestr und der Weichsel epidemisch sich einnistete und in vielen anderen Bezirken des Landes aufflackerte. Vom 7. April bis Jahresschluss zählte man in Galizien an 15000 Erkrankungen und 8200 Todesfälle an Cholera. Ausserdem waren in der Bukowina mehr als 600 Bewohner der Krankheit erlegen. — In Frankreich trat, soweit sich die Nachrichten verfolgen lassen, die Cholera in den ersten Monaten des Jahres im Departement Finisterre stärker hervor, ebenso im August und September in dem der belgischen Grenze nächstgelegenen Norddepartement, wie in Paris und Marseille. Belgien und die Niederlande wiesen kleinere Sommerepidemien auf, die nur in den Provinzen Lüttich, Limburg und in den atlantischen Küstenstrichen eine stärkere Krankheitsziffer erreichten. Innerhalb des Deutschen Reiches blieb die Cholera westwärts der Elbe nur auf vereinzelte Fälle beschränkt, verursachte aber während der Monate September und Oktober einige territorial eingeengte und verhältnismässig rasch ablaufende Ausbrüche im Regierungsbezirke Oppeln wie in Ost- und Westpreussen. In der europäischen Türkei wurden Adrianopel und Konstantinopel von der Cholera stärker betroffen, die auch in Kleinasien mehrere Städte und Landschaften eroberte, wo sie noch im folgenden Jahre geraume Zeit anhielt.

Während des Jahres 1895 hat die Seuche innerhalb der europäischen Staaten nur im westlichen Russland und in Galizien Fuss gefasst. Von Mekkapilgern verschleppt, war sie nach Damiette und Marokko übertragen worden. In Ostasien hauste sie besonders heftig in Südchina und Japan. Im Jahre 1896 erneuerten sich die Ausbrüche der Krankheit in Aegypten, ohne jedoch über das Nilland hinauszugreifen. Die nächstfolgenden Jahre hindurch bis zum Schlusse des Jahrhunderts war die Cholera ausserhalb ihres engeren indischen Heimatsgebietes nirgends zu einer bemerkenswerten Erscheinung gekommen.

Ueberblicken wir den in seinen hauptsächlichen Zügen dargestellten Gang der Cholera, so müssen wir dieselbe nach ihrer Ausdehnung, nach der Vehemenz ihres Auftretens und der Höhe der verursachten Menschenverluste als die schwerste Weltseuche der neueren Geschichte bezeichnen. Ihre Verwüstungen entziehen sich jedoch einer ziffermässigen Abschätzung und selbst die relative Einbusse an Menschenleben, die sie den einzelnen Völkern und Staaten bei ihrem jedesmaligen Umzuge beigebracht, lässt sich kaum annähernd berechnen. Die Geschichte der Cholera ergibt, dass sie bei jeder neuerlichen Wanderung gewisse Landstrecken und Verkehrswege bevorzugt, dabei im Laufe des 19. Jahrhunderts immer weitere Kreise gezogen und nahezu die ganze bewohnte Erde berührt hat. Nur wenige Länder, wie Australien, einzelne Landstriche von Süd- und Westafrika, die südlichsten wie die nördlichsten Teile des amerikanischen Kontinents, Island, die schottischen und Faröer-Inseln, Lappland, die nördlichen Gebiete des europäischen und asiatischen Russland und endlich einzelne Inseln des Stillen Ozeans sind bisher von ihrer Invasion verschont geblieben. Unter den von der Seuche heimgesuchten Ländern gab es aber wiederum einzelne Strecken und Gegenden, die des mangelnden Verkehres oder anderer Ursachen willen der Krankheit gänzlich sich entzogen, ohne dass dieser Schutz in einer bestimmten Beschaffenheit oder Elevation des Bodens begründet gewesen wäre. Ebenso geht aus dem Vergleiche der einzelnen Wanderzüge hervor, dass die Cholera niemals und an keinem Orte ausserhalb ihrer indischen Heimat autochthon sich zu entwickeln vermocht hat, denn die hierfür aufgestellten Behauptungen waren lediglich von oberflächlichen Voraussetzungen und falschen Schlussfolgerungen ausgegangen.

Naturgemäss hat die Cholera von ihrem ersten, in das Jahr 1817 fallenden Bekanntwerden den Geist denkender Aerzte mächtig angeregt, um die Ursachen und Verbreitungswege derselben zu ergründen. Gerade die Cholera, die selbst in ihrer Heimat den damaligen Beobachtern als eine völlig neue, rätselhafte Seuche erschienen war, hat ihre ersten Stürme mit äusserster Bösartigkeit in Szene gesetzt, im Laufe der Zeit aber mit ganz verschiedenartiger In- und Extensität die einzelnen Landschaften, Städte und Ansiedelungen heimgesucht. Nach kürzerer oder längerer Herrschaft war sie auf Jahre hinaus wieder verschwunden, oder aber bei dem nächsten Zuge nicht selten in die früheren Sitze zurückgekehrt; anderenteils war sie über die vormaligen Seuchenherde sprungweise hinweggeschritten, um sich in nahegelegenen oder ferneren Stellen zum erstenmal einzunisten. Ueberall trat sie mit voller Gleichartigkeit auf, von denselben Merkmalen und Begleiterscheinungen gefolgt. Was lag demnach näher, als besondere von den übrigen Volkskrankheiten abweichende Seuchenursachen anzunehmen, ihre Weiterentwicklung auf eigentümliche, mitwirkende Aussenverhältnisse zurückzuführen? Die anfänglich in Indien propagierte Erklärung, es handle sich um eine Vergiftung durch verdorbenen Reis, wurde bald als hinfällig aufgegeben. Um so lebhafteren Beifall errang die Annahme, die Krankheit, die in Sumpfgegenden entsprungen sei und häufig den Tiefebenen wie den Flussthälern entlang fortschreite, müsse in bestimmten organischen Effluvien bedingt sein und daher auf miasmatischem Wege ihre Verbreitung erlangen. Nicht lange hielt jedoch dieser Glaube Stand. Die in darauffolgenden Epidemien gemachten Erfahrungen, wonach die Seuche unbekümmert um Niederungen oder Hochgebirge die Völker überfiel, verhalf der

Meinung zum Uebergewichte, die Cholera sei eine eminent kontagiöse Krankheit, gegen deren Einschleppung nicht genug schwere Absperrungsmassregeln ins Werk gesetzt werden konnten. Schon in den Jahren 1829 und 1830, als die Cholera über Russland zum erstenmal nach dem mittleren Europa vorgedrungen war, beeilten sich einzelne Regierungen, die schärfsten Anordnungen über die Grenzsperre und Reinigung verdächtiger Menschen und Waren zu erlassen, während andere Staaten, gestützt auf die Nutzlosigkeit aller der gegen die erste Invasion der Cholera in Russland und Preussen geübten, drakonischen Verkehrsbeschränkungen an dem miasmatischen Ursprung der Seuche festhielten. Getragen von der noch im IV. Dezennium allgemein geltenden Lehre der Macht des „gastrisch-biliösen Krankheitscharakters" neigte die Mehrzahl der damaligen Aerzte zur Theorie des Miasmas hin, zu deren Unterstützung man bereitwilligst Witterungsverhältnisse und sonstige ungewöhnliche Naturerscheinungen heranzog.

Während vom ersten Wanderzuge der Cholera auf europäischem Boden die ärztliche Welt hinsichtlich der Natur der Krankheit in Miasmatiker und Kontagionisten gespalten war, lenkte sich unmittelbar nach den ersten europäischen Epidemien das Augenmerk der Forscher auf den parasitären Charakter der Seuche. Man fabelte von „Choleratierchen", die vom fernen Osten stammend, das Firmament verdunkelt haben sollten. Später gewann die Hypothese von einem „Choleragifte", dessen Wesenheit aber keiner Definition zugänglich war, mehrfachen Anklang. Von der Voraussetzung ausgehend, dass Mikroorganismen die Träger und Vermittler des Ansteckungsstoffes seien, war der Eifer der Pathologen frühzeitig darauf gerichtet, im Blute, in den Se- und Exkreten der Kranken sowie in den Organen der an Cholera Verstorbenen den vermutlichen Krankheitskeim zu entdecken. Die anfänglichen Versuche, die sich hauptsächlich mit der Auffindung von Organismen, analog den Gärungspilzen, befasst hatten (Böhm 1838, Brittan, Swayne, Pouchet 1849) waren ebenso erfolglos ausgefallen wie die nachmals von Pacini (1854), Klob, Thomé und Hallier (1867) angestellten Nachweise der vorgeblich dem Choleradarme eigentümlich zukommenden Formelemente, in welchen man die spezifischen Cholerakeime erblicken wollte. Gleich unbefriedigend blieben die Experimente mit künstlicher Infektion von Tieren, denen man Blut, Sekrete und namentlich Ausleerungen Cholerakranker einverleibt hatte. (Magendie 1839, J. Meyer 1852, Lindsay 1854, Thiersch 1856 u. a. m.)

Während diese in der Kindheit der Bakteriologie und des Tierexperiments gelegenen, durch die Unvollkommenheit der Instrumente und Fehlerquellen der Untersuchungsmethoden bedingten Vorarbeiten in der Aufdeckung organisierter Krankheitskeime bald als Irrtümer erkannt und vorderhand in der Lehre von der Choleraätiologie zurückgestellt worden waren, blieb die Annahme eines spezifischen Choleragiftes, ohne jedoch dessen Existenz nachweisen zu können, im Vordergrunde des allgemeinen Interesses. Die Tatsache, dass die Krankheit durch den menschlichen Verkehr, insbesondere durch Cholerakranke selbst ihre Verbreitung finde, gewann frühzeitig die Anerkennung vieler Epidemiologen. Daneben drängte sich aber, zumal bei der örtlich und zeitlich höchst wechselvollen, und selbst innerhalb eng begrenzter menschlicher Wohnplätze ganz ungleichartigen Ausstreuung des supponierten Krankheitsstoffes die Ueberzeugung auf, es müsse letzterer durch bestimmte lokale, atmosphärische und tellurische Verhältnisse seine Vervielfältigung erfahren. Die u. a. schon 1835 anlässlich der Epidemie in Südfrankreich von Hergt, Rech und Dubrueil behauptete Beeinflussung des Kontagiums durch lokale Verhältnisse liess die Frage offen, ob der Luft, dem Boden oder dem Wasser der hauptsächlichste Anteil an dem Zustandekommen einer Epidemie zugeschrieben werden müsse. Die Engländer Snow, Budd (1849 u. ff.) bezeichneten die Atmosphäre, den Untergrund und das Trinkwasser als die eigentlichen Medien des Krankheitsgiftes, welche Ansicht insbesondere im Kreise ihrer Landsleute viele Anhänger erwarb und 1851 in Deutschland an Bärensprung einen beredten Vertreter gewann. Ja Snow und nach ihm Simon beschuldigten nach dem Ergebnis der Untersuchungen über die Londoner Epidemien der Jahre 1849 und 1854 direkt das Trinkwasser als Hauptquelle der Choleraverbreitung. Hingegen schrieben 1832 Boubée, 1849 Fourcault nach französischen Beobachtungen gewissen geologischen Eigenschaften des Bodens und seiner Feuchtigkeit einen ausschlaggebenden Einfluss auf die Ausbreitung einer Choleraepidemie zu, deren Entwicklung Farr (1849) jedoch lediglich als von der Elevation eines Ortes abhängig hinstellen wollte.

Die um die Mitte des 19. Jahrhunderts diskutierten Auschauungen über die Pathogenese der Cholera traten in ein neues, bedeutsames Stadium, als Max von Pettenkofer im Jahre 1855 mit seinen Studien über die Verbreitungsart der Cholera hervortrat. Die mit bewunderungswürdigem Scharfsinn und mit fester Ausdauer verfochtenen Lehren des verdienstvollen Hygienikers sind so allgemein bekannt, dass wir in dieser geschichtlichen Skizze nur in knappen Andeutungen uns auf die Pettenkofer'schen Grundsätze beschränken wollen. Er erkannte in der Beschaffenheit des Bodens, vor allem in seinem physikalischen Aggregatzustande, in der hierdurch bedingten Porosität und Durchfeuchtung des Untergrundes wie in dessen Imprägnierung mit organischen Stoffen das wichtigste und allein entscheidende Moment in der Verbreitung der Cholera. Dieser als „örtliche Disposition“ bezeichnete Einfluss der Lokalität schliesse die temporäre oder dauernde Immunität vieler Städte oder Stadtteile in sich, während in der durch die Jahreszeiten, durch die Witterungs- und Bodenverhältnisse hervorgerufenen verschiedenen Durchfeuchtung und Durchwärmung des Untergrundes, in dem wechselnden Stande des Grundwassers die „zeitliche Disposition“ gelegen sei. Der menschliche Verkehr vermittle den spezifischen Cholerakeim, zu dessen epidemischer Verbreitung jedoch die disponierten Bodenverhältnisse als unerlässliche Faktoren in Mitwirkung zu kommen haben. Ebenso wie die Cholera nicht unmittelbar von Kranken auf Gesunde übertragbar sei, ebenso gering sei die Vermittlung des Kontagiums durch das Trinkwasser zu veranschlagen, das vielmehr durch die Atemluft dem menschlichen Körper einverleibt werde. Hierbei ging Pettenkofer von der Grundanschauung aus, dass der Cholerakeim an sich nicht kontagiös sei, seine Entwicklung nur ausserhalb des Menschenleibes erfahre, überhaupt zu seiner Virulenz des günstigen Bodens bedürfe, um sodann im infektionstüchtigen Zustande emporzusteigen und Ansteckung zu bewirken.

Die von Pettenkofer im Laufe der Dezennien festgehaltene

und nur in wenigen Beweisführungen modifizierte Lehre von der Aetiologie und Verbreitung der Cholera, späterhin als „lokalistische Lehre“ bezeichnet, fand naturgemäss ihre Anhänger und Gegner. Die „Bodentheorie“ wurde für die Pathogenese des Abdominaltyphus und der Cholera zum Brennpunkt der Verhandlungen und der Kämpfe.

Im Zeitraume 1855—1883, dessen Marksteine einerseits die Studien Pettenkofer's, andererseits die bahnbrechenden Arbeiten Koch's bilden, trat immer deutlicher die Annahme eines spezifischen, organisierten Cholerakeimes in der Aetiologie der Seuche hervor. Die Existenz eines solchen Krankheitsträgers wurde, wenn auch als eine noch unbekannte Grösse, mit einer gewissen Zuversicht in der Cholerafrage in Rechnung gebracht. Damit im kausalen Zusammenhange stand die von der überwiegenden Schar der Beobachter festgehaltene Ansicht, dass das infizierende Cholera-Agens in den Dejekten des Kranken enthalten sei. Während die eine Partei von dem supponierten Keime die unmittelbare Ansteckung ableitete, negierte Pettenkofer diese Voraussetzung und erblickte in der Choleralokalität das unbedingt erforderliche Zwischenglied für das Zustandekommen einer epidemischen Ausbreitung. Abweichend von der Münchner Schule waren die meisten Forscher darüber einig, dass dem menschlichen Verkehre an sich, namentlich den Kranken, deren Wäsche und Effekten u. s. w. nach den an allen Orten und zu allen Epidemiezeiten gewonnenen Erfahrungen eine ganz besondere Wichtigkeit und Bedeutung zukomme. Das erdrückende Beweismateriale, welches die konstant wiederkehrende Verschleppung der Cholera durch den Pilgerverkehr in Ostindien, Arabien u. a. O. an die Hand gegeben hatte, musste naturnotwendig die Beziehungen des Verkehres zur Krankheitsausstreuung in die schärfste Beleuchtung rücken. Nur die kleine Fraktion der sogen. Autochthonisten, als deren Wortführer Cuningham und Guérin genannt sein mögen, stellte den Einfluss des Verkehres in Abrede. Sie leugneten überhaupt die Hypothese eines spezifischen Infektionsstoffes, dessen mittelbare oder unmittelbare Virulenzentwicklung, sondern verteidigten den Standpunkt, dass die Cholera, überall als Cholera nostras vorkommend, zeitweise unter unbekannten atmosphärischen und tellurischen Einflüssen, unter einem prädisponierenden Genius epidemicus und unter Mitwirkung eines durch vorangehende Zunahme der Diarrhöen sich kundgebenden Cholerakonstitution zu epidemischer Gestalt sich ausbilden könne. Die bizarre Theorie Bryden's, die Cholera werde aus ihrem endemischen Gebiete nicht etwa durch den menschlichen Verkehr, sondern durch den Monsunwind als „Cholerawoge“ weitergetragen, hat gebührendermassen allseitige Abfertigung erfahren.

Der schärfste und erbittertste Streit entbrannte aber innerhalb der uns beschäftigenden Periode über die Medien der Krankheitsverbreitung, über die Hilfsursachen der Cholera. Waren zu jener Zeit die Beobachter noch nicht in die beiden Hauptlager der Lokalisten und Kontagionisten mit ihrem streng umschriebenen Glaubensbekenntnisse geschieden, so fallen doch schon mit dem Beginne dieses Zeitabschnittes die festen Ansätze zweier Richtungen zusammen, die wir um des vornehmsten Streitobjektes willen füglich als die Anhänger der Bodentheorie und der Trinkwassertheorie bezeichnen dürfen. Wir verweisen, dass die von Pettenkofer formulierten Gesetze der Abhängigkeit der Choleragenese von dem wechselnden Zustand des Bodens während zahlreicher Lokalepidemien keineswegs als sicher zutreffende Beweise eine Bestätigung gefunden haben, dass die vielbesprochene Immunität bestimmter Städte und Stadtteile keine absolute und überdies oft in anderen örtlichen Verhältnissen als nur in der Bodenbeschaffenheit begründet gewesen war. Wie gegen die örtliche Disposition mit den zu ihren Gunsten aufgestellten Argumenten wurden gegen die allgemeine Gültigkeit der zeitlichen Disposition gewichtige Einwendungen erhoben. Aus den in Europa und Indien gemachten Beobachtungen wollte man nur eine beschränkte Koincidenz der Cholerafrequenz mit den Jahreszeiten und den durch diese verursachten atmosphärischen Niederschlägen zugestehen, weiter von der Regelmässigkeit zwischen dem Ansteigen der Cholera und dem Sinken des Grundwassers beträchtliche Abweichungen erkannt haben. Nicht weniger lebhaft bestritt man die von Pettenkofer als Hauptstütze seiner Grundsätze herangezogene Seltenheiten von Cholera auf Seeschiffen und die Ableugnung des epidemischen Vorkommens der Krankheit auf Schiffen überhaupt. Die bekannt gewordenen Beispiele von Schiffsepidemien waren mindestens geeignet, die volle Stichhaltigkeit der behaupteten Thatsachen in Zweifel zu ziehen. Der gewichtigste Einwurf gegen die exklusive Abhängigkeit der Cholera vom Boden und Grundwasser wurde aber aus der grossen Reihe von Beobachtungen abgeleitet, welche in einer kaum misszuverstehenden Deutlichkeit den kausalen Zusammenhang zwischen der Choleraverbreitung und dem Trinkwasser erbrachten. Wir erinnern an die bereits angedeuteten Mitteilungen über die von Snow und Simon in den Jahren 1849 und 1854 in London geschöpften Erfahrungen über die Ausbreitung von Choleraepidemien im Bereiche bestimmter Wasserleitungen, eine Kongruenz, welche 1866 für London neuerliche Bestätigung gefunden hatte. In einer grossen Zahl von Städten und Ortschaften in Deutschland, England u. a. m. trat zu Zeiten von Cholera die Ausdehnung der Krankheit, bezw. das Verschontbleiben ganzer Gebiete oder einzelner Teile je nach den besonderen lokalen Einrichtungen der Wasserversorgung augenfällig zu Tage. Eine reiche Zahl einschlägiger Beispiele hatten indische Aerzte bekannt gemacht und nachgewiesen, wie in einzelnen Städten oder Anstalten die Anlage klagloser Quellenleitungen einen rapiden Abfall der Choleramorbidität gezeigt habe. Allen diesen Thatsachen aber setzte Pettenkofer ein starres non licet entgegen, denn er schob die eklatanten Folgen der verbesserten Wasserversorgung lediglich dem Einflusse einer geordneten Kanalisierung zu.

Einen neuen Abschnitt in der Geschichte der Lehre von der Cholera bildet die Entdeckung des Kommabacillus, welchen R. Koch durch seine 1883 und 1884 in Aegpten und in Ostindien angestellten Untersuchungen als den spezifischen Krankheitserreger der Cholera indica aufgefunden und als solchen experimentell festgestellt hat. Trotz der erhobenen Einwürfe und Zweifel, trotz der Namhaftmachung ähnlicher, aber in Wesenheit völlig differenter Vibrionen (Finkler-Prior, Denecke, Metschnikow u. a.) hat die ärztliche Welt den Koch'schen Bacillus als den eigentlichen Krankheitskeim der Cholera anerkannt. Sein konstantes Vorkommen in allen Fällen von asiatischer Cholera (im Darm und den Entleerungen der Kranken), seine Anwesenheit in faulenden und fliessenden Gewässern, u. a. in gewissen Tanks nächst Calcutta, in welche erwiesenermassen überall eine Verunreinigung durch Choleradejekte gelangt war, die durch absichtliche oder zufällige Einverleibung von Kommabacillen bei Tieren und Menschen zu Tage getretenen charakteristischen Leichenbefunde, bezw. Krankheitssymptome und der Nachweis der Koch'schen Choleravibrionen im Darm der Versuchsobjekte sichern in unwiderleglicher Weise deren fundamentale Bedeutung in der Choleragenese.

Koch's Entdeckung hat mit einem Schlage die Anschauungen der Aerzte in neue Richtungen gelenkt und die Diskussion hervorragender Körperschaften auf das lebhafteste beschäftigt. Die Cholerakonferenzen in Berlin in den Jahren 1884 und 1885, die im Jahre 1885 durchgeführten Verhandlungen der Pariser Academie de Medecine, die Cholerakonferenz in London und die internationale Sanitätskonferenz in Rom während des gleichen Jahres gaben ein glänzendes Zeugnis von der Klärung und Wandlung der wissenschaftlichen Auffassung über die Entstehung, Verbreitung und Verhütung der Cholera. Die seit dem Jahre 1883 beobachteten Epidemien in und ausserhalb Europa vervollständigten, soweit dies überhaupt menschenmöglich gewesen ist, die Grundanschauungen, aus denen die gegenwärtige Lehre von der Cholera sich aufgebaut hatte; sie boten zugleich das praktische Versuchsfeld im grossen, um an der Hand der modernen Forschungen auch erfolgreiche Stützpunkte für die öffentliche Abwehr der verhängnisreichen Seuche zu gewinnen.

VI. Ruhr.

Litteratur.

*(Ausser den Schriften von **Hippokrates, Celsus, Aretäus, Caelius Aurelianus, Alexander von Tralles**): **Sennert,** Opera, 1641. — **Fabric. Hildanus,** Opera, 1646. — **Willis,** Opera, 1681. — **Morton,** Opera, 1696. — **Degner,** Hist. med. de dysenteria, 1750. — **Zimmermann,** Von der Ruhr, 1765. — **Baldinger,** Von d. Krankheiten d. Armee, 1765. — **Pringle,** l. c. 1772. — **Cleghorn,** Beob. üb. die epid. Krankh. auf Minorca, 1776. — **Mursinna,** Beob. üb. d. Ruhr u. die Faulfieber, 1780. — **Sydenham,** l. c. 1786. — **Rollo,** Neue Bemerkg. üb. d. Ruhr, 1787. — **Stoll,** Ratio medendi, Pars III, 1788. — **van Geuns,** Ueb. d. epid. Ruhr, 1790. — **Harless,** Antiquitates dysenteriae, 1801. — **Horn,** Versuch. üb. d. Natur und Heilung der Ruhr, 1807. — **Fournier,** Art. „Dysenterie" in Dict. d. sc. med. Tom. X, 1814. — **Wunderlich,** Hdb. d. sp. P. u. Th. III. Theil 1846. — **Bamberger,** in Virchow's Hdb. d. sp. P. u. Th. Bd. VI 1855. — **Virchow,** Kriegstyphus und Ruhr, Archiv 52. Bd. 1871. — **Heubner,** in Ziemss. Hdb. d. sp. P. u. Th. III. Aufl. II. Bd. 3. Abth. 1886. — **Creighton,** l. c. 1891/94. — **Kartulis,** in Nothnagel's Hdb. d. sp. P. u. Th. V. Bd. 3. Abth. 1896. — **Scheube,** Die Krankh. d. warm. Länder, II. Aufl. 1900. — **Ebstein,** Ueb. d. Mittheilg. v. Jacob Bontius . . . Janus VII 1902.*

Soweit die Schilderung von Krankheiten bei den Schriftstellern des Altertums sich verfolgen lässt, wird die Dysenterie erwähnt oder ein Krankheitsprozess beschrieben, dessen Symptome mit jenen der Ruhr nähere oder entferntere Verwandtschaft besitzen. Schon die von den Hippokratikern stammende Bezeichnung „Dysenterie", in die Latinität mit dem Ausdrucke „Difficultates intestinorum" übertragen, weist auf die Vielgestaltigkeit des Leidens hin, dessen Ursache je nach der Beschaffenheit der Darmausscheidungen zunächst in dem Vorwalten einer der Kardinalflüssigkeiten des Körpers gesucht wurde. Hippokrates unterscheidet Diarrhöen, Tenesmus und Lienterie von der Ruhr, gedenkt der bei letzterer vorfindlichen Verschwärungen der durch „Abschaben des Darmes“ und durch Blutungen bewirkten charakteristischen Merkmale. Aretäus giebt eine vortreffliche Darstellung des Krankheitsbildes und der im Dünn- oder Dickdarme lokalisierten Geschwüre. Nebst ihm hat Celsus (er nennt das Leiden „tormina“), Galenus, vor allem Caelius Aurelianus die Pathologie, Alexander von Tralles die Therapie der Krankheit gewürdigt. Die von letzteren Autoren gelehrte Auffassung der Dysenterie in ihrer ätiologischen Abhängigkeit von den vier Humores führte zur Aufstellung einer katarrhalischen (Schleim), entzündlichen (Blut), biliösen und atrabiliösen (exulcerierenden) Ruhrform. Es war damit allerdings der Verschiedenartigkeit des Prozesses Rechnung getragen, aber zugleich die Konfundierung genetisch voneinander getrennter Bauchflüsse (rheumatismus intestinorum cum ulcere, fluxus cruentus cum tenesmo, fluxus dysentericus) mit anderen Darmerkrankungen in Uebung gekommen.

Die Aufmerksamkeit der Aerzte war zu allen Zeiten auf das Vorkommen der Ruhr gerichtet; in der hellenischen Heilkunde ist es aber zumeist nur die sporadische und endemische Dysenterie, welche die Beachtung der Gewährsmänner findet, während die epidemische Form weder im Altertum noch im Mittelalter nähere, verlässliche Aufzeichnungen erkennen lässt. Ob den verschiedenen Kriegsseuchen jener Zeitperioden auch die Ruhr beizuzählen ist, darf mit aller Wahrscheinlichkeit angenommen werden, denn die Geschichte lehrt, dass die Krankheit den Heeren der Völker seit jeher gefolgt ist. So soll beispielsweise das persische Heer, das im Jahre 480 v. Chr. unter Xerxes nach Thessalien und Griechenland gezogen war, unter einer epidemischen Dysenterie schwer gelitten haben. Unter den verschiedenen Krankheitsformen, die der attischen Pest von späteren Historikern zu Grunde gelegt wurden, nahm die Ruhr einen hervorragenden Platz ein.

Die Chronisten des Mittelalters haben zahlreiche Ruhrausbrüche gemeldet, über welche aber nähere Angaben fehlen. So wird von Ruhrepidemien in den Jahren 534 und 538 in Frankreich, 760 in den nördlichen Ländern Europas, 820 unter dem deutschen Heere in Ungarn berichtet, späterhin wiederholter über grosse Landstriche entwickelter Dysenterieseuchen gedacht und deren Entstehung auf Misswachs, Teuerung, Kriege und Hungersnöte zurückgeführt. Ob es sich hierbei immer um die eigentliche Ruhr oder aber um andere Volkskrankheiten gehandelt hat, entzieht sich bei dem Mangel verlässlicher Nachrichten jeder Beurteilung. Erst vom 16. Jahrhundert an datieren mehr verwertbare ärztliche Aufzeichnungen, die der Epidemiographie einigen Einblick gestatten. Die im Jahre 1538 über einen grossen Teil unseres Kontinents verbreitete Ruhrpandemie hat u. a. an Fernel einen Augenzeugen gefunden, nach dessen Aussage kaum ein Ort von der Seuche verschont geblieben war. England wurde in den Jahren 1540—1541, 1557, 1580—1582, 1596—1598 von epidemischer Dysenterie ergriffen, ebenso Deutschland in den Jahren 1583, 1595—1596.

Während der ersten Hälfte des 17. Jahrhunderts wird die epidemische Ruhr nur in vereinzelten ärztlichen Berichten ausdrücklich beschrieben. Die Autoren, noch vollständig im Geiste der Alten befangen, betonen nur mit geringem Nachdruck ihre seuchenartige Verbreitung, sie fassen die Krankheit mehr nach der Symptomatologie und den Ursachen der Darmerscheinungen auf und legen das Hauptgewicht auf die Diätetik und Therapie des Leidens. So hat Paschettus in Genua im Jahre 1604 die Ruhr auf Ansammlung des vom Gehirn abfliessenden, salzigen Schleimes, auf Verdickung der Galle und hierdurch bewirkte Anätzung der Gedärme zurückgeführt. Le Pois (Piso) sah die Krankheitsursache in Störungen der Leberfunktionen, in alimentären Schädlichkeiten und Einflüssen der Sommerhitze, negierte aber die Kontagiosität des Leidens. Andere Beobachter hingegen, wie Fabricius Hildanus, wiesen direkt auf die Ansteckungsfähigkeit des Ruhrprozesses hin. Piso, der die Krankheit in Brasilien zu studieren Gelegenheit hatte, war der erste, der im Jahre 1648 die Ipecacuanha als Specificum bei Dysenterie gepriesen und ihr für mehr als zwei Jahrhunderte den Ruf als „Ruhrwurzel“ verschafft hat. Seine Arbeit über die Ruhr ist neben jener von Jacob Bontius eine der wertvollsten Schilderungen der Dysenterie der warmen Länder. Bontius legte seinem Buche die Erfahrungen zu Grunde, die er im Jahre 1628 während einer Ruhrepidemie auf Java gesammelt hatte.

Es ist auffallend, dass bis zu diesem Zeitraume die Dysenterie, wenn auch ihres Vorkommens bei vielen Schriftstellern erwähnt wird, dies nur im Zusammenhange mit anderen epidemischen Krankheiten geschieht, so dass man anzunehmen versucht wird, die Aerzte jener Zeit erblickten gleich den Alten in den „Bauchflüssen“ vorwiegend Begleiterscheinungen der Pest, des Petechialfiebers, ja selbst der Schlundbräune, nicht eine Krankheit sui generis. Unter diesem Gesichtspunkte lässt sich aus den Seuchenberichten der Zeit die Ruhr nur unbestimmt aus dem Gewirre der herrschenden Infektionskrankheiten abgrenzen. In dieser Periode werden als grössere Ruhrepidemien genannt: 1623—1625 in Frankreich, den Niederlanden und Deutschland, 1635 in den Niederlanden, 1649 in Schweden, 1659 in der Schweiz. Lammert gedenkt in seiner wertwollen Chronik der Seuchen während des dreissigjährigen Krieges an ungezählten Stellen der Herrschaft der Ruhr, die demnach weit häufiger und intensiver aufgetreten sein mag, als ärztliche Beobachter hiervon Kunde geben.

Von der Mitte des 17. Jahrhunderts an gewann die Lehre von der Ruhr das erhöhte Augenmerk der ärztlichen Kreise. Insbesondere waren es die Schriften von Sydenham, Morton und Willis, in denen die Erfahrungen während der grossen Ruhrepidemie, welche England in den Jahren 1668—1672 durchseucht hatte, niedergelegt und den Zeitgenossen bekannt gemacht worden waren. Sydenham, dessen bahnbrechender Einfluss auf die epidemiologischen Anschauungen seiner und der späteren Zeit schon in der Einleitung zu dieser Arbeit zu kennzeichnen versucht wurde, vertritt auch in der Lehre von der Dysenterie den Standpunkt, dass je nach der Krankheitskonstitution aus dem „stehenden Fieber“ verschiedene Epidemien ausgelöst und sogar differente Formen der Ruhr selbst entwickelt werden können. So lässt Sydenham die Frage offen, ob die endemische Ruhr der Irländer mit der herrschenden epidemischen Ruhr verwandt sei oder nicht; er unterscheidet mit Willis eine blutige und unblutige Ruhr und nimmt eine Dysenterie an, bei welcher die Darmentleerungen keine pathologischen Aenderungen aufweisen. Nach seiner Auffassung ist die gutartige Diarrhöe (cholera morbus) nur graduell von der dysenterischen Form verschieden, bei der es nicht immer zur Bildung von Geschwüren im Darme kommen müsse. Wie andere akute Krankheiten entstehe die Ruhr aus einer „Entzündung des Blutes“, aus welcher eine scharfe und hitzige Materie nach den Gedärmen versetzt werde und hier Entzündung, ja selbst Gangrän der Schleimhaut bilde. Sydenham erklärt die Ruhr geradewegs als „das auf die Gedärme gefallene Fieber der Jahreszeit“. Als wirksamste Therapie empfiehlt er den Aderlass, leichte Laxanzen und zur Schmerzlinderung das noch heute seinen Namen tragende flüssige Laudanum.

Auch Willis, der in der Ruhr ein endemisches und im Herbst alljährlich wiederkehrendes Uebel der englischen Hauptstadt sieht, führt sie ätiologisch auf eine „Intemperies anni“ und dadurch bewirkte Effervescenz des Blutes zurück, wodurch anomale Fieber zu stande kommen, deren Krankheitsprodukte in den Gedärmen abgelagert werden. Die Ruhr und verwandte Darmerkrankungen wurden in jener Zeit in den Londoner Sterberegistern gemeinhin unter dem Kollektivbegriffe: „gripping in the guts“ zusammengefasst; dem entgegen stellt Willis den wesentlichen Unterschied zwischen Diarrhöe und Dysenterie fest und leugnet die herrschende Anschauung, wonach die Ruhr hauptsächlich als Folgeübel des Genusses von unreifem Obst galt. Nach seiner Meinung sei die Ruhr, die auf Schiffen, Lagerplätzen und in Gefängnissen häufig beobachtet werde, im allgemeinen nicht kontagiös; an anderer Stelle nennt er sie aber ein Leiden, das zuweilen wie ein pestilentisches Fieber den Krankheitsstoff durch Kontagium auf weite Strecken verbreite. Morton hingegen erblickte in der Dysenterie nur eine Abart der herrschenden intermittierenden Fieber und pries die Chinarinde als das hauptsächlich wirksame Heilmittel.

Ausser dieser vielbeschriebenen Epidemie, die 1668—1672 in London und ganz Grossbritannien grassierte und gleichzeitig an vielen Orten Deutschlands und Frankreichs sich bemerkbar machte, wurde die Ruhr neuerlich in der Periode 1676—1679 in den genannten Ländern sowie in Dänemark und Schweden, im Jahre 1684 als eine allgemein in den einzelnen Ländern Europas verbreitete Krankheit beobachtet.

Weit zahlreicher sind die Nachrichten über das epidemische Vorkommen der Dysenterie im Laufe des 18. Jahrhunderts. Neben einer nicht unbeträchtlichen Reihe von Ruhrausbrüchen, die im Zusammenhange mit „exanthematischen Fiebern“ genannt, sich schwer als eigentliche und selbständige Epidemien der Krankheit nachweisen lassen, finden wir zunächst in der ersten Hälfte des 18. Säkulums Epidemien, die über grössere Gebiete sich gleichzeitig erstreckt haben. So begegnen wir dem heftigen Auftreten der epidemischen Ruhr 1702 in Cleve und Nymwegen, 1707—1709 in einem grossen Gebiete von Deutschland, wo auch in den Jahren 1717–1719 die Krankheit, vor allem in den nördlichen Landschaften weithin verbreitet war. Im Jahre 1719 sollen in Berlin allein, wo allerdings gleichzeitig „exanthematische Fieber“ grassierten, an 1578 Personen an der Ruhr gestorben sein. In demselben Zeitraume herrschte die Dysenterie epidemisch in Frankreich, den Niederlanden, der Schweiz, in Dänemark und Russland. Wenige Jahre später, 1725—1727 trat sie in Italien, in der nördlichen Schweiz, in Süddeutschland auf und nahm neben Malaria und „Exanthemen“ einen erheblichen Anteil an der Sterblichkeit in Holland. Durch gemeinsames Vorkommen von Ruhr und Fleckfieber war in den Jahren 1728—1731 eine in Irland herrschende Epidemie gekennzeichnet.

Von besonderem Interesse ist die Epidemie des Jahres 1736 in Holland, wo Degner deren Ausbruch in Nymwegen beobachtet hat. Obgleich dieser Autor in seiner hierüber niedergelegten Schrift noch vollständig auf der Grundanschauung sich bewegt, dass Malaria und Ruhr in engster Verwandtschaft stehen, obschon er mit Vorliebe die Ursache des dysenterischen Prozesses von einer „fauligen Säftemischung“ ableitet, so muss dennoch die Arbeit Degners zu den besten Darstellungen der Krankheit gerechnet werden, schon deshalb, weil er mit Treue das symptomatische Bild des vielgestaltigen Leidens wiedergiebt. Mit Anschaulichkeit zeichnet er den Gang der Epidemie in Nymwegen, ihre Wanderung von Strasse zu Strasse, wobei das von der jüdischen Bevölkerung bewohnte, völlig abgeschlossene Stadtviertel von der Seuche auffallend verschont geblieben war. Wie Degner nachweist, war die Ruhr nach der Stadt durch eine einzige erkrankte Person gekommen und im Verlaufe der Epidemie durch Besuche nach entlegenen Dörfern überbracht worden.

Aus dem fünften Dezennium des 18. Jahrhunderts datieren drei Arbeiten über die Ruhr, die neue Beiträge zur Kenntnis des Wesens und der Verbreitungsweise der Krankheit lieferten. Es sind dies die von John Pringle verfasste Schrift über die Krankheiten der Armee, die von Jakob Grainger dem gleichen Gegenstande gewidmete Abhandlung und die von George Cleghorn aufgezeichneten Beobachtungen über die Dysenterie in der englischen Flotte vor Minorka. Pringle, der die englischen Truppen innerhalb des Zeitraumes 1742—1748 auf ihren Zügen in den Niederlanden und in Deutschland begleitet hatte, fand daselbst reiche Gelegenheit, die Ruhr nosologisch und epidemiologisch zu verfolgen und seine Studien durch Leicheneröffnungen zu vervollständigen. Als nach der Schlacht bei Dettingen (27. Juni 1743) die Ruhr im englischen Heere ausgebrochen war, erkrankten nicht weniger als 1500 Soldaten an derselben, unter denen später viele vom Fleckfieber ergriffen wurden, vorwiegend die in Baracken untergebrachte Mannschaft. Pringle erklärt die Dysenterie für eine selbständige Krankheit, die nur scheinbar und äusserlich mit den intermittierenden und remittierenden Fiebern als „Herbstkrankheit“ gemeinschaftliche Züge aufweise, sich aber von jenen wesentlich durch die Ansteckungsfähigkeit unterscheide. Für die Begründung dieser Annahme bringt er scharfe Beobachtungen bei, indem er zeigt, wie die Krankheit in Lagerplätze von einer einzigen Person eingeschleppt, dann allmählich von Zelt zu Zelt weiterverbreitet, nicht etwa durch die Unreinigkeit der Luft, sondern vom Menschen zum Menschen durch Effluvien, Kleider, Betten, Stroh und zumeist durch die Aborte übertragen werde. Im Gegensatze zu Sydenham's Lehre, der verschiedene Ruhrarten annahm, stellte Pringle fest, dass nur eine einzige Form der Dysenterie vorkomme, einerlei ob in kalten oder warmen Ländern, eine Behauptung, mit der er schon seinen Zeitgenossen gegenüber sich im Widerspruch befand, und die auch in der späteren Lehre von der Ruhr keine Verteidigung mehr gewinnen konnte.

Ausser der vorerwähnten Epidemie im englischen Heere war die Dysenterie um jene Zeit in Europa weitverbreitet aufgetreten, so in den Jahren 1739—1741 in Mitteldeutschland, Schweden und Irland, in den Jahren 1746—1749 pandemisch über ganz Europa, vom Jahre 1749—1753 in den nordamerikanischen Kolonien Englands.

Auch in der zweiten Hälfte des 18. Jahrhunderts erschien die Dysenterie des öfteren als Seuche auf unserem Kontinent, jedoch in den ärztlichen Nachrichten nicht immer und überall von gleichzeitig herrschenden „Fiebern“ strenger gesondert. Unter den Lagerkrankheiten, die während des siebenjährigen Krieges geherrscht und auch damals ausserhalb des Kriegsschauplatzes sich entwickelt haben, kam der Ruhr eine hervorragende Stelle zu. Sie wird aber von den Zeitgenossen meisthin mit den „Faulfiebern“ zusammengeworfen, überdies nach Boerhaave's Ausspruch als ein vielgestaltiger Krankheitsprozess angesehen, an dessen Genese die Wechselfieber vor allem beteiligt waren. Roederer, dessen Arbeit über den „Morbus mucosus“ an anderer Stelle gewürdigt wurde, nennt die Ruhr kurzweg „eine Tochter des Wechselfiebers“. In ähnlichem Sinne fasst Zimmermann, der über eine in den Schweizerischen Kantonen Bern und Thurgau beobachtete Epidemie sein wertvolles Buch: „Von der Ruhr unter dem Volke im Jahre 1765“ geschrieben hat, die Aetiologie des Leidens auf. So prägnant und originell darin die Symptomatologie des Prozesses dargestellt wird, so bewegt sich dennoch die Lehre von der Krankheitsursache im herkömmlichen Geleise. Nach Ansicht Zimmermann's gehört das die Ruhr begleitende Faulfieber zum Wesen der Krankheit, hervorgerufen durch eine infolge von Temperaturabnahme bewirkte Unterdrückung der Hautausdünstung, aus welcher Fäulnis der Säfte und deren Zufluss zu den Gedärmen entstehe.

Eine stärkere Steigerung der epidemischen Dysenterie fiel in die letzten Jahrzehnte des Jahrhunderts. Sie war in den Jahren 1778—1779 in Frankreich und in den Niederlanden, 1781 in Ostpreussen und Litthauen, 1783 abermals in den Niederlanden, 1785—1788 in Schweden weit verbreitet. Schwere Ruhrjahre waren 1787 für Italien, 1790 für Süddeutschland und die Schweiz. Unter den Kriegsseuchen jener Periode gewann die Ruhr eine ungewöhnliche Ausdehnung im Jahre 1792 unter den preussischen Truppen während der Campagne in Frankreich. In den Jahren 1793—1798 kam die Krankheit in den Nordamerikanischen Staaten zur epidemischen Entwicklung.

Am Schlusse des Jahrhunderts stand in der Lehre von der Ruhr deren Koincidenz mit Malaria noch unerschüttert in Geltung; einzelne Autoren, wie Mursinna, van Geuns u. a. waren bemüht, der Krankheit einen festen Platz unter den „gallichten und faulichten Fiebern“ einzuräumen, Stoll hinwiederum brachte die alte Vorstellung in Erinnerung, die Ursache der Dysenterie lediglich in Anomalien der Galle zu suchen und erklärte demgemäss das Leiden als „Rheumatismus der Gedärme“.

Im gleichen Masse, wie das Fleckfieber und das Typhoid erfuhr auch die Ruhr in den durch die französische Revolution eingeleiteten Feldzügen eine beträchtliche Ausdehnung über ganz Europa. Uebereinstimmend verlegen die Zeitgenossen die Akme der Pandemie in das Jahr 1811, deren Nachschübe bis zum Jahre 1815 anhielten. Welchen Anteil die Krankheit an den gemeinhin als „Nervenfieber“ bezeichneten Kriegsseuchen genommen, welche Quote die eigentliche Ruhr unter den zahllosen Erkrankungen „an Durchfällen“ erreicht und wieviele Dysenteriefälle etwa in Wirklichkeit dem Abdominaltyphus oder umgekehrt angehört haben mochten, ist schwer zu sagen. Gleichwohl steht fest, dass die Dysenterie als steter Begleiter den Truppen aller Kriegsmächte gefolgt war und insbesondere unter den

Angehörigen der „grossen Armee“ während ihres unglückseligen Rückzuges aus Russland mit mörderischer Heftigkeit um sich gegriffen hatte. Angesichts der elenden Zustände, denen Gesunde wie Kranke ausgesetzt waren, konnte es nicht vermieden werden, dass die Ruhr überall in militärischen Quartieren und Lazaretten sich einnistete und in den Garnisonen aller Länder unaufhaltsam auf die Zivilbevölkerung übergriff.

Nach Beendigung der Befreiungskriege trat in der Entwicklung der Ruhrepidemien innerhalb der meisten europäischen Staaten ein längerer Stillstand ein. Ausgenommen war hiervon Irland, wo sie des öfteren aufgetreten und schon in den Jahren 1817, 1821, dann 1824—1826 neben typhösen Seuchen zu einer schweren Landplage sich gestaltete. Auf dem Kontinent wurde in den Jahren 1824—1826 Frankreich, 1826—1828 Norddeutschland und Böhmen von epidemischer Ruhr heimgesucht, die während des letztgenannten Zeitraumes auch in Schottland und Irland aufgetreten war. Eine heftige Exacerbation gewann die Krankheit in den Jahren 1834—1836 in Frankreich, in der Schweiz, in Süd- und Westdeutschland. Ebenso nahm sie in der Periode 1846—1848 einen nahezu pandemischen Charakter an und gesellte sich in einzelnen Ländern Europas und Nordamerikas zu dem gleichzeitig herrschenden Flecktyphus. Ihren Hauptsitz haben das nordwestliche Russland, die Ostseeprovinzen, Polen, Oberschlesien, Böhmen, Belgien und Irland gebildet. In letzterem Lande schritt die Ruhr neben dem Rückfallfieber einher und behauptete sich vorwiegend in Arbeiterquartieren und Gefängnissen. In den nördlichen und mittleren Staaten Nordamerikas entwickelte sich eine ausgedehnte Ruhrepidemie in den Jahren 1847—1851, die an den meisten Orten von einer aussergewöhnlich hohen Steigerung der Erkrankungs- und Sterbeziffer begleitet war. Eine weitverzweigte Ruhrseuche auf europäischem Boden ereignete sich in den Jahren 1853—1855 und erstreckte sich über Russland, die skandinavischen Länder, die Schweiz, Süddeutschland und Frankreich. Im letztgenannten Lande erfolgte ihr neuerlicher Ausbruch in den Jahren 1859—1860, von welchem nur die nördlichen Departements verschont geblieben waren. In Schweden verursachte die Dysenterie im Zeitraume 1858—1860 eine Reihe von Lokalepidemien, denen sich zerstreute Krankheitsherde im norwegischen Reiche anreihten. Als Kriegs- und Lagerseuche erschien die Ruhr 1854—1856 auf dem Kriegsschauplatze in der Krim, 1859 in Oberitalien, 1861—1864 in ungeheuerer Ausdehnung und in schwerer Lethalität während des nordamerikanischen Sezessionskrieges, während dessen Verlaufes nicht weniger als 725 675 Erkrankungs- und 11 560 Todesfälle die Dysenterie verursacht hat. Ferner trat sie 1862—1867 unter den französischen Okkupationstruppen in Mexiko auf, während des deutsch-französischen Krieges im Jahre 1870—1871 in der deutschen Armee mit 38 652 Erkrankungen und 2 380 Sterbefällen, endlich im Jahre 1878—1879 während des russisch-türkischen Feldzuges.

Ausser den Epidemien, die den vorerwähnten Kriegsereignissen gefolgt waren, hat die Dysenterie seit den sechziger Jahren in Europa erheblich ihre einstmalige Herrschaft verloren. Nur in einzelnen Ländern, vorwiegend im Süden und Südosten unseres Kontinents hat sie sich als immer wiederkehrendes, vielfach endemisches Uebel behauptet, in anderen Gebieten vorübergehende Epidemien verursacht, deren Ausläufer nicht selten über mehrere Jahre sich erstreckten.

Die Geschichte der Ruhr in den warmen Ländern liegt unserer Aufgabe ferne.

Innerhalb der ersten Hälfte des neunzehnten Jahrhunderts zeigte die Lehre von der Dysenterie keine nennenswerten Fortschritte. Die Vorstellungen von der Malarianatur der Krankheit blieben lange hindurch aufrecht; daneben wechselten, je nachdem das klinische oder anatomische Bild mehr oder weniger ins Gewicht fiel, die älteren Theorien in der Gunst der Beobachter, von denen der eine Teil die Ruhr als Produkt einer krankhaft veränderter Gallensekretion, der andere Teil als Ablagerung differenter „Fieber" zu erklären suchte. So wollten beispielsweise Eisenmann und Cannstatt in der Dysenterie die lokale Manifestation ganz heterogener Krankheitsprozesse erkennen und stellten in genetischer Richtung eine rheumatische, typhöse, gallige, skorbutische Ruhr auf. Noch unbestimmter lauten die Aussprüche über die Kontagiosität der Krankheit. Die verdienstvollen Arbeiten, welche Cruveilhier, Rokitansky und Virchow über die Leichenbefunde bei der Dysenterie veröffentlicht haben, wurden zum sicheren Stützpunkt für die anatomische Erkenntnis des Prozesses. Weniger abgeschlossen erscheint die pathologisch-klinische Deutung im Rahmen eines festen, einheitlichen Krankheitsbegriffes. Die Frage, ob und welche Bedingungen nach Ort und Zeit auf die Entwicklung und Verbreitung der Ruhr Einfluss nehmen, wird erst dann zur Lösung gelangen, wenn es gelungen sein wird, die Ursache der Dysenterie aufzudecken, an deren parasitären Charakter wohl kaum mehr zu zweifeln ist.

VII. Gelbfieber.

Litteratur.

Arejula, *Das Gelbfieber, 1804.* — ***Fournier et Vaidy***, *Art. „Fievre jaune" in Dict. d. sc. med. Vol. XV 1816.* — ***Moreau de Jonés***, *Monographie hist. et med. de la fiévre jaune des Antilles, 1820.* — ***Bally, François et Pariset***, *Med. Gesch. d. gelb. Fiebers . . . 1821 . . . in Spanien, Deutsch 1823.* — ***Reider***, *Abhdl. üb. d. G.F., 1828.* — ***Matthäi***, *Untersuchungen üb. d. G.F., 1828.* — ***La Roche***, *Yellow Fever, Ref. in Schm. Jhb. 91. Bd. 1856.* — ***Wucherer***, *ibidem 96. u. 99. Bd. 1857 ff.* — ***Lallemant***, *Das gelbe Fieber, 1857.* — ***Schauenstein***, *Die G.F.-Epidemie in Lissabon 1857, Zeitsch. d. Ges. d. Aerzte in Wien 1860.* — ***Heinemann***, *Virchow's Arch. Bd. 39, 58, 78, 112. Jahrg. 1867—1888.* — ***Pettenkofer***, *D. Viertljsch. f. off. G. Pfl. V. Bd. 1873.* — ***Brendel***, *ibid. IX. Bd. 1877.* — ***Liebermeister***, *Ziemssens Hdb. d. sp. P. u. Th. II. Bd. 1. Th. 1886.* — ***Sternberg***, *Janus I 1896/97.* — ***Scheube***, *Die Krankh. d. warm. Länder, II. Aufl. 1900.* — ***Brault***, *Janus V 1900.* — ***Azevedo Sodré und Couto***, *Das Gelbfieber, Nothnagel's Hdb. d. sp. P. u. Th. V. Bd. IV 2 1901.*

Soweit geschichtlich beglaubigte Nachrichten auf uns gekommen sind, sprechen die bekannt gewordenen Ausbrüche des Gelbfiebers, seine geographische Verbreitung und die besonderen klimatischen Bedingungen, unter denen seine Herrschaft sich bisher manifestiert hat, für die Annahme, die Krankheit als eine spezielle Seuche der warmen Länder anzusehen. Die Heimat des Gelbfiebers wird von allen Forschern nach dem westindischen Archipel verlegt, wo insbesondere die grossen Antillen und die Küsten des mexikanischen Golfes als endemische Herde der Krankheit sich im Laufe der Zeiten erwiesen haben. Ausserhalb dieses Gebietes ist das Gelbfieber wiederholt an der atlantischen Küste von Nordamerika, an der Westküste von Afrika und von Europa epidemisch aufgetreten, hat sich aber erst um die Mitte des 19. Jahrhunderts in Brasilien dauernd eingenistet und weitere Länderstriche des südamerikanischen Kontinents erobert. Wie jedoch in den meisten, über die engere Heimat des Gelbfiebers hinausreichenden Epidemien nachgewiesen oder mit grösster Wahrscheinlichkeit vermutet werden konnte, fand hier unzählige Male die Einschleppung der Seuche aus dem endemischen Gebiete der Antillen statt, so dass die von einigen Schriftstellern aufgestellte Behauptung, das Gelbfieber habe seinen ursprünglichen Sitz an der afrikanischen Westküste innegehabt und sei von hier aus nach den Tropenländern der westlichen Hemisphäre importiert worden, auf eine vage Hypothese zurückzuführen ist. Wenn auch unbestritten die Küste von Guinea (Sierra Leone) als ein endemischer Herd der Krankheit im Laufe des 19. Jahrhunderts den Ausgangspunkt für deren Verbreitung an dem westafrikanischen Meeresgestade und seinen benachbarten Inseln gebildet hat, so ist es doch weit mehr berechtigt, die Infektion dieses Landstriches von den Antillen abzuleiten, demnach das genannte westafrikanische Gebiet als einen sekundären Herd anzuerkennen.

Unsere historischen Kenntnisse über das Vorkommen des Gelbfiebers überhaupt reichen nicht über die Mitte des 17. Jahrhunderts hinaus. Die von spanischen und französischen Autoren, zumeist Laien, gebrachten Nachrichten über die Verheerungen, die die Krankheit unter den mit Columbus 1493 auf St. Domingo gelandeten Mannschaften und unter europäischen Ansiedlern im Laufe des 16. Jahrhunderts angerichtet haben sollte, entbehren jeder sicheren ärztlichen Beschreibung der Natur der Epidemien und lassen bei dem notorisch bösartigen Charakter der in Mittelamerika, vornehmlich auf dessen Küstenstrichen und Flussniederungen herrschenden Malariafieber, die erwiesenermassen den vordringenden Fremdlingen in der „Neuen Welt“ zum Verderben geworden sind, die begründete Voraussetzung zu, dass es sich hier weit eher um schwere Formen der biliösen remittierenden Fieber gehandelt habe, mit welchen bekanntlich auch in späterer Zeit das Gelbfieber nicht selten verwechselt worden ist.

Die ersten, sicher beobachteten Ausbrüche des Gelbfiebers auf dem amerikanischen Weltteile fallen in das Jahr 1635, von welcher Zeit an eine auf der westindischen Insel Guadeloupe beginnende Epidemie während der zweiten Hälfte des 17. Jahrhunderts zu verfolgen ist, die von kürzeren oder längeren Intervallen unterbrochen, über die grossen und kleinen Antillen sich hinzog. Insbesondere gewann diese Epidemiekette in den Jahren 1693—1699 ganz bedeutenden Umfang, sie strahlte nach einzelnen Hafenplätzen des mexikanischen Golfes, nach verschiedenen Handelsstädten der nordamerikanischen Ostküste aus und drang südwärts bis Venezuela. In Veracruz war, wie berichtet wird, bis zum Jahre 1699 das Gelbfieber völlig unbekannt. Seither ist es dort endemisch geworden, hat nach anderen Punkten der Golfküste häufig den Weg gefunden und in Alvarado, Tlacotáplam, Laguna und Campêche festen Fuss gefasst. Die von Azevedo Sodré und Couto berichtete Gelbfieberepidemie, die sich in den Städten Pernambuco, Bahia und Olinda 1686 entwickelt und dann bis 1696 im Lande fortgedauert hatte, bietet in historischer Richtung ein besonderes Interesse, weil nach den genannten brasilianischen Häfen die Krankheit direkt durch ein von der westafrikanischen Insel S. Thome gekommenes Fahrzeug eingeschleppt worden ist.

Das ganze 18. Jahrhundert hindurch wiederholten sich die Gelbfieberepidemien in Westindien und auf dem amerikanischen Festlande. Als schwere Seuchenperioden werden die Jahre 1745—1748, 1793 bis 1799 bezeichnet, namentlich während des letzten Zeitabschnittes wurden zahlreiche Städte Nordamerikas, sowohl Küstenplätze wie Ansiedelungen an den grossen schiffbaren Strömen in heftiger Weise von der Seuche heimgesucht. Newyork, Boston, Neworleans, Bristol, Baltimore, Philadelphia u. a. Centren des Verkehres hatten heftige Invasionen des „amerikanischen Typhus" zu überstehen.

Sehen wir von der isoliert gebliebenen Einschleppung des Gelbfiebers im Jahre 1740 auf südamerikanischen Boden, in Guajaquil, ab, so begegnen wir gegen Ende des 18. Jahrhunderts dem neuerlichen Auftreten des Gelbfiebers an der Westküste von Afrika, wo im Jahre 1778 in der an der Ausmündnng des Senegal gelegenen Küstenstadt St. Louis die Krankheit als Epidemie beobachtet und gleich den späteren Ausbrüchen auf eine Einschleppung aus der Sierra Leone, dem berüchtigten Stammsitze perniciöser Fieber, zurückgeführt wurde. Auch in Europa ereigneten sich während des 18. Jahrhunderts wiederholte Ausbrüche der Seuche, die jedoch auf wenige Hafenstädte der Südwestküste der iberischen Halbinsel sich beschränkt hatten. So erfolgte die erste Einschleppung des Gelbfiebers in Spanien im Jahre 1700 nach Cadiz, wo dasselbe auch in den Jahren 1730—31, 1733—34, 1764 und 1780 epidemisch auftrat, ohne aber über die Nachbarschaft der Stadt hinauszugreifen. Lissabon hatte im Jahre 1723, Malaga im Jahre 1741 unter der Krankheit schwer zu leiden.

Verfolgen wir den zeitlichen Gang des Gelbfiebers innerhalb der ersten Hälfte des 19. Jahrhunderts, so finden wir zunächst in Mittel- und Nordamerika vom Beginne des Säculums an eine die Jahre 1800 bis 1805 erfüllende Epidemie, die auf den grossen Antillen sowohl wie an der Ostküste von Central- und Nordamerikas sich verbreitet hatte. Ohne in die einzelnen, rasch einander folgenden Ausbrüche des Gelbfiebers innerhalb dieses eigentlichen Verbreitungsgebietes einzugehen, begegnen wir wiederholten pandemischen Zügen der Seuche, die in den Jahren 1819—20, 1837—1839 ganz Westindien, die Golfküste von Südamerika, die mexikanische Küste und viele Städte der nordamerikanischen Unionsstaaten ergriffen hatte.

Weniger ausgedehnt waren in diesem Zeitraume die Wanderungen des Gelbfiebers auf dem südamerikanischen Festlande. Die im Jahre 1842 erfolgte Verschleppung der Krankheit nach Guajaquil am stillen Ocean steht ziemlich vereinzelt da. Erst mit dem Jahre 1849 gewinnt die Geschichte des Gelbfiebers für Südamerika wiederum Bedeutung, nachdem das Land seit dem Jahre 1686, also fast zwei Jahrhunderte hindurch von der Seuche verschont geblieben war. Durch ein von Neworleans angekommenes Fahrzeug wurde Bahia infiziert, die rasch anschwellende Epidemie griff nach Rio de Janeiro, Pernambuco, in den nächsten Jahren nach anderen Küstenstädten über und verbreitete sich längs der Flussläufe im Innern des Landes.

An der Westküste von Afrika datiert der Wiederausbruch des Gelbfiebers vom Jahre 1816, wo es von der Sierra Leone wiederholt in der folgenden Zeit seinen Ausgang nehmend nach der Kongoküste, nach Ascension, den kanarischen und kapverdischen Inseln Verschleppungen erfuhr. Ungewöhnlich schwere Epidemien ereigneten sich in Senegambien in den Jahren 1830 und 1837, innerhalb welcher nahezu die ganze europäische Einwohnerschaft von der Krankheit dahingerafft wurde.

Von besonderem Interesse ist die Geschichte des Gelbfiebers während dieses Zeitraumes auf europäischem Boden. Unmittelbar am Beginne des Jahrhunderts wurde die Seuche aus Charleston in Cadiz importiert und bis zum Jahre 1804 über einen grossen Teil der spanischen Landschaften Andalusien, Granada, Murcia, Valencia, Catalonien und nach der Insel Majorka verbreitet. Die Zahl der Opfer, die sie in Spanien gefordert hatte, schätzte man auf 53000 Menschenleben. Mit dieser Epidemie im Zusammenhange stand der 1804 erfolgte Ausbruch der Krankheit in Livorno. — Von neuem zeigte sich dieselbe in Spanien 1810, griff von den Seestädten Cadiz, Cartagena und Gibraltar in das nächstgelegene Binnenland über, um nach winterlichen Ruhepausen erst nach dreijähriger Dauer zu erlöschen. — Die nächste Epidemie, gleichfalls durch Bösartigkeit und Ausdehnung bemerkbar, befiel Spanien in den Jahren 1819—1821, um welche Zeit, wie erwähnt, das Gelbfieber auf dem westlichen Kontinent eine pandemische Herrschaft erlangt hatte. Wie zwei Dezennien vorher wurden auch diesmal die südlichen Provinzen arg heimgesucht; der Ausbruch der Seuche in Barcelona, die hier im Herbst 1821 eine schreckenerregende Höhe erreichte, zählt neben den kurz darauf folgenden Gelbfieberepidemien in der katalonischen Binnenstadt Tortosa und in Palma, dem Hauptorte der Insel Majorka zu den schwersten Invasionen in Europa. In den Jahren 1823 und 1828 blieb die Krankheit auf den Hafen von Los Passages, bezw. auf jenen von Gibraltar beschränkt.

Nicht weniger zahlreichen Epidemien des Gelbfiebers begegnen wir auf der westlichen Hemisphäre innerhalb der zweiten Hälfte des 19. Jahrhunderts. In den Jahren 1852—1853, 1855—1856, 1860, 1867—1868, 1873, 1875, 1876—1878 nahm dasselbe den Charakter einer Pandemie an. Im letztgenannten Jahre wurden in den Vereinigten Staaten allein 132 Städte davon befallen und ungefähr 16000 Personen getötet. Ausserhalb dieser Epidemiejahre, zu denen noch die bösartigen Ausbrüche des Gelbfiebers in der Havanna 1887 und 1892 zu rechnen sind, etablierte sich die Krankheit vorübergehend an unzähligen Orten von Westindien, Mexiko, den nordamerikanischen Unionsstaaten, in deren südlichen Territorien auch in den Jahren 1897—1899 die Seuche längs der Wasserstrassen und der Eisenbahnlinien bis tief in das Innere des Landes vordrang. — In Südamerika erhob sich das im Jahre 1852 innerhalb des brasilianischen Reiches scheinbar zur Ruhe gekommene Gelbfieber nach kurzer Frist von neuem, gelangte hier zu einer weiten Verbreitung, fand im Jahre 1854 in Peru, 1857 in den Rio la Plata-Staaten Eingang, wo die Krankheit auch innerhalb der nächsten zwei Jahrzehnte öfter beobachtet wurde. Ein heftiger Ausbruch des Gelbfiebers befiel Buenos Ayres im Jahre 1871, wo in der Stadt allein 14000 Einwohner der Seuche erlegen sind. In Brasilien wurden vorzugsweise die Hafenstädte Bahia, Rio de Janeiro, Pernambuco und Santos vom Gelbfieber heimgesucht, das hier Jahre hindurch epidemisierte und seit 1869 niemals gänzlich verschwunden ist. In Rio de Janeiro waren die Jahre 1880, 1883, 1886, 1889, 1891 und 1894 von heftigeren Ausbrüchen der Krankheit ausgefüllt, die 1889 im Staate S. Paulo tief in das Innere des Landes vorgedrungen und 1892—1895 in Santos mit einer ungewöhnlich hohen Sterblichkeit verbunden war.

An der westafrikanischen Küste sind Senegambien, die Sierra Leone, die Goldküste, die Congoküste, Ascension, die Capverdischen und Canarischen Inseln seit Mitte des 19. Jahrhunderts wiederholt, namentlich in den Jahren 1862, 1868, 1878, 1891 und 1895 vom Gelbfieber heimgesucht worden. Schon der zeitliche Zusammenhang mehrerer dieser Ausbrüche mit dem stärkeren Anschwellen der Krankheit auf der westlichen Hemisphäre lässt die Vermutung französischer Aerzte, die Augenzeugen der Epidemien in St. Louis am Senegal gewesen sind, als gerechtfertigt zu, dass es sich hierbei um Einschleppung des Infektionskeimes aus Amerika gehandelt habe.

Auf europäischem Boden endlich tritt in der zweiten Hälfte des 19. Jahrhunderts die Epidemie, die im Jahre 1857 Lissabon befallen hatte, als einer der bekanntesten Ausbrüche in der Geschichte des Gelbfiebers auf der iberischen Halbinsel hervor. Nach Lyons sollen schon ein Jahr zuvor in der portugiesischen Hauptstadt wie in Oporto verdächtige Krankheitsfälle sich gezeigt haben. Die schwere Epidemie in Lissabon nahm aber erst im Juli 1857 ihren Anfang, blieb mit Verschonung der Vorstädte auf die eigentliche Stadt beschränkt und erlosch, nachdem sie 19500 Erkrankungen und 6859 Sterbefälle verursacht hatte, mit Eintritt der Winterzeit. Wie ausser Zweifel steht, wurde die Krankheit durch den Schiffsverkehr aus Amerika eingeschleppt. Gleichzeitig epidemisierte dieselbe in Belam, Olivaes und Almada. — In der nächstfolgenden Periode wurde das Gelbfieber in einzelnen englischen und französischen Häfen durch Kranke, die mit überseeischen Fahrzeugen dahin gekommen waren, unter der unmittelbar mit dem Hafendienste beschäftigten Einwohnerschaft verbreitet, so 1851, 1864, 1865 in Swansea, 1852, 1866 und 1867 in Southampton, 1856 in Brest und 1861 in St. Nazaire. Zu einer bedrohlichen Epidemie erhob sich die Krankheit im Jahre 1870 in Barcelona, wohin sie aus Westindien überbracht, zuerst die nächste Umgebung des Hafens, sodann die Vorstadt Barceloneta und endlich die innere Stadt ergriffen und von hier aus in Alicante, Valencia und auf der Insel Majorka ihre Fortsetzung gefunden hat. — Die letzte, mehr beschränkt gebliebene Epidemie in Spanien betraf Madrid im Jahre 1878, bemerkenswert dadurch geworden, dass aus Cuba zurückkehrende Truppen, die im besten Gesundheitszustande angekommen und auch später von der Seuche frei geblieben waren, mit ihrer Bagage den Krankheitskeim eingeschleppt und der Bevölkerung mitgeteilt hatten.

Ueberblicken wir die in gedrängter Erzählung dargelegten Wanderungen des Gelbfiebers, so finden wir dessen Verbreitungsgebiet auf dem westlichen Kontinent vom 44° 39 N.Br. (Halifax) bis zum 34° 54 S.Br. (Montevideo), in der alten Welt vom 51° 37 N.Br. (Swansea), bis zum 10° S.Br. (Dondo an der westafrikanischen Küste, Provinz Angola) begrenzt. Ueber diese Zone hinaus ist die Krankheit bisher weder in Amerika, Europa oder Afrika vorgerückt, in Asien und Australien überhaupt noch niemals beobachtet worden. Wie die epidemiologischen Erfahrungen lehren, bedarf das Gelbfieber zu seiner Entwicklung und weiteren Verbreitung eines tropischen oder subtropischen Klimas; sein konstantes Vorkommen beschränkte sich bisher nur auf Gegenden, deren Wintertemperatur nicht unter

20° sinkt, und seine epidemische Herrschaft, die an grössere Luftfeuchtigkeit und Regenzeiten geknüpft erscheint, erstreckte sich vorwiegend auf die Sommer- und Herbstmonate, während die kalte Jahreszeit sein dauerndes oder aber nur sein temporäres Erlöschen herbeizuführen geeignet ist. Wenn das Gelbfieber an der Meeresküste, an den Ufern grosser Flüsse zu erscheinen pflegt, so darf gleichzeitig gesagt werden, dass es in der Regel die Ebene bevorzugt und nur ausnahmsweise über höhere Bodenelevationen sich erhebt, um dort in epidemischer Form zu stande zu kommen.

Wie alle bisher ermittelten Modalitäten der Ausbreitung ergeben, ist es einzig und allein der Schiffsverkehr, auf dessen Wegen das Gelbfieber seine Verschleppung gefunden hat. Wie weiters bekannt geworden, ist die Krankheit nicht unmittelbar von Person zu Person ansteckend, demnach im heutigen Sinne nicht direkt kontagiös, wohl aber ist die Entwicklung des Gelbfiebers, mag es nun auf sporadische Fälle eingeengt bleiben oder als verheerende Volkskrankheit sich entfalten, an gewisse örtliche Bedingungen angewiesen, unter denen Scheube den Boden als einen vorzüglich prädisponierenden Faktor bezeichnet. Hingegen vermag der Krankheitskeim auch auf Schiffen, die mit verseuchten Häfen oder mit infizierten Fahrzeugen in Verbindung gestanden sind, zum Ausbruch zu gelangen und, wie zahlreiche Vorkommnisse bezeugen, durch Effekten, Kleider, Tierhäute u. s. w. auf weite Entfernungen übertragen zu werden, um dann unter günstigen Verhältnissen die Quelle isolierter oder gehäufter Erkrankungen zu bilden. Dass auf das epidemische Auftreten des Gelbfiebers ebenso wie auf jenes anderer Infektionskrankheiten Schmutz und andere hygienische Missstände im hohen Masse fördernd einwirken und geradezu in vielen schweren Ausbrüchen der Krankheit sowohl auf Schiffen, wie in Hafen- und Binnenstädten zu belastenden Hilfsursachen geworden sind, hat die Geschichte der Seuche unwiderleglich dargethan.

Gedenken wir schliesslich der Stellung, die das Gelbfieber seit seinem ersten, sicheren Bekanntwerden in der Pathologie eingenommen hat, so zeigt sich in den Beschreibungen früherer Zeit nahezu regelmässig die Krankheit unter die „Sumpffieber“ eingereiht und als bösartigste Abart der remittierenden Gallenfieber aufgefasst. Später hat man versucht, nach dem Vorgange von Sauvages das Gelbfieber als Typhus icterodes den typhösen Seuchen anzugliedern, eine Systematisierung, die auch noch in neuerer Zeit durch Vortäuschung isolierter Gelbfiebererkrankungen unter der Diagnose des biliösen Thyphoids und umgekehrt ihre Reminiscenz erfahren hat. Etwa um die Mitte des 19. Jahrhunderts hat der eigenartige Verlauf und der pathologisch-anatomische Befund des Krankheitsprozesses Anlass gegeben, das Gelbfieber sowohl in ätiologischer wie in klinischer Richtung als eine Krankheit sui generis anzuerkennen und aus der vermeintlich engen Verwandtschaft mit Malaria allmählich loszulösen. Auch die mit der Erklärung des Gelbfiebers als einer Sumpf- und Bodenkrankheit zusammenhängende Ansicht, dieselbe nur aus der Zersetzung organischer Materien lediglich entstehen zu lassen, musste unter dem Gewichte der festgestellten thatsächlichen Aufschlüsse über ihre Verschleppung und Einnistung in Lokalitäten, wo solche Vorbedingungen gänzlich mangelten, aufgegeben werden. Wenn wir über den jahrelangen, hartnäckigen Streit, ob das Gelbfieber den kontagiösen oder miasmatischen Volksseuchen angehört, schweigend hinweggehen, so haben wir vom geschichtlichen Standpunkte um so mehr Grund anzufügen, dass inmitten der langwendigen Erörterungen dieser Frage immer deutlicher die Anschauung in den Vordergrund des ärztlichen Interesses gerückt war, es müsse dem Gelbfieber gleichfalls ein spezifischer Krankheitskeim zu Grunde liegen und an dessen Vorhandensein und Reproduktion die Entwicklung der Seuche gebunden sein. Man kam freilich lange Zeit nicht überein, ob die Träger des supponierten Krankheitsgiftes tierischer oder pflanzlicher Natur seien, bis die Fortschritte der Bakteriologie auch für die Erforschung des parasitären Charakters der Krankheit die Wege der wissenschaftlichen Untersuchung vorgezeichnet haben. Seither war eine grosse Zahl von Aerzten bemüht, die Mikroben des Gelbfiebers aufzufinden; wir nennen unter denen, die in den letzten zwei Dezennien daran hervorragenden Anteil genommen haben, nur Finaly, Freire, Carmona y Valle, da Lacerda, Giebier, Havelburg und Sternberg. Die Beurteilung, ob und welche Grundlagen Sanarelli mit seinen im Jahre 1896 begonnenen wertvollen Studien über den Bacillus icteroides für die Aetiologie und Pathogenese des Gelbfiebers geschaffen hat, liegt ausserhalb unserer Aufgabe.

VIII. Blattern.

Litteratur.

Morton, *Pyretologia, 1692.* — **Mead**, *De variolis et morbillis, 1747.* — **Dimsdalles**, *Unterricht . . . die Kinderblattern einzupfropfen, 1768.* — **Contugno**, *De sedibus variolarum syntagma, 1771.* — **Gruner**, *Morborum antiquitates, 1774.* — **Sarcone**, *Von den Kinderpocken, 1782.* — **Sydenham**, *l. c. 1786.* — **Rosenstein**, *Kinderkrankheiten, 1787.* — **Girtaner**, *l. c. 1794.* — **Junker**, *Gemeinnütz. Vorschläge wider die Pockennoth, 1796.* — **Idem**, *Archiv d. Aerzte etc., 1797.* — **Jenner**, *Disquisitio de causis et effectibus variolarum, 1799.* — **Pearson**, *Untersuchg. üb. d. Gesch. d. Kuhpocken, 1800.* — **de Carro**, *Beob. u. Erfahrg. üb. d. Impfung, 1801.* — **Ferro**, *Ueber d. Nutzen d. Kuhpockenimpfung, 1802.* — **Sacco**, *Trattato di vaccinagione, 1809.* — **Lüders**, *Versuche e. krit. Geschichte d. Blatternimpfung, 1824.* — **Krause**, *Ueb. d. Alter der Menschenpocken, 1825.* — **Draut**, *Die Geschichte d. Blatternimpfung, 1829.* — **Choulant**, *Edw. Jenner. In d. Zeitgenossen, 1829.* — **Reiter**, *Beiträge z. richtg. Beurtheilung der Kuhpocken, 1846.* — **Eimer**, *Die Blatternkrankheit, 1853.* — **Kussmaul**, *Zwanzig Briefe . . . 1870.* — **Curschmann**, *Die Pocken, Ziemssen Hdb. d. sp. P. u. Th. 1874.* — **Bohn**, *Handb. d. Vaccination, 1875.* — **Vogt**, *Für und wider die Kuhpockenimpfung, 1879.* — **Becker**, *Handb. d. Vaccinationslehre, 1879.* — **Wernher**, *Das erste Auftreten und d. Verbreit. d. Blattern, 1882.* — **Pfeiffer**, *Die Impfung. In Gerhard's Hdb. d. Kinderkh. 1887.* — **Gerstäcker**, *Die histor. Entwicklg. d Revaccination, D. Vierteljsch. f. off. Gespfl. 20. Bd. 1888.* — **Orth**, *Janus V 1900.* — **Immermann**, *Nothnagel's Hdb. d. sp. P. u. Th. IV. Bd. 1896.* — *Denkschrift des kais. Gesundheitsamtes 1896.* — **Kübler**, *Geschichte der Pocken und der Impfung, 1901.*

Die entsetzlichen Verwüstungen, die unermessliche Zahl von Verstümmelungen und Todesfällen, welche die Pocken im Laufe der Zeiten über die Menschheit gebracht, haben schon frühzeitig die medizinische Forschung mit der Frage nach dem Alter und der Heimat derselben beschäftigt. Trotz aller Gelehrsamkeit vermochte aber die historische Pathologie nicht über Vermutungen und Hypothesen hinauszukommen, wenn der Streit darüber erhoben worden war, ob die Blatternkrankheit im Altertum vorgekommen und von den Aerzten gekannt worden sei. Die in den medizinischen Schriften der Inder, zunächst im Ayur-Veda des Susruta zu Gunsten der Pocken gedeuteten Angaben boten ebenso geringen Anhalt, wie jene der Hippokratischen Schriften oder andere aus den Werken griechischer und römischer Autoren herangezogene Belege für die Kenntnis der Seuche. Selbst die von späteren Aerzten aufgebotenen Untersuchungen hielten einer strengeren Kritik nicht stand; die mit allen Mitteln philologischer und medizinischer Beweisführung im 16. und 17. Jahrhundert aufgewendete Arbeit, das Alter der Pocken in der Vorzeit nachzuweisen, ergab ein gleich unbefriedigendes Resultat, wie die scharfsinnigen dem gleichen Zwecke gewidmeten Bemühungen der Aerzte des 18. Jahrhunderts, unter denen Hahn für und Werlhof gegen die Bekanntschaft der Griechen mit der Variola als Wortführer aufgetreten waren. Bei der unsicheren und lückenhaften Krankheitsbeschreibung. welche die hellenischen Meister der Pathologie gerade den lokalen Symptomen eines Krankheitsprozesses zuzuwenden pflegten, fällt es überaus schwierig, in ihren Schilderungen die erforderliche Klarheit von der Erkenntnis und Unterscheidung exanthematischer Seuchenformen aufzubringen. So ist es heute noch eine umstrittene Frage ob die von Galen beschriebene Pest des Antonin, die Pest des Justinian im 6. Jahrhundert und andere mörderische Epidemien der ersten Jahrhunderte unserer Zeitrechnung der Pockenkrankheit zuzuzählen sind oder nicht.

Ebenso unfruchtbar an positiven Ergebnissen ist die Erörterung der Frage nach der Heimat der Krankheit geblieben. Ihr massenhaftes Vorkommen auf dem afrikanischen Kontinent wurde längst für die Annahme verwertet, als ob hier der Ursprungsherd der Pocken gelegen gewesen sei und sie von da aus nach Asien und Europa den Weg genommen hätten. Dieser lediglich durch neuere Reiseberichte gestützten Behauptung, die allerdings im Hinblicke auf die ungeschwächte Fortdauer schwerer Blatternepidemien unter den „Völkern des dunklen Erdteiles“ den Schein der hohen Wahrscheinlichkeit für sich gewonnen hat, stehen glaubwürdige Nachrichten gegenüber, wonach in Asien seit grauer Vorzeit die Pocken heimisch und in den ältesten Schriftwerken der Chinesen zwischen dem 12. und 13. Jahrhundert v. Chr. als Seuchenplage aufgeführt erscheinen. In Indien soll nach Moore die Pockenseuche seit unvordenklichen Zeiten gekannt, gegen deren Abwehr eine besondere Pockengottheit verehrt und ein eigener Tempeldienst in Uebung gewesen sein. Die moderne Sanskritforschung hat jedoch, wie Orth berichtet, diese Angaben als irrige nachgewiesen.

Gegen die unsicheren und sagenhaften Nachrichten der Blattern im Altertum gewinnen die aus dem Mittelalter stammenden Aufzeichnungen über die Herrschaft dieser Seuche entschieden an Deutlichkeit und Verlässlichkeit. Nach arabischen Schriftstellern, deren Erzählungen freilich nicht der märchenhaften Ausschmückung ermangeln, soll die Krankheit um das Jahr 571 n. Chr. im sogenannten Elephantenkriege das abessynische Heer vor Mekka vernichtet haben. Gleichzeitig berichteten Gregor von Tour und Marius von Avenches über eine in den Jahren 570 und 580 in Frankreich und Italien grassierende Seuche, welcher sie die Namen: „Lues cum vesicis“, „Pustulae“, „Morbus dysentericus cum pusulis“, „morbus cum profluvio ventris et variola“ beilegten und ausdrücklich von der Bubonenpest (der „clades inguinaria“) unterschieden. Im Volke gab man der Krankheit den Namen „Corales“ und suchte den Ausschlag durch Schröpfköpfe, Kantharidenumschläge zur Entwicklung zu bringen. Gregor von Tours spricht deutlich von weissen, harten, schmerzenden Pusteln, die nach erlangter Reife von Eiter erfüllt waren und solchen ausströmen liessen, so dass die Kleider schmerzhaft am Leibe anklebten.

Den von geistlichen Chronisten überlieferten, wertvollen Angaben steht aus dem Abendlande kein Zeugnis eines zeitgenössischen Arztes zur Seite; hingegen gedenkt der im 7. Jahrhundert in Alexandrien lebende Arzt Ahron in den bei Rhazes angeführten Stellen des verloren gegangenen Originalschriftstückes in einer klaren Schilderung der Pockenerkrankung, die er als ein in den Nilländern endemisch vorkommendes Leiden hinstellt. Nach ihm führen arabische Autoren die Blattern als eine gewöhnliche Krankheit, zumal der Kinder, auf. Die berühmteste Darstellung der Pocken bildet in der arabischen Litteratur die von Rhazes im 10. Jahrhundert verfasste Schrift „de variolis et morbillis“. Er unterscheidet darin die als „Dschedrij“ bezeichneten Blattern von den Masern („Hasbah“) an vielen Stellen, anderenteils erscheint eine konsequente, streng geübte nosologische Trennung in dem Werke nicht durchgeführt. Rhazes erblickt in der Variola eine unvermeidliche Krankheit, der kaum ein Sterblicher entgehe, er hält sie für minder gefahrvoll als die Masern und will nur in den Zufällen, die das Auge in Mitleidenschaft ziehen, ernste Besorgnisse gelten lassen. Die Betonung der kontagiösen Natur der Variola tritt bei ihm auffälligerweise in den Hintergrund, denn Rhazes sieht in ihr einen Gährungsprozess, hervorgerufen durch die Verunreinigung des kindlichen Organismus infolge des in den „Poren des Fleisches“ zurückgehaltenen mütterlichen Menstrualblutes. Dieser wohlthätige Reinigungsvorgang „ex impuritate sanguinis matris“ sei gleichsam eine Krise, denn das kindliche Blut müsse aufbrausen, wie der Saft der Früchte, eine Anschauung, die selbst noch im XIX. Jahrhundert ihre Vertreter fand. Die Beschreibung, welche Rhazes von dem Exantheme giebt, ist in vielen Stücken zutreffend; die Therapie, welche in der Anempfehlung von kühlenden Getränken anfänglich in der Verordnung von Dampfbädern und späterhin von öligen Einreibungen und Adstringentien besteht, erscheint einfach und zweckmässig.

Im gleichen Sinne bespricht Avicenna die Blattern (und Morbillen), zu denen noch als dritte und verwandte Form die „Humak“ oder „Blacciae“ gezählt werden. Es fällt schwer, dieselben nach unserer heutigen Terminologie zu deuten, da sie ebenso als Masern Rötheln, Varicellen oder Friesel angesprochen werden können.

Die während des Mittelalters herrschenden Anschauungen der arabischen und arabistischen Schriftsteller bewegten sich ohne Abweichung in der von Rhazes aufgestellten Lehre des kongenitalen Ursprungs der Pocken. Ihrer Kontagiosität wird, nachdem die Krankheit als ein natürlicher und selbstverständlicher Vorgang galt, nur selten Erwähnung gethan, obgleich ausgedehnte Blatternepidemien aus jener Zeit sich bei den Aerzten des Mittelalters vielfach aufgezeichnet vorfinden. Mit grosser Sorgfalt wird die Prognose der Variola abgehandelt; der unvollständige Ausbruch des Exanthems, oder dessen massenhafte Eruption und Konfluierung, die faulige Beschaffenheit der Pusteln, deren Uebergreifen auf einzelne Organe, wie Augen, Ohren,

Schlund, Lungen und Darmkanal galt als bedrohliche Anzeichen. Die Therapie erhielt sich auf dem bereits angedeuteten rationellen Regime der Araber, vornehmlich suchte man mit Hilfe des allgemein beliebten Volksmittels heisser schweisstreibender Getränke und übertriebener Einwickelungen das Leiden zu bekämpfen, allerdings, wie die Geschichte lehrt, mit nur geringem Erfolge. Zur Entleerung voller Pusteln bediente man sich der Eröffnung mittels Einstiche oder Einschnitte, zur Verhütung entstellender Narben wurde eine Auswahl diätetischer und kosmetischer Mittel in Anwendung gebracht.

Eine besondere Erwähnung verdient eine Stelle aus dem berühmten Regimen Salernitanum, aus welcher hervorgeht, dass neben der Hintanhaltung jeder Gelegenheit zur Ansteckung die Inokulation der Blattern als wirksames Schutz- und Vorbauungsmittel angesehen und empfohlen wurde.

Es kann nicht Zweck dieser Darstellung sein, die Geschichte der Pockenepidemien nach den einzelnen Zeitabschnitten und den verschiedenen Länderstrichen eingehender zu verfolgen. Für das Mittelalter wäre es vergebliche Mühe, genaue Daten zu erbringen. Die chronistischen Nachrichten lassen meist mit grösserer oder geringerer Wahrscheinlichkeit die Annahme zu, dass es sich bei vielen der gemeinhin als „Pest“ bezeichneten und u. a. durch Hautschwären und nachträgliche Erblindung charakterisierten Seuchen um Blatternepidemien gehandelt haben konnte. Vom X. Jahrhundert an mehren sich aber auffällig die Berichte und es liegt nahe, die in der folgenden Zeit immer weiter um sich greifende und oft mit vehementer Heftigkeit sich manifestierende Herrschaft der Variola dem zunehmenden Verkehre, wie er insbesondere während der Kreuzzüge sich entwickelt hatte und den Massenwanderungen der „fahrenden Leute“ zuzuschreiben. Kein Landstrich des europäischen Festlandes blieb von Blatterseuchen verschont, selbst Island, wohin die Krankheit nachweislich durch Schiffe eingeschleppt worden war, hatte in den Jahren 1241, 1242, 1257, 1258 und in späteren Jahren mörderische Blatternepidemien zu überstehen. Ebenso wurde Grönland, damals eine blühende normännische Kolonnie, im Beginne des XV. Jahrhunderts von den Pocken schwer heimgesucht, nahezu entvölkert und fiel für Jahrhunderte hinaus der Vergessenheit anheim. In ungeschwächter Heftigkeit zogen während des XVI. und XVII. Jahrhunderts die Blattern über die Erde. Die europäischen Aerzte gedenken im Reformationszeitalter der Krankheit nur vereinzelt, weil ihre Alltäglichkeit kaum besondere Aufmerksamkeit erheischte. Umso wichtiger erscheint die Thatsache der Verschleppung der Pocken nach Amerika, wohin sie 1507 durch die Spanier gebracht worden sind. Die Bevölkerung der westindischen Inseln, bis dahin von der Seuche verschont, erlag derselben mit jener furchtbaren Lethalität, die von jeher das erste Auftreten der Krankheit begleitet und ihre hohe Kontagiosität unter Naturvölkern gekennzeichnet hat. Dazu kam die gleichzeitig zunehmende Negereinfuhr aus Afrika, die bis in unser Jahrhundert hinein oft genug den Ausbrüchen von Blatternepidemien auf der westlichen Hemisphäre den verderblichsten Vorschub geleistet hat. So sollen 1520 die Pocken durch einen Negerknaben nach Mexiko verpflanzt worden sein, wo ihnen binnen kurzer Zeit $3^1/_2$ Millionen Menschen zum Opfer fielen. Von nun an wurde die Seuche zum ständigen Gaste des neuen Kontinents, sie hat bis heute unter den Eingeborenen Nord- und Südamerikas in ungezählten Zügen gewütet.

Für die Geschichte der Blattern ist es bemerkenswert, dass um die Wende des XV. Jahrhunderts in den Schriften der Laien wie der Aerzte die Syphilis, la grande vérole, die man für eine neue aus dem Süden Europas kommende Pest hielt, mit Variola verwechselt oder wenigstens in nahe Beziehungen gebracht wurde. Schon frühzeitig führte die Konfundierung in England und Frankreich zur Bezeichnung der Pocken als „small pox“ und „petite vérole“, während in Deutschland sich die alten Namen „Blatter“ (oberdeutsch Blase), „Pocke“ (niederdeutsch Tasche, Beutel) und „Urschlechten“ (vom altdeutschen urslaht, Ausschlag) erhalten haben.

Unter den zahlreichen Blatternseuchen des XVII. Jahrhunderts ragt die Pandemie des Jahres 1614 hervor, die von Asien kommend über Nordafrika und ganz Europa sich erstreckt hatte. Wenige Jahre später (1620) drang die Krankheit — ob zum ersten Male bleibt fraglich — nach Sibirien und seinen Nachbarländern vor, deren Bevölkerung wie einstens jene von Grönland dem Aussterben nahe gebracht worden war. Immer wieder verheerten die Blattern die Staaten Europas, so dass man auf ihre sichere Wiederkehr in 4 bis 7jährigen Perioden gefasst war. Eine besonders heftige Epidemie durchseuchte im Zeitraume von 1660—1669 in wiederholten Anstürmen England, welche nicht so sehr wegen ihrer verhängnisvollen Folgen, sondern deswegen für die historische Pathologie von Bedeutung geworden ist, weil Sydenham daraus seine klassischen Beobachtungen geschöpft und von nun an die Lehre von der Variola mit seinen rationellen Grundsätzen, namentlich in therapeutischer Richtung befruchtet hat.

Ueber die Verbreitung der Blattern innerhalb der ersten Hälfte des XVIII. Jahrhunderts liegen nur wenige epidemiologische Berichte vor; eine genauere Würdigung der damaligen Seuchengefahren der Variola lässt sich erst von der Zeit an verfolgen, als die Inokulation derselben das allgemeine Interesse in Anspruch zu nehmen begann. Immerhin gebricht es nicht an einzelnen wertvollen Nachrichten, aus denen wir ein annäherndes Bild gewinnen über die erschreckende Herrschaft, über die Hartnäckigkeit und die schweren Verwüstungen, welche die Pocken in diesem Jahrhundert über die Menschheit gebracht haben. Kein Jahrzehnt verging, ohne dass die Seuche nicht in jedem Lande mit äusserster Heftigkeit zum Ausbruch gelangt und, kaum erloschen, nach wenigen Jahren wieder erschienen wäre, um dann unter den verschont Gebliebenen und unter der nachkommenden Kinderwelt von neuem frische Beute sich zu holen. Die „Pockennot“ des XVIII. Jahrhunderts hat in der Geschichte der Seuchen eine traurige Berühmtheit erlangt; nicht bloss um der unermesslichen Wohlthat Jenners willen, die endlich Erlösung von dem Uebel bewirkt hatte, bildet sie einen düsteren Hintergrund, sondern an sich war sie drohend genug emporgewachsen, um die volle Aufmerksamkeit der Zeitgenossen und späterer Autoren auf sich zu lenken. Die trostlose Eintönigkeit der gehäuften Ausbrüche der Pockenepidemien, wie sie nach allen Ueberlieferungen keine Periode vordem aufzuweisen hatte, mag es rechtfertigen, wenn hier nur einzelne geschichtliche Daten Platz finden. Schon in den ersten zwei Dezennien fasste die Seuche festen Fuss in Italien, Frankreich und Deutschland; im Jahre 1719 verbreitete sich eine mörderische Blattern-Pandemie über ganz Europa, der 1723 eine allgemeine

Seuche in allen Weltteilen gefolgt war. Die folgenden Jahrzehnte wurden für Europa nicht minder zu schweren Blatternperioden, ebenso wütete die Pockenseuche, soweit sich die Nachrichten überblicken lassen, in den übrigen Teilen der Erde. Die Sterblichkeit war eine ungeheure und betrug z. B. 1754 in Rom binnen wenigen Monaten mehr als 6000 Menschen. Aber alle Nachrichten, die uns in den zahlreichen Dokumenten der Geschichte über die Verwüstungen der Blatternkrankheit erhalten sind, bleiben noch immer zurück gegen die grauenvolle Lethalität, mit der die Pocken seit der Mitte des 18. Jahrhunderts in Ostindien sich verbreitet und im Jahre 1770 zu einer furchtbaren Höhe entwickelt hatten. Der schwarze Tod raubte Europa den vierten Teil seiner Bevölkerung in zwei Jahren; hier wurden — wie Hecker sagt — drei Millionen Menschen auf einem kleinen Raume innerhalb weniger Monate vernichtet!

Während andere Seuchen dem einzelnen Lande oder Volke trotz der heftigsten Ausbrüche gewisse Intervalle der Ruhe und Erholung gönnen, nahm die Blatternnot in der II. Hälfte des 18. Jahrhunderts mit jedem Dezennium immermehr überhand, um endlich im Zeitraume 1790—1800 ihren Höhestand zu erreichen. Die ärztlichen Schriftsteller verzeichnen erschreckende Zahlen der in den einzelnen Epidemien Erkrankten, sie geben uns auch annähernd ein Bild von der Mortalität, mit welcher die Menschheit in dem erwähnten Zeitraume von dieser Seuche dahingerafft worden war. Es fehlt allerdings an einem Vergleiche der Blatterntodesfälle am Ausgange des 18. Säkulums mit jenen früherer Geschichtsperioden. Milde Epidemien stehen jedoch nur vereinzelt da, die Mehrzahl verlief unter den schwersten Erscheinungen, mehr als die Hälfte der Kranken starb, ja vielfach wird berichtet, dass kein einziger derselben mit dem Leben davon gekommen war. Naturgemäss unterschieden sich die Epidemien der Variola je nach Zeit und Ort in ihrer Bösartigkeit. Während wir vor dem Jahre 1750 nur einzelne verlässliche Angaben über die Statistik der Erkrankungen und Todesfälle nach den einzelnen Krankheitsformen überhaupt besitzen, gewinnen wir von diesem Zeitraume angefangen über mehrere Länder und Städte ein ganz lehrreiches Bild von der Ausdehnung und der Malignität damaliger Pockenepidemien. Der Berliner Pastor Süssmilch, der Begründer der Bevölkerungsstatistik, hat um das Jahr 1765 berechnet, dass im 18. Jahrhundert der zwölfte Teil des Menschengeschlechtes an den Pocken zu Grunde ging, ferner nachgewiesen, dass in einzelnen deutschen Gebieten je nach der Intensität der Epidemien der zwölfte, ja oft der sechste Teil aller vorgekommenen Todesfälle durch Pocken verursacht wurde. Juncker in Halle schätzte in seinem 1796—1798 erschienenen „Archiv der Aerzte und Seelsorger wider die Pockennot" die jährliche Sterbeziffer an Blattern für das Ende des 18. Jahrhunderts in Deutschland auf 70000, für ganz Europa auf rund 400000 Todesfälle. Nach de la Condamine starben in Frankreich alljährlich etwa 30000 Menschen an den Pocken und Rosenstein hat für Schweden ausgemittelt, dass in den Jahren 1749—1765 der zehnte Teil der Geborenen van Variola dahingerafft worden war. Aus den berühmt gewordenen schwedischen Pocken-Todeslisten ist zu ersehen, dass in den Jahren 1774—1800 von 1000 Gestorbenen 79 auf Variola entfielen; nach Creighton's genauen Zusammenstellungen kamen innerhalb des Zeitraumes 1721—1780 in London durchschnittlich auf

1000 Todesfälle 73 bis 103 an Pocken verstorbene Personen. Aehnliche Verhältnisse sind für andere Städte bekannt geworden.

Die Pocken waren vor Jenner's Entdeckung die gefürchteste Krankheit, namentlich für die Kinderwelt, zu gewissen Zeiten und an einzelnen Orten war ihr nicht selten die „ganze Jugend“ erlegen. Nach übereinstimmenden Schätzungen entging kaum der zehnte Teil der Lebenden der Blatternkrankheit. Kein Stand und Rang blieb von ihr verschont; man sah in ihr eine „unabwendbare Schicksalsfügung“ und ergab sich, wie Sarcone sagt, in den Gedanken, dass der Keim des Uebels dem Menschen vom ersten Augenblick seines Lebens an in die Adern gelegt sei.

So sehr man bemüht war, der scheusslichen Krankheit Einhalt zu gebieten, durch Absperrung von Blatternkranken, Räucherung infizierter Wohnungen, Vernichtung von verseuchten Kleidungs- und Wäschestücken, der Ansteckung vorzubeugen, der Effekt der dagegen aufgebotenen Massregeln würde bei der Vehemenz und örtlichen Ausdehnung der Epidemien selbst für eine bessere Sanitätspolizei, als sie das 18. Jahrhundert aufzuweisen hatte, unbesiegbare Schwierigkeiten gebildet haben. Angesichts des fortdauernden Blatternelends blieb kein Mittel unversucht, die Krankheit von dem Einzelnen wie von der Gesamtheit abzuwenden und umso verständlicher wird es, wenn im Laufe des 18. Jahrhunderts die künstliche Einimpfung, die Inokulation der Pocken den vornehmsten Platz unter den Präventivmassregeln sich erobert hat.

Die Inokulation der Variola reicht in ihren Anfängen in graue Vorzeit zurück. Welchem Volke ihre Erfindung zuzuschreiben ist, wird kaum zu ergründen sein; ihre allgemeine Verbreitung unter den Naturvölkern der Gegenwart spricht dafür, dass die Volksmedizin so vieler räumlich und zeitlich weit voneinander getrennter Stämme hier wie in anderen Krankheiten aus der gemeinsamen Quelle, der Beobachtung und Erfahrung die gleichen Mittel und Wege der Abhilfe gewonnen hat. Die uralte Sitte der Blatternimpfung in Hindostan, von den Braminen mittels Skarifikationen geübt, fand in China ihr primitives Gegenstück in der Bekleidung der Kinder mit von Blatternstoff imprägnierten Hemdchen oder in der Tamponierung der Nasenlöcher mit Pockenkrusten. Das „Blatternkaufen“ bestand als alte Sitte sowohl in Nordafrika, wie in Europa. Nach Creighton war es zu Anfang des 18. Jahrhunderts in Schottland üblich, die Kinder zu Pockenkranken zu legen oder ihnen Pockenschorfe in die Haut einzureiben. Seit undenklichen Zeiten wurde bei den Völkerschaften Vorderasiens, vor allem bei den um die Schönheit ihrer Töchter besorgten Circassiern und Georgiern in ebenso einfacher als zweckmässiger Weise die Inokulation der Blattern mittels der Nadel vollführt und diesem zumeist von heilkundigen Weibern geübten Verfahren ein sicherer und auffallend günstiger Erfolg nachgerühmt. Von hier aus fand die Inokulation auf ihrem Wege über Thessalien am Ende des 17. Jahrhunderts Eingang in Konstantinopel und insbesondere unter den dort zahlreich lebenden Griechen raschen Anklang. Von den glücklichen Erfolgen der Blatternimpfung ermutigt, entschloss sich die Gemahlin des englischen Gesandten in Konstantinopel Lady Worthley Montague 1717 ihren 6jährigen Sohn und nach ihrer Rückkehr in die Heimat in London 1721 ihre Tochter mit echten Pocken impfen zu lassen. Der günstige Ausfall dieses Unternehmens erregte

Aufsehen, nicht nur in England, sondern in der ganzen Welt. Der Hof und die vornehmste Gesellschaft Londons folgte dem Beispiele der edlen Frau und inaugurierte den Beginn der ersten Inokulationsperiode, die jedoch bei dem Widerstande, auf welchem die Blatternimpfung in Frankreich und Deutschland stiess, auf England beschränkt blieb. Doch auch hier führten die vielen lethal verlaufenden Fälle von Impfvariola zur schärfsten, namentlich von der Geistlichkeit geschürten Gegnerschaft und brachten die Operation, die überdies roh und unüberlegt von Aerzten und noch mehr von habgierigen Charlatans gehandhabt wurde, bald in Misskredit. Im Zeitraume von 1726—1746 kam die neue Methode zum vollständigen Stillstand und Verfall. In Deutschland war es vor allen de Haen, der die Inokulation mit heftigster Erbitterung bekämpfte. Nach seiner Behauptung sei die Impfung gegen Gottes Gebot, sie schütze nicht gegen die natürlichen Pocken, von denen der Mensch auch zweimal befallen werden könne, den inokulierten Blattern seien öfter die echten gefolgt, mit der Variolation werde nur das Blatterngift verbreitet und fände eine Reihe von anderen Krankheitskeimen Eingang in den menschlichen Körper.

Erst um die Mitte des 18. Jahrhunderts erhoben sich aus dem endlosen Streite beredte Fürsprecher der Inokulation, deren klare und überzeugende Beweisführung der Sache neuen Anhang gewann. Die Schriften, durch welche de la Condamine in Frankreich, Tissot in der Schweiz und Hensler auf deutschem Boden die Inokulation verteidigten und zu allgemeiner Durchführung empfahlen, leiteten erfolgreich die Bewegung ein, die mit Gatti's Auftreten vom Jahre 1760 an zur zweiten Periode, zur Blütezeit der Blatternimpfung, geführt hat. Angelo Gatti, Professor in Pisa, lernte im Orient die sogenannte griechische Methode der Inokulation kennen und ging 1760 daran, dieselbe in Paris einzubürgern. Die glänzenden Erfolge, die er daselbst erzielte, vor allem die Ueberlegenheit und Sorgfalt des Verfahrens, die strenge Prüfung und Sichtung der bisherigen Impftechnik, die überdachte Beherrschung des pathologischen Experiments sichern ihm für alle Zeiten den Ruhm eines der bedeutendsten Aerzte des 18. Jahrhunderts, der in wirksamster Weise den Boden vorbereitete, auf dem nach wenigen Dezennien die grosse Schöpfung Jenners erstehen sollte. Gatti war es, der die üblichen, höchst fehlerhaften, plumpen und gefahrvollen Methoden der Inokulation bekämpfte; er verurteilte die bisher allgemein beliebte Vorbereitungskur durch entleerende schwächende Arzneimittel, wollte überhaupt die Variolation nur auf Gesunde beschränkt wissen und tadelte die qualvolle und häufig bedrohliche Anwendung der zahlreichen ausgedehnten Hautschnitte bei der Inokulation. Er brachte die bewährte Form der Einstiche mittels imprägnierter Nadelspitze zu Ehren und riet dringend dazu, nicht alten und aufbewahrten, sondern frischen und von leichten Pockenfällen stammenden Blatterninhalt zu verwenden, der schon durch mehrere Individuen weiter verimpft worden war. Mit dem Instinkte des feinen Beobachters hat demnach Gatti die uns heute geläufige Abschwächung des Blatternvirus durch fortgesetzte Variolation vorausgeahnt.

In England erwarben sich gleichzeitig die Brüder Sutton den Ruf glücklicher Inokulatoren, obgleich sie ihr Verfahren in den Schleier des Geheimnisses hüllten, das aber in Wirklichkeit nur in der Nachahmung der Gatti'schen Methode bestand und von Dimsdale später vervollkommnet wurde. Neben den genannten Männern machten sich Paul Camper in Holland, Hensler in Deutschland und Rosenstein in Schweden um die Einführung der Inokulation verdient. Mit Ausnahme der Schweiz und Italiens fand sie jedoch nur wenig Anklang, ja selbst in Frankreich, wo man trotz der Erfolge Gatti's die Inokulation als Quelle der Blatternkrankheit und ihrer Verschleppung mit Grund beschuldigte, legte 1763 das Parlament gegen die Fortsetzung der Blatternimpfung Verwahrung ein.

Der verhältnismässig geringe Aufschwung, welchen die Inokulation genommen, fand seine Erklärung in den nicht wegzuleugnenden Gefahren, von denen das Leben der Operierten bedroht war. Im Mittel hatte sich das Sterblichkeitsverhältnis bei der Variolation auf 1 : 300 gestellt; dazu kam aber die weitere Thatsache, dass durch die Inokulation die Krankheit sporadisch und selbst epidemisch verbreitet und demnach die Gegnerschaft, die sie vom Anfange an unter Aerzten und Laien gefunden hatte, durch die gemachten traurigen Erfahrungen immer von neuem bestärkt wurde. Mit Jenner's genialer Entdeckung war das Los über die Inokulation gefallen, sie fristete nur noch in England ein bescheidenes Dasein, bis sie 1840 gesetzlich verboten wurde. Trotz ihrer Unvollkommenheit, trotz der schweren Bedenken, die sich der allgemeinen Anwendung mit Recht gegenüber gestellt haben, war die Inokulation der erste Versuch, eine mörderische Krankheit durch ihre eigenen Produkte zu bekämpfen. Gegenüber dem furchtbaren Blatternelend des 18. Jahrhunderts erschien die Inokulation, besonders unter den nötigen Kautelen ausgeführt, als eine im Einzelfalle oft erfolgreiche, für die Gesamtheit desto bedenklichere Prophylaxis, deren Aufschwung nur aus der fortdauernden Blatternfurcht erklärt werden kann. Die Variolation bildet aber zugleich die Vorstufe zur Vaccination und demnach eine denkwürdige Epoche in der Geschichte der Variola.

Wie die Inokulation, wurzelte auch die Vaccination in der Erfahrung und der Beobachtung des Volkes. Nach glaubwürdigen Berichten reicht ihre Kenntnis in das alte Indien zurück. A. v. Humboldt begegnete ihr 1803 unter den Hirtenstämmen der mexikanischen Berge als einem längst bekannten Schutzmittel und wie persischen Nomadenstämmen war dem Landvolke in England, Deutschland und Frankreich die Thatsache geläufig, dass die originären Kuhpocken auf Menschen übertragbar und diese dann gegen die Blatternkrankheit geschützt seien. Ein englischer Pächter, Benjamin Jesty impfte wahrscheinlich als Erster (1774) die Vaccine auf Frau und Söhne, wie später (1791) der Schulmeister Plett zu Starkendorf bei Kiel in gleicher Absicht und mit gleich sicherem Erfolge an den Kindern seines Gutsherrn die Impfung mit der Pockenlymphe von Kühen vornahm. Die Aerzte Sutton und Fewster hatten schon 1768 die traditionelle Schutzkraft solcher Impfungen gelegentlich geprüft und bestätigt gefunden, ohne jedoch die Sache weiter zu verfolgen. Erst Edward Jenner (1749—1823), dem edlen Arzte von Berkeley in Gloucestershire, dem grossen Wohlthäter der Menschheit, gebührt der Ruhm, die Schutzwirkung der Vaccine durch 30 Jahre mit aller Sorgfalt verfolgt, durch fortgesetzte, exakte Versuche geprüft und auf dem Wege des wissenschaftlichen Experiments zu einer der bewunderungswürdigsten Leistungen der Heilkunde erhoben zu haben. Ausgehend von der Volkserfahrung, dass die zufällige Uebertragung der Kuhpocken auf den Menschen gegen Variola immunisiere, blieb Jenner keineswegs bei dieser Thatsache stehen; er war es, der schon am 14. Mai 1796 die erste Impfung mit humanisierter Lymphe erfolgreich vollzogen und in den beiden folgenden Jahren seine gewissenhaften Studien dahin erweitert hat, indem er durch 5 Generationen hindurch das Kuhpockenvirus weiter geimpft und durch die nachträgliche und resultatlos verlaufende Variolation den sicheren Beweis der Wirksamkeit des Verfahrens erbrachte. Ihm verdankt die Welt die Entdeckung der humanisierten Lymphe, durch deren Verwendung die Kuhpockenimpfung überhaupt zum Gemeingut der Völker werden konnte.

Im Jahre 1798 publizierte Jenner endlich seine Beobachtungen in der berühmten Schrift: „An inguiri intho the causes and effects of the Variolae vaccinae", der er in den beiden folgenden Jahren noch zwei weitere ergänzende Arbeiten über den Gegenstand folgen liess. Mit einem beispiellosen Enthusiasmus wurden diese Veröffentlichungen aufgenommen. In der Heimat des Autors griffen zunächst Pearson und Woodville die Versuche Jenner's auf, ihnen schlossen sich in allen europäischen Staaten begeisterte Aerzte an, die Jenner's Gedanken mit aller Thatkraft zu verwirklichen bestrebt waren. Ferro und de Carro in Oesterreich, Aubert und Husson in Frankreich, Ballhorn, Stromeier, Sömering u. a. in Deutschland waren die Apostel der neuen Lehre. Ihren Bemühungen war es zu danken, dass öffentliche und private Impfinstitute, wie in London, Wien, Berlin u. a. O. geschaffen wurden. Keiner von diesen hervorragenden Männern vermochte sich aber mit den energischen und glänzenden Erfolgen zu messen, die Luigi Sacco in Mailand aufzuweisen hatte, dem es nicht nur gelang, mit planmässiger Durchführung der Vaccination bedrohliche Pockenepidemien zu unterdrücken, sondern der auch durch seine experimentellen Studien über die Natur der Vaccine, ihres Verhältnisses zu anderen Tierpocken und deren wechselseitiger Schutzkraft für geraume Zeit die Grenzen der Erkenntnis festgestellt hat. Seinen Anregungen blieb späterhin Italien getreu, ja die Sorgfalt, mit welcher alsbald die dort populär gewordene Schutzpockenimpfung gepflegt wurde, führte hier schon am Beginne des Jahrhunderts zu den ersten Versuchen der animalen Vaccination.

In den übrigen Ländern Europas fand Jenner's Schöpfung anfänglich den wärmsten Beifall. Doch schon innerhalb des ersten Jahrzehntes erkaltete der erste Feuereifer, in England selbst führte der mit der Vaccination getriebene Missbrauch rasch zu einer ablehnenden Haltung der Bevölkerung, die sogar der alten Inokulation teilweise den Vorzug einräumte, so dass Jenner, der gefeierte Mann seines Volkes, dem wiederholt die reichsten Belohnungen und Auszeichnungen des Parlamentes zuteil geworden waren, den Rückgang und Stillstand seines Werkes erleben musste. In Frankreich, Russland und den aussereuropäischen Ländern kam die Vaccination keineswegs zu allgemeiner Verbreitung; Preussen und Oesterreich begnügten sich mit der Handhabung des indirekten Impfzwanges, nur die Schweiz, Dänemark, die skandinavischen Länder, sowie die süddeutschen Staaten, Kurhessen, Nassau und Hannover erkannten in der Schutzpockenimpfung eine für jedermann verbindliche Pflicht und regelten sonach die obligatorische Vaccination innerhalb der ersten zwei Dezennien im Wege der Gesetzgebung.

So siegreich die Vaccination in den ersten Jahren ihres Bestandes die Teilnahme und Unterstützung aller Menschenfreunde eroberte und gegenüber zahlreichen Blatternepidemien eine offenkundige Milderung der Morbidität und Mortalität bewirkte, so hat gleichwohl die Erfahrung gelehrt, dass die Schutzkraft der einmaligen Impfung nicht für das ganze Leben der Individuen ausreiche. In dem später zu erwähnenden sogen. englischen Blaubuche vom Jahre 1857 wurde die Pockensterblichkeit, wie sie in der prä- und postvaccinalen Periode sich in vielen Ländern herausgestellt hatte, übersichtlich zusammengestellt. Der Rückgang der Mortalität an Variola war überall ein beträchtlicher, in vielen Gebieten geradezu überraschender. Aber Jenner's Glaube, dass die Vaccination allen Geimpften unfehlbaren und dauernden Schutz gewähre, sollte nicht in solchem Umfange in Erfüllung gehen. Mehr und mehr drängte sich der ärztlichen Welt die Ueberzeugung auf, dass Vaccinierte nicht selten späterhin von der Variola ergriffen wurden und dass sonach der Schutzpockenimpfung nur eine zeitliche Dauerhaftigkeit zukam. Dabei konnte nach den in allen Ländern gemachten Beobachtungen nachgewiesen werden, wie die Durchführung der Vaccination, selbst in Staaten, wo sie gesetzlich geregelt war, nicht mit vollem Ernste gehandhabt wurde, ja man lernte einsehen, dass ein beträchtlicher Teil angeblich Geimpfter wegen Nichthaftung der Vaccination in Wirklichkeit den Ungeimpften beigezählt werden musste. Bei der Lässigkeit, mit der sogar impffreundliche Regierungen dem immer geräuschvoller auftretenden Einspruche der Impfgegner gegenüber sich verhielten, konnte es nicht fehlen, dass die energische öffentliche Fürsorge gegen die Pockenabwehr erlahmte und die Wohlthat der Vaccination meist nur dem lokalen Einflusse oder dem Belieben des Einzelnen überlassen blieb.

Ueberblicken wir den Gang der Blatternseuche seit dem Anfang des 19. Jahrhunderts, so war mit Unparteilichkeit die Thatsache in allen Ländern zu konstatieren, dass innerhalb des ersten Dezenniums die Erkrankungen und Sterbefälle an Variola in ganz augenfälligen Dimensionen sich vermindert hatten. Dieser glänzende Erfolg, welchen Jenner's Entdeckung aufwies, verleitete selbst Aerzte zu der vorzeitigen Hoffnung, dass nunmehr die Blattern ausgerottet seien. Trotz der andauernden Kriegszüge, die in den ersten anderthalb Jahrzehnten ganz Europa zu erdulden hatte, traten Pockenepidemien damals nur selten und in einer Form auf, die die einstige Bösartigkeit der Krankheit fast vergessen liess. Doch schon vom Jahre 1813 an war sie in vielen Gegenden Deutschlands wieder erschienen, vom Jahre 1816 an erlangte sie in Frankreich, Italien, England und Schottland eine rasch zunehmende Verbreitung und im Jahre 1817 in der alten wie in der neuen Welt eine enorme Ausdehnung. Von nun an recrudescierten die Pocken nach kurzen Zwischenpausen in den verschiedenen Ländern und Städten, an einzelnen Plätzen mit der ganzen Heftigkeit des alten Blatternelends, wie beispielsweise 1828 in Marseille, wo mehr als 6000 Personen der Variola erlagen.

Hiebei war der ärztlichen Beobachtung nicht entgangen, dass neben der schweren Variola eine beträchtliche Zahl von leichteren Erkrankungsformen zu Tage trat, eine Erscheinung, die allerdings schon in der prävaccinalen Periode konstatiert worden war, nunmehr aber wegen ihres häufigen Vorkommens bei Vaccinierten als eine Folgewirkung der Kuhpockenimpfung gedeutet wurde. Von neuem entbrannte der Streit über die Schutzkraft der Vaccine, über den Charakter jener als besonderen und von Variola gänzlich differenten Abart angesehenen blatternähnlichen Krankheit, von der sogar bedeutende Aerzte, im guten Glauben an die infallible, lebenslängliche Schutzkraft der Vaccine, annahmen, dass bei deren Bekämpfung die nur gegen das variolöse Virus wirksame Kuhpockenimpfung zweifelhaft, wenn nicht ganz ohne Nutzen sei. Und um noch mehr Verwirrung in die Sache zu bringen, wies man der neuen Spezies die Stellung an zwischen der Variola und den Varicellen, obgleich man letztere in der Pathologie jener Zeit keineswegs zu den Pocken gerechnet hatte. Erst mit Thomson, der 1820 für die gemilderte jedoch genetisch mit der Variola zusammenhängende Blatternform die Bezeichnung Varioloiden gewählt hatte, schien der Kampf beigelegt zu sein, obgleich eine Reihe hervorragender Aerzte Frankreichs und Deutschlands lebhaft dagegen Stellung nahm und im Laufe der Zeit dieser Form der „modifizierten oder mitigierten Blattern“ die Natur der Variola vera erst dann zugestand, als das Experiment und noch weit eindringlicher die Bösartigkeit der folgenden Epidemien die Ueberzeugung befestigt hatte, dass zwischen den echten Blattern und den Varioloiden in Wesenheit nur ein gradueller Unterschied bestehe.

Vom Anfang der 30er Jahre an konnte in den meisten Ländern Europas die Wiederkehr der Pockenseuche, und zwar in stärkeren Nachschüben beobachtet werden, wenngleich der Segen der Impfung dort, wo er gesetzlichen Boden gefunden, unverkennbare Geltung errang. So war der Beginn dieser Periode durch wiederholte pandemische Züge der Blattern durch ganz Europa gekennzeichnet, deren Höhe auf das Jahr 1834 fiel; mit ihnen traten gleichzeitig verheerende Epidemien in Asien wie in Nordamerika auf, die u. a. im Westen der Vereinigten Staaten ganze Indianerstämme vernichteten. Nicht weniger schwer wurde unser Kontinent im folgenden Jahrzehnte von der Seuche heimgesucht. Ohne Unterbrechung zogen sich vom Jahre 1850 an die Blattern durch alle Teile der Welt fort, erreichten in den Jahren 1856—59 in Russland, woselbst die Vaccination seit Anfang des Jahrhunderts kaum mehr geübt worden war, eine Bösartigkeit, die an die schlimmsten Zeiten des vorigen Säkulums gemahnte. Im darauffolgenden Dezennium erlosch die Variola in keinem Lande Europas, fast jede Stadt wies wiederholte und grössere Epidemien auf, selbst Süddeutschland mit seinen vortrefflichen Impfgesetzen vermochte sich der Einschleppung und Zerstreuung der Krankheit nicht zu erwehren. England, Italien und Frankreich litten empfindlich nnter den Blattern, die nach geringem Stillstande immer wieder von neuem zu weit verbreiteten Verheernngen anschwollen und jene denkwürdige Pandemie vorbereiteten, die während des deutsch-französischen Krieges den ganzen Kontinent und die anderen Weltteile mit furchtbarer Elementargewalt überflutet hat.

Bevor wir dieser traurigen Epoche näher gedenken, müssen wir des Verständnisses halber auf das Geschick der Vaccination zurückgreifen, weil nur aus ihrem wechselvollen Entwicklungsgange die historische Schilderung der Blatternkrankheit im mittleren Dritteile des Jahrhunderts richtig beurteilt werden kann. Schon im dritten

Jahrzehnte nach Jenner's Entdeckung, als die ärztliche Welt über Thomson's Varioloiden diskutierte, begann man immer lebhafter die Frage zu erörtern, ob bei Geimpften die Disposition zur Variola völlig auszuschliessen oder nur als eine zeitlich begrenzte anzunehmen sei. Die damals herrschenden Blatternepidemien und die in allen Ländern gemachten Beobachtungen, wonach unter den Erkrankten die Zahl der Geimpften immer mehr zunahm, boten hinreichende Gelegenheit, die Lösung dieses zur Zeit noch ungeklärten Problemes in Fluss zu bringen. Vornehmlich waren es die deutschen Aerzte Wolfers und Dornblüth, die neben Gregory in England, Robert in Frankreich, Herder in St. Petersburg durch sorgfältige Studien am Krankenbette und durch Vornahme der schon von Jenner und 1806 von Pearson empfohlenen Wiederimpfungen die Angelegenheiten förderten. Ihren Bemühungen war zunächst der Nachweis gelungen, dass die Vaccination nach Ablauf einer gewissen Zeitdauer an Schutzkraft einbüsse, hingegen nach dieser Frist neuerlich volle Empfänglichkeit für die Vaccine eintrete und unter Umständen auch für Variola sich entwickle; folgerichtig sei nach Ablauf des Impfschutzes die Immunisierung des Menschen durch eine erneuerte Impfung sicher zu stellen und demnach die Revaccination als eine unerlässliche Forderung anzuerkennen. So leidenschaftlich späterhin die Impfgegner die Wiederimpfung für ihre Zwecke ausgebeutet und als schlagendes Argument für die Nutzlosigkeit der Vaccination überhaupt in den Vordergrund ihrer Angriffe gestellt haben, das Revaccinationsverfahren fand alsbald in vielen Ländern Eingang und den gesetzlichen Schutz vieler Regierungen. Voran schritt Württemberg, das schon 1829 die obligatorische Revaccination in seiner Armee angeordnet hatte, welchem Beispiele in rascher Folge die anderen deutschen Bundesstaaten (mit Ausnahme Oesterreichs) sich anschlossen. Schweden und die Mehrheit der übrigen Staaten Europas führte erst später die Wiederimpfung als Zwangsimpfung der Rekruten im Heere und in der Flotte ein.

Auffällig geringer war die Sorge um das Wohl der Civilbevölkerung; nur Schweden, Württemberg, Bayern und Preussen schrieben die Wiederimpfung vor, ohne jedoch einen Zwang zu üben. Sonst hatte die Staatsgewalt nirgends ernste Schritte zur Durchführung der Revaccination unternommen, vielmehr deren Wohlthat mehr der privaten Einsicht überlassen. Davon konnte aber um so weniger in jener Zeit die Rede sein, weil die grosse Menge und leider auch viele Aerzte eines sicheren Urteiles über den Nutzen der Impfung entbehrten. Wiederum war es England, das auch hierin die ersten Impulse gab und die Frage der Impfung in einer denkwürdigen Form der gesamten ärztlichen Welt zur Entscheidung vorlegte. Der Verfall der Vaccination in Grossbritannien, der 1853 vom Parlamente forcierte, aber schon nach Jahresfrist im Schosse derselben Körperschaft bekämpfte Impfzwang bot 1855 dem obersten Gesundheitsrate in London Anlass, über die Impffrage und ihre wesentlichen Hauptpostulate die Urteile der bedeutendsten medizinischen Gesellschaften und der angesehensten ärztlichen Fachmänner der ganzen Welt einzuholen. Nicht weniger als 502 Gutachten bildeten die Antwort auf diese Umfrage, viele Regierungen stellten überdies reichhaltige statistische Ausweise über die bisherigen Impfergebnisse und darauf zielende wissenschaftliche Arbeiten zur Verfügung. Das gesamte, imposante Aktenmaterial wurde von John Simon, dem würdigen Referenten der genannten Gesundheitsbehörde in einem erschöpfenden Berichte zusammengefasst und im Mai 1857 dem Parlament vorgelegt. Das berühmte Englische Blaubuch, ein monumentales Werk in der Geschichte der Pockenkrankheit, ergab die nahezu übereinstimmende Anerkennung des hohen Wertes der Kuhpockenimpfung und deren Unschädlichkeit, während die Meinungen der Aerzte in der Frage der Uebertragbarkeit der Syphilis, Skrophulose und anderer Krankheiten durch die Vaccination auseinander gingen. Der unschätzbare Gewinn und Erfolg dieses allgemeinen Scrutiniums war zunächst der einer gründlichen Klärung und Orientierung in der Impffrage selbst, bei deren Erörterung jedoch vorderhand die Vorteile der Revaccination auffälligerweise nicht zu näherer Beratung und Formulierung gekommen waren. Positive und praktische Resultate fielen für die nächste Zeit nur im geringen Masse ab, denn selbst in Grossbritannien und Irland, wo der allgemeine Impfzwang in den 60er Jahren noch erweiterte gesetzliche Grundlagen erhielt, blieb die Durchführung gegen die gutgemeinten Absichten zurück, obgleich die Abnahme der Pockensterblichkeit unverkennbar ihren ziffernmässigen Ausdruck in den Mortalitätstabellen gefunden hatte. Auf der anderen Seite gaben aber die im Blaubuche niedergelegten Verhandlungen den Anstoss, die Frage der Impfsyphilis von neuem aufzuwerfen und zu einem Thema zu erheben, um welches sich der erbitterste Streit der Impffreunde und Impfgegner in der Folgezeit bewegen sollte. Wenn auch Gesundheitsschädigungen durch Uebertragung der Syphilis und anderer Krankheiten seit dem Bestande der Vaccination vorgekommen waren, so war doch nach aller Erfahrung ein solches Erreignis überaus selten eingetreten und keineswegs durch solche unglückliche, vereinzelte Infektionsfälle der Ansturm gerechtfertigt, mit welchem die Impffeinde gegen die Segnungen der Vaccination losbrachen, indem sie in masslosester Uebertreibung die Impfung an sich als gefahrvolle Vermittlerin aller erdenklichen Krankheiten zu brandmarken suchten. Immerhin führte die lebhaft bewegte Debatte über die Mängel und Fehler des bisher geübten Impfverfahrens selbst in den Kreisen einsichtsvoller Aerzte zu der Erkenntnis, dass die Provenienz des Impfstoffes, seine Beschaffenheit und die dadurch bedingte Schutzkraft innerhalb der abgelaufenen Jahrzehnte bei der Handhabung der Vaccination nicht strenge genug berücksichtigt worden war. Ohne in die Einzelheiten der über die Eigenschaften der tierischen und menschlichen Lymphe seit dem Ende des vierten Dezenniums angestellten Beobachtungen einzugehen, unter denen die Studien Ceely's, Reiter's u. a. Männer wesentlich die Klarstellung des Gegenstandes vorbereiteten, mag an dieser Stelle erinnert werden, wie aus den Verhandlungen über die Fortpflanzung der Vaccine allmählich die Frage der animalen Vaccination emporgetaucht war, um dann nach mehreren Dezennien zur allgemeinen Anerkennung zu gelangen. Die Rückübertragung humanisierter Vaccine auf das Tier hatte schon 1805 Troja in Neapel versucht, dann dessen Landsmann Galbiati im Jahre 1810 wiederum aufgenommen, damit aber entschiedene Ablehnung erfahren. Erst Negri knüpfte im Jahre 1840 an die „neapolitanische Methode“ an, impfte von Kalb zu Kalb weiter und sah seine Bemühungen, auf diesem Wege klaglosen Impfstoff in ausreichenden Mengen zu gewinnen, vorderhand nur in seinem Wohnorte

Neapel belohnt. Das Ausland verhielt sich gegen sein Verfahren lange hindurch skeptisch, obschon 1864 Lannoix in Paris, 1865 Warlomont in Brüssel und Tissin in Berlin Negri's Methode in vollem Umfange gewürdigt und warm empfohlen hatten.

Kehren wir zu unserer historischen Skizze der Blatternepidemien zurück. Es wurde schon angedeutet, wie hartnäckig Westeuropa in den Jahren 1860—70 von der Variola heimgesucht worden war. Besonders war es Frankreich, wo sich gegen Ende dieser Periode die Pocken im ganzen Lande verbreiteten und in der Hauptstadt eine immer mehr zunehmende Sterblichkeit verursachten. — Mit dem Beginne des Jahres 1870 stieg die Epidemie sowohl in Paris wie in zahlreichen Departements zu bedrohlicher Höhe an und fand überdies bei Ausbruch des Krieges in der mangelhaft geimpften Bevölkerung und namentlich unter den Truppen selbst den günstigen Boden ihrer Ausdehnung. Mit dem Transporte französischer Gefangener gelangten die Blattern nach Deutschland, die gleichzeitig nach Belgien, Holland, der Schweiz und Italien verschleppt worden waren. Von nun an schritt die Seuche unaufhaltsam nach allen Richtungen vorwärts und entwickelte sich zu einer Pandemie, die ganz Europa überflutete, in Asien wie in Amerika Einkehr hielt und erst im Jahre 1875 ihre Ende erreichte.

Wir können hier nur in wenigen Worten die allgemein beobachteten Thatsachen andeuten, die aus dieser Seuchenperiode resultiert und vor allem die Schutzkraft der Impfung bestätigt haben. So sehr auch die numerische Höhe der Morbidität und der Mortalität in vielen Lokalepidemien der Jahre 1870—1875 sich beträchtlich gesteigert hatte, so darf doch behauptet werden, dass die Erkrankungs- und Sterbeziffern im ganzen weit hinter den Blatternverheerungen des vorigen Jahrhunderts zurückgeblieben waren, obgleich die Bösartigkeit der Variola an sich gegen frühere Zeiten in nichts eine Aenderung aufwies. Die Vaccination und deren Vorteil trat in der Statistik aller Länder und Städte, die zum Schauplatz der Seuche geworden waren, unwiderleglich zu Tage. Wo die Schutzimpfung seit Jahren mit Umsicht und Strenge geübt wurde, war die Blatternkrankheit erheblich geringer aufgetreten, als dort, wo die Vaccination und Revaccination nur lässig durchgeführt worden war. Nicht nur zeigte es sich, dass die in den einzelnen Staaten vorgeschriebene Kinderimpfung in den ersten Altersstufen eine auffällige Immunität gegen Variola verliehen hatte, es konnte auch überall der Beweis erbracht werden, dass einmalig geimpfte Erwachsene seltener und in milderer Weise erkrankten und dass durch Revaccination geschützte Personen ein noch weit geringeres Kontingent zu den von Variola Befallenen und zwar zu den leichteren Infektionsformen gestellt haben. Wenn aber aus dem reichen Materiale der Beobachtungen über den Anteil von Geimpften und Ungeimpften an den Epidemien ein schlagendes Argument verdient hatte, zu Gunsten der Schutzpocken herangezogen zu werden, so war es der Vergleich der Erkrankungsziffer und der Lethalität der Variola unter den Truppen des deutschen Heeres gegenüber jenen der französischen Armee. Auf deutscher Seite, wo seit mehr als einem Menschenalter geordnete Revaccinationsverhältnisse der Seuchenfestigkeit der Soldaten erheblichen Vorschub geleistet hatten, sehen wir die verhältnismässig kleine Zahl von 4991 Blatternkranken mit 297 (= 5,97 %) Todesfällen, hingegen unter dem französischen Militär, das nur mangelhafte Impfzustände aufwies, einen durch die Pocken herbeigeführten Gesamtverlust von 23400 Mann. Ebenso nachdrücklich belehrten die Vergleiche der Blatternmortalität in der deutschen Civilbevölkerung und unter den Angehörigen des Heeres in den Jahren 1870/71 über den ungeheuren Nutzen und Vorteil geordneter Impfverhältnisse.

Das junge deutsche Reich, so siegreich aus dem grossen Kriege hervorgegangen, schritt alsbald zur Schaffung eines Friedenswerkes, zur Regelung des Impfwesens. Mit dem deutschen Impfgesetze vom 8. April 1874 wurde die Impfung und Wiederimpfung allgemein eingeführt und damit ein leuchtendes Beispiel staatsmännischer Fürsorge für das Gesundheitswohl der Bevölkerung gegeben. Unbeirrt von den lärmenden Agitationen der Impfgegner war die deutsche Reichsregierung in der Folge bemüht, durch Organisation staatlicher Anstalten zur Gewinnung animaler Impflymphe, durch Vervollkommnung der Vaccinationstechnik die Ausgestaltung des öffentlichen Impfschutzes zielbewusst zu fördern. Seit der Wirksamkeit dieser Massnahmen sind die Pocken in Deutschland fast zu einer unbekannten Krankheit geworden; die deutsche Impfgesetzgebung hat aber zugleich den Impuls gegeben, dass die Mehrzahl der europäischen Staaten innerhalb der letzten Dezennien der Bekämpfung der Pockenkrankheit erhöhte Aufmerksamkeit zugewendet und erfolgreich an deren Eindämmung mitgeholfen hat. Selbst in jenen Ländern, in denen die Einführung des Impfzwanges noch nicht Gesetzeskraft erhalten hat, wird der erfreulich zunehmende Aufschwung der Volksimpfung mit jedem Jahre mehr und mehr durch den Rückgang der Erkrankungs- und Sterbeziffer der Variola auf das glänzendste belohnt.

IX. Scharlach, Masern und Röteln.

Litteratur.

Sennert, *Opera, 1641.* — ***Mead,*** *De variolis et morbillis, 1747.* — ***Home,*** *Grundr. der Arzneiwiss. A. d. Engl. 1771.* — ***Plenciz,*** *Vom Scharlachfieber. 1779.* — ***Withering,*** *Abh. v. Scharlachf. u. der Schlundbräune, Deutsch 1781.* — ***Rosenstein,*** *l. c. 1787.* — ***Girtaner,*** *Abh. v. d. Krankh. der Kinder 1794.* — ***Willan,*** *Hautkrankheiten, 1799—1806.* — ***Struve,*** *Untersuchungen üb. d. Scharlachkrankheit, 1803.* — ***Most,*** *Versuch e. krit. Bearb. d. Geschichte des Scharlachf., 1826.* — ***Huxham,*** *l. c. 1829.* — ***Wendt,*** *Kinderkrankheiten, 1832.* — ***Hecker,*** *Gesch. d. neuer. Heilk., 1839.* — ***Schönlein,*** *l. c. 1841.* — ***Rosenbaum,*** *Gesch. u. Kritik d. Lehre v. d. Hautkrankh., 1844.* — ***Gregory,*** *Vorlesungen üb. d. Ausschlagsfieber, 1845.* — ***Canstatt,*** *Hdb. d. med. Kl. II. Bd. 1847.* — ***Schnitzlein,*** *D. Scharlachf., s. Geschichte und Heilung, 1851.* — ***Barthez und Rilliet,*** *Hdb. d. Kinderkrankheiten, Deutsch 1856.* — ***Fleischmann,*** *Beiträge z. Röthelnfrage, Wien. med. W. No. 29—31 1871.* — ***Thomas,*** *Ziemssen Hdb. II. Bd. 1874.* — ***Jürgensen,*** *ibid.* — ***Baginsky,*** *Krit. Uebersicht üb. . . . acute Exantheme, Schmidt's Jahrb. Bd. 175 1877.* — ***Johannessen,*** *Die epid. Verbreitung d. Sch.-Fiebers in Norwegen, 1884.* — ***Creighton,*** *l. c. 1894.* — ***Gumplowicz,*** *Casuistisches und Historisches üb. Rötheln, Jahrb. f. Kinderheilkd. 32. Bd. 1891.*

Wenn wir im Anschlusse an die Geschichte der Blattern die historische Pathologie der übrigen akuten Exantheme zusammenfassend vorführen, so sind es Zweckmässigkeitsgründe und vor allem geschichtliche Erwägungen, welche es gerechtfertigt erscheinen lassen, die bis zur zweiten Hälfte des 17. Jahrhunderts nicht voneinander unterschiedenen exanthematischen Krankheitsformen: Masern, Scharlach und Röteln im Zusammenhange zu besprechen. Die Geschichte der Masern und des Scharlachs verliert sich im Altertum und im früheren Mittelalter in ein völliges Dunkel, und selbst zur Zeit, als die Variola von ihnen in gewissem Sinne ausgeschieden und in ihrer besonderen Stellung unter den akuten Exanthemen auch epidemiographisch auf den ihr zukommenden eigenen Platz gestellt zu werden beginnt, bleiben die Morbillen und die Scarlatina als undefinierte und ineinander übergehende Formen eines neben den Blattern gedachten febrilen Hautausschlages gänzlich im Hintergrunde der Krankheitslehre sowie der Seuchenberichte. Es wäre ein unnützes Bemühen, aus der schon besprochenen hochberühmten Schrift des Rhazes „de variolis et morbillis“ herausfinden zu wollen, ob hier im Gegensatze zu den Pocken unter „Morbilli“ die Masern- oder aber die Scharlachkrankheit zu verstehen sei und ob die als „Hasbah“ den Blattern („Dschedrij“) verwandten Exantheme die eine oder andere Form bedeuten. Noch schwieriger ist auf die Frage Antwort zu geben, wie die dritte, von Rhazes mit dem Namen „Humak“ bezeichnete Ausschlagskrankheit im heutigen Sprachgebrauche zu determinieren sein wird. Dieses von den Arabisten auch als „Blacciae“ aufgeführte Exanthem kann bei der Ungenauigkeit der Beschreibung ebensogut für Masern, Röteln, wie für Friesel oder Varicellen angesprochen werden, weil überhaupt in den Schriften der Araber und der ihnen getreulich folgenden Arabisten ein strenger Unterschied zwischen den einzelnen akuten Exanthemen nicht gemacht wurde. Es darf vielmehr behauptet werden, dass bei den engen Beziehungen, die zwischen den „Morbillen“ und der „Variola“ gedacht wurden, es sich nach arabischer Lehre mehr um Varietäten einer und derselben Grundkrankheit und nicht um differente Prozesse gehandelt habe. Die gleiche Unsicherheit ist in den Werken der mittelalterlichen Autoren wahrzunehmen und viele der Schilderungen, welche die Pathologie der „Morbilli“ zum Gegenstand haben, scheinen weit mehr dem Bilde, Verlaufe und den Folgeübeln des Scharlachs als jenen der Masern entnommen zu sein. Es begreift sich demnach, wenn die Verwirrung, die aus der unvollkommenen Unterscheidung der akuten Ausschlagsformen entspringend und dem konservativen Zuge der damaligen Heilkunde entsprechend von Jahrhundert zu Jahrhundert sich fortschleppte, für die Geschichte dieser Krankheiten nur ein negatives Resultat zu liefern vermag und wir daher auf nähere Einsicht in das Alter, die epidemische Verbreitung und ärztliche Kenntnis derselben im allgemeinen wie im besonderen zu verzichten haben werden.

Im 16. Jahrhundert blieb, obgleich einzelne Seuchenberichte ungezwungen auf das epidemische Vorherrschen des Scharlachs bezogen werden können, die Trennung desselben von den „Morbilli“ noch unvollzogen und wenn Ingrassia das um das Jahr 1550 in Neapel unter dem Namen „Rossania“ oder „Rossalia“ herrschende Ausschlagfieber zwischen den Pocken einerseits und den „Morbillen“ andererseits einreihte, so unterliess er dabei nicht, die enge Verwandtschaft dieser genannten drei Exantheme anzuerkennen, ohne aber daran wesentliche Unterscheidungsmerkmale zu knüpfen. Grössere Deutlichkeit spricht aus der Beschreibung, die Ballonius über eine im Jahre 1574 in Paris beobachtete Epidemie von „Rubiola“ geliefert und worin er eine Reihe charakteristischer Symptome des Scharlachs gezeichnet hat.

Willan, Most, Schnitzlein u. a. Schriftsteller, welche der

historischen Pathologie der akuten Exantheme eine besondere Aufmerksamkeit zugewendet hatten, wollten in den einschlägigen Schilderungen von Forestus, Wierus und vor allen in den Nachrichten der spanischen und italienischen Aerzte über die am Ausgang des 16. und am Beginne des 17. Jahrhunderts in Südeuropa herrschenden Diphtherie-Epidemien die unzweifelhaften Anzeichen des scarlatinösen Krankheitsprozesses, verbunden mit der Angina maligna, also eine ausgeprägte Scharlachdiphtherie erkennen. Der Mangel bestimmter, einwandsfreier Beschreibungen des wichtigsten Symptoms des Leidens, des charakteristischen Exanthems wie anderer pathognomischer Merkmale des Scharlachs, erhebt aber die geschichtliche Forschung nicht über Vermutungen hinaus; im Gegenteile, angesichts der Abwesenheit einer genaueren Würdigung dieser Kriterien bei der als „Garotillo" gemeinhin genannten Schlundbräune, deren Erscheinungen bis in alle Einzelheiten von den damaligen Berichterstattern in geradezu klassischer Weise beobachtet und beschrieben worden sind, muss sich weit eher der Zweifel aufdrängen, ob hier wirklich die epidemische Scarlatina vorgelegen war.

Noch in der ersten Hälfte des 17. Jahrhunderts werden Scharlach und Masern in den Schriften der Aerzte zusammengeworfen und nebst dem alten Namen der „Morbilli" im weiteren Sinne als Morbilli ignei, Rubeolae, Rossalia erysipelata oder Erysipelas schlechtweg aufgeführt. Und doch besitzen wir aus dieser Zeit die Angaben zweier deutscher Aerzte, Döring und Sennert, die den Scharlach in seinen wesentlichen Merkmalen erkannt und gezeichnet haben. Während Döring die Krankheit noch den Morbillen beigesellte, stellte Sennert die Unterschiede des von ihm 1619 in Wittenberg beobachteten epidemisch grassierenden Exanthems von jenem der Variola und der Morbillen auf; und dennoch wusste Sennert, der nach seinem eigenen Geständnis dem ihm neuartig erschienenen Ausschlagfieber keinen passenden Namen zu geben vermochte, nicht anders sich zu helfen, als dasselbe für eine modifizierte Form der „Morbilli" zu erklären. Er schildert die Krankheit, die ihm mit dem von Forestus als Purpura et rubores oder von Ingrassia als Rosalia benannten Uebel am meisten Aehnlichkeit zu haben scheint, nach naturgetreuer Beobachtung in ihren eigenartigen Erscheinungen, hebt u. a. die Abschuppung in der Rekonvaleszenz, die wassersüchtigen Anschwellungen treffend hervor und erklärt, dass er die Erkrankung für eine höchst schwere, gefahrvolle halte, die oft genug einen lethalen Ausgang nehme. Wir dürfen mit vollem Recht in den Schriften der beiden genannten Autoren die erste verlässliche Kunde des Scharlachs erblicken, dessen besondere Eigentümlichkeit und Verbreitung wir in früheren Seuchenberichten vergeblich suchen. Von dieser Zeit an finden sich in Deutschland mehrere Angaben über die Krankheit, die jedoch meist unter dem Namen: Purpura maligna infantum, Morbilli ignei seu confluentes oder Febris miliaris rubra von den Zeitgenossen erwähnt wird, indes die Franzosen vorwiegend die Bezeichnung „Rubeolae", die Engländer „the purpyles" gebraucht haben.

Mit Sydenham, der die Krankheit in den Jahren 1661—1675 in London in epidemischen Formen zu beobachten Gelegenheit hatte, begann die Kenntnis des Scharlachs als besonderen Ausschlagsfiebers und die bisherige Konfundierung mit den anderen akuten Exanthemen in das Stadium entschiedener Klärung zu treten. Er hat in der Beschreibung des Uebels vorurteilsfrei die wesentlichen Züge des Prozesses festsgetellt, dabei auch die Therapie, die vordem in den unsinnigsten Prozeduren und Arzneiverschwendungen sich ergangen hatte, durch seine nüchternen Grundsätze wesentlich vereinfacht und verbessert. Auffallenderweise sah Sydenham in der „Febris scarlatina“ (ein Name, der sich schon in Italien während des 16. Jahrhunderts vorfindet) eine milde unschuldige Erkrankung, was wohl nur auf das Vorkommen gutartiger Epidemien bezogen werden kann. Sein Landsmann und Zeitgenosse Morton hingegen betrachtete, obgleich die von ihm gegebene Darstellung des Scharlachfiebers ganz zutreffende Bemerkung enthielt, dasselbe nur für eine Varietät der Masern, das sich zu diesen ähnlich verhalte, wie die konfluierenden Blattern zu den einzelstehenden Variolapusteln. Demgemäss drang Morton darauf, den Unterschied von Scharlach und Masern fallen zu lassen und das unter ersteren Namen zusammengefasste Leiden seiner oftmals beobachteten schweren, nicht selten „pestillentiellen“ Komplikationen willen als „Morbilli maligni“ aufzufassen. Nur wenige Schriftsteller erfüllten die letztere Forderung; Sydenham's Benennung der Krankheit behauptete sich in der medizinischen Terminologie, keineswegs aber die von ihm gelehrte strenge Differenzierung beider Ausschlagsgattungen, die nach wie vor von vielen Autoren übersehen oder kurzweg geleugnet wurde, weil man gewohnt war, dem Fieber weit mehr Aufmerksamkeit zu widmen, als den übrigen Symptomen der Krankheit. Dazu kam die schwerwiegende Thatsache, dass die Herrschaft der Diphtherie, die im Verlaufe des 18. Jahrhunderts über nahezu alle europäischen Staaten und Nordamerika Verbreitung gefunden hatte, den Glauben festigte, die Bräune bilde eine unzertrennliche Begleiterscheinung des Scharlachs. Das Vorkommen der gutartigen scarlatinösen Angina war daher inmitten der fortdauernden Verwirrung gewiss nur zu leicht geeignet, zu dem Fehler zu verleiten, solche Fälle und Epidemien je nach dem Standpunkte der Beobachter zu den Masern oder aber zum Friesel zu rechnen.

Wenn zwar die Nachrichten über das epidemische Scharlachfieber gegen Ende des 17. Jahrhunderts nur spärlich fliessen, jene über Masernepidemien aber aus den angedeuteten Gründen nur mit grösster Vorsicht zu verwerthen sind, so besitzen wir gleichwohl Berichte, welche den Schluss zulassen, dass die „Febris scarlatina“ in jener Zeit häufiger als früher die Achtsamkeit der Aerzte auf sich gezogen hatte. Neben England und Schottland ist Deutschland der Schauplatz der Krankheit, die in den Jahren 1690—1696 in Sachsen, Württemberg, Berlin und Augsburg bösartig aufgetreten war.

Zahlreicher werden die Aufzeichnungen während des 18. Jahrhunderts, aber auch sie gestatten nur ausnahmsweise ein richtiges Urteil über den Charakter der gemeldeten Ausschlagsfieber. Zu den sicheren Scharlachepidemien darf ein Grossteil des „Fievre rouge“ gezählt werden, die in den Jahren 1707—1712 Paris heimgesucht hatte. Vom Jahre 1717 an verbreitete sich, von heftigen Nachschüben begleitet, das Uebel in Thüringen und Sachsen, worüber Storch in Eisenach auf Grund seiner bis 1740 reichenden Erfahrungen eine gediegene Monographie hinterlassen hat. Gleiches Lob gebührt der Arbeit des Wiener Arztes Plenciz über den im Zeitraume 1740 bis 1762 beobachteten Scharlach, den der Verfasser in gutartigen wie in bösartigen Epidemien genau verfolgt und dargestellt hat. Das Gesamtbild des wahren Scharlachfiebers, wie es 1741 und 1763—1764 in Stockholm weit verbreitet war, fand an Rosenstein einen kenntnisreichen Interpreten, während eine nicht geringe Zahl von Aerzten nur ungenaue Beschreibungen der exanthematischen Volkskrankheiten jener Zeit überliefert und mit der unverstandenen, damals in vollen Aufschwung gebrachten Bezeichnung der mannigfachen Ausschlagsgattungen unter dem Sammelbegriffe „Friesel“ die eingebürgerte Verwirrung Jahrzehnte lang aufrecht erhielt. Noch grössere Dimensionen nahm die Konfundierung in der Lehre von den akuten Exanthemen an, als es nahezu Gemeingut der Aerzte geworden war, die Angina gangraenosa als das wesentliche Merkmal des Scharlachfiebers aufzufassen und dabei nur selten oder oberflächlich das Exanthem an sich zu berücksichtigen. Zugegeben, dass im 18. Jahrhundert ebenso wie in unserer Zeit die Scarlatina kombiniert mit der Diphtherie in epidemischer Ausbreitung vorgekommen war, so wurden mindestens beide Prozesse damals als identisch betrachtet und demnach, wie dies Willan und Most in der Geschichte des Scharlachs inaugurierten, schlechtweg viele epidemische Schlundkrankheiten unter Scharlachfieber verstanden und beschrieben. Unter diesem Gesichtspunkte fällt es schwer, die unter dem Zeichen der Scharlach-Diphtherie einhergegangenen Epidemien in Nordamerika 1734—1736, in Frankreich während der Jahre 1746—1751 und 1753, in England während der Jahre 1739, 1749—1751, 1753, die Epidemie im Haag 1748 oder in Lausanne 1761 u. a. m., trotzdem die Berichte von den angesehensten Männern, wie Malouin, Garnier, Chomel, Navier, Huxham, Fothergill, de Haën, Tissot u. a. auf uns gekommen sind, hier eingehender und als zuverlässliche Quellenschriften der Geschichte des Scharlachfiebers in specie zu besprechen. Das entschiedene Uebergewicht, das der gangränösen Halsaffektion über alle übrigen Symptome eingeräumt wird und der weitere Umstand, dass nur zweifelhafte Angaben über die Beteiligung der Hautdecke oder nur flüchtige Notizen über die eigentümlichen Komplikationen an der Gesamterkrankung in deren Schilderungen Aufnahme gefunden haben, lässt die Bedenken gegen die wahre Natur des Leidens einigermassen begründet erscheinen, trotzdem dessen Kontagiosität unter allen Umständen bei der Mehrzahl der Beobachter hervorgehoben wird.

Unverkennbar hat das Scharlachfieber in den letzten drei Dezennien des 18. Jahrhunderts in Europa an epidemischer Ausbreitung zugenommen. Die Beobachtungen der Krankheit in Holland, England, Schweden, Dänemark, Deutschland, Frankreich und Italien, denen sich mehrfache Epidemien in Nordamerika anreihten, haben, wie aus der anwachsenden Litteratur jener Periode zu schliessen ist, nicht nur die Aufmerksamkeit der Aerzte lebhafter beschäftigt, sondern auch die schärfere Trennung des Uebels von den scheinbar ähnlichen Prozessen begünstigt. Im allgemeinen trat das Scharlachfieber in gutartigen Epidemien auf, andere hinwieder, wie z. B. die in den Jahren 1795—1805 in Mitteldeutschland herrschende Seuche, waren von einer ungewöhnlich hohen Sterblichkeit begleitet, deren Ursache die Zeitgenossen und spätere Berichterstatter dem Brown'schen Systeme und seinen in der Therapie des Scharlachs verhängnisvoll gewordenen Uebertreibungen zuschreiben wollten. Um jene Zeit (1799) hat Malfatti in Wien die verderbliche Ausbreitung des

Scharlachs unter Wöchnerinnen beobachtet und als besondere Spezies der Krankheit unter dem Namen des „Wochenbettfriesel“ gekennzeichnet, worunter vielleicht eine grosse Zahl septischer Puerperalprozesse mitgezählt worden sein mag.

Die schärfere Umgrenzung des Krankheitsbegriffes der Masern erfuhr während des 18. Jahrhunderts keine durchgreifende Umgestaltung, trotzdem schon Sydenham, dessen Lehre für das ganze Säkulum tonangebend geworden war, ihre spezifische Eigenart glücklich aus der Vermengung mit anderen Exanthemen gelöst hatte. Es genügt, daran zu erinnern, dass namhafte Autoren, wie Huxham die Morbillen nicht von dem Scharlach differenzierten oder andere Beobachter das Bild der Krankheit in derart verzerrten Linien wiedergaben, dass er heute schwierig wird, darin das mit diesem Namen bezeichnete Uebel zu erkennen. Nicht besser ergeht es der historischen Musterung der damaligen Anschauungen über die Krankheit, wenn man sich vor Augen hält, wie beispielsweise Willan von „schwarzen Masern“, Sauvages von „blatternartigen Masern“ spricht (Morbilli haemorrhagici et papulosi?) oder wenn Watson in den Jahren 1763—1764 „faulichte Masern“ beobachtet haben will, deren bösartiger Verlauf vielmehr mit jenem der Scharlach-Diphtherie übereinzustimmen scheint. Nicht unerwähnt kann bleiben, wie die den Geist der damaligen Aerzte dominierende Ansicht von dem Uebergange einer Seuchenform in die andere auch bei den Ausschlagsfiebern zur Geltung gelangt war, so dass Wedemeyer seinem Epidemieberichte über Göttingen (1780 ff.) ohne Widerspruch der Zeitgenossen beifügen konnte, es sei aus den Masern „durch Umwandlung der diskreten Flecke in eine gleichmässige Röte“ der Scharlach hervorgangen. Hält man diese aus der Unklarheit der Auffassung und Darstellung entsprungenen Tatsachen fest, so kann die von Rosenstein, Girtaner u. a. Schriftstellern vertretene Ansicht nicht überraschen, wonach sie die Masern als eine die Variola an Gefährlichkeit weit übertreffende Erkrankung hinstellen. Es ist demnach den speziellen Seuchenberichten ein geringerer Wert beizumessen und nur die Nachrichten, welche bezeugen, wie die Krankheit in den letzten beiden Dezennien des 18. Jahrhunderts in weitverbreiteten Zügen, insbesondere im Zeitraume 1796—1801 als Pandemie über Deutschland, Frankreich und Grossbritannien geherrscht hatte, verdienen wegen der darin niedergelegten genaueren Schilderungen eine grössere Glaubwürdigkeit.

Geschichtlich bemerkenswert sind die nach dem Vorgange der Blatterninokulation unternommenen Versuche der Ueberimpfung der Masern von Kranken auf Gesunde. Home in Edinburgh impfte 1758 mit dem Blute eines Masernkranken, das er mittels Baumwolle auf eine Schnittwunde am Arme übertrug und dort drei Tage lang liegen liess. Am 6. Tage stellten sich die charakteristischen Erscheinungen der Krankheit ein, die aber in allen von Erfolg begleiteten Impffällen einen milden Verlauf gezeigt hatte. Die gleichfalls von Home geübte Ueberpflanzung des Nasensekretes Masernkranker durch ein damit imprägniertes Wollenzeug auf die Nasenschleimhaut gesunder Kinder blieb resultatlos. Obgleich die Impfungen in Schottland weitere Nachahmung fanden, verloren sie doch bald an Ansehen und wurden erst ein halbes Säkulum später wieder aufgenommen.

Verfolgen wir nunmehr die Geschichte des Scharlachs im 19. Jahrhundert, so wird nach Ablauf der mit dem Jahre 1805 abschliessenden Epidemieperiode in der nächsten Zeit seines ausgedehnteren Vorkommens nur selten Erwähnung gethan, obschon er an vielen Orten in mässigem Umfange, doch meist in gutartiger Form beobachtet worden war. Erst vom dritten Dezennium an trat die Krankheit in epidemischen Zügen auf, die mit dem Jahre 1824 beginnend über Frankreich sich verbreitete, und in den beiden darauffolgenden Jahren in England, Holland, Dänemark und Norddeutschland schlimme Verheerungen anrichtete. Im Jahre 1827 war das Scharlachfieber als neue Krankheit auf Island aufgetreten, 1829 zum ersten Male in Südamerika zur Entwicklung gekommen, wo die Seuche auch im nächsten Jahrzehnte, besonders unter den Indianern Brasiliens wiederholt und in längerer Dauer um sich griff. Zu gleicher Zeit, 1832—1837, überzog der Scharlach in pandemischer Ausbreitung die meisten Staaten Europas und ging überall mit einer erschreckenden Bösartigkeit einher. Nach den Berichten der zeitgenössischen Beobachter waren neben schweren Rachenaffektionen häufig meningeale Erscheinungen im Verlaufe der Krankheit zu Tage getreten und bildeten nahezu ausnahmslos die sicheren Vorboten eines lethalen Ausganges.

In grösserer Verbreitung erhob sich das Scharlachfieber, abgesehen von den zahlreichen Lokalausbrüchen, während des Zeitraumes 1846—1849 in Dänemark, Deutschland, England und Schottland. Im Jahre 1847 wurden zum ersten Male Grönland, 1848 Neuseeland, 1849 Kalifornien von einer Scharlachepidemie heimgesucht. Von der Mitte des Jahrhunderts angefangen vergingen nur wenige Jahre, in denen die Krankheit nicht in diesem oder jenem Lande, namentlich in grösseren Städten erschienen wäre oder dazwischen in wechselnder In- und Extensität nicht epidemisiert hätte. In mustergültiger Weise hat Johannessen für Norwegen die zeitlichen und örtlichen Schwankungen des Scharlachs im Zeitraume 1825—1878 nachgewiesen. Es darf gesagt werden, dass das Scharlachfieber in den dichter bevölkerten Centren zu einer stationären Infektionskrankheit geworden ist und in gewissen Intervallen aus der ununterbrochenen Kette sporadischer Erkrankungsfälle unter unbekannten Einflüssen zu epidemischer Höhe sich erhoben hat. Eine solche Exacerbation des Uebels fiel in die Periode 1852—1862, innerhalb welcher gleichzeitig die Diphtherie ihre verhängnisvollen Wanderungen anzutreten begann. Ebenso trat in den siebziger und achtziger Jahren, gekennzeichnet durch die andauernde Herrschaft der Rachenbräune, in den europäischen Ländern der Scharlach ganz erheblich in den Vordergrund der Seuchengeschichte und des ärztlichen Interesses. Insbesondere ist es England gewesen, wo das ausgebreitete Vorkommen der Krankheit innerhalb dieses Zeitraumes zu ausführlichen statistischen und epidemiologischen Studien geführt hat, während gleichzeitig die Schriftsteller des Kontinents mehr der epidemischen Diphtherie, als der vorwiegenden Seuche ihre Aufmerksamkeit zugewendet hatten.

Eine wenn auch gedrängte Darstellung der Wandlungen und Fortschritte in der Lehre vom Scharlachfieber während des 19. Jahrhunderts überschreitet den Rahmen dieser geschichtlichen Skizze. Es möge hinreichen zu erwähnen, dass in den ersten Dezennien Engländer und Deutsche die Führerrolle in der Pathologie und Therapie der Krankheit an sich genommen haben, ohne über das Bemühen naturgetreuer Schilderungen des Exanthems und seiner Varietäten oder über die sorgfältige Distinktion der Abarten des gesamten Krankheitsverlaufes, des „entzündlichen, gastrischen, nervösen, fauligen Scharlachs" hinaus eine genauere Kritik des Prozesses und seiner Komplikationen aufzubringen. Mit dem dritten Jahrzehnte hingegen, anschliessend an das stärkere Anschwellen der meist in schwerer Form auftretenden Scharlachepidemien, nahm die Veröffentlichung einschlägiger Beobachtungen, zumeist in Deutschland und Frankreich erheblich an Umfang und Vertiefung zu. Es gebührt Schönlein und seiner Schule, trotz der im Geiste des Zeitalters gelegenen und allzusehr hervorgekehrten Systematisierung der verschiedenen Ausschlagsgattungen, das entschiedene Verdienst, die Pathologie der Hautkrankheiten im allgemeinen und jene der akuten Exantheme im besonderen in schärferer Weise aus dem doktrinären Schema der naturphilosophischen Krankheitsklassen- und Ordnungen in neue Bahnen gelenkt zu haben. Noch eingehender und fruchtbringender haben zu jener Zeit französische Gelehrte, unter ihnen Bretonneau mittelbar durch seine hervorragenden Forschungen über die Diphtherie und deren Verhältnis zur Scarlatina, weiterhin Rayer, Barthez und Rilliet u. a. m. durch klinische und pathologisch-anatomische Untersuchungen die Lehre von den exanthematischen Infektionskrankheiten auf wissenschaftliche Höhe gebracht. Seither hat das Studium des Scharlachfiebers und seiner vielgestaltigen Komplikationen unablässig die medizinische Forschung beschäftigt und die Erkenntnis und Behandlung der Krankheit bis zur heutigen Stufe erhoben.

Die Masern zeigten während des 19. Jahrhunderts in ihrem zeitlichem Auftreten gewisse Analogien mit jenem des Scharlachfiebers. In den ersten beiden Jahrzehnten des Säkulums wurden sie, soweit Berichte vorliegen, nur in einzelnen grossen Epidemien beobachtet, wie beispielsweise in England, wo sie in den Jahren 1807—1808, 1811—1812 in schweren bösartigen Formen über das ganze Königreich eine allgemeine Verbreitung erlangten. Ausgedehnte Masernepidemien fielen sodann 1822—1824 auf Italien, die Niederlande und Deutschland, 1826—1828 auf die beiden zuletzt genannten Länder, 1834—1836 auf den grössten Teil von Mittel- und Nordeuropa, 1842—1843 auf die Weststaaten unseres Kontinents, 1846—1847 auf die meisten Länder von Europa und Nordamerika, 1860—1863 auf Deutschland. — Eine für die Kenntnis der Wege des Kontagiums und seiner Inkubationszeit bemerkenswertes Ereignis bildet die Einschleppung der Masern auf den Faröern im Jahre 1846, wo sie seit 1781 nicht vorgekommen waren, in dem erstgenannten Jahre jedoch, wie Panum nachgewiesen, aus Kopenhagen Eingang gefunden und von den 7782 Bewohnern mehr als 6000 ergriffen hatten. Aehnlich, doch um vieles milder verhielt sich der Ausbruch der Krankheit 1846 auf Island, das seit dem Jahre 1696 von Masernepidemien frei geblieben war; hingegen waren sie hier in der nächstfolgenden Epidemie des Jahres 1882, während welcher nahezu die gesamte Bevölkerung ergriffen worden war, von einer ungewöhnlich hohen Mortalität begleitet. Dasselbe Schauspiel schrecklicher Verwüstungen wiederholte sich in anderen Ländern, in den nachweisbar die Masern zum erstenmale erschienen waren, wie 1846 unter den Indianern des Hudsons-Bay-Gebietes, oder in Gegenden, wo sie seit langen Pausen wieder einen Import erfahren hatten, wie 1873 auf den Fidji-Inseln und auf Mauritius, 1874 in Südaustralien.

Mit der fortschreitenden Ausbildung der Nosologie und der strengeren Differenzierung der Masern von den anderen akuten Exanthemen erweiterten sich zusehends die Grenzen der epidemiologischen Kenntnisse über die Krankheit. Hierzu haben die im Laufe des 19. Jahrhunderts wieder aufgenommenen Impfungen der Morbillen insoferne aufklärend beigetragen, als durch sie sowohl die direkte Uebertragung des spezifischen Kontagiums, wie auch die Reihenfolge in der Entwicklung der pathognomonischen Krankheitserscheinungen festgestellt werden konnte. So haben 1822 Speranza, 1842 Katona in Ungarn, 1854 Bufalini und andere italienische Aerzte, 1842 und 1852 Mayr in Deutschland Impfversuche der Masern mit positivem, hingegen 1816 Themmen und 1890 Thomson mit negativem Erfolge durchgeführt.

Was endlich die Röteln (Rubeolen der Deutschen, Roseola epidemica der Franzosen) anbelangt, so ist es allbekannt, wie im Laufe der Geschichte ihre Spezifität umstritten und heute noch von namhaften Schriftstellern geleugnet, zum mindesten bezweifelt wird. Ursprünglich unter dem nosologischen Begriffe der Morbillen oder der Scarlatina völlig aufgegangen und konsequenterweise deren Konfundierung teilend, wurden die Röteln von der zweiten Hälfte des 18. Jahrhunderts an, als man die Masern vom Scharlach schärfer zu sondern begann, bald als eine Varietät des einen, bald des anderen Exanthems aufgefasst. Bei der anhaltenden Verwirrung, die in der Benennung der Morbillen als Rubeolae oder Rougeole gelegen war, wird es der historischen Nachschau unmöglich gemacht, die thatsächliche Ausscheidung der Röteln aus den Verwandtschaftsgruppen der Masern und des Scharlachs vor Beginn des 19. Jahrhunderts zu fixieren, von früheren Zeitperioden ganz zu schweigen. Selbst im 19. Jahrhundert entspann sich mit der Aufstellung der Röteln als eines Krankheitsprozesses sui generis der langwährende Kampf für und wider ihre Sonderstellung. Während Behrens, Willan, Struve u. a. die Rubeola morbillosa gelten liessen, waren Hufeland, J. P. Frank, Heim und Reil für die Rubeola scarlatinosa eingetreten, indes Schönlein's Schule vermittelnd einschritt und die Röteln als eine hybride Form von Masern und Scharlach erklären zu müssen glaubte. Unter diesem Zwiespalte der Meinungen war die von einzelnen immer wieder verfochtene Specifität der Röteln unbeachtet geblieben, die Mehrzahl nahm von deren Existenzberechtigung keine Notiz und hervorragende Autoren, wie Cannstatt, Hebra deckten diesen negierenden Standpunkt mit ihrem Namen.

Und doch liess sich die Besonderheit und Kontagiosität der Röteln, noch weniger die Thatsache von der Hand weisen, dass die Erkrankung an Rubeolen nicht vor Masern oder Scharlach schützte und umgekehrt. Es bedurfte vieler und umsichtiger Beobachtungen, um die schon von Wagner, Trousseau u. a. ausgesprochene Ueberzeugung von der Selbständigkeit der Röteln in der Pathologie der akuten Exantheme in weiteren ärztlichen Kreisen endlich zu befestigen. Von den sechziger Jahren an trat der Umschwung zu Gunsten der Spezifitätslehre der Röteln ein, unter deren Vertretern wir nur Thomas, Steiner Emminghaus, Roth, Nymann, Liveing, de Man, Cheadle, Squire und Gerhardt nennen wollen.

X. Diphtherie.

Litteratur.

(*Ausser den Schriften von* **Hippokrates, Aretäus, Aëtius**) **Mercatus,** *Opera, 1609.* — **Bartholinus,** *De angina puerorum, 1653.* — **Wierus,** *Opera, 1660.* — **Ghisi,** *Lettere mediche, 1749.* — **Ballonius,** *Opera, 1736.* — **Fothergill,** *An account of the sore-throat., 1751.* — **Rosenstein,** *l. c. 1787.* — **Royer-Collard,** *„Croup" in Dict. d. sc. med. Tom. VIII 1813.* — **Goelis,** *Tractatus de angina membr., 1813.* — **Jurine,** *Abh. üb. d. Croup, 1816.* — **Bretonneau,** *Des inflammations speciales du tissu muqueux et en particulier de la diphthérite, 1826.* — **Fuchs,** *Histor. Untersuchungen üb. Angina maligna, 1828.* — **Huxham,** *l. c. 1829.* — **Jaffé,** *Die Diphtherie in epid. u. nosol. Beziehung, Schm. Jahrb. 113. Bd. 1862.* — **Trousseau,** *Med. Klinik. 1866.* — **Oertel,** *Die epid. D., Ziemss. Hdb. 1874.* — **Seitz,** *D. und Croup, 1877.* — **Jacobi,** *in Gerhard's Hdb. d. Kindkh. II. Bd. 1877.* — **Sanné,** *Traité de la D. 1877.* — **Rauchfuss,** *in Gerhard's Hdb. 1878.* — **Ilke,** *Die Epidemie d. D. in Südrussland, Viertjsch. f. ger. Med. 1881.* — **Monti,** *Croup und D., 1884.* — **Eichstaedt,** *Die Diphtherie. 1884.* — **Francotte,** *Die Diphtherie, 1886.* — **Schuchardt,** *Zur Gesch. d. Tracheotomie, Arch. f. kl. Chir. 36. Bd. 1887.* — **Behring,** *Die Geschichte der D. 1893.* — **Filatow.** *Zur Epidemiologie d. D. im Süden Russlands, Jahrb. f. Kinderheilk. 39. Bd. 1895.* — **Carlsen,** *Outlines of the history of D. in Denmark, Janus I und II 1896—97.* — **Baginsky,** *D. und Croup, Nothnagel Hdb. d. sp. P. u. Th. II. Bd. 1898.* — **Bayeux,** *La diphtherie depuis Aretee ... jusqu'en 1894, 1899.*

Die Diphtherie war eine dem Altertum wohlbekannte Krankheit. In den Hippokratischen Schriften wird ihres Vorkommens an mehreren Stellen gedacht, am deutlichsten giebt von ihren Erscheinungen Nachricht die Schrift „de dentitione", in der die bei Kindern beobachteten Geschwüre des Schlundes nach Aussehen und Vorhersage beschrieben werden. In der Hippokratischen Sammlung wird die Krankheit unter dem Namen „κυναγχη" bezeichnet, worunter übrigens auch andere mit Schlingbeschwerden und Atemnot verbundene Erkrankungen der Organe des Halses verstanden und dargestellt wurden. Diesem Kollektivbegriffe entspricht die „Angina" der Römer, nach deren Vorbilde bis über das Mittelalter hinaus eine Reihe von Krankheitsformen als Angina mit der näheren Angabe der ergriffenen Teile oder des allgemeinen Krankheitsbildes in der pathologischen Terminologie aufgezählt erscheint. Eine hervorragende Stelle in der Geschichte der Diphtherie gebührt der berühmt gewordenen Schilderung des Aretäus über die „syrischen Geschwüre", die dem Bilde des Leidens Zug für Zug gleichkommt. Die von Archigenes und Aetius gelieferten Angaben über die „pestartigen und brandigen Geschwüre des Schlundes" berücksichtigen die charakteristischen Symptome der Krankheit, vornehmlich die Bildung, den Verlauf und die Folgen des exsudativen Prozesses. Wie bei Aretäus werden die gangränösen Affektionen im Rachen von jenen der Luftwege auseinander gehalten, wobei Aetius die Beobachtung beifügt, dass die Membranauflagerung vom Schlunde in die Trachea hinabsteigen könne und nach Ablauf des örtlichen Leidens die Paralyse des Gaumensegels ein Produkt der lokalen Ausschwitzung darstelle. Nicht unerwähnt soll bleiben, dass die Laryngotomie, deren erste Ausführung dem römischen Arzte Asklepiades zugeschrieben wird, von Paulus von Aegina und Antyllus sorgfältig gelehrt und als lebensrettender Eingriff gegen bedrohliche Zufälle der Schlund- und Kehlkopfbräune empfohlen wurde.

Im Talmud findet die Halsbräune unter dem Namen „Askara“ Erwähnung, von der es heisst, sie sei die schwerste aller Todesarten und gleiche einem Taue in der Oeffnung der Speiseröhre.

Bei den Arabern und den abendländischen Aerzten des Mittelalters wird des öfteren die „Angina“ oder „Squinantia“ genannt oder eine „pestis faucium“ aufgezählt, von der es aber völlig unentschieden bleibt, ob sie ein selbständiger Prozess oder eine Lokalisation anderer Infektionskrankheiten, der Beulenpest, des Typhus, der Variola u. a. m. gewesen sei.

Etwas durchsichtiger werden die Nachrichten über die Diphtherie und deren Verbreitung im Laufe des 16. Jahrhunderts. Die von deutschen und holländischen Aerzten jener Zeit erhaltenen Aufzeichnungen über bösartige Anginen gestatten mit hoher Wahrscheinlichkeit die Annahme, es habe sich hierbei um wahre Diphtherie gehandelt. So grassierte im Jahre 1517 in ganz Niederdeutschland, am Rhein und in Holland eine höchst gefahrvolle Schlundbräune unter Kindern und Erwachsenen. Nach Forestus, der seine Angaben dem Berichte des holländischen Arztes Tiengius entlehnte, ist an dem Bilde der Diphtherie kaum zu zweifeln. — In den Jahren 1544 bis 1545, 1564—1565 wiederholen sich Epidemien der Angina maligna in denselben Gegenden, worüber Wierus (Weyer) eine wertvolle Schilderung hinterlassen hat. Auch Frankreich scheint damals den Boden der Krankheit gebildet zu haben. So hat Baillou 1576 in Paris einen Fall von Larynxmembran beobachtet und beschrieben, ohne dass er im stande gewesen wäre, dem seltenen Vorkommnis seiner Praxis eine Deutung zu geben.

Die ersten naturgetreuen Darstellungen der Diphtherie im 16. und 17. Jahrhundert verdanken wir den spanischen Aerzten. Die als „Garrotillo“ oder als „Morbus suffocans“ benannte Krankheit herrschte in Spanien mehrere Jahrzehnte hindurch (1583—1618) in furchtbarer Ausbreitung. Anfänglich und abwechselnd in den einzelnen Landschaften grassierend, überzog die Epidemie in den Jahren 1610 bis 1618 das ganze Königreich mit grosser Heftigkeit und erreichte im Jahre 1613 eine solche verderbenbringende Höhe, dass noch lange im Volke das Andenken an dieses „anno de los garrotillos“ sich erhielt. In Italien war schon im Jahre 1563 die „Angina maligna“ in bösartiger Weise in Neapel und Sizilien ausgebrochen, grassierte 1610 in Oberitalien und rief in den Jahren 1617 und 1618 eine mörderische Epidemie in Neapel hervor. Im Jahre 1620 erschien die Seuche in Portugal, recrudeszierte in Sicilien und gelangte nach Malta. Im Jahre 1630 ist Spanien deren neuerlicher Schauplatz, 1632 tritt sie wiederum in Sicilien, 1634 im Kirchenstaate, 1642 in Neapel und anderen Gebieten der italischen Halbinsel auf und erneuert im Zeitraume vom Jahre 1645 bis 1666 ihre Wanderungen in Spanien. Die medizinische Litteratur des 17. Jahrhunderts umfasst eine ansehnliche Zahl von Berichten über die Diphtherie in Spanien und Italien. Unter den Spaniern sind es vor allem Villa Real, Fontecha, Herrera und Mercatus, die sich durch Genauigkeit und Plastik der Darstellung auszeichnen. Sie betonen die hervorragende Kontagiosität des Leidens, geben eine sorgfältige Beschreibung der nach In- und Extensität verschiedenartigen Formen des Exsudates und der allgemeinen Begleiterscheinungen des von den einfachsten Graden bis zur tödlichen Erstickung wechselvoll in die Erscheinung tretenden

Prozesses, sie bieten auch in der Lebendigkeit, mit der die pathologischen Veränderungen und ihre Stadien vor unser Auge geführt werden, ein Muster von Krankheitsbeschreibung. Neben den voll gewürdigten Lokalaffektionen im Rachen, Schlund, Kehlkopf und der Nase wird die unter einem adynamischen Fieber einhergehende septische Diphtherie meisterhaft geschildert. Die dem Leiden folgenden Lähmungen, die Störungen der Sprache, die nach Herrera an die Stimmalteration syphilitischer Kranker erinnern, finden strenge Berücksichtigung. Bei demselben Autor begegnen wir der Bemerkung, dass sich die brandige Zerstörung nicht selten auf die Haut und auf die Wunden fortgesetzt habe. An Wert der nosographischen und epidemiologischen Bearbeitung der Diphtherie stehen die Schriften der Italiener des 17. Jahrhunderts gegen die spanischen Aerzte nicht zurück. Die von Carnevale, Foglia, Nola, Cortesius, Bartholini, Severini, Sgambati, Cleti, Alaymo u. a. gelieferten Arbeiten haben die im Zeitraume 1610—1650 gemachten Erfahrungen zum Gegenstand. Die unter verschiedenen Namen („morbus strangulatorius", „morbus gulae", malo in canna") bezeichnete Krankheit wird ihrer heftigen Ansteckungsfähigkeit wegen der Pest nahegestellt und angesichts der Verheerungen, die sie unter der Kinderwelt angerichtet, „infantum puerorumque strages" genannt. In zahlreichen Fällen wurde die croupöse wie die septische Form des Prozesses von den angeführten Beobachtern als Ursache des tötlichen Ausganges betont und der Versuch unternommen, an der Leiche näheren Einblick in den Lokalbefund zu gewinnen. Severini hat in der Neapler Epidemie 1642 bei der Sektion eines unter Suffokationserscheinungen verstorbenen Knaben wahrgenommen, dass der Kehlkopf von Geschwüren frei geblieben und nur von einer aus verdicktem Schleime bestehenden Kruste bedeckt war, eine Erscheinung, die schon vordem Villa Real gesehen hatte. Bei Cleti findet sich die bemerkenswerte Stelle, dass bei Angina maligna der Tod entweder infolge der Strangulation der Luftwege oder durch Intoxikation des Organismus („sua virulentia") herbeigeführt werde. Nach Severinis Erfahrungen starben viele, die scheinbar genesen und von allen Resten der Krankheit befreit waren, oft plötzlich unter Erscheinungen des Kollaps.

Die Therapie bestand in der Anwendung der beliebten Alexipharmaka, örtlicher und allgemeiner Blutentziehungen, in der lokalen Applikation von Säuren, des schon im Altertum als Spezifium gerühmten Kupfers und endlich in ausgiebigem Gebrauche der Kauterien. Ueber den Nutzen der Tracheotomie waren die damaligen Aerzte in zwei Lager, in die der beredten Fürsprecher und jene der schärfsten Gegner geteilt.

Am Beginne des 18. Jahrhunderts blieb — soweit geschichtliche Daten vorliegen — die Diphtherie auf eine im Jahre 1701 auf der Insel Milo und in der Levante herrschende Epidemie beschränkt. Den nächsten Zügen der Krankheit begegnen wir erst um die Mitte des Säkulums. So wurde sie auf der iberischen Halbinsel, wo sie schon im Jahre 1715 in mehreren Provinzen vorgekommen war, innerhalb der Jahre 1749—1762 in vielen Gegenden Spaniens und Portugals beobachtet. Eine allgemeine Verbreitung der Schlundbräune in Nordamerika hat vom Jahre 1735 ihren Anfang genommen. Stärkere Infektionen zeigte sie 1739 und 1746 in London, 1743 in Irland und in Paris, 1747 bis

1748 in Cremona. Vom Jahre 1749 an ist eine auffallende Morbidität an Diphtherie unverkennbar, von diesem Zeitpunkte beginnend, entwickelte sich die brandige Bräune in ganz Europa, insbesondere in Frankreich, Italien, Holland, England, Deutschland und Schweden innerhalb der nächsten zwei Dezennien zu Epidemien, die entweder Jahre hindurch in ununterbrochener Kontinuität in einzelnen Gegenden sich erhielten oder nach wechselnden Intervallen in einzelnen Städten und Ländern von neuem ausbrachen. In diese Periode fallen auch die weit um sich greifenden Ausbrüche der Krankheit in verschiedenen Gebieten Nordamerikas.

Wie zu anderen Zeiten sahen auch die damaligen Aerzte in der brandigen Bräune eine neue Krankheit. Colden, Douglas und Middleton, die die Diphtherie in Nordamerika in den Epidemien während der Jahre 1735—36 und 1752—55 beschrieben haben, fanden die Krankheit häufig mit Hautausschlägen vereint, die nach dem Stande der herrschenden Lehre zumeist für Friesel gehalten worden sind. Die häufig beobachtete croupöse Form bei geringer Beteiligung des Rachens gab Middleton Anlass, das Leiden „Angina trachealis" zu benennen. — Unter den englischen Autoren jener Zeit verdienen Fothergill, Grant, Starr und Huxham vor allen genannt zu werden. Nach ihren Beobachtungen trat auch in England die maligne Halsentzündung oftmals im Gefolge von Exanthemen auf, die Fothergill in der Londoner Epidemie 1747—48, und Huxham in den Jahren 1751—53 in Plymouth mit besonderer Aufmerksamkeit verfolgt und als erysipelatöse oder pustulöse Ausschläge beschrieben haben. Inwieweit hier Scharlach oder Variola, die gleichzeitig grassierten, im Spiele standen, entzieht sich einer sicheren Beurteilung, wiewohl es nahe liegt, aus der von Huxham berichteten nachträglichen Abschuppung der Hautdecke auf scarlatinösen Prozess zu schliessen. Neben der charakteristischen Geschwürsbildung mit Gangrän und Jaucheausfluss aus Mund und Nase in zahlreichen Fällen wurde von den gedachten Gewährsmännern hinwieder bei vielen anderen Kranken das Vorkommen und Beschränktbleiben der pathologischen Erscheinungen auf Larynx und Trachea bemerkt. Während der epidemischen bösartigen Bräune, die zu jener Zeit in Frankreich wiederholt in der Hauptstadt sowohl wie in den Provinzen beobachtet wurde, trat nach den ausführlichen Beschreibungen, von Chomel und Malouin, Marteau de Grandvilliers u. a. die Krankheit gleichfalls häufig in Verbindung mit einem Exanthem auf, das als Scharlach gedeutet werden darf. Im übrigen stimmt die von den französischen Aerzten gegebenen Darstellung im wesentlichen mit jener der englischen Autoren überein.

Ein grössere Selbständigkeit in der Auffassung der Diphtherie lag in der Schrift, die Ghisi in Cremona über die in den Jahren 1747—48 dort grassierende Krankheit veröffentlichte. Abweichend von der bisherigen Auffassung erklärte er die Bildung von Pseudomembranen nicht als Schorf und Ergebnis der brandigen Zerstörung, sondern als gallertartige Gerinnsel, ähnlich der Crusta phlogistica. Von dieser Erwägung und der Erfahrung ausgehend, dass manche Kranke, bei denen Geschwüre im Rachen gänzlich fehlten, von gefahrvollen Auflagerungen auf der Schleimhaut des Kehlkopfes und der Luftröhre befallen und nicht selten binnen kurzer Frist unter Erstickungserscheinungen hinweggerafft wurden, stellte Ghisi zwei

Formen der malignen Halsentzündung auf: erstens die eigentliche Schlundbräune mit brandiger Zerstörung und Adynamie, zweitens die den Schlund freilassende Bildung einer Entzündungsmembran in den Luftwegen, die expektoriert werden könne oder aber durch Abschluss der Luftwege zur Suffokation führe. Dabei war Ghisi nicht die Wahrnehmung entgangen, dass beide Formen des Prozesses, die er als zusammengehörig und als eine und dieselbe Krankheit anerkennt, zu gleicher Zeit an einem Individuum auftreten können.

Innerhalb der von denJahren 1749 und 1770 umgrenzten Periode wurde, wie bemerkt die brandige Bräune zu einer europäischen Seuchenplage. So wurde Schweden in den Jahren 1755—1758 davon schwer heimgesucht, 1761—1762 herrschte sie wiederum in Upsala, Rasbo u. a. O., von 1764—1768 in Calmar, woran sich später lokale Ausbrüche in verschiedenen Teilen des Landes anreihten. Man nannte sie in Schweden die Erdrosselungskrankheit, Strypsjuka, ihre besten Beobachter waren Willke, Rosen von Rosenstein, Berg und Wahlbom. — Die im Jahre 1751 im schweizerischen Siementhale aufgetretene Epidemie der Rachenbräune hat Langhans aufgezeichnet und als unverkennbare Diphtherie dargestellt. — Die epidemische maligne Angina, die vom Jahre 1750 bis 1762 in Madrid ununterbrochen angedauert hatte, war während dieses Zeitraumes gleichfalls an zahlreichen Orten Spaniens und Portugals zum Ausbruch gekommen. — Auffallend spärliche Mitteilungen liegen über jene Zeit aus Deutschland vor. Wedel gedenkt des Auftretens der Bräune im Jahre 1715 in Jena, van Bergen beschreibt 1764 eine Epidemie in Frankfurt a. M., Michaelis in Göttingen endlich tritt im Jahre 1778 mit einer selbständien Schrift in die lebhaft geführte Diskussion ein, die sich mittlerweile unter den Aerzten über die Unterschiede von Croup und Diphtherie (Angina maligna) entsponnen hatte.

Unter den ärztlichen Schriften aus diesem Zeitraume verdienen ausser der schon erwähnten Arbeit des Cremoneser Ghisi die Schilderungen Homes und Bard's eine besondere Erwähnung in der historischen Uebersicht der Lehre von der Diphtherie. Der schottische Arzt Home publizierte 1751 seine berühmt gewordene Abhandlung über den Croup. Nach seiner Auffassung besteht die in der Schleimhaut des Larynx und der Trachea auftretende Erkrankung in einer Entzündung mit Bildung eines Schleimes, der sich bis zur Gerinnung und Entwicklung einer „krankhaften Haut" der Luftwege steigern könne. Diese nach seiner Ansicht zu Pseudomembranen umgewandelten Schleimkonkremente werden bei heftiger Expektoration losgelöst, sie finden sich aber auch an der Leiche bis in die Bronchien hinabreichend. Die entweder unter dem Bilde einer katarrhalischen Entzündung oder in schwerer membranöser Form auftretenden Erkrankungen sind nach Home zwei verschiedene Stadien einer und derselben Krankheit, nämlich der „Suffocatio stridula". Sie hängt vorwiegend von atmosphärischen Einflüssen ab und ist ohne Kontagiosität und nur sporadisch vorkommend. Von dem bekannten Prozesse der Diphtherie des Rachens gibt Home, dem übrigens nur ein beschränktes Beobachtungsmaterial zu Gebote stand, keine Nachricht. Seine Schrift erregte unter den Zeitgenossen grosses Aufsehen, die Aufstellung der mit dem Worte „Croup" bezeichneten Abart der gangränösen Halsentzündung als einer Krankheit sui generis wurde von den damaligen Aerzten bereitwillig anerkannt und hat bis zu den Tagen Bretonneau's und bekanntlich noch weiter darüber hinaus die grösste Verwirrung in den ärztlichen Anschauungen hervorgerufen.

Weit gründlicher ging Samuel Bard in Newyork bei seinen Studien über die „Angina suffocativa“ zu Werke. Seine im Jahre 1771 erschienene Schrift, gestützt auf reiche, zunächst in Vorjahre erworbene Erfahrungen, giebt ein erschöpfendes Bild der Krankheit. Ihm waren die leichten Fälle von geringem Belage der Tonsillen ebensowenig unbekannt geblieben, wie die schweren, brandigen Zerstörungen des Pharynx und seiner Nachbarschaft, deren Vorkommen er bei Kindern wie bei Erwachsenen beobachtet hat. Die Hautdiphtherie, die Lähmungen der Schlingwerkzeuge, die Paresen der Bewegungsorgane, der Kräfteverfall und andere Phänomene in der Rekonvalescenz der Kranken sind in seine Darstellung aufgenommen. Was aber gegenüber Home dem Berichte des Newyorker Arztes besonderen Wert verleiht, ist die Sorgfalt, mit der er das Fortschreiten des Prozesses kennzeichnet, der im Rachenraume und an den Tonsillen mit weisslichem Belage gewöhnlich zuerst sich manifestiere, in anderen Fällen aber ohne Veränderungen im Rachen mit Atemnot einsetze. Die Entwicklung und Zunahme der sich verdickenden Beläge und ihr Uebergreifen auf den Kehlkopf und die Luftröhre, die sich steigernden Suffokationserscheinungen bei Ausbreitung der trachealen Schwellungen werden an der Hand von Beispielen von Bard genau vorgeführt und durch die Befunde von drei Autopsien erläutert. Bard hielt die einzelnen Formen der Angina maligna, mochten sie unter vorwiegender Beteiligung des Nasen-Rachenraumes, unter den Erscheinungen der Entzündung des Larynx und der Trachea oder unter Kombination beider Lokalisationen zu stande gekommen sein, für identisch, ätiologisch zusammengehörig und nur nach der Oertlichkeit verschiedenartig ausgeprägt. So zutreffend diese Beobachtungen waren und von der Schärfe des Urteiles ein glänzendes Zeugnis gaben, so wenig wurden sie von den Mitlebenden gewürdigt und verstanden, ein Schicksal, dem wir in der Heilkunde des öfteren begegnen. Bard's Abhandlung blieb den meisten Zeitgenossen unbekannt, die ärztliche Welt neigte immer mehr zu Home's Auffassung, so dass der ehrwürdige Kurt Sprengel dieser Richtung folgend, die Signatur der Krankheit in der zweiten Hälfte des 18. Jahrhunderts mit den Worten ausdrücken konnte: „Der Croup oder die häutige Luftröhrenentzündung scheint an die Stelle der brandigen Bräune getreten zu sein.“

Dieses scheinbare Zurückweichen der Diphtherie vollzog sich jedoch nur in den Schriften der ärztlichen Beobachter. In Wirklichkeit trat die maligne Angina innerhalb der letzten drei Jahrzehnte des 18. Jahrhunderts in vielen Ländern neuerlich in bösartigen Epidemien auf. So verbreitete sie sich in den Niederlanden, in Frankreich, England, Nordamerika und Westindien. Ihre Verbindung mit Scharlach- oder Frieselausschlägen haben mehrere Berichterstatter aufgezeichnet, u. a. Johnstone, der in einer Scharlachepidemie 1778 in der Umgebung von Worcester diphtheritische Prozesse im Verlaufe der Scarlatina nachwies. Unter den übrigen englischen Aerzten, die epidemiologische Aufzeichnungen über Angina maligna hinterlassen haben, mag Levison und Rumsey genannt werden. Ersterer sammelte seine Beobachtungen in der Londoner Epidemie des Jahres 1747, letzterer während der in den Jahren 1788, 1793—1794 aufgetretenen Epidemien zu Chesam in Bukinghamshire. Ueber die auf französischem Boden damals an vielen Orten herrschende epidemische Diphtherie enthält der Bericht des um die Seuchengeschichte verdienten Le Pecq de la Cloture wertvolle Angaben. Das hohe Interesse, das man seit dem Erscheinen von Home's Abhandlung in wissenschaftlichen Kreisen der Croupfrage entgegenbrachte, erhellt aus der Thatsache, dass die Pariser medizinische Gesellschaft im Jahre 1783 eine Preisfrage ausschrieb, ob die in Schottland und Schweden unter dem Namen des Croup oder der membranösen Angina bekannte Krankheit in Frankreich überhaupt vorkomme oder nicht. Die mit dem Preise gekrönte Arbeit von Vieusseux aus Genf brachte jedoch keineswegs die wünschenswerte Klärung, sondern rief vielmehr neue Konfusionen hervor, indem der Autor drei Varietäten des Leidens aufstellte: den entzündlichen, nervösen und chronischen Croup.

In der Therapie der Diphtherie sind während des 18. Jahrhunderts nur geringe Fortschritte zu verzeichnen. Brech- und Abführmittel standen noch in unerschüttertem Ansehen, der Aderlass fand trotz der Warnung einzelner Autoren die ausgedehnteste Anwendung. Von örtlichen Mitteln sind zu nennen: Salzsäure zur Applikation an die Rachengeschwüre, Gargarismen von Nitrum, Kampfer, Alaun u. a. m., von innerlichen Medikamenten: Kalomel, Valeriana, Theriak und Roborantia, unter letzteren mit Vorliebe die Chinarinde. Die Tracheotomie fand nur wenig Anklang unter den Aerzten und Chirurgen jener Zeit.

Verfolgen wir die Geschichte der Diphtherie im 19. Jahrhundert, so finden wir in den ersten beiden Dezennien ihr epidemisches Vorkommen im allgemeinen seltener als in der kurz vorangegangenen Zeitperiode erwähnt, und auch die Litteratur, die die Krankheit näher berührt, nur auf ein geringes und geringwertiges Material beschränkt. Eine Ausnahme hiervon hat jedoch Frankreich gebildet. Hier war die Krankheit in fortdauernden Epidemiezügen zum Schrecken der Bevölkerung geworden, sie hatte sich ihre Opfer nicht bloss unter Bürgern und kleinen Leuten, sondern auch aus fürstlichen Palästen geholt, den jungen König von Holland dahingerafft und dessen Mutter, die Königin Hortense tückisch überfallen. Diese letzteren Ereignisse bestimmten Napoleon I. im Jahre 1807 eine Preisbewerbung auszuschreiben „über die Natur und die Behandlung des Croup". Jurine aus Genf und Albers aus Bremen teilten sich in den Preis, ohne aber über die damals geltenden Anschauungen hinauszukommen. Ihre Preisschriften ergänzten sich durch die Arbeiten von Royer-Collard, Caillau u. a., nach deren Ansicht in Uebereinstimmung mit der Lehre Home's zwei Hauptarten der Krankheit vorlägen: die Angina gangraenosa der Tonsillen und des Pharynx, die Angina maligna trachealis der Luftwege, welche zwar kombiniert an einem und demselben Kinde sich vorfinden können, deren Zusammengehörigkeit jedoch von keiner Seite gebührend gewürdigt worden war. Mehr als zulässig wurde die Bildung von Pseudomembranen in dem Krankheitsbilde des Croup in den Vordergrund gestellt und damit begonnen, den „Pseudo-Croup" mit dem Croup im engeren Sinne zu verwechseln. Aehnliche Ansichten kehrten auch bei deutschen Autoren wieder, so bei Autenrieth, Hufeland, Goelis. Letzterer hat in seinem 1813 erschienenen Traktat: über die membranöse Angina den Prozess als eine Lympheausschwitzung in die Schleimhaut des Kehlkopfes und der Luftröhre erklärt, bei der es unter dem Einflusse einer katarrhalischen Entzündung zur Bildung von Membranen komme. Eine Komplikation der membranösen und der gangränösen Angina wollte Goelis, dem ein reiches Feld der Erfahrung beschieden war, niemals gesehen haben.

Eine neue und wichtige Epoche in der Geschichte der Diphtherie nahm von Bretonneau's Arbeiten ihren Ausgang. Als Arzt in Tours hatte Bretonneau Gelegenheit, daselbst in den Jahren 1818 bis 1821 eine unter den Soldaten beginnende und auf die übrige Bevölkerung übergreifende Epidemie zu beobachten, der sich im Jahre 1824 und 1825 zahlreiche Fälle von epidemischer Diphtherie in dem benachbarten Dorfe La Ferriere und 1826 in Chenusson anschlossen. Bretonneau, ein begeisterter Jünger der damaligen, hochaufstrebenden französischen Schule, ging daran, das ihm gebotene Beobachtungsmaterial an der Hand pathologisch-anatomischer und klinischer Thatsachen von Grund auf zu bearbeiten, unter Vornahme von 60 Sektionen die anatomischen Befunde kritisch festzustellen und, was seinen Studien besonderen Reiz und Wert verleiht, unter gewissenhafter Benutzung der aus dem 17. und 18. Jahrhundert stammenden Nachrichten italienischer, spanischer und nordamerikanischer Aerzte die eigenen Kenntnisse zu ergänzen. Seine schon im Jahre 1821 publizierten Epidemieberichte hat Bretonneau im Jahre 1826 in der berühmt gewordenen Abhandlung: „Des inflammations spéciales du tissu muqueux et en particulier de la diphthérite" zusammenfassend niedergelegt und darin seine bahnbrechenden Anschauungen begründet. Indem er die als Stomacace bezeichnete Erkrankung der Mundschleimhaut, die Angina maligna oder gangraenosa des Rachens und endlich den als Croup der Luftwege benannten Krankheitsprozess analysierte, stellte er vor allem die bisherige Annahme in Abrede, wonach die maligne Angina lediglich auf eine brandige Zerstörung der Mucosa zurückgeführt worden war. Bretonneau stellte dem gegenüber die Behauptung auf, dass allen diesen Krankheitsprozessen eine gemeinsame Ursache zu Grunde läge, bestehend in einer Entzündung der Schleimhäute, die in der Ausbildung eines Exsudates charakterisiert sei und das er wegen seiner Aehnlichkeit mit einem Felle (*Διφθέρα*, pellis exuvium, vestis coriacea) als „Diphthérite" bezeichnete. Bretonneau erklärte die genannten drei Erkrankungsformen als einheitliche, hob die spezifische und kontagiöse Natur derselben ausdrücklich hervor und unterschied von ihnen die Angina scarlatinosa als eine dem Scharlach an sich zukommende, zwar ähnliche, aber in Wesenheit differente Halsentzündung. Diese grundlegende Arbeit Bretonneau's, zu deren Beweisführung er unter anderen Stützen der von ihm verfochtenen Specificität des Leidens auch experimentelle Versuchsreihen über die örtlichen Wirkungen der Vesicantien auf Schleimhäuten herangezogen hatte, umfasste ausserdem eine Sichtung und Prüfung der gangbaren Therapie, in welcher er für die energische Anwendung einer lokalen Behandlung im allgemeinen und die Ausführung der Tracheotomie in bedrohlichen Erstickungsfällen eintrat. Ihm haben wir auch die ersten hygienisch-praktischen Gesichtspunkte zu verdanken, indem er die Absperrung der an Diphtherie Erkrankten ebenso strenge gefordert, wie die Unschädlichmachung der von ihnen stammenden Absonderungsprodukte als unerlässlich hingestellt hat.

Bretonneau hat mit kritischer Schärfe und mit den ganzen

seiner Zeit zu Gebote stehenden Hilfsmitteln exakter Forschung das Dunkel, das bisher über die Diphtherie ausgebreitet lag, zu erhellen gesucht und zum grossen Teil das Wesen und die Formen der Krankheit nach den geläuterten Begriffen der damaligen pathologisch-anatomischen Schule festgestellt. Sein fundamentales Werk bildete zugleich den Ausgangspunkt neuer, fruchtbarer Leistungen und bis auf die allerjüngste Gegenwart knüpfen die über die Diphtherie gesammelten Beobachtungen an die berühmte Schrift des Arztes von Tours an.

Bevor wir jedoch den weiteren Fortschritten und Wandlungen in der Lehre von der Diphtherie eine kurzgedrängte Besprechung widmen, erscheint es am Platze, der in der Periode 1825—1860 bekannt gewordenen Hauptepidemiezüge der Krankheit zu gedenken. Im zeitlichen Auftreten ihrer epidemischen Verbreitung war, abgesehen von isolierten Ausbrüchen der Angina maligna und des von ihr häufig getrennt geschilderten Croups in den verschiedenen Ländern, das Vorherrschen der Krankheit innerhalb der Jahre 1825—1836 nahezu ausschliesslich auf Frankreich beschränkt geblieben. Die Hauptstadt und die grossen Handelsplätze des Landes, zahlreiche Ortschaften der Provinzen waren der Boden, auf dem die Diphtherie in wechselnder Stärke zu Epidemien anschwoll. Ihre Wanderungen, die auf weitere Kreise sich erstreckten, wurden insbesondere in der Touraine, in Anjou, in der Bretagne, Normandie, Picardie und in Isle de France, demnach vorwiegend im Nordwesten des Reiches beobachtet. Ausserhalb desselben war sie nur im Jahre 1826 in den schweizerischen Kantonen Waadt und Genf, und 1831 in Philadelphia zu bösartiger Entwicklung gekommen. Auch im Anfange der vierziger Jahre trat die epidemische Diphtherie fast nur in Frankreich auf, so 1841 in Paris, Autin, Nantes u. a. Städten. Vom Jahre 1845 an gewann sie in diesem Lande nach den zunehmenden Seuchenberichten zu schliessen, mit jedem Jahre mehr an räumlicher Ausdehnung und durchzog im nächstfolgenden Jahrzehnte mit besonderer Bevorzugung die nördlichen und östlichen Departements. Ihr wiederholtes Umsichgreifen unter der Kinderwelt der französischen Hauptstadt, wo sie 1846—1848, 1852 und 1855 in zahlreichen und schweren Formen vorgekommen war, ging gleichzeitig mit stärkeren Ausbrüchen in den übrigen Teilen Frankreichs einher. So hatten u. a. die Städte Avignon 1853, Boulogne 1855—1836 unter ihrer Herrschaft schwer zu leiden.

Unter den übrigen Staaten Europas waren es Dänemark und Norwegen, die in jenem Zeitabschnitte eine grössere Morbidität an Diphtherie aufzuweisen hatten. Die in den Jahren 1844—1848 im dänischen Inselreiche verbreitete Krankheit epidemisierte besonders heftig in Jütland und Seeland. Auf der skandinavischen Halbinsel war sie auf norwegischem Gebiete schon in den Jahren 1845—1847 in verschiedenen Bezirken erschienen, hatte in Schweden 1852—54 an mehreren Punkten eine bemerkbare Zunahme erfahren, jedoch erst vom Jahre 1855 an in beiden Ländern eine allgemeine Ausdehnung angenommen. Die gleiche Erscheinung wiederholte sich in Belgien, in den Niederlanden und in England, wo überall in den unmittelbar vorangegangenen Jahren einzelne heftigere Lokalepidemien sich ereignet hatten und namentlich 1854 das stärkere Hervortreten des Croups allenthalben zu beobachten gewesen war. In Italien und der Schweiz blieb die Schlundbräune auf wenige Ausbrüche innerhalb dieser Periode begrenzt. Dasselbe gilt für Deutschland, wo Epidemien

1843 und 1846 im Herzogtum Nassau, 1844 in Pommern und 1849—1851 in Königsberg bekannt geworden sind. Aus Nordamerika datieren aus jener Zeit Nachrichten über das Vorkommen der epidemischen Diphtherie, die in den Jahren 1845 und 1848 in Philadelphia und 1847—1849 in den Staaten, die dem Stromgebiete des Mississippi angehören, ihre Verbreitung gefunden hat.

Wie Epidemiologen und Historiographen einstimmig hervorheben, trat um die Mitte des Jahrhunderts und zwar in den Jahren 1855—58 in Europa sowohl wie in Nordamerika eine auffällige Steigerung der örtlich und zeitlich rasch einander folgenden Ausbrüche der Diphtherie zu Tage; ihr nunmehr gehäuftes Vorkommen, auch in überseeischen Ländern von jetzt an beginnend, kann nicht ausschliesslich auf frühere mangelhafte Nachrichten, sondern auf eine thatsächlich pandemische Entwicklung der Krankheit zurückgeführt werden, so dass wir von dieser Zeitperiode an die Diphtherie durch mehrere Dezennien als Weltseuche bezeichnen müssen, die in den verschiedensten, räumlich weit voneinander getrennten Punkten der Erdoberfläche sich einzunisten begann und für die folgende Zeit zu einer der verderblichsten Krankheiten wurde. Von gewissen Herden aus, in denen sie überdies nicht selten langsam und dafür stetig anschwellend und jahrelang zähe anhaltend sich vermehrte, griff die Krankheit strahlenförmig oder sprunghaft um sich und kehrte an ungezählten Orten nach mehr oder weniger kurzen seuchenfreien Intervallen mit allen ihren Schrecken zurück.

Ueberblicken wir die Entwicklung dieser Pandemie, so finden wir ihren Ausgang wieder in Westeuropa, vor allem in Frankreich. Schon im Jahre 1856 wurde die Diphtherie in einzelnen Gegenden des Landes beobachtet und von vielen Aerzten als eine neue Krankheit betrachtet. Im Jahre 1857 überzog sie die Küste von Boulogne sur mer bis Havre, ergriff gleichzeitig die östlichen und südlichen Departements, in denen sie zwei Jahre hindurch andauerte, an manchen Orten erst um vieles später erlosch. In Paris stieg gleichfalls innerhalb der nächsten Jahre die Zahl der Kranken periodisch zu ungewöhnlicher Höhe. Ihre Kontagiosität und die Bösartigkeit der namentlich in den Kinderspitälern zugewachsenen Erkrankungsfälle haben Trousseau, Bricheteau und andere Beobachter ausdrücklich als eine Signatur der Zeit hingestellt. — In Portugal und Spanien nahm die Schlundbräune mit dem Jahre 1857 gleichfalls einen epidemischen Charakter an, den sie auch noch in späteren Nachschüben, die in die Jahre 1861—1863 fallen, gezeigt hat. Für die Niederlande begann mit der Epidemie in Amsterdam 1857—1858 die Herrschaft der Diphtherie, die im darauf folgenden Dezennium über das ganze Reich sich verbreitet, den Berichten zufolge aber durch einen verhältnismässig milden Verlauf sich bemerkbar gemacht hatte.

In Grossbritannien datiert vom Jahre 1856 an das Ansteigen der Morbidität an Bräune, die über den grössten Teil Englands sich ausdehnte und, wie berichtet wird, mit Scharlach kombiniert oder damit gleichzeitig einherschreitend im Jahre 1859 den Höhepunkt erreichte. Seither verschwand die Krankheit nicht mehr im Lande und stieg auch in Schottland im Jahre 1863 zu einer ungewöhnlich hohen Erkrankungsziffer empor. In Deutschland zeigte sich die Diphtherie im Jahre 1856—1858 in Königsberg, von 1861 an in Ostfriesland, um von hier aus längs der Ost- und Nordseeküste weiter zu wandern.

Um weniges später trat sie im russischen Reiche, zunächst 1858 in den Ostseeprovinzen auf und rief im darauffolgenden Jahre in St. Petersburg, Moskau und im Gouvernement Orel bösartige Epidemien hervor. In den übrigen nordischen Staaten kam die Krankheit erst im nächsten Dezennium zu grösserer Entwicklung, nur in Island war sie schon im Jahre 1856 eingebrochen und hatte nach geringen Remissionen bis zum Jahre 1864 über die ganze Insel sich verbreitet.

Auf der westlichen Hemisphäre wurde ebenso wie in Europa eine auffallende Zunahme der Diphtherie vom Jahre 1856 angefangen beobachtet. Mit einer heftigen Epidemie in Californien in diesem Jahre beginnend, fand sie 1857 in Newyork Eingang und gewann in den folgenden Jahren nahezu in allen Unionsstaaten auf längere Zeit die volle Herrschaft. In jene Periode fallen auch heftige Ausbrüche der Krankheit auf mehreren westindischen Inseln und in Peru.

Die exzessive Ausbreitung der Diphtherie während des 6. Dezenniums erregte in allen hiervon betroffenen Ländern ungeheures Aufsehen und rief in der ärztlichen Welt von neuem die eingehendsten Studien über die Natur, Kontagiosität und Symptomatologie der Krankheit hervor. Die Pathologie und Therapie des Leidens war schon seit dem Erscheinen der epochemachenden Arbeiten Bretonneau's mit Eifer und Scharfsinn zu fördern gesucht worden. Neben den französischen Aerzten, die in überwiegender Mehrzahl diesem ihren Landsmanne in den Grundzügen seiner Lehren gefolgt und nur vereinzelt mit gegenteiligen Ansichten hervorgetreten waren, haben englische, amerikanische und deutsche Autoren die Litteratur der Diphtherie in der Periode 1830—1860 mit wertvollen Beiträgen bereichert. Zunächst war es die Identität von Croup und Diphtherie, um die sich ein lebhafter Streit bewegte, sodann die Erörterung der infektiösen Natur des Leidens und seiner Allgemeinerscheinungen, das klinische Bild, unter welchem die örtlichen und sekundären Krankheitsprozesse zu Tage traten, endlich hat die Therapie eine schier unübersehbare Menge von Schriften gezeitigt. Unter den französischen Beobachtern verdienen Boudet, Guersant, Maingault, Rilliet und Barthez, vor allem aber Trousseau genannt zu werden, die die Lehre im Sinne Bretonneau's befestigt und vertieft haben. Gewissermassen in Ergänzung der von den Franzosen gelieferten ätiologischen und nosographischen Darstellung haben in Deutschland die grossen pathologischen Anatomen Rokitansky und Virchow, nach ihnen Wagner und Buhl die anatomische Seite der Krankheit klarzulegen gesucht. So hat Virchow schon im Jahre 1847 auf Grundlage streng pathologisch-anatomischer Untersuchungen im Gegensatze zu der in Frankreich herrschenden Auffassung begonnen, die Diphtherie vom Croup zu trennen und neben diesen beiden Formen der Schleimhautentzündung noch den katarrhalischen Prozess aufzustellen. Die aus der Scheidung der anatomischen Läsionen hervorgegangene Theorie von einer croupösen und diphtheritischen Entzündung bezw. Exsudation als wesentlich heterogener Krankheitsbegriffe stiessen auf vielseitigen Widerspruch, auch unten den deutschen Aerzten. Die Anschauungen darüber traten in ein neues Stadinm, als sich Ende der fünfziger Jahre die Forschung auf die parasitäre Natur der Krankheit ausgedehnt und eine Reihe von wichtigen Vorarbeiten zum Verständnis ihres Wesens geliefert hatte, ohne jedoch damals bis zu den bakteriologischen Aufschlüssen der späteren Zeit vorgedrungen zu sein.

Seit dem Beginne der 60er Jahre hatte, wie bemerkt, die Diphtherie nahezu in ganz Europa eine pandemische Ausbreitung angenommen, die im Verlaufe der nächstfolgenden Dezennien in langgedehnten Epidemien oder in wiederkehrenden kürzeren Lokalausbrüchen ausstrahlte. In einer grossen Zahl von volkreichen Städten war die Krankheit seit der Mitte des Jahrhunderts völlig endemisch geworden und hatte in einzelnen Jahrgängen durch die von ihr verursachte Kindersterblichkeit die Gesamtmortalität in empfindlichster Weise beeinflusst. Eine Uebersicht der zeitlichen und örtlichen Bewegung der Diphtherie innerhalb jenes Zeitraumes ergibt, dass in Frankreich ihre Verbreitung mit jedem Jahre sich erneuert und nur wenige Gegenden des Landes verschont hat. Selbst die über den Gang der Krankheit auf dem Boden Frankreichs aus jüngster Zeit vorliegenden Berichte konstatieren noch im Jahre 1890 ihre andauernde Zunahme in vielen Gebietsteilen des Landes. Wie Spanien und Portugal wurden Holland und die Niederlande seit dem 6. Dezennium von schweren Bräuneepidemien heimgesucht. In England und Schottland war den Berichten zufolge die Diphtherie von 1855 bis 1859 in stetem Ansteigen begriffen, verminderte vom Jahre 1867 an ihre Häufigkeit, um dann wieder an einzelnen Plätzen stärkere Nachschübe zu zeitigen. Irland scheint unter ihr weniger gelitten zu haben.

In Deutschland, wo die ersten Epidemien im Norden und Osten mit dem Jahre 1861 den Zug der Seuche eröffnet hatten, dehnte sich die Diphtherie alsbald über die Ostseeküste, Sachsen, Thüringen aus, erschien vom Jahre 1864 an, immer weitere Kreise umfassend, in ganz Norddeutschland und hatte u. a. in Berlin 1868—1869 zu einer schweren Epidemie Anlass geboten. Innerhalb der Periode 1874—1883 wurde die Sterblichkeit der Stadt Berlin an Scharlach und Diphtherie nur von wenigen europäischen und amerikanischen Grossstädten übertroffen. Aehnliche Verhältnisse wies die Krankheit in den süddeutschen Staaten auf, wo sie von 1863—1869 stetig nach allen Richtungen sich ausdehnte, nach mehrjährigem Nachlasse im Jahre 1873 wiederum an Stärke zunahm und hier wie überhaupt im ganzen Reiche in den Jahren 1877—1884 ihre Verheerungen erneuerte. Eine entschiedene Verminderung der durch Diphtherie bewirkten hohen Erkrankungs- und Sterbeziffer begann für das deutsche Reich erst im Jahre 1888 Platz zu greifen. Verhältnismässig später ist die Diphtherie in epidemischer Form in Oesterreich-Ungarn anfgetreten. Ihrer grösseren Ausdehnung begegnen wir erst im Jahre 1870 in Siebenbürgen, wohin sie aus Rumänien Eingang gefunden haben soll. Vom Jahre 1873 an überzog sie langsam, aber an Bösartigkeit zunehmend die Länder der ungarischen Krone, griff 1875 in Wien um sich und war gleichzeitig in den nördlichen und südlichen Kronländern des Kaiserstaates epidemisch zu Tage getreten, um von da an überall, analog wie im benachbarten deutschen Reiche, ein volles Dezennium hindurch ihre Herrschaft zu behaupten.

Auch Italien wurde im Jahre 1861 zum Schauplatz der epidemischen Bräune, die in Florenz beginnend über Toskana sich rasch verbreitet und namentlich in Oberitalien Fuss gefasst hatte. Im Jahre 1871 nahm ein neuerlicher Epidemiezug von Toskana aus seinen Anfang, verursachte in Florenz eine erschreckende Sterblichkeit und schritt nach der Lombardei weiter, um hier bis zum Jahre 1875 nicht zu erlöschen. Gleichzeitig war die Diphtherie über die ganze apenninische

Halbinsel bis Sicilien gewandert und in Rom, Neapel u. a. Städten mit Vehemenz eingerissen. Eine abermalige und allgemeine Verbreitung hat sie in Italien im Jahre 1882 gefunden, späterhin, obwohl sie im ganzen Königreiche endemisch geworden war, hauptsächlich in den Epidemien eine exzessive Steigerung erfahren, von denen im Jahre 1885 Apulien und Sicilien, 1891 die Lombardei betroffen worden sind.

Nicht um vieles milder hat die Diphtherie vom Jahre 1861 angefangen Dänemark, Schweden und Norwegen heimzusuchen. Zur bösartigsten Seuche gestaltete sich aber damals die Krankheit im russischen Reiche, die allmählich über die mittleren Gouvernements sich verbreitend, im Jahre 1869 nach den südlichen Gegenden vorgerückt war und hier in den Jahren 1872—1880 eine furchtbare Mortalität im Gefolge hatte. Am ärgsten wütete die Bräune in den Gouvernements Charkow und Poltawa, wo sie nach den Mitteilungen Filatows in den Jahren 1878—1879 den Höhepunkt erreicht und in einzelnen Departements fast alle Kinder dahingerafft hat. Von ihren Verwüstungen in Bessarabien meldet ebenfalls ein Bericht aus jener Zeit, dass „die Kinder verschwunden waren". — Rumänien, die Türkei, Griechenland und Malta blieben während dieser Periode von epidemischer Diphtherie gleichfalls nicht verschont.

In Amerika hat die Krankheit ungefähr in gleicher Stärke wie in Europa ihre Verbreitung erlangt und vom Jahre 1860 an in den Unionsstaaten und deren nördlich gelegenen Nachbarländern, in Mexiko und auf der südlichen Hälfte des Kontinents in verderblichen, jahrelangen und gruppenweise zusammenhängenden Lokalepidemien angedauert. In den Vereinigten Staaten ist erst seit dem Jahre 1890 eine konstante Abnahme der Sterblichkeit an Diphtherie wahrzunehmen. Die über das epidemische Vorkommen der Diphtherie in Asien, Afrika und Australien bekannt gewordenen Nachrichten sind zu dürftig, um hier nähere Berücksichtigung finden zu können.

Mit der gewaltigen Expansion der Diphtherie in allen Kulturstaaten hat sich naturgemäss das litterarische Material über die Epidemiologie, Aetiologie, Pathologie und Therapie der Krankheit ins ungemessene angehäuft. Alle Nationen haben zur Beobachtung und Klärung dieser im Vordergrunde des ärztlichen Interesses stehenden Infektionskrankheit beigetragen und die bedeutendsten Forscher an ihrer Erkenntnis und Bekämpfung mitgewirkt. Die Litteraturgeschichte der Krankheit, auch nur auszugsweise über die letzten Dezennien beizubringen, würde den Rahmen unserer Aufgabe weit überschreiten, weshalb wir auf die zahlreichen Lehr- und Handbücher, in denen der Gegenstand seine ausführliche Besprechung findet, verweisen. Die schon an früherer Stelle berührten Forschungen über die parasitäre Natur der Diphtherie führten im Laufe der nächstfolgenden Jahrzehnte zu zahlreichen Beobachtungen und Versuchen, die jedoch vorderhand noch unbefriedigende Ergebnisse liefern sollten. Die von hervorragenden Pathologen und pathologischen Anatomen versuchten Nachweise specifischer Bakterien bei Diphtheriekranken begegneten vielfachem Widerspruche und begründeten Einwänden. Erst mit der durch R. Koch angebahnten ätiologischen Forschungsmethode war es gelungen, den Krankheitserreger der Diphtherie aufzudecken. Nachdem Klebs im Jahre 1883 den Bacillus der Diphtherie aufgeschlossen hatte, war es Löffler, der im darauffolgenden Jahre mit voller Sicherheit und experimenteller Beweiskraft den nach ihm benannten Mikroorganismus als den specifischen Krankheitserreger der Diphtherie feststellte. Mit diesem Ergebnis im innigsten Zusammenhange standen die von Roux und Yersin im Jahre 1888 und kurz darauf von Löffler gelieferten Arbeiten über die Giftwirkung der Diphtheriebazillen und die daraus abgeleitete Lehre vom Diphtheriegifte und seiner Bedeutung in der Aetiologie und Verhütung der Krankheit. Von ihnen ausgehend hat Behring im Jahre 1892 die Serumtherapie der Diphtherie in die Heilkunde eingeführt und damit bei der Bekämpfung des tückischen Leidens ein neues und an Erfolgen reiches Mittel den Aerzten an die Hand gegeben.

XI. Influenza und Dengue.

Litteratur.

Willis, *Opera, 1681. —* ***Sydenham,*** *l. c. 1786. —* ***Pétite,*** *Art. „Grippe“ in Dict. d. sc. med. 19. Vol. 1817. —* ***Most,*** *Influenza europaea, 1820. —* ***Foderé,*** *Lecons, 1822/24. —* ***Huxham,*** *l. c. 1829. —* ***Schweich,*** *Influenza, 1836. —* ***Gluge,*** *Die Influenza, 1837. —* ***Biermer,*** *Influenza, Virchow Hdb. d. sp. P. u. Th. V. Bd. 1. Theil 1865. —* ***Seitz,*** *Catarrh und Influenza, 1865. —* ***Schmidt,*** *Zusammenstellung der Arbeiten üb. J. Schmidt's Jbb. Bd. 225 ff. 1890 ff. —* ***Düring,*** *Dengue in Constantinopel, Monatsh. f. pr. Dermat. No. 1—3 1890. —* ***Guyenot,*** *Dengue und Influenza, Internat. kl. Rsch. No. 5 1890. —* ***Diamantopulos,*** *Dengue u. Influenza in Syrien, Wien. med. Presse 1890. —* ***Kusnezow und Hermann,*** *Die Influenza, 1890. —* ***Ripperger,*** *Geschichte der Influenza, 1892. —* ***Wolff,*** *Die Influenza-Epidemie 1889—1892. 1892. —* ***Ruhemann,*** *Die Influenza-Epidemie im Winter 1889/90, 1893. —* ***Friedrich,*** *Die Infl.-Epidemie 1889/90 im Deutschen Reiche, Arb. a. d. kais. G. A. IX. Bd. 1894. —* ***Drasche,*** *Influenza, Gesammelte Abhandlungen 1893. —* ***Pfeiffer,*** *Die Aetiologie d. J., Zeitsch. f. Hyg. und Infectkh. XIII. Bd. 1894. —* ***Wutzdorf,*** *Die Infl.-Epidemie 1891/92 im Deutschen Reiche. Arb. a. d. kais. G.A. 1894. —* ***Leichtenstern,*** *Influenza und Dengue, Nothnagel Hdb. d. sp. P. u. Th. IV. Bd. II. Th. 1. Abth. 1896. —* ***Scheube,*** *Die Krankheiten d. warmen Länder, II. Aufl., 1900. —* ***Van der Burg,*** *Janus VI 1901.*

Zu allen Zeiten hat die Influenza angesichts der Schnelligkeit, mit der sie über Kontinente dahin eilte, und wegen der hohen Morbidität, mit der sie ihre Herrschaft stets eröffnete, den Geist der Aerzte beschäftigt. Die Unabhängigkeit von Witterung, Jahreszeit und Klima, von Rasse und Geschlecht erhöhte nur das Geheimnisvolle der Herkunft und des Wesens der Krankheit, die Huxham im Jahre 1754 als „morbus omnium maxime epidemicus“ bezeichnet hat. Das Interesse, das der Erforschung des Alters der Influenza von jeher zugewendet war, hat viele Autoren dazu geführt, das Vorkommen der Krankheit im Altertum und Mittelalter nachzuweisen oder wenigstens wahrscheinlich zu machen. Einige wollen in der bei Hippokrates (Epid. Lib. VI sect. VII) erwähnten Seuche die Influenza erkennen; andere sprechen den von Diodor geschilderten Lagerseuchen des Jahres 395 v. Ch. den Charakter der epidemischen Grippe, zu ohne über Vermutungen hinaus zu kommen, oder, was noch schwerer ins Gewicht fällt, lediglich einer Hypothese zu Gefallen die in einer hohen Sterblichkeit ausgesprochene Gefährlichkeit des Leidens näher zu berücksichtigen. Nicht weniger unsicher erweisen sich die Versuche, die bei den Chronisten des Mittelalters erwähnten epidemischen Katarrhfieber mit der Influenza zu identifizieren, wofür jede nähere Beschreibung der Krankheitserscheinungen fehlt.

A. Hirsch bezeichnet als erste, nachweisbare Influenzaepidemie jene des Jahres 1173, Zeviani die vom Jahre 1239, Gluge jene vom Jahre 1323, während Schweich, Haeser, Biermer, Ripperger u. a. erst in der Epidemie des Jahres 1387 sichere Influenza finden wollen. Erwägt man jedoch, dass die damaligen Schilderungen der verlässlichen Deutlichkeit entbehren und selbst im Laufe des 15. Jahrhunderts das Bild des „Catarrhus epidemicus" verschiedene Auslegung gestattet, so wird man diesen vorerwähnten Altersbestimmungen gegenüber sich kaum anders als skeptisch verhalten können. Unter den Verhältnissen jener Zeiträume war es unvermeidlich, dass der Ausblick und die Erfahrung des einzelnen Beobachters meist an den Grenzen der eigenen Heimat eine Schranke fand und daher bestenfalls nicht von dem ganzen Verbreitungsgebiete eines und desselben Seuchenzuges, sondern nur von einer territorial umschriebenen Epidemie die Rede sein konnte. Es gewinnt sonach der Standpunkt jener Forscher, welche die beglaubigte Geschichte der Influenza erst vom Beginne des 16. Jahrhunderts an datiert wissen wollen, eine gewisse Berechtigung und wir zögern nicht, uns gleichfalls dieser Anschauung anzuschliessen.

Im XVI. Säkulum begegnen wir einer grösseren Zahl von Pandemien der Influenza, wovon die ärztlichen Zeitgenossen zwar hinreichenden Aufschluss über das Wesen der Krankheit, aber nur unzulängliche Angaben über den Gang und die Verbreitung der Seuchenzüge überliefert haben.

So trägt die Epidemie vom Jahre 1510 die unverkennbaren Züge der Krankheit an sich, von ihrer Ausbreitung wissen wir nur, dass sie angeblich von Malta kommend über Italien, Spanien und Frankreich nach dem nördlichen Europa gewandert und den damaligen Aerzten als eine neue von hoher Mortalität begleitete Seuche erschienen war. Dieselbe Unsicherheit haftet den Nachrichten über den Gang der Epidemie des Jahres 1557 an, obgleich übereinstimmend ihrer abwechselnden Verbreitung in ganz Europa gedacht und aus verschiedenen Ländern, namentlich Frankreich und Holland berichtet wurde, dass nahezu kein Mensch der Erkrankung entgangen war.

Ausführlichere Kenntnis ist auf uns gekommen über die Influenzapandemie des Jahres 1580. Aus dem Oriente kommend, breitete sie sich im Frühjahre zunächst über die Mittelmeerländer aus, rückte im Sommer nach Mitteleuropa vor, um mit Schluss des Jahres an den Küsten des baltischen Meeres ihre letzten nachweisbaren Spuren zu hinterlassen. Die Schilderung des plötzlich über eine Stadt oder einen Landstrich hereinbrechenden „epidemischen Katarrhalfiebers" stimmt mit dem Bilde der Influenza unserer heutigen Zeit vollständig überein, wenn auch die Bezeichnung der Krankheit, die Würdigung der am meisten hervortretenden oder je nach dem Standpunkte des Autors als charakteristisch angesehenen Symptome nicht immer volle Einheitlichkeit aufweist. Die Aerzte jener Zeit nennen die Krankheit Catarrhus epidemicus, Tussis epidemica, Cephalalgia contagiosa, im deutschen Volksmunde wurde sie als Schafhusten, Ziep, Pipf, Hühnerweh, von den Italienern Mazuchi (Male della zucca = Kürbiskrankheit), Cocculucus, Malo di castrone, von den Franzosen Cocheluche u. s. f. bezeichnet. Dass die den galenischen Doktrinen ergebenen Aerzte in der Seuche ein putrides, pestilentisches Fieber erkannt haben, kann nicht überraschen. Es war das Gesamtbild der Influenza, die häufig unter vorwaltend gastrischen Störungen auftrat und derentwillen von einigen Autoren als biliöser Katarrh aufgefasst wurde. Die Ausdehnung der Epidemie war die der Influenza eigentümliche; fast keine Person blieb von ihr verschont, doch war ihre Gefährlichkeit verschwindend gering, nur Asthmatiker, Phthisiker und Greise wurden von ihr dahingerafft. Man leitete die Krankheit von einer „levis corruptio“ der Atmosphäre ab, stritt darüber, ob das Leiden eine „synocha putrida“ oder „non putrida“, ob es kontagiös sei oder nicht. Die Aerzte lernten frühzeitig die Schädlichkeit des bei „inflammatorischen“ Erkrankungen unvermeidlichen Aderlasses kennen und beschränkten sich auf Diaphoretica, Laxantia und roborierende Mittel. Wo gegen die Influenza der unsinnige Gebrauch der Venäsektion in ungeschwächten Ansehen geblieben war, wie in Italien und Spanien, war auch die Sterblichkeit eine erschreckend hohe, und Forestus warnt vor den Blutentziehungen mit den Worten: „Seminaria contagionis sanguinis missione non possunt educi“.

Vom Ausgang des 16. Jahrhunderts an trat die Influenza in Europa wie in Nord- und Südamerika noch häufiger auf. Während sie 1593 in Europa einen pandemischen Charakter angenommen hatte, blieb sie 1626 auf den Süden des Kontinents beschränkt. Sie überzog im Jahre 1647 die westliche Hemisphäre in bedeutender Ausdehnung, trat 1657—1658 vorwiegend in England auf, erschien hier im Jahre 1675 von neuem und bedrängte gleichzeitig mit einer ausgedehnten Invasion Deutschland, Oesterreich und Ungarn. Grossbritannien bildete in den Jahren 1688 und 1693 abermals den Herd der epidemischen Grippe, die im letztgenannten Jahre auch nach Nordfrankreich und Holland sich verbreitet hatte.

Die ärztlichen Schriftsteller des 17. Jahrhunderts, unter denen Willis, Sydenham und Ettmüller den epidemischen Katarrh am besten beschrieben haben, stellen epidemiologische Betrachtungen und Nachforschungen über die Wege der Krankheit mehr in den Hintergrund. Hingegen zeigt die Influenzalitteratur während des 18. Jahrhunderts nach Form und Inhalt der Arbeiten einen gewissen Fortschritt, es tritt daraus auch das Bestreben der Autoren hervor, allmählich untereinander Fühlung zu erreichen und damit in die zeitliche und örtliche Verbreitungsweise der Seuche besseren Einblick zu gewinnen.

Im Jahre 1709 herrschte die Influenza in den meisten Ländern Europas und recrudeszierte 1712 annähernd im gleichen Umfange. Die grosse Pandemie der Jahre 1729—1730 nahm, wie zum ersten Male sicher nachgewiesen ist, ihren Ausgang von Russland. Sie wird als „kontagiöses Katarrhalfieber“, als „le grand rhume“, als „Synocha catarrhalis“ bezeichnet. Im Frühjahr 1729 in Russland verbreitet, durchzog die Seuche während der Sommer- und Herbstmonate ganz Mitteleuropa und das britische Inselreich, rückte gegen Ende des Jahres nach dem Süden des Kontinents vor, wo sie im Frühjahr 1730 in Neapel ein Ende fand. Doch schon nach zweijähriger Pause erhob sich die Influenza im Spätherbst 1732, vermutlich von Russland stammend, in Polen, wanderte nach Deutschland und der Schweiz, im Januar 1733 nach England, Frankreich und Italien, ergriff in den darauffolgenden Monaten Spanien und soll später den ganzen amerikanischen Kontinent überzogen haben. Innerhalb der Jahre 1734—1737 kam die Influenza auf europäischen Boden keineswegs zur Ruhe, in allen Ländern entwickelten sich kräftige, länger andauernde Nachschübe.

Ob die Epidemien dieses achtjährigen Zeitraumes als eine fortgesetzte Kette einer und derselben Invasion anzusehen sind, wird aus den damaligen Berichten keineswegs ersichtlich. Es ist aber nach unseren heutigen Erfahrungen gewiss gestattet, anzunehmen, dass jene rasch einsetzenden Wiederholungen untereinander im kausalen Zusammenhange standen und die einzelnen Epidemiejahre in Wirklichkeit einer abgeschlossenen Influenzaperiode angehörten. Während dieses Zeitabschnittes haben die Aerzte im allgemeinen das charakteristische Gepräge der Krankheit wiederum bestätigt. Bemerkenswert ist, dass in Italien und England an vielen Kranken Gehirnsymptome (leichte Delirien, Alterationen des Geschmackes und Geruches) beobachtet wurden. Einige Berichterstatter sprechen von frieselartigen, petechienförmigen Hauteruptionen, von denen das epidemische Katarrhfieber begleitet war. Die Morbidität war eine enorme, selbst Haustiere sollen, wie vielfach erzählt wird, von der Influenza ergriffen worden sein. Die Sterblichkeit hingegen war eine auffallend milde. Der Gutartigkeit wegen nannten die Deutschen das Leiden die „Modekrankheit“, der zumeist nur alte und geschwächte Leute zum Opfer gefallen waren.

In den nächsten Dezennien sind es die Jahre 1742—1743, 1757 bis 1758, 1761—1762, 1767, 1775, 1779—1780, in denen sowohl Europa wie Amerika von Influenzaepidemien heimgesucht worden ist. Nicht jederzeit lässt sich aber historisch verfolgen, in welchem Zeitmasse, noch weniger in welcher Richtung die Seuche ihren Weg genommen hat. Auch Anfang und Ende des Zuges auf dem engeren Ländergebiete verliert sich in ungewissen Nachrichten, so dass der Behauptung, die Influenza habe wiederholt aus Amerika kommend, den Weg nach der alten Welt eingeschlagen, die Meinung gegenüber gestellt wurde, sie habe in Europa stets den Kurs von Ost nach West und ausserdem vom Norden nach dem Süden eingehalten.

Der grössten Invasion der Influenza während des 18. Jahrhunderts begegnen wir in den Jahren 1781—1782. Ihr erster Schauplatz wird nach übereinstimmenden Zeugnissen nach Ostindien verlegt, wo im Herbste 1781 die britische Armee unter ihrem Drucke schwer zu leiden hatte. Ueber Asien fortschreitend, gelangte sie im Dezember 1781 nach Russland, hielt im Januar 1782 ihren Einzug in St. Petersburg, erschien im Februar in Finnland und wälzte sich in der darauffolgenden Zeit nach Dänemark, Deutschland, Schweden, England fort. Vom Mai an überzog sie Oesterreich, wanderte westwärts über Süddeutschland und den Rhein entlang nach den Niederlanden und Frankreich, endlich südwärts nach Spanien und Italien. Ueberall hat die Krankheit, die seit 1743 von den Franzosen mit „Grippe“, von den Engländern mit „Influenza“ und nunmehr wegen der Plötzlichkeit ihres Ausbruches als „Blitzkatarrh“ bezeichnet wurde, eine exorbitante Morbidität hervorgerufen, ja in einzelnen Städten nahezu die gesamte Einwohnerschaft befallen. Aehnliche Pandemien der Influenza fielen in die Jahre 1788—1790, 1798—1803. Der Zug der Seuche innerhalb des letztgenannten Zeitraumes stellte sich als eine zusammenhängende Kette von grossen Länderepidemien dar, an welche sich dazwischen laufende und von Intervallen unterbrochene heftige Nachschübe auf vorher durchseuchten Gebieten anschlossen.

Vom Jahre 1805—1827 trat die Influenza wiederholt in Europa und Amerika auf. Aber alle diese Ausbrüche blieben weit hinter der Pandemie zurück, die in den Jahren 1830—1833 der Influenza den Stempel einer Weltseuche aufgeprägt hatte. Im Januar 1830 in China beginnend, verbreitete sie sich im September desselben Jahres nach Manila, Polynesien und den grossen Sundainseln, gelangte mit Eintritt des Winters nach Russland, von wo sie im Frühjahr 1831 nach Deutschland, Oesterreich und Dänemark übergriff. Während der Sommermonate suchte sie Schweden, Frankreich, Belgien und Grossbritannien heim, indes Italien erst im November und Spanien nach Schluss des Jahres befallen wurde. Damit erreichte der europäische Seuchenzug vorderhand seinen Abschluss. Nordamerika, das gleichzeitig mit Italien schon im November 1831 die ersten Ausbrüche des epidemischen Katarrhs zu überstehen hatte, erlitt in den ersten beiden Monaten des Jahres 1832 eine neuerliche und vehemente Ausdehnung der Influenza. Im weiteren Laufe des Jahres 1832 blieb die Krankheit auf Vorderindien eingeengt. Doch schon im Beginne des Jahres 1833 erhob sie sich, von Vorderasien einbrechend, neuerdings im russischen Reiche, pflanzte sich in den folgenden Monaten in analoger Richtung wie zwei Jahre vorher von NO nach SW nach den übrigen Ländern Europas fort und nahm überdies schon im Monate März, vermutlich vom Schwarzen Meere ausgehend, ihren Weg nach Syrien und Aegypten. Eine reiche Litteratur bezeugt das Interesse, das die Aerzte aller Staaten der Pandemie entgegengebracht hatten, ohne wesentlich über frühere Erfahrungen hinaus zu gelangen. Man forschte mit besonderem Eifer nach den Ursachen des „Miasma“, suchte dieselben in einer „katarrhalischen Konstitution“, in gewissen Beziehungen des Mondes zur Erde, in den angeblichen Einwirkungen unheilverkündender Kometen, und die Romantiker der deutschen Medizin zogen einen „Intoxitacionsprozess der Atmosphäre“ oder deren Uebersättigung mit Elektrizität herbei, um eine Erklärung dieser Volksseuche zu finden.

Die gleiche Wahrnehmung gilt für die zahllosen Berichte, welche die Influenzapandemie der Jahre 1836—37 umfassen. Diesmal war es Australien, Südafrika und Hinterindien, von wo im Oktober 1836 die Krankheit ihren Ausgang nahm, um mit einer bis dahin nicht beobachteten Schnelligkeit auf dem Wege über Russland, das schon im Dezember 1836 befallen worden war, nach dem Kontinente und zwar in zweifacher Richtung fast gleichzeitig nach dem Westen und Süden zu fluktuieren. Binnen weniger Monate war Europa wiederum von der Seuche befreit, welche in ihrer Extensität von früheren Zügen nicht wesentlich differierte, aber nach den Mitteilungen namhafter Augenzeugen in vielen Städten von einer ungewöhnlich hohen Sterblichkeit begleitet war.

Von den Influenzaepidemien, welche in den folgenden Jahrzehnten nach ein- bis mehrjährigen Zwischenpausen bald auf der östlichen, bald auf der westlichen Hälfte des Erdballes zur Entwicklung gelangt sind, nimmt jene der Jahre 1847—1848 wegen ihrer allgemeinen Verbreitung ein erhöhtes Interesse in Anspruch. Schon während des Winters 1846—1847 epidemisierte die Krankheit im nördlichen und westlichen Europa, zeigte aber im darauffolgenden Frühling und

Sommer überall, mit Ausnahme von Russland, einen entschiedenen Nachlass. Von neuem gelangte sie im Herbste 1847 zur Entwicklung, allem Anscheine nach diesmal von den Gestaden des Mittelländischen Meeres ausgehend. Nacheinander wurden Frankreich, Deutschland, Dänemark, die Niederlande, Grossbritannien, die Schweiz, Italien, Spanien, Griechenland, Aegypten und Algier ergriffen. Vom Januar 1848 an erschien sie in Nordamerika, im Laufe des Jahres in Westindien u. a. Teilen der neuen Welt. Die späteren Epidemien, die der Jahre 1850—1851, 1855, 1857—1858, 1874—1875 bieten wenig Bemerkenswertes, wenngleich einzelne derselben auf verhältnismässig engerem Gebiete eine beträchtliche Ausdehnung aufgewiesen haben.

Die gewaltigste Pandemie, die die Geschichte der Influenza kennt, ist jene vom Jahre 1889—1890. Sie ist nicht nur durch die In- und Extensität ihres Auftretens in allen Teilen der bewohnten Erde denkwürdig geworden, sondern auch darum der historisch wichtigste Ausbruch dieser Volkskrankheit, weil die strenge und sorgfältige Beobachtung, die ihr in der Litteratur aller Kulturländer zuteil wurde, unsere epidemiologischen und pathologischen Kenntnisse von der Krankheit grundlegend befestigt und erweitert hat. Die unübersehbare Menge ärztlicher Detailberichte, die wertvollen Ergebnisse der allenthalben eingeleiteten Sammelforschungen über Auftreten, Bewegung und Erscheinungen der Seuche haben an der Hand der modernen klinischen und statistischen Forschungsmethode die eingehendste Bearbeitung gefunden. Es ist nicht zuviel gesagt, wenn wir die Influenza zu den bestgekannten epidemischen Krankheiten zählen, deren kontagiöse Natur wohl heute ebenso ausser Zweifel steht, wie deren Charakter als specifischer Infektionsprozess, dessen Krankheitserreger R. Pfeiffer im Jahre 1892 entdeckt und als „Bacillus influenzae" bezeichnet hat.

In der Geschichte dieser jüngsten Pandemie springt vor allem die Gleichartigkeit der Influenza in epidemiologischer wie pathologischer Beziehung in die Augen. Sie ist dieselbe Krankheit geblieben, die wir aus den Schilderungen früherer Jahrhunderte kennen gelernt haben, unverändert in ihrem Symptomenkomplex, ungeschwächt in der Wucht, mit der sie allezeit die Menschheit überfallen hat.

Die ersten Anfänge der Pandemie 1889—1890 weisen nach dem Innern von Asien hin. Schon Mitte Mai 1889 war in Buchara in Turkestan die Influenza in heftiger Weise zum Ausbruch gekommen. Gleichzeitig herrschte sie, wie beglaubigt erwiesen ist, in Grönland und Britisch-Nordamerika. Dem gering entwickelten Verkehre entsprechend, schritt die Influenza von Turkestan in auffällig langsamem Tempo nach Sibirien und dem europäischen Russland weiter, erschien erst gegen Ende Oktober in St. Petersburg und in den nächsten Wochen in den verschiedenen Gebieten des Zarenreiches. Von nun an änderte aber die Seuche ihre Gangart; sprungweise eilte sie über weite Länderstrecken dahin, mit einem Male hier und dort ihr Erscheinen ankündend. Von jeder Stadt und jedem Flecken, den sie besetzte, erweiterte sie gleichsam wellenförmig ihre Kreise nach allen Richtungen, deren zeitliche Intervalle in der Folgezeit kaum mehr zu erkennen waren.

Von Russland aus nahm nun die Influenza ihren Weg nach dem Westen Europas. Mitte November tauchte sie in Berlin und einigen norddeutschen Städten auf, schon am 26. November stellte sie sich in

Paris ein, wo die plötzlichen Massenerkrankungen im Magazin du Louvre die grösste Bestürzung hervorgerufen und den Ausgangspunkt für die folgende Epidemie in Paris und in ganz Frankreich gebildet haben. Wenige Tage später häuften sich die Grippefälle in den Hauptorten des deutschen Reiches, mit Anfang Dezember traten zahlreiche Erkrankungen in Stockholm, Kopenhagen, Wien u. a. O. auf, und vom 10. Dezember an ist bereits ein beträchtliches Gebiet des deutschen Reiches von der Influenza ergriffen. Gleichzeitig hält sie in Brüssel und London ihren Einzug und schiebt ihre Vorposten nach Oesterreich-Ungarn, den Balkanstaaten, Italien, Spanien, Grossbritannien und Nordamerika vor. Um den 20. Dezember schwillt in den vorgenannten Ländern wie in Frankreich und der Schweiz die Seuche zu enormer Höhe an, sie wandert nach den Küsten und Inseln des Mittelländischen Meeres bis Aegypten und dringt im Norden Europas vor, wo sie in Christiania, in Schottland und Irland festen Fuss fasst.

Anfangs Januar 1890 gleicht das ganze Europa und der grösste Teil von Nordamerika einem Riesenherde der epidemischen Grippe. Um diese Zeit setzt sie auch nach Algier und Tunis über, kommt in Persien zum Ausbruch und wird durch ein infiziertes Fahrzeug nach Capstadt verschleppt. Mitte Januar breitet sich die Influenza in Norwegen und in Centralamerika aus, gegen Ende des Monats wird sie in Honkong importiert, innerhalb der nächsten Wochen auf Ceylon, in Japan und Südamerika. Mitte Februar findet sie u. a. auf Grönland und den Hebriden Eingang, anfangs März in Vorder- und Hinterindien, China, den Sundainseln und Australien. Im weiteren Verlaufe der Monate März und April erfolgt die Invasion der Krankheit an zahlreichen Punkten der ost- und westafrikanischen Küste wie in Arabien, während viele hier nicht im einzelnen aufgezählte Landstriche und Inseln von Asien, Afrika, Amerika und Australien im Sommer und Herbst 1890 von der Seuche heimgesucht werden. Mit Jahresschluss war ihr Rundgang um die Erde beendet.

Wie den früheren, grossen Epidemien der Influenza ist auch ihre Sturmflut 1889—1890 binnen Jahresfrist ein mehr oder weniger heftiger Nachschub gefolgt. Abgesehen von den lokalen Spätausbrüchen des Jahres 1890 trat anfangs 1891 die Seuche in Nord- und Südamerika von neuem auf. Gleichzeitig kehrte sie im Norden von England, in Schweden, Norwegen und Dänemark zurück und gewann in diesen Ländern wie auf dem westlichen Kontinent eine grosse Verbreitung. Wie jedoch epidemiologisch sicher gestellt ist, sind diese erneuerten Ausbrüche nicht auf eine frische Verschleppung von Land zu Land, sondern vielmehr auf ein Wiederaufspriessen der zurückgebliebenen Infektionskeime zurückzuführen. Auf die gleiche Ursprungsquelle deutet der Wiederbeginn der Influenzapandemie hin, die im Herbste 1891 ganz Europa und die anderen Weltteile überzogen und bis Mai 1892 angedauert hat. Endlich darf die Nachepidemie des Winters 1893/94 hierher gerechnet werden, ein im verkleinerten Massstabe kopiertes Bild der infektiösen Grippe der letzten Jahre. Diese Ausläufer und Recidiven erinnern an die oftmaligen En- und Epidemien im Gefolge früherer Seuchenzüge, ebenso unbegrenzt in ihren Aufflackern, wie unbestimmbar in ihrer örtlichen und zeitlichen Bewegung. Auch hinsichtlich der ungleich längeren Dauer an Ort und Stelle, und der höheren Sterblichkeit bei relativ geringerer Erkrankungsziffer gemahnen diese Nachzügler an das eigentümliche Abklingen der Influenza in der Vergangenheit.

Das Denguefieber, ein akuter Infektionsprozess, charakterisiert durch heftige Gelenks- und Muskelschmerzen, sowie durch ein im Anfangs- und Endstadium auftretendes variables Exanthem gekennzeichnet, gehört den Krankheiten der warmen Länder an. Die reiche Nomenklatur, die das Leiden im Laufe der Zeit erworben hat, umschreibt in mehr oder weniger glücklicher Weise das eine oder andere Hauptsymptom des Uebels, und spricht schon an sich für sein oftmaliges Vorkommen bei den verschiedenen Völkern. Nach Vambery soll das Wort „Dengue“ altarabischen Ursprungs sein und soviel wie Abgeschlagenheit bedeuten; andere sehen in demselben die korrumpierte Form von „Dandyfieber“, womit die gezierte Haltung und der gespreizte Gang der Kranken gemeint sei. Wegen der Schmerzhaftigkeit in den Kniegelenken wurde es von den Holländern „Knockelkoorts“ (Knöchelfieber), von den Amerikanern „Break bone“ oder „Brocken wing“ bezeichnet, in Indien das „three days fever“ genannt, anderwärts wegen des fleckigen initialen Ausschlages mit dem Namen „Giraffe“, „Bouquet“, „Colorado“ u. s. w. belegt.

Die Heimat des Denguefiebers sind die tropischen und subtropischen Länder, deren Grenzen die Krankheit nur ausnahmsweise überschritten hat. Durchwegs in seinem Vorkommen auf die warme Jahreszeit beschränkt, bevorzugt sie in ihrer Ausbreitung die Meeresufer und die grossen, schiffbaren Flüsse und gleicht in dieser Abhängigkeit vom maritimen Verkehre dem Gelbfieber. Ob die Propagation des Dengue auf rein kontagiösem Wege oder durch Mitwirkung örtlicher Bedingungen erfolgt, ist noch eine unausgetragene Streitfrage der Epidemiologen. Soviel steht fest, dass Dengue und Influenza nicht, wie man vor nicht langer Zeit angenommen, identisch, sondern zwei grundverschiedene, spezifisch getrennte Infektionskrankheiten sind, die nur in der ungeheuren Zahl der plötzlich eintretenden Erkrankungen und in der Gutartigkeit des Verlaufes eine gewisse, nähere Verwandtschaft besitzen.

Unsere Kenntnisse über den Dengue datieren erst aus den Jahren 1779 und 1780, wo er in Batavia und annähernd zu gleicher Zeit in Kairo, Alexandrien, an der Coromandelküste, in Arabien und Persien beobachtet wurde. Ebenfalls in Jahre 1780 trat er in den heissen Sommermonaten in Philadelphia auf, vier Jahre später in Cadix und Sevilla, wo man die Krankheit als „piadosa“ d. h. die „milde“ bezeichnet hat. Gegen Ende des vorigen Jahrhunderts wird seiner Verbreitung auf Grenada (einer der kleinen Antillen) Erwähnung gethan, während die nächst bekannt gewordene Epidemie 1818 in Lima zum Ausbruch gelangte. Erst vom Jahre 1824—25 an lenkte das Denguefieber zufolge seiner weiten Ausdehnung über Vorder- und Hinterindien die Aufmerksamkeit der ärztlichen Welt auf sich, die noch gesteigert wurde, als 1826—1828 von Savannah aus über die virginischen Inseln, ein grosser Seuchenzug über Westindien, die grossen und kleinen Antillen, die südlichen Gebiete der Vereinigten Staaten Nordamerikas und die nördliche Küste Südamerikas sich entwickelt hatte.

In den folgenden drei Dezennien ist der Dengue an vielen Orten und Ländern der östlichen und westlichen Hemisphäre in epidemischen oder lokalisierten Ausbrüchen zur Erscheinung gelangt. Wir erwähnen hier nur diejenigen Schauplätze, wo die Seuche wiederholt oder in massenhafter Ausdehnung grassierte. Es sind dies Vorder- und Hinterindien, wo zahlreiche Hafenorte oder an den Hauptströmen im Innern des Landes gelegene Städte und deren Umgebung von grösseren Epidemien in den Jahren 1830, 1835—36, 1844—48, 1853 bis 1854 heimgesucht wurden. Ebenso fielen in diesen Zeitraum heftige Vorstösse der Krankheit nach Arabien (1835), Aegypten (1845), Senegambien (1845, 1848), nach der Insel Reunion (1851), nach Taiti und anderen Südseeinseln (1852—53). In beträchtlichem Umfange erschien zu jener Zeit und zu wiederholten Malen die Dengueseuche auf der westlichen Hemisphäre. So war sie im Jahre 1848 in Neworleans weit verbreitet und überzog 1850 den Süden der Unionsstaaten in weitem Umfange. Schon im Jahre 1846 tauchte das Denguefieber in Rio Janeiro auf, blieb anfänglich auf den Hafen beschränkt, erstreckte sich zum zweiten Male aber über die ganze Stadt. Aehnliche Ausbrüche wiederholten sich hier in den Jahren 1848 und 1849. In Peru grassierte die Krankheit 1852, zwei Jahre später auf mehreren westindischen Inseln.

Während des Jahrzehntes 1860—1870 kam auf der östlichen Erdhälfte der Dengue auf Cypern und Syrien (1861 und 1868) zu stärkerer Entwicklung, auf afrikanischem Boden 1864—1865 in Tripolis, auf den Kanarischen Inseln, auf der Insel Gorée, in Senegambien, ostwärts auf Zanzibar und Madagaskar. Die Epidemie, welche im Jahre 1868 Port Said und Kairo betroffen hatte, blieb auf diese Orte eingeengt. Das Vorkommen der Krankheit auf der westlichen Hemisphäre konzentrierte sich auf Martinique und die Bermudainseln in den Jahren 1860 und 1863. Im letztgenannten Jahre, offenbar mit dem Ausbruche in Westindien im Zusammenhange stehend, wurde sie durch Truppenschiffe nach der europäischen Hafenstadt Cadix eingeschleppt, sie griff von da aus nach Xeres, Sevilla und anderen Städten Andalusiens sowie der Nachbarprovinzen über und fand auch im Jahre 1867 in Cadix auf dem gleichen Wege Eingang, ohne jedoch besondere Ausdehnung erlangt zu haben.

Zu einer ganz excessiven Verbreitung erhob sich das Denguefieber in den Jahren 1871—1873. Die aus dieser zweijährigen Periode bekannt gewordenen Epidemien stellten sich nachweislich als Glieder eines und desselben Seuchenzuges dar, dessen zeitliche und örtliche Bewegungen anscheinend an den menschlichen Verkehr gebunden gewesen waren. Von der ostafrikanischen Küste beginnend, schritt die Seuche nach den arabischen Häfen fort, wo sie namentlich in Aden und Dschedda rasch sich entfaltete und in Mekka und Medina ausbrach. Bald darauf erreichte sie Port Said, wurde von hier aus durch ein Auswandererschiff nach Java und annähernd zu gleicher Zeit durch ein von Aden auslaufendes Fahrzeug unmittelbar nach Bombay, Cannanoor und Calcutta importiert. Von diesen Plätzen aus nahm die Epidemie im Laufe des Jahres 1872 den Weg nach den verschiedenen Provinzen Hindostans, vorwiegend den Eisenbahnen und Dampfschiffrouten folgend; sie fand ihre Fortsetzung in China, auf den Sundainseln, späterhin an der persischen Küste, auf Mauritius und Reunion und schloss 1873 mit den heftigen Invasionen in Tripolis und Senegambien ab. Ueberall war die Morbidität eine enorme, an zahlreichen Orten entging fast niemand der Erkrankung. Mit den

Ausläufern dieser Pandemie gingen im Jahre 1873 gleichzeitige Ausbrüche des Dengue im Süden der nordamerikanischen Unionsstaaten einher.

Innerhalb der letzten Dezennien war vor anderen Ländern das westliche Asien der Hauptsitz des epidemischen Denguefiebers, das hier in den achtziger Jahren in den Häfen des Roten Meeres, in Syrien, Kleinasien ausgebrochen war, einzelne Inseln des Aegäischen Meeres heimgesucht, auf Kairo und 1888 selbst nach Gibraltar übergegriffen hatte. Zu einer ausgedehnten Epidemie schwoll die Krankheit auf dem vorerwähnten Ländergebiete im Jahre 1889 an, wo sie der unmittelbar daraufgefolgten Influenzaepidemie voranschritt. Das Denguefieber fand diesmal Eingang in Palästina, im griechischen Archipel, Athen, Konstantinopel, Salonichi, Trapezunt und Varna. Die Massenerkrankungen, welche auf diesem Boden vorerst von dem Dengue, alsbald darauf von der Influenza verursacht worden sind, sprechen, wie Leichtenstern hervorhebt, mit Nachdruck für die Verschiedenartigkeit beider Volkskrankheiten.

XII. Epidemische Schweisskrankheiten.

Litteratur.

***Schiller**, Comment. de peste Britanica, 1531. — **Allioni**, Tractat. de miliarum origine, 1792. — **Reydellet**, Art. „Suette“ in Dict. d. sc. med. Tom. 53, 1821. — **Knolz**, Oest. med. Jahrb. 29. Bd. 1837. — **Kellermann**, ibid. 30. Bd. 1842. — **Seitz**, Der Friesel, 1845. — **Marwall**, Der englische Schweiss, 1849. — **Taussig**, Wien. med. Wochsch. No. 7 ff. 1855. — **Foucart**, Ref. in Canstatt. Jahresb. 1856. — **Masarei**, Wien. med. Wochsch. 1860. — **Keesbacher**, Memorabilien, 1882. — **Zuelzer**, Ziemssen Hdb. d. sp. P. u. Th. III. Bd. 1886. — **Brouardel**, L'epidemie de suette du Poitou, Ref. in Virchow-Hirsch Jahresb. 1887. — **Parmentier**, Epidemie de suette miliaire, Ref. in Schmidt's Jahrbb. 217. Bd. 1888. — **Drasche und Weichselbaum**, Ueber Miliaria, Wien. med. Bl. 1892. — **Creighton**, l. c. 1894. — **Immermann**, Der Schweissfriesel, Nothnagel Hdb. d. sp. P. u. Th. V. Bd. 4. Th. 3. Abth. 1898.*

Die historische Pathologie kennt zwei Volkskrankheiten, den Englischen Schweiss und den Schweissfriesel. Während der englische Schweiss, der innerhalb eines bestimmten Zeitraumes wiederholt zur Erscheinung gelangte, von Pathologen wie von Historikern als eine besondere Seuche aufgefasst wird, die für mehr als zwei Jahrhunderte aus der Geschichte verschwindet, um dann vorübergehend ein einziges Mal auf engbegrenztem Boden zum Ausbruch zu gelangen, wird bekanntlich mit dem Namen des „Schweissfriesels“ oder der „Suette miliaire“ jene epidemische Schweisssucht bezeichnet, die vom Beginne des 18. Jahrhunderts an in zahlreichen Lokalepidemien bis in die allerjüngste Zeit beobachtet worden ist. Wiewohl die Versuchung naheliegt, den „Sudor anglicanus“ und den „Schweissfriesel“ für eine und dieselbe Krankheit zu halten, haben dennoch nach dem Vorbilde von Hecker und Hirsch die Forscher der Gegenwart Abstand genommen, den genannten Krankheiten volle Identität zuzuerkennen und wollen letztere nur mit Vorsicht ihnen zugestanden wissen. Hingegen wird zwischen beiden Affektionen eine nahe Verwandtschaft angenommen, so dass nach heutiger Lehre unter beiden Formen der Schweisssucht nur ein gradueller Unterschied besteht und der Englische Schweiss als potenzierte Abart des Schweissfriesels sich darstellt. In diesem Sinne mögen dieselben getrennt voneinander hier Platz finden.

Die als Englischer Schweiss, „Pestis britannica", „Ephemera britannica" bezeichnete Schweissfieberseuche war, wie die gründlichen Untersuchungen von Hecker, Häser und Hirsch ergeben, bis zum Ausgang des Mittelalters eine unbekannte Krankheit. Vom Jahre 1486 bis 1551 trat sie in fünf Epidemiezügen auf, von denen vier auf dem Boden Englands beschränkt geblieben sind, indes nur eine Epidemie auf den europäischen Kontinent übergegriffen hat.

Die erste Epidemie brach 1486 im Heere Heinrichs VII. von England aus, kurz bevor er sich gerüstet hatte, seinen Gegner Richard III. die Schlacht bei Bosworth (22. August) zu liefern. Mit vehementer Heftigkeit verbreitete sich die Krankheit unter Heinrichs Streitern, folgte dem Zuge derselben von Wales nach London, um hier vom 21. September an mit blitzartiger Geschwindigkeit um sich zu greifen und durch ihre Verheerungen die Bevölkerung der Hauptstadt in panischen Schrecken zu versetzen. Die „Schweisssucht" (sweating sickness), die schon kurz vorher in anderen Städten und Gegenden Englands erschienen war, scheint während ihrer fünfwöchentlichen Dauer in London den Höhepunkt ihrer Herrschaft erreicht zu haben. Nicht nur die ungezählte Menge von Erkrankungen, auch die erschreckende Zahl von Todesfällen, von denen sie begleitet war, verlieh der plötzlich hereingebrochenen Volkskrankheit die Attribute einer neuartigen Pest. Vor den Palästen der Grossen des Reiches hielt sie ebensowenig stille, wie vor der Hütte des Bettlers, sie suchte sich mit Vorliebe ihre Opfer unter den kräftigsten Männern, die in der Blüte ihrer Jahre standen, und, was das Entsetzen auf das Aeusserste trieb, wer des Abends oft noch in voller Gesundheit sich des Lebens erfreute, war am folgenden Morgen von dem tückischen Uebel dahingerafft. Nicht einmal den Trost, der bei Pest und Blattern ein einmaliges Ueberstehen der Krankheit für die Zukunft gewährte, durften die von der Schweisssucht Genesenden für sich in Anspruch nehmen. Viele Personen erkrankten drei- bis viermal daran, jedesmal mit ungeschwächter Heftigkeit. Erst mit Ende des Jahres erreichte die Seuche ein Ende, die im ganzen Lande gewütet und enorme Opfer gefordert hatte.

Ueber die Erscheinungen und den Verlauf dieser ersten Epidemie liegen nur spärliche Berichte vor. Die Krankheit wird als ein überaus heftiges Fieber beschrieben, das ohne alle Vorboten plötzlich, meist zur Nachtzeit mit kurzem Schüttelfroste und darauffolgender, brennender Hitze einsetzte. Unter quälendem Angstgefühl, Herzklopfen, Atemnot, unter dem Gefühle von zusammenschnürenden Magendruck, Kopfschmerz und Uebelkeit brach alsbald ein strömender, übelriechender Schweiss über die ganze Hautdecke aus, der zuweilen von einem fleckigen oder bläschenartigen Exanthem begleitet gewesen war. In gutartigen Fällen traten die genannten Symptome unter Nachlass der profusen Schweisssekretion innerhalb 1—2 Tagen zurück und die Genesung erfolgte nach Verlauf von 1—2 Wochen. Wo jedoch das Leiden gleich vom Beginne an sich ernst und besorgniserregend gestaltete, waren es vor allem rapider Kräfteverfall, heftige Cerebralerscheinungen. Delirien und Sopor, die die höchste Lebensgefahr ankündeten, die, wie berichtet wird, unfehlbar zu tödlichem Ausgang führte, wenn die Kranken nicht aus dieser unüberwindlichen Schlafsucht aufgerüttelt wurden. Der Tod trat meist innerhalb der ersten 24 Stunden (oder noch früher) ein, unter dem Bilde allgemeiner Erschöpfung. Von mehreren Schriftstellern wird erwähnt, dass die im Höhestadium des Krankheitsverlaufes zur Entwicklung gelangten Bläscheneruptionen mit solcher peinigender Schmerzhaftigkeit verbunden waren, dass selbst der Wechsel der Wäsche zu einem qualvollen Ereignis wurde, das man überdies schon darum ängstlich zu vermeiden trachtete, weil jede Art von Abkühlung während der Schweissperiode nach dem Glauben der Zeitgenossen zu den schlimmsten Komplikationen führte und vielen Kranken unfehlbar den Tod brachte. Angesichts der Hilflosigkeit der Aerzte griff das Volk zu einem Regime, das unter dem Namen des „altenglischen Heilverfahrens" einen gewissen Ruf in der Geschichte dieser Krankheit erhalten hat: Vermeidung heftig wirkender Arzneien, mässiges Warmhalten, Fasten und ruhiges Ausharren binnen 24 Stunden, bis die Entscheidung eintrat.

Die zweite Epidemie, gleich der ersten in einem regenreichen Sommer beginnend, trat im Jahre 1507 in England auf, blieb auf dieses Land allein beschränkt und nahm schon im Herbste ein Ende. Ihr Verlauf war ein auffallend milder.

Der dritte Ausbruch erfolgte nach elfjähriger Pause im Juli 1518, diesmal mit einer Heftigkeit, die selbst die Erinnerungen an das Jahr 1486 zu überbieten schien. Ungezählte Opfer erlagen dem Uebel schon binnen 2—3 Stunden, so dass man den ersten Schauer des Fiebers als Zeichen des unvermeidlichen Todes ansah. Alle Volksschichten hatten unter dem Wüten der Seuche zu leiden, die nächste Umgebung des Königs blieb nicht von ihr verschont, massenhaft starben diesmal die armen Leute dahin, an manchen Orten raffte sie ein Dritteil, ja selbst die Hälfte der Einwohnerschaft dahin. Die Dauer der Epidemie betrug sechs Monate, nur England allein hat ihren Schauplatz gebildet, von Schottland und Irland war sie gänzlich fern geblieben.

Die vierte Epidemie vom Jahre 1529 hingegen unterschied sich von den früheren Ausbrüchen der Schweisssucht vor allem dadurch, dass sie nicht auf den Boden Englands allein sich begrenzte, sondern alsbald über einen grossen Teil des europäischen Festlandes dahin eilte. Von diesem Jahre an belegte man die Krankheit ihrer Heimat wegen allenthalben mit dem Namen des „Englischen Schweisses". Wiederum sollen Regengüsse und dichte Nebel der Seuche vorangegangen sein, als sie Ende Mai plötzlich in London einriss und mit Schnelligkeit im ganzen Königreiche um sich griff. Wie im Jahre 1518 fielen ihr die Infizierten oft schon nach 4—5 Stunden zum Opfer, die Sterblichkeit übertraf noch jene vor 11 Jahren und lange noch lebte im Gedächtnisse des englischen Volkes das Bild von dem „grossen Sterben", dessen Schrecknisse eine gleichzeitig herrschende Hungersnot auf das empfindlichste verschärft hatte.

Während die Seuche noch in England wütete und bis zur schottischen Grenze, ohne sie zu überschreiten, sich ausdehnte, erschien sie mit einem Male Ende Juli in Hamburg, wohin sie durch ein aus England am 25. Juli 1529 angekommenes Schiff eingeschleppt worden sein soll. Binnen wenigen Tagen war die epidemische Schweisssucht unter der Hamburger Bevölkerung ausgebrochen, innerhalb dreier Wochen tötete sie ungefähr 1100 Menschen. Gleichzeitig trat die Krankheit an vielen Orten Norddeutschlands auf, unaufhaltsam schritt sie nach allen Richtungen weiter, setzte oft sprungweise über weite Landstrecken hinweg, um plötzlich entfernte Städte und Gegenden mit Schrecken zu erfüllen. Im Laufe der Monate August und September durchzog sie Deutschland, sie erschien u. a. in Wien während der ersten Türkenbelagerung und lichtete mit gleicher Gewalt die Reihen der Verteidiger der Stadt wie jene von Solimans Scharen. Im Norden Deutschlands immer mehr fortschreitend, erreichte sie Ende September Dänemark, die skandinavische Halbinsel, die Ostseeprovinzen, Polen und Russland, während sie in einzelnen mitteldeutschen Reichsstädten, in Süd- und Westdeutschland erst in vorgerückter Herbstzeit ihren Einzug hielt. Zu gleicher Frist fand das Schweissfieber vom Rhein aus seinen Weg nach den Niederlanden, am spätesten wurde die Schweiz (erst im Monat Dezember) davon befallen.

Es war sonach ein beträchtliches Gebiet, auf dem diesmal die Schweisssucht in pandemischer Gestalt sich entwickelt hatte. Auffallend erscheint die Thatsache, dass Schottland und Irland, so nahe der Heimat des Uebels gelegen, und auch diesmal wiederum verschont geblieben waren. Ebensowenig wurden Frankreich und das ganze südliche Europa hiervon berührt.

Wie die Nachrichten aus den heimgesuchten Ländern gleichlautend melden, währte der Englische Schweiss an allen Orten nur äusserst kurze Zeit. So betrug seine Dauer in Amsterdam, Antwerpen und in vielen deutschen Städten nur 5—7 Tage, anderwärts wenige Wochen, nur ausnahmsweise hielt seine Herrschaft länger an. Noch verschiedenartiger gestalten sich die einzelnen Ortsepidemien nach ihrer Bösartigkeit. So soll z. B. Livland zwei Drittel seiner Bevölkerung durch das Schweissfieber verloren haben; in Augsburg erkrankten in den ersten fünf Tagen 15000 Personen, wovon 800 starben. In anderen Städten bewegte sich jedoch die Sterbeziffer in mässigen Grenzen, die Zahl der von der Seuche Dahingerafften reduzierte sich auf verhältnismässig wenige Opfer.

Die fünfte Epidemie vom Jahre 1551 verlief abermals nur innerhalb des englischen Königreiches. Sie nahm ihren Ausgang von Shrewsbury, der Hauptstadt von Shropshire, wo am 13. April plötzlich ein allgemeines Erkranken ausbrach, so heftig und bösartig, dass viele der Seuche in wenigen Stunden erlagen und die Bevölkerung, von Entsetzen getrieben, in eiligster Flucht ihre Rettung suchte. In Shrewsbury zählte man binnen einiger Tage 960 Opfer der Krankheit, meist kräftige, junge Männer. Auffälligerweise hatten sich Kinder und Greise einer gewissen Immunität zu erfreuen. Weit langsamer, als dies in früheren Perioden der Fall war, verbreitete sich die Schweissucht diesmal von ihrem Ursprungsherde nach dem übrigen England; dafür hielt sie beträchtlich länger, als sonst, im Lande an, und entwickelte überdies an vielen Orten eine besondere Lethalität. Die Sterblichkeit stieg in einzelnen Städten auf eine aussergewöhnliche Höhe, in anderen Landschaften blieb sie jedoch gegen die Verluste früherer Perioden weit zurück. Die Kunde, es seien während dieser Epidemie die in den Niederlanden, in Frankreich und Spanien lebenden Engländer inmitten einer völlig intakt gebliebenen Umgebung vom Schweissfieber dahingerafft worden, hat schon längst allen Anspruch auf Glaubwürdigkeit eingebüsst. — So bösartig dieser ausgedehnte Epidemiezug auf englischem Boden sich auch gezeigt hatte, nahmen doch die Aerzte von der Seuche keine Notiz, nur die Schilderung, welche John Kaye von der Krankheit entworfen, bildet das einzige medizinische Dokument der Zeit.

Analog den vorangegangenen Perioden trat auch während dieser letzten Epidemie das Schweissfieber in unveränderter Gestalt auf, obschon einzelne Merkmale der Krankheit bei den späteren Berichterstattern verschiedene Beurteilung gefunden haben. Die Therapie bestand, wie schon angedeutet, in England seit dem erstmaligen Zuge der Seuche in dem volkstümlichen Regime des kühlen Verhaltens bei geringer Nahrungsaufnahme und beschränktem Getränke. Auf dem Festlande jedoch war im Jahre 1529 das Gegenteil in Uebung gekommen, Aerzte wie Laien wetteiferten in der unsinnigsten Anwendung künstlicher, forcierter Diaphorese, in der verschwenderischen Verabreichung „herzstärkender“ Arzneien. Man suchte die Kranken um jeden Preis in Schweiss zu bringen, deckte sie zu diesem Zwecke mit Federbetten, Pelzen u. dgl. bis zum Ersticken zu, ja man nähte sie selbst in Betten ein („man benähte sie“). In unzähligen Flugschriften wurde diese Heilprozedur — das „niederländische Regiment“ — gerühmt, vom Volke gläubig befolgt und erst dann, und zwar langsam und widerwillig verlassen, als die Einsicht der Aerzte, vor allem die tägliche Erfahrung bewiesen hatte, um wie vieles günstiger das exspektative Verfahren der Engländer den Verlauf und Ausgang des Leidens zu beeinflussen im stande war. Die Autoren des 16. Jahrhunderts, überwältigt von der Rapidität des Ausbruches und des Ablaufes dieser neuartigen „Infektion“, suchten deren Ursache zunächst in siderischen und tellurischen Influenzen. Und noch bis tief in das 19. Jahrhundert hinein wurde von Geschichtsschreibern der genetische Einfluss von ungünstiger Witterung, dichter Nebelbildung, von Regengüssen und Ueberschwemmungen auf die Entwicklung der Schweissfieberseuche hervorgehoben. Auffallenderweise haben die Zeitgenossen die Kontagiosität der Krankheit geleugnet, hingegen einstimmig berichtet, sie habe ohne Unterschied des Alters und der Lebensstellung die Menschen erfasst, dabei gerade Leute im kräftigsten Mannesalter am meisten ins Verderben gestürzt.

In der Geschichte der Volkskrankheiten gehört der Englische Schweiss zu den denkwürdigsten Erscheinungen. Mit einem Male über England hereinbrechend, überfällt er das Land in wiederholten, bösartigen Wanderzügen, lässt das unmittelbar benachbarte Schottland und Irland zu jeder Zeit unberührt und nimmt nur ein einziges Mal den Anlauf, um einen grösseren Teil Europas binnen weniger als Jahresfrist zu überziehen. Mit dem Jahre 1551 entschwindet er der ärztlichen Beobachtung und verliert sich aus dem Gedächtnis der Völker. Erst nach 250 Jahren gelangt er auf isolierter Stelle abermals zu flüchtigem Ausbruch, um hier völlig die gleichen Erscheinungen zu manifestieren.

Es war im Jahre 1802, als gegen Ende November in Röttingen, einem fränkischen Städtchen, nach vorangegangenen heftigen, atmosphärischen Niederschlägen urplötzlich die Einwohner, darunter meist die jüngeren Männer vom Schweissfieber ergriffen wurden. Mit der ganzen Wucht jener charakteristischen Symptome, die dem Sudor anglicus eigen waren, brach die Krankheit aus, nicht wenige fielen ihr schon nach eintägigem Leiden zum Opfer, andere, die den ersten Anprall glücklich überstanden hatten, wurden alsbald zum zweiten Male von dem tückischen Uebel erfasst und nunmehr rasch dahingerafft. Das Entsetzen der Bewohner war unbeschreiblich, die Sterblichkeit innerhalb der ersten Tage glich jener der Pestzeit, der Schrecken gestaltete sich um so grösser, als weder in näherer noch weiterer Umgebung des Städtchens ein ähnlicher Krankheitsfall vorher bekannt geworden war. Als der Würzburgische Landphysikus Sinner endlich erschienen war, erkannte er, dass hier unglaubliche Schwitzkuren das Unglück nur vermehrt und bei den meisten Kranken den üblen Ausgang herbeigeführt oder beschleunigt hatten. Das nunmehr eingeführte milde, kühlende Heilverfahren führte in der That zu einer raschen Aenderung des bisherigen Krankheitsverlaufes. Von den bei Ankunft Sinner's (3. Dezember) vorhanden gewesenen 84 Kranken starb nur noch einer, und vom 5. Dezember an trat kein weiterer Erkrankungsfall auf. Die Kongruenz des Bildes der Röttinger-Epidemie mit jenem des Englischen Schweisses wurde ausserdem durch die kurze, 10—12 Tage umfassende Dauer der Seuche vervollständigt. Sie vermittelt zugleich, wie Immermann treffend sagt, den historischen Uebergang zwischen dem epidemischen Schweissfieber des Jahres 1551 und den epidemischen Schweissfriesel des 19. Jahrhunderts. Beide Formen sind, wenn auch nicht vollkommen identisch, gleichwohl durch so augenfällige Familienzüge gekennzeichnet, dass ihre nahe Verwandtschaft wohl ausser allem Zweifel steht.

Wenden wir uns der Geschichte des Schweissfriesels zu, so stammen die ersten, verlässlichen Nachrichten über sein epidemisches Vorkommen erst aus dem Beginne des 18. Jahrhunderts. In den ärztlichen Berichten des 16. und 17. Säkulums fehlt es freilich nicht an Schilderungen von Hautaffektionen, die man als Febris miliaris, Purpura bezeichnet oder mit dem deutschen Namen Friesel belegt hat. Insbesondere wurde dieses Exanthem an Wöchnerinnen vielfach beobachtet und beschrieben. Nach den gründlichen Untersuchungen, die A. Hirsch dem Gegenstand gewidmet hat, bleibt es fraglich, welcher Form von Hautausschlägen im heutigen Sinne diese und ähnliche, als „Friesel“ angesprochene Eruptionen der Hautdecke beizuzählen sind. Bei der damals üblichen, oberflächlichen Unterscheidung solcher Prozesse konnte es sich ebenso um Scharlach oder Masern oder um die bei den differentesten Erkrankungen auftretende Miliaria (Sudamina) gehandelt haben. Der in der deutschen Literatur eingerissene Missbrauch mit dem Terminus „Friesel“ führte u. a. zur schulgemässen Aufstellung eines puerperalen, rheumatischen, katarrhalischen Friesels. Damit verschob man die nosologische Begriffsbestimmung immer mehr und mehr und gelangte schliesslich dahin, die „sporadische Frieselbildung auf der Haut nach reichlichem Schwitzen“ mit dem epidemischen Schweissfriesel völlig zu konfundieren und letzteren als eigenartige Krankheitsform in Abrede zu stellen.

Diese Verwirrung in der Auffassung des Friesels hielt bis zur Mitte des 19. Jahrhunderts an, bis A. Hirsch an der Hand historischer und geographischer Daten die Lehre von der Krankheit klargestellt hat. Zu den aus früherer Zeit bekannt gewordenen Frieselepidemien in Frankreich, Deutschland und Italien, die Hirsch gesammelt und seiner Arbeit zu Grunde gelegt hatte, kamen seither neue Beobachtungen über das epidemische Schweissfieber, worunter die später zu erwähnenden Studien französischer Aerzte aus dem Jahre 1887 besonderen Wert beanspruchen dürfen.

Wir kennen das Auftreten des epidemischen Friesels notorisch erst seit dem 2. Dezennium des 18. Jahrhunderts, wo er 1718 in verschiedenen Gegenden der Picardie und einigen benachbarten Provinzen Frankreichs zum ersten Male beobachtet und als „Suette des Picards“, oder „Suette miliaire“ bezeichnet wurde. A. Hirsch gab dieser Infektionskrankheit zur Unterscheidung von dem grwöhnlichen Friesel den Namen Schweissfriesel, welcher Ausdruck nunmehr unter allen deutschen Autoren das Bürgerrecht erworben hat.

Der Schweissfriesel charakterisiert sich als eine fieberhafte Krankheit, die nach einem 2—3 tägigen Prodromalstadium meist in der Nacht mit abundantem Schweissausbruche, Präcordialangst, Druck in der Magengrube und Herzklopfen auftritt. Nach Ablauf von 3—4 Tagen verliert sich die abnorme Schweisssekretion und macht einem reichlichen Frieselexantheme (Miliaria cristallina, alba und rubra) Platz, welches nach wenigen Tagen in eine lebhafte Abschuppung übergeht, mit dessen Ausgang zugleich im günstigen Falle die ganze Erkrankung beendet ist. Als schwere Komplikationen stellte sich nicht selten schon in den ersten Tagen hochgradige nervöse Aufregung, rasche Prostration der Kräfte ein, der Tod erfolgt unter dem Bilde des Kollaps, dem nur ausnahmsweise tiefere anatomische Störungen zu Grunde liegen. Während einzelne Epidemien gutartig verlaufen, weisen andere eine hohe Sterblichkeit auf, die in der Regel 10—20 Prozent der Erkrankungsziffer beträgt, je nach Zeit und Verhältnissen aber auf 30—50 Prozent und selbst darüber gestiegen ist. Schon durch die Gleichmässigkeit des sprungweisen oder von einem Mittelpunkt ausstrahlenden Fortschreitens, wie durch die Morbidität und Lethalität wird die Aehnlichkeit des Leidens mit dem Englischen Schweisse nahe gerückt; noch mehr aber springt die Affinität beider Krankheitsformen in die Augen, wenn man die Dauer der Epidemien, die in der Mehrzahl der lokalen Ausbrüche in 1—2 Wochen, selten über 3 Wochen hinaus ihren Abschluss gefunden haben, berücksichtigt.

Seit seinem ersten Auftreten im Jahre 1718 in der Picardie hat der Schweissfriesel im 18. Jahrhundert in einer grossen Zahl von zeitlich und räumlich getrennten Lokalepidemien Frankreich heimgesucht, er blieb anfänglich auf den Norden und Osten des Landes beschränkt, erschien erst 1772—73 in der Provence und nahm im neunzehnten Jahrhundert immer mehr auf französischem Boden an endemischer und epidemischer Ausdehnung zu. A. Hirsch hat die über den Gegenstand veröffentlichte, reichhaltige Literatur gesichtet und für den Zeitraum 1718—1874 nicht weniger als 194 Epidemien des Schweissfriesels in Frankreich verzeichnet. Die übergrosse Mehrzahl derselben entfiel auf den Nordosten des Landes, indes die mittleren und südlichen Departements weit seltener, dafür in stärkerer Intensität und auf mehr begrenztem Gebiete befallen wurden. Seit dem Jahre 1874 trat die „Suette miliaire“ wiederholt in Frankreich auf, so 1880 in einigen Dörfern des Departements la Somme, Seine et Oise, 1881 auf der zum Departement Niedercharente gehörigen Insel Oleron, wo ungefähr 1000 Bewohner erkrankten und 42 gestorben sind. — Ein besonderes Interesse rief die Epidemie des Poitou im Jahre 1887 hervor, die von einer speziellen Kommission, unter Führung Brouardel's beobachtet wurde. Nach dem offiziellen Berichte brach im Frühjahr 1887 das epidemische Schweissfieber im Departement Vienne aus und verbreitete sich ungemein rasch über die angrenzenden Bezirke, die das ehemalige Herzogtum Poitou gebildet haben. Es erkrankten mehr als 2600 Einwohner, von denen 206 mit Tod abgingen. Es war „wohlcharakterisiertes, unzweifelhaftes Schweissfieber", dessen klinische Bilder mit den bekannten Merkmalen der Krankheit übereinstimmten. Neben milde verlaufenen Erkrankungen gab es foudroyante Fälle, die innerhalb 48 Stunden lethal endeten; wenn die ersten 4—5 Krankheitstage überstanden waren, ereignete sich nur ganz selten ein tödlicher Ausgang, hingegen gelangten Recidiven öfter zur Beobachtung.

Nächst Frankreich ist Italien durch das Vorkommen des Schweissfriesels ausgezeichnet. Auch hier wird seines epidemischen Auftretens zum ersten Male um das Jahr 1718 gedacht, ohne dass die ärztlichen Berichte bis zur Mitte des 18. Jahrhunderts genauere Angaben über den Charakter der Epidemien gebracht haben. Von da an gewinnen die Nachrichten mehr an Deutlichkeit, namentlich wird die „Febbre migliare", die in den Jahren 1755 und 1774 in Piemont, 1775 im Modenesischen, 1790 in Verona aufgetreten war, von ähnlichen Volkskrankheiten schärfer unterschieden. Den nächsten Ausbrüchen des Schweissfriesels in Italien begegnen wir 1817 in Novara und Vicenza, 1821—1823 in der Provinz Alessandria. Seither ist die epidemische wiederholt an einzelnen Städten und Landschaften von Venetien und der Lombardei, in räumlich und zeitlich kürzeren Abständen auch in Toskana beobachtet worden. Ueber Mittel- und Süditalien liegen hinsichtlich der Herrschaft des Schweissfiebers nur spärliche Notizen vor.

Deutschland und Oesterreich war seit dem Ende des 18. Jahrhunderts des öfteren der Schauplatz der Krankheit. Die aus früherer Zeit stammenden Berichte über Frieselepidemien in Deutschland besitzen nur geringe Verlässlichkeit. Meist wird darin der Friesel lediglich als Begleiterscheinung anderer Krankheiten hingestellt, zudem fast nur von dem Ausschlage (Purpura maligna, P. benigna), nicht aber von anderen pathognomonischen Symptomen gesprochen. Noch in den ersten Dezennien des 19. Jahrhunderts schildern deutsche Autoren die Verbindung des weissen oder roten Friesels mit Blattern, Scharlach, Faulfiebern; viele von ihnen leiten den wirklichen oder vermeintlichen Friesel von einer bestimmten Krankheitskonstitution ab, wonach der Friesel beispielsweise aus Schleimfiebern, Tertian- oder Quartanfiebern unter dem Einflusse einer „geänderten Lebensstimmung" sich entwickelt habe. Andere Autoren, die in den subtilen ätiologischen Lehrmeinungen der naturphilosophischen Schule nicht ihr Genügen fanden, griffen nach älteren Doktrinen, führten die Genese des Friesels auf die Alkalescenz oder saure Beschaffenheit der Säfte zurück, oder hielten den Prozess nach dem Vorgange de Haën's für ein durch Diaphorese hervorgerufenes Kunstprodukt, das durch entsprechendes Regime unschwer zu beseitigen sei.

Zunächst ist es Süddeutschland, wo in den ersten Dezennien des 19. Jahrhunderts an verschiedenen Orten kleinere Frieselepidemien beobachtet wurden, Eine grössere Ausdehnung zeigte die Krankheit während der Jahre 1828—1836 in Baden, Württemberg und Bayern, zu welcher Zeit auch in Frankreich eine stärkere Intensität der „Suette miliaire" zu erkennen war. Von mehr epidemiologischen, als historischen Interesse ist das Bestreben einiger Schriftsteller, in in der zeitlichen und teils örtlichen Koinzidenz des epidemischen Schweissfriesels dieser Periode mit dem ersten Seuchenzuge der Cholera gewisse causale Beziehungen unter beiden Volkskrankheiten aufzustellen, ein Versuch, dem bisher jede sichere Grundlage gemangelt hat. — Vom 4. Jahrzehnte an nahm das Schweissfieber in den genannten süddeutschen Staaten mehr lokalen Charakter an und erhob sich nur im Sommer und Herbst 1844 über einen beträchtlichen Landstrich von Ober- und Niederbayern in grösserer Verbreitung. Im mittleren und nördlichen Deutschland blieb die Krankheit auf einige engbegrenzte Ausbrüche beschränkt.

Auf österreichischem Boden sind Frieselepidemien bekannt geworden: Im Jahre 1835 und Mitte der fünfziger Jahre an mehreren Orten der Steiermark, 1836 in Oberösterreich, 1839 in Tarnow in Galizien und im Saazer Kreise in Böhmen, 1859 in Ybbs und 1860 in St. Pölten in Niederösterreich. Ein verhältnismässig gehäufteres Vorkommen zeigte die Schweisssucht in Krain, wo sie im Jahre 1873 in 45 Ortschaften mit 672 Erkrankungen und 36 Todesfällen aufgetreten ist, sowie zweimal in den achtziger Jahren und zuletzt im Jahre 1892 im Gurkfelder Bezirke (57 Kranke, 11 Verstorbene) geherrscht hat. Die im Frühjahre 1893 im steirischen Kurorte Aussee beobachtete Epidemie erstreckte sich auf 159 Erkrankungen, wovon sämtliche Fälle mit Genesung endeten.

Endlich datieren aus Belgien beglaubigte Nachrichten über den epidemischen Schweissfriesel, der sich 1838 im Henegau, 1849 in Namur und Lüttich, 1850 und 1866 in mehreren Bezirken von Luxemburg entwickelt hatte.

XIII. Epidemische Meningitis.

Litteratur.

Broussais, *Ref. in Schmidt's Jbb. 44. Bd. 1844.* — ***Boudin***, *Histoire du typhus cerebro-spinal. 1854.* — ***Draper***, *Schmidt's Jbb. 125. Bd. 1865.* — ***Meissner***, *ibid. 129. Bd. 1866, und 136. Bd. 1867.* — ***Pimser***, *Wien. med. Wochsch. No. 30 ff. 1868.* — ***Schuchardt***, *Zeitsch. f. Epidemiologie No. 1 u. 2 1870.* — ***Diamantopulos***, *Wien. m. Pr. No. 34 ff. 1870.* — ***Kotsonopulos***, *Virchow Arch. 52. u. 57. Bd. 1871/73.* — ***Kratschmer***, *W. m. W. No. 26 ff. 1872.* — ***Leyden***, *Klinik d. Rückenmarkskh. I 1874.* — ***Emminghaus***, *Gerhard's Hdb. d. Kinderkh. II. Bd. 1877.* — ***Medin***, *Ref. im Jahresb. v. V. u. H. 1880/81.* — ***Jaffé***, *Arch. f. kl. M. 30. Bd. 1882.* — ***Ziemssen***, *Hdb. d. sp. P. u. Th. 1886.* — ***Jäger***, *Die Cerebrosp.-Meningitis als Heeresseuche, 1901.*

Unter den Krankheiten, die den Gegenstand unserer geschichtlichen Betrachtung bilden, kommt der epidemischen Meningitis ein jugendliches Alter zu, nachdem sie erst im 4. Dezennium des 19. Jahrhunderts ihrem Wesen nach erkannt und in ihrer epidemischen Ausbreitung richtig gedeutet worden ist. Wenn die Krankheit, wie kaum daran gezweifelt werden kann, schon vor dem Beginn des 19. Säkulums vorgekommen war, so hat sie sich der schärferen ärztlichen Beobachtung entzogen und wurde unter anderen Prozessen, unter denen namentlich der exanthematische Typhus häufig zu Verwechslungen

Anlass geboten hatte, verstanden und beschrieben. Die Versuche französischer und amerikanischer Aerzte, der Cerebrospinalmeningitis epidemica zu einem höheren Alter zu verhelfen und ihr Vorkommen an Stelle ausgesprochener Fleckfieberepidemien des 16. und 17. Jahrhunderts nachträglich feststellen zu wollen, sind seit dem Bekanntwerden der der Krankheit eigentümlichen anatomischen wie klinischen Befunde, als haltlos und verfehlt zurückgewiesen worden.

Die ersten verlässlichen Kenntnisse über die Meningitis epidemica stammen aus dem Jahre 1805, als sie epidemisch in Genf und der nächsten Umgebung der Stadt aufgetreten war. Sodann wurde die Krankheit im Jahre 1814 unter den Garnisonen von Grenoble und Paris, im darauffolgenden Jahre unter den Truppen der Festung Metz und gleichzeitig unter der Civilbevölkerung einiger Ortschaften der Provinz Genua beobachtet. Die nächsten Epidemien ereigneten sich im Jahre 1822 in Vesoul im französischen Departement Obersaône, im Winter 1822/23 in Dorst in Westfalen, und im Winter 1830 auf 1831 in Sunderland. — Weit zahlreichere Nachrichten bezeugen die Herrschaft der Krankheit innerhalb der ersten Dezennien in den Unionsstaaten Nordamerikas, wo sie 1806—1816 in verschiedenen Gebietsteilen in heftigen Epidemien eine weite Verbreitung gefunden hat. Allgemein wurde die Seuche von den dortigen Aerzten als „sinking typhus“ oder wegen der an den Kranken wahrgenommenen petechialen Hauteruptionen als „spotted fever“ beschrieben, eine Bezeichnung, die an sich vielfache Irrtümer in sich barg und mit dem Anklang an die alte Verwechslung der epidemischen Meningitis mit dem „Fleckfieber“ zu heillosen Konfundierungen Anlass bot.

Ein neuer Zug der Krankheit nahm mit dem Jahre 1837 seinen Anfang; zunächst war es Frankreich, wo sie sich in grossem Umfange verbreitete und bis zum Jahre 1851 in zahlreichen Ausbrüchen nahezu über alle Teile des Landes erstreckte. Im erstgenannten Jahre erschien die Seuche fast gleichzeitig im Süden Frankreichs, in den Städten Bayonne, Joix, Narbonne und in deren Umgebung (Departement Landes). Während in Bayonne sowie bald darauf in Bordeaux und La Rochelle nur die garnisonierenden Truppen befallen worden waren, ergriff hinwider in Joix und Narbonne die Krankheit nur die Civilbevölkerung. Im Jahre 1838 war sie mit einem aus dem verseuchten Departement Landes nach Rochefort verlegten Regimente dahin gekommen, gegen Ende des Jahres im Bagno unter den Sträflingen und den daselbst bediensteten Militär- und Civilpersonen mit ziemlicher Heftigkeit aufgetreten. Gleichzeitig entwickelte sich, ebenfalls von dem Departement Landes ausgehend, im Süden Frankreichs ein neuer Infektionsherd in der Umgebung von Toulouse, unter den Garnisonen von Nismes, Toulon, im nächsten Winter unter den Truppen in Avignon. In diesem Jahre (1839) hielt die Meningitis mit dem vorerwähnten Regimente, das nach kurzer Frist Rochefort verlassen hatte, ihren Einzug in Versailles, blieb hier jedoch, obgleich in epidemischer Form, während der nächsten zwei Jahre andauernd auf die Mannschaften dieses und anderer Truppenkörper beschränkt.

Vom Jahre 1840 an hat sich die Krankheit neue Bezirke im Nordwesten und Nordosten von Frankreich erkoren; sie war zunächst im Stromgebiete der Loire in Laval, Le Mans, in der folgenden Zeit in Poitiers, Tours, Blois, Nantes und anderen Orten zu epidemischen Ausbrüchen gekommen, an denen sowohl die Militär- wie die Civilbevölkerung beteiligt war. Im Nordwesten sprang die Meningitis im Winter 1840/41 nach Brest, Caen und im Frühling 1841 nach Cherbourg über, wo sie ausschliesslich die Land- und Seetruppen heimgesucht hat. — Im Nordosten des Landes war es Metz, unter dessen Besatzung die epidemische Meningitis während des Winters 1839/40 sich zuerst zeigte; im Herbst 1840 trat sie in Strassburg auf, anfänglich nur auf das Militär beschränkt, verbreitete sich aber im Sommer 1841 auch unter der übrigen Einwohnerschaft; fast zu gleicher Zeit nistete sie sich an mehreren Orten des Elsass unter den Truppen ein und wurde auch 1841 in Nancy 1842 in Kolmar lediglich unter den Angehörigen der Armee beobachtet. Die gleiche Einschränkung der Epidemien auf die Kasernen zeigte sich in den Jahren 1841—1842 in Perpignan, Montbrison, Marseille, Lyon; nur in Aigues-Mortes hatte vorwiegend die Civilbevölkerung unter der in bösartiger Weise um sich greifenden Seuche zu leiden.

Nach einer mehrjährigen Pause, innerhalb welcher die epidemische Meningitis nur in sporadischen Fällen aufflackerte, erhob sie sich in mehreren französischen Städten von neuem in den Jahren 1846—1848, wiederum zum grössten Teil unter den Truppen grassierend.

Der allgemeinen Ausdehnung auf französischem Boden im Jahre 1840 war gleichzeitig die Invasion der Seuche in Algier auf dem Fusse gefolgt, wo mehrere Garnisonen in der Provinz Constantine, 1841 die Stadt Algier und im Winter 1841/42 an vielen Orten der Provinzen Algier und Constantine das Militär und die sesshafte Bevölkerung ergriffen wurde. In den darauf folgenden Jahren kehrte die Meningitis in verschiedenen algerischen Garnisonen ein und schwoll im Jahre 1846/47 zu einer heftigen Epidemie an, die, über das ganze Land sich ausdehnend, auch unter den Einheimischen zahlreiche Opfer gefordert hat.

Um weniges später, als die Krankheit in Frankreich ihre Wanderung begonnen hatte, trat sie im südlichen Italien epidemisch auf. Der erste Ausbruch fiel im Winter 1839/40 auf die nördlichen Distrikte des Königreichs Neapel, sodann rückte die Seuche nach Neapel und nach Procida vor, hauste in schwerem Masse unter den hier untergebrachten Galeerensklaven und verbreitete sich in der Provinz Calabria ulteriore seconda, wo sie im Winter 1843/44 rekrudeszierte und im Frühjahr 1844 in Sicilien eine epidemische Herrschaft erlangte. Endlich erschien sie 1845 wieder in den zuerst ergriffenen Norddistrikten des neapolitanischen Reiches und gewann in der Terra di lavoro unter der einheimischen Bevölkerung, in den Jahren 1846 bis 1849 in der Romagna unter den französischen Truppen eine weite Ausbreitung. Im übrigen Italien kam die epidemische Meningitis nur im Jahre 1842 in Piemont und zwar vorwiegend in Turin zur Beobachtung.

Auch in den übrigen europäischen Staaten zeigte sich vom 5. Dezennium des laufenden Jahrhunderts an die epidemische Genickstarre. So wurde Dänemark in den Jahren 1845—1848 von einer Reihe beträchtlicher Epidemien derselben durchzogen, dabei zuerst und am schwersten Jütland, dann Fünen, Laaland und Seeland betroffen; Kopenhagen selbst hatte eine grössere Epidemie zu überstehen. Auch in Stockholm herrschte sie in den Jahren 1848—1851 unter den Insassen des grossen Waisenhauses. — In Spanien entwickelte sich 1843 die Krankheit in Gibraltar zu einiger Höhe. — In Corfu erschien sie zum ersten Male 1840 in mässiger Ausbreitung, griff in den nächsten Jahren mehr um sich und erhob sich zu epidemischer Höhe im Jahre 1843. — In Irland hielt sie im Jahre 1846 ihren Einzug und rief in mehreren Arbeitshäusern in Dublin, Bray und Belfast lokale Ausbrüche hervor; von den späteren Epidemien dieser Periode ist nur die neuerliche Invasion des Jahres 1850 in Dublin bemerkenswert. — In Deutschland ereigneten sich im damaligen Zeitraume an einzelnen Orten zahlreiche Erkrankungen an „Encephalitis" und „Hydrocephalus acutus", die Hirsch auf epidemische Meningitis beziehen will, so u. a. 1834 in Meiningen, 1835 in der Rheinprovinz, 1843 in Westfalen, 1851 in Würzburg.

Einen weit grösseren Umfang als in Europa (mit Ausnahme von Frankreich) nahm die epidemische Meningitis in den Unionsstaaten von Nordamerika an, wo sie vom Jahre 1843—1850 in verderblichen Zügen verschiedene Landschaften durchwanderte. Im Staate Tenesee und Alabama, demnach an zwei beträchtlich voneinander entfernten Gebieten im Jahre 1842 beginnend, rief sie 1845 im mehreren Orten des Staates Illinois schwere Epidemien hervor, grassierte in den Jahren 1846 und 1847 in Arkansas, Mississippi, Missouri und 1848 unter einem in der Nähe von New-Orleans bequartierten Regimente von Rekruten. Im nächsten Jahre kehrte sie nach dem Staate Alamba zurück, tauchte im westlichen Pennsylvanien in schweren Formen auf, ebenso in Massachusetts und 1850 unter der Negerbevölkerung in New-Orleans.

Nur kurze Zeit verstrich, bis die Krankheit von neuem auftrat und diesmal, in der Periode 1854—1875 nicht nur durch die ungewöhnlich lange Dauer der einzelnen Epidemien, durch ihre öftere Wiederkehr nach bereits verseuchten Plätzen bemerkbar geworden, sondern auch durch die weite Verbreitung in Europa, Nord- und Südamerika und einzelnen Gegenden von Vorderasien und Afrika von ihren früheren Ausbrüchen wesentlich verschieden war. Schon 1854 machte die epidemische Meningitis einzelne Vorstösse auf der skandinavischen Halbinsel, indem sie in Göthaborg beginnend, nach Blekinge und Kalmar fortschritt und hier während des Winters 1854—1855 zu einer bösartigen Epidemie anwuchs, die im Sommer anscheinend erlosch, im nächsten Winter jedoch in den schon vordem infizierten Bezirken neuerlich einsetzte, zugleich nach Norden vordrang und hier neue Kreise um sich zog. Im Jahre 1857 wiederholte die Seuche den gleichen Gang ihres Fortschreitens und dehnte sich über einen grossen Teil der östlich und nördlich vom Wernernsee gelegenen Landschaften aus. Noch extensiver herrschte in diesem Lande die epidemische Meningitis im Jahre 1858, nachdem sie von den zuletzt ergriffenen Distrikten neuerlich ihren Ausgang nahm, nahezu den ganzen mittleren Teil Schwedens durchzog, nordwärts bis zum 63° n. Br. sich erstreckte und selbst in dem bisher verschont gebliebenen, südlich gelegenen Kronoborgs-Län in heftigster Weise die weiteste Verbreitung fand. Damit hatte der Seuchenzug sein Höhestadium erreicht. Im nächsten Jahre trat die Krankheit nur in einzelnen der schon vordem heimgesuchten Gegenden des mittleren und südlichen Schwedens auf, noch mehr machte sich im Jahre 1860 ihr Rückgang im Lande bemerkbar, wenngleich sie an wenigen, einzelnen und isolierten Herden von neuem ausgebrochen, auch in den Jahren 1861—1864 in kleineren Nachschüben und 1865—1867 in lokalen Epidemien wiederum vorgekommen war. Nur wenige Gebiete des schwedischen Reiches blieben während dieser Periode von der Krankheit verschont, es waren dies die nördlichen Bezirke und die südlichen Provinzen Gottland und Halland. — In Norwegen beschränkte sich die Seuche auf zwei Lokalausbrüche in den Jahren 1859 und 1860, ebenso trat sie in Dänemark nur einmal, im Winter 1873/74 im nördlichen Jütland epidemisch auf.

Nächst der Epidemienreihe, die die Meningitis auf schwedischen Boden innerhalb der Periode 1854—1875 gezeitigt hat, war unter den europäischen Staaten vornehmlich Deutschland zum Schauplatz der Krankheit geworden, die mit dem Jahre 1863 ihre Herrschaft angetreten und in den darauffolgenden drei Jahren ein grosses Gebiet erobert hat. Schon 1863 wurde sie in Liegnitz und im Neissethale in Schlesien beobachtet, 1864 erschien sie in epidemischer Form an vielen Orten von Ost- und Westpreussen, Posen, Pommern, der Mark Brandenburg, Hannover und der fränkischen Kreise Bayerns. Mit erneuerter Macht erhob sich die Seuche im Winter 1864—65; sie kehrte nicht bloss nach vielen der bereits heimgesuchten Gegenden zurück, sondern nahm sowohl in Nord- wie in Süddeutschland in erschreckendem Masse überhand, befiel im Frühling 1865 neuerlich zahlreiche Städte und Landschaften, so dass neben dem schon erwähnten Gebiete die epidemische Ausbreitung der Meningitis sich ausserdem über Braunschweig, Thüringen, Oberpfalz, Schwaben, Kurhessen und Baden erstreckte, ungerechnet die grosse Zahl von Plätzen, an welchen die Krankheit mehr oder weniger gehäuft in Einzelfällen erschienen war. Während des Jahres 1866 sank jedoch ihre Frequenz stetig und überall, epidemische Ausbrüche ereigneten sich ausnahmsweise, nur im Winter 1869—70 hatte man solche in Danzig, Königsberg und Berlin in mässigen Dimensionen beobachtet.

Oesterreich-Ungarn litt in diesem Zeitraum weit weniger unter der Seuche, die 1863 im Wiener Waisenhause, 1865—66 in Gömörer Komitate, im Winter 1866—67 und 1887—68 in Pola, Triest und Umgebung und ein Jahr darauf an einigen Stellen in Galizien aufgetreten war. —

In Russland erhob sich die epidemische Meningitis nur während des Winters 1867—1868 in der Krim zu einer bemerkenswerten Höhe, auch in Rumänien und der Türkei gewann sie 1869 einige Verbreitung; hingegen wurde Griechenland zu gleicher Zeit von ausgedehnten Epidemien heimgesucht, die in den beiden nächstfolgenden Wintern sich wiederholt haben. Im übrigen Europa hatten innerhalb der sechziger Jahre Irland, die Niederlande, Frankreich und Portugal beschränkte Ausbrüche der Krankheit zu verzeichnen. In Italien durchzog sie 1874—1876 ein weiteres Gebiet im Süden des Landes und erreichte hier an vielen Orten während der Wintermonate eine beträchtliche epidemische Verbreitung.

Wenden wir uns nun nach der westlichen Hemisphäre, so zeigt die epidemische Meningitis auch in dieser Periode eine ungewöhnlich weite Verbreitung in den Vereinigten Staaten von Nordamerika, in denen sie nahezu alljährlich über grössere oder kleinere Landstrecken ihre Ausdehnung manifestiert hatte. Nachdem sie schon vom Jahre 1856 an in verschiedenen Staaten aufgetreten war, gewann sie 1861—1863 während des Secessionskrieges sowohl unter der Civilbevölkerung wie unter den Truppen bedeutenden Umfang. Auch in den folgenden Jahren entwickelten sich an zahlreichen

Punkten des Landes schwere Epidemien und bis zum Jahre 1874 behauptete die Krankheit an vielen Herden ihre volle Hartnäckigkeit. Ohne in die territoriale Ausbreitung, welche die epidemische Meningitis durch fast zwei Dezennien in Nordamerika gefunden hat, näher einzugehen, muss gesagt werden, dass hier die Seuche die grösste In- und Extensität erlangt und selbst die französischen, schwedischen und andere Epidemien an Wucht der Propagation und Bösartigkeit ihrer Erscheinung weit übertroffen hat. Soweit die von A. Hirsch gesammelten Nachrichten reichen, hat die Pandemie der Krankheit während der Jahre 1856—1874 in den Unionsstaaten den Höhepunkt ihrer Herrschaft überhaupt gebildet.

Vom Jahre 1876 an lässt sich ein konstantes Zurückweichen der epidemischen Genickstarre erkennen. Nur in begrenzten Bezirken, in einzelnen Städten und während der Winter- und Frühjahrszeit hat sie sich in mehreren Ländern Europas in milder verlaufenden Epidemien gezeigt und an den vielen sporadischen Erkrankungsfällen, die jahraus, jahrein sich ereignen, die Aufmerksamkeit der Aerzte und der Bevölkerung überall wach erhalten. Hierbei ist es von besonderem Interesse, den sorgfältigen Studien H. Jaeger's zu folgen, der die Cerebrospinalmeningitis als Soldatenkrankheit innerhalb der letzten zwei Dezennien monographisch bearbeitet hat. Nach Jaeger hat die Genickstarre im deutschen Heere gegen frühere Zeitabschnitte seit dem Jahre 1884 ganz beträchtlich zugenommen, ebenso in der österreichisch-ungarischen wie in der italienischen Armee seither grösseren Umfang erfahren. Für das deutsche Reich lieferten die südwestlichen Armeekorps auffallend häufige Erkrankungs- und Todesfälle, gleichzeitig war — abgesehen von der strengeren Meldepflicht — in den südwestdeutschen Staaten eine stärkere Beteiligung an der epidemischen Meningitis im allgemeinen zu konstatieren. Eine ungewöhnlich hohe Verbreitung der Krankheit wurde 1887 und 1889 in Norwegen, 1890 in Schweden, 1896 und 1897 in mehreren nordamerikanischen Städten, wie Boston u. a. O. beobachtet.

Die epidemische Meningitis, die nach dem historischen Bilde ihrer Wanderungen während des 19. Jahrhunderts nur wenige Teile Europas und Nordamerikas verschont hat, bietet trotz der sorgfältigsten epidemiologischen Untersuchungen und der ätiologischen Studien, die auf die Erkenntnis der Genese und Verbreitung dieser Infektionskrankheit abzielten, der Forschung noch viele Rätsel. Wenn auch ihr spezifischer Charakter vollständig klar gelegt und der in früherer Zeit verfochtene Zusammenhang des Leidens mit typhösen Prozessen oder mit Malaria als gänzlich unhaltbar fallen gelassen wurde, so ist dennoch in manchen und zwar den wichtigsten Fragen über die Natur und epidemische Entwicklung der Krankheit noch eine abschliessende Antwort ausständig. Wie die Einzelfälle und die Massenerkrankungen zeigen, tritt die epidemische Meningitis oft gleichzeitig an verschiedenen, räumlich weit voneinander getrennten Punkten auf, ihre Ausbreitung beschränkt sich zuweilen nur auf kleinere Herde, anderenfalls, wie dies in Frankreich, Nordamerika und besonders in Schweden auffällig zu Tage getreten war, rückte sie stufenweise, von dem schon einmal eingenommenen Sitze nach kurzer Unterbrechung wiederum ausgehend in bestimmter Richtung vor, oder aber sie etablierte sich sprungweise, beträchtliche Gebiete völlig verschonend. Die auffällige Erscheinung, dass innerhalb der letzten zwei Jahrzehnte die Genickstarre in vielen Städten Nordamerikas einen endemischen Charakter angenommen hat, ist im Zusammenhange mit der Erfahrung, dass in Europa vorwiegend die Hafenstädte von der Krankheit betroffen werden, sicherlich geeignet, den Blick der Epidemiologen auf die Mitwirkung des Personenverkehres in solchen Handelscentren zu lenken.

Wie die Berichte übereinstimmend melden, fielen die sporadischen Erkrankungen ebenso wie die Epidemien nahezu ausnahmslos in den Winter und Frühling. Ebenso wiederholte sich in allen Zügen der Seuche die Thatsache, dass an derselben zumeist das Kindesalter und Personen bis zur Alterstufe von 30—40 Jahren beteiligt sind und dass äussere, hygienisch ungünstige Lebensverhältnisse in einer bisher noch unaufgeklärten Weise auf die Entstehung und Verbreitung der Krankheit entschieden Einfluss nahmen. Von besonderem Belange für die eigentümlichen Einwirkungen solcher lokaler Schädlichkeiten haben sich die in Kasernen, Waisenhäusern, Gefängnissen und Arbeiterkolonien zu stande gekommenen Epidemien erwiesen; nicht weniger auffällig erschien die Beobachtung, wie in manchen Städten gewisse Strassen oder Häusergruppen bezüglich der Einnistung der Krankheit eine besondere Disposition erkennen liessen. Dieselbe Erfahrung wurden in zahlreichen Militärepidemien in Frankreich und anderwärts gewonnen, wo die Genickstarre ausschliesslich oder doch in grösster Prävalenz in einem und demselben Truppenkörper, in einzelnen unsauberen Kasernen, in bestimmten, schlecht gelüfteten Baracken sich gezeigt hatte. Andererseits liegen zahlreiche Berichte vor, wonach die Krankheit mit dem von einer nach anderen Garnisonen dislocierten Militär gleichsam in latentem Stadium verschleppt und dann in den neuen Ubicationen nach kurzer Frist vom frischen ausgebrochen war. Die bekannte Thatsache, dass der Ansteckungskeim von Person zu Person, sowie durch dritte (gesund gebliebene) Personen oder durch leblose Gegenstände vermittelst des menschlichen Verkehres übertragen wird, gewinnt in Uebereinstimmung mit den angedeuteten äusseren Einflüssen eine wichtige Bedeutung für das charakteristische Verhalten der epidemischen und endemischen Meningitis.

Die in die allerjüngste Zeit (1899) fallenden Aufschlüsse über die ätiologischen Faktoren der Krankheit, wonach der von Weichselbaum und Jaeger nachgewiesene Diplococcus intercellularis meningitidis als deren einheitlicher Erreger anzusprechen ist, werden vielleicht in nicht zu ferner Zukunft die Wege erhellen, auf denen die Infektion dieses Mikroorganismus erfolgt und damit sichere Grundlagen gewinnen lassen, um die Verhütung und Bekämpfung der Genickstarre ins Werk setzen zu können.

Geschichte der Tuberkulose.

Von

A. Ott (Berlin).

Das als Lungenschwindsucht von uns bezeichnete Krankheitsbild war bereits den ältesten Aerzten genau bekannt, wie aus der geradezu klassisch zu nennenden Schilderung hervorgeht, die Hippokrates von der Phthisis gegeben hat.[1]) Dieser grosse Beobachter hat bereits den lange in Misskredit geratenen und erst in der neuesten Zeit wieder zu Ehren gekommenen Satz aufgestellt, dass die Phthise in all ihren Formen heilbar ist, wenn sie nur früh richtig behandelt wird. Etwas Spezifisches erkannte er jedoch der Krankheit keineswegs zu; sie tritt immer als natürliche Folge ein, wenn Schleim und Blut aus der Lunge nicht ausgeworfen werden können und deshalb in Eiter sich umwandeln. Man hat zwar eine Zeit lang geglaubt, dass Hippokrates bereits Tuberkel als Ursache der Lungenschwindsucht gekannt habe; Virchow hat jedoch zur Evidenz bewiesen, dass die als Tuberkel aufgefassten „Phymata" nichts anderes bedeuteten, als gewöhnliche Eiterherde. Die späteren Autoren blieben alle durchweg auf dem von Hippokrates angenommenen Standpunkt stehen. Eine Reform der Anschauungen wurde erst möglich mit den Aufblühen der Anatomie im 16. und 17. Jahrhundert. Mit dem allgemeiner werdenden Obduktionen menschlicher Leichen fielen den Anatomen sehr bald

[1]) Des beschränkten Raumes wegen kann hier nur in grossen Zügen auf die geschichtliche Entwicklung der Lehre von der Tuberkulose eingegangen werden; für eingehenderes Studium sei verwiesen auf: Waldenburg, „Die Tuberkulose, die Lungenschwindsucht und die Skrophulose", Berlin 1869; Predöhl, „Die Geschichte der Tuberkulose", Hamburg 1888, beide Werke sind für die ältere Geschichte im nachfolgenden Aufsatz benutzt — und Johne, „Geschichte der Tuberkulose", Leipzig 1883; hier ist vorzugsweise die Rindertuberkulose berücksichtigt. Die neueste Litteratur findet sich abgesehen von „Schmidt's Jahrbüchern" und den „Virchow-Hirsch'schen Jahresberichten" in den neu gegründeten Spezialzeitschriften: „Revue de la tuberculose" (Paris, Masson), „Zeitschrift für Tuberkulose und Heilstättenwesen" (Leipzig, A. Barth), „The journal of tuberculosis" (Asheville, Mc. Quilkin), „Revue international de la tuberculose" (Paris, rue Rougemont 9) und endlich „Tuberculosis" (Leipzig, A. Barth), Monatsschrift des internationalen Centralbureaus zur Bekämpfung der Tuberkulose, sowie in des Verf. jährlichen Sammelberichten über die Tuberkuloselitteratur in der „Deutschen Aerzte-Zeitung".

harte Knoten in der Lunge auf, die sie mit dem Namen Tuberkel bezeichneten, ein Ausdruck, der seit Celsus für jeden Knoten, gleichgültig welcher Beschaffenheit gebräuchlich war. Man dachte aber anfangs noch gar nicht daran, diese Tuberkel mit der Lungenschwindsucht in Beziehung zu bringen; erst Sylvius ist derjenige, welcher wenigstens für einen Teil der Phthisisfälle die Vereiterung dieser Tuberkelknoten als Ursache annimmt. Möglicherweise hat Sylvius auch schon Miliartuberkel gekannt, wenigstens lässt sich seine Bezeichnung Tubercula minora recht gut in diesem Sinne deuten. Die Tuberkel entstehen nach seiner Annahme aus kleinen dem Auge entgehenden Drüsen, welche bei einer gewissen erblichen Körperanlage, der skrophulösen Konstitution, wachsen und so zu kleineren oder grösseren Knoten werden. Bei Sylvius finden wir demnach, wie Waldenburg sich ausdrückt, den ersten fruchtbaren Keim zur Lehre von der Tuberkulose gelegt; zugleich hat sich aber die Ansicht von der Indentität der Lungentuberkel mit Skropheln eingeschlichen, welche einer schnelleren Fortentwicklung der neuen Lehre hemmend in den Weg trat. Die Zeitgenossen von Sylvius blieben meist bei dessen Auffassung stehen; zu erwähnen ist nur, dass von Manget (1700) bereits Beobachtungen von allgemeiner Miliartuberkulose gemacht wurden, die aber der Vergessenheit anheimfielen. Nur Morton (1689) ging einen grossen Schritt weiter, indem er die Lungenschwindsucht stets aus Tuberkeln, niemals auf andere Weise sich bilden lässt. Nach ihm ist jede Lungenschwindsucht, so viele Spezies derselben er auch annehmen mag, eine knotige, tuberkulöse; der Tuberkel wird bei ihm zum ersten Male eine notwendige Vorstufe der Lungenulceration. Die nächsten 100 Jahre brachten dann keine Fortschritte mehr auf unserem Gebiete; ja die durch die letztgenannten Autoren betretene Bahn wurde teilweise wieder verlassen, ihre Lehren vielfach ignoriert und vergessen. Erst von Stark (1785) ab datieren weitere Errungenschaften. Derselbe hat das Verdienst, die Miliartuberkel, die bis dahin nur nebenbei als seltene Befunde erwähnt wurden, zuerst ausführlich beschrieben und ihnen den ihnen zukommenden Platz in der pathologischen Anatomie der Lungen angewiesen zu haben. Reid (1785) ging noch einen Schritt weiter, er trennte die Tuberkulose von der Skrophulose vollständig und stellte die Tuberkel als etwas von den Drüsen ganz Verschiedenes dar. Ein weiterer wesentlicher Fortschritt lässt sich dann kurz darauf bei Baillie (1794) erkennen, indem derselbe die grossen Lungenknoten aus den Miliartuberkeln durch Konfluieren derselben hervorgehen lässt; ausserdem beschreibt er bereits auch Tuberkulose anderer Organe.

Der eigentliche Begründer der Lehre von der Tuberkulose ist jedoch Bayle (1810). Er ist geradezu der Entdecker der allgemeinen Miliartuberkulose zu nennen. Er fand ganz gleiche Miliartuberkel wie in den Lungen, auch in vielen anderen Organen, die zwar schon Autoren vor ihm gesehen hatten; indes sein grosses Verdienst liegt darin, dass er erkannte, dass die Tuberkel aller dieser verschiedenen Organe eine gleiche Beschaffenheit und einen gleichen Entwicklungsgang hatten, und dass sie auch in einem genetischen und klinischen Zusammenhang standen. Die Phthisis tuberculosa war somit nach ihm kein lokaler, allein auf die Lungen beschränkter Prozess, sondern eine den ganzen Körper heimsuchende Allgemeinkrankheit; somit wurde er der Schöpfer des als diathèse tuberculeuse und später einfach als Tuberkulose bezeichneten Krankheitsbegriffes. Er hob ferner hervor, dass weder Hämoptoe noch einfache Entzündungen der Lunge jemals die Phthise verursachen, sondern nur die tuberkulöse Kachexie und dass bereits die Anfangsstadien des Leidens, in dem sich die Tuberkel erst entwickeln, auch wenn noch keine Zeichen der Abzehrung vorhanden seien, doch bereits zur Phthise gerechnet werden müssen. Ihre weitere Ausbildung fand die Bayle'sche Lehre durch Laennec (1819). Wesentlich ist dabei, dass er, was bei dem grössten Teil seiner Vorgänger trotz Reid nicht der Fall gewesen war, auch bei Bayle nicht, definitiv mit der alten Lehre bricht über das Verhältnis der Tuberkel zu den Skropheln, allerdings in anderer Weise als Reid; während dieser jeden Zusammenhang zwischen beiden Erscheinungen leugnete, konstatierte Laennec, dass die Skrophulose lediglich eine Lokalisation der Tuberkulose sei und zwar die Lokalisation in den Lymphdrüsen. Wenn auch Laennec's Lehre bald, namentlich in Frankreich, weite Verbreitung fand, so fehlte es ihr doch nicht an einflussreichen Gegnern, unter denen namentlich Broussais, Andral und Reinhardt zu nennen sind, während von ihren Anhängern Louis, Rokitansky und Lebert Erwähnung verdienen. Der Streit drehte sich im wesentlichen darum, ob die Tuberkel ursprünglich Neubildungen oder Entzündungsprodukte sind. Natürlich findet sich bei den verschiedenen Autoren nicht immer vollständige Uebereinstimmung, sondern die verschiedensten Modifikationen werden laut, so dass zu der damaligen Zeit ein grosser Wirrwarr auf unserem Gebiete herrschte, in den Licht zu bringen Virchow (1852) berufen war. Durch Baillie hatte der Begriff tuberkulöse Materie seinen Einzug in die Medizin gefunden und viele Autoren hatten geglaubt, nicht im Tuberkel, sondern in der tuberkulösen, käsigen Masse das Charakteristische der Tuberkulose erblicken zu müssen, und dass man demnach alle Tuberkel, die keine Verkäsung zeigten, als etwas von der Tuberkulose Verschiedenes anzusehen habe. Virchow zeigte nun, dass die Verkäsung bei den Tuberkeln zwar besonders häufig vorkommt, dass sie aber kein notwendiges Produkt derselben darstellt und dass andererseits auch bei den verschiedensten anderweitigen Prozessen, chronischen Eiterungen, Krebs, Nekrose u. dergl. es nicht selten zur Verkäsung kommt, und dass man somit derselben alles Spezifische abstreiten müsse. Der Miliartuberkel, welche die notwendige Vorbedingung zur Entstehung der Tuberkulose ist, gehört nach Virchow zu den heteroplastischen, lymphatischen Geschwülsten, d. h. drüsenähnlichen Geschwülsten, die an Orten entstehen, wo sich kein Drüsengewebe findet. Aber auch diese Virchow'sche Ansicht bedurfte längerer Zeit bis zu ihrer allgemeineren Anerkennung, während inzwischen noch eine weitere Theorie auftrat, die von Robin (1854) begründete und von Empis (1865) weiter ausgebaute, nach der man zwischen Tuberkulose und Granulie, als zwei ganz verschiedenen Krankheiten zu unterscheiden habe. Nach dem genannten Autor wohnt den Tuberkeln, die er deshalb Granulationen nennt, durchaus nicht die Neigung inne, tuberkulös, d. h. nach seiner Begriffsbestimmung käsig zu werden; an sich sind sie keineswegs so deletär, wie man gewöhnlich annimmt, ja sie können nicht selten heilen; zur Schwindsucht führen sie nur dann, wenn sie sich, was allerdings recht häufig der Fall ist, mit einer zweiten Krankheit, der Tuberkulose, kombinieren und nun verkäsen und sich in Ulcerationen umwandeln. Empis' Theorie fand nur wenig Anhänger. So finden wir in den sechziger Jahren eine Reihe der verschiedensten Theorien bezüglich der Tuberkulose. Wenn auch eine grosse Anzahl der Autoren dem Virchow'schen Standpunkte beitrat, so hatten doch auch die Ansichten von Laennec und Louis, Andral und endlich Empis ihre, zum Teil nicht geringe Zahl von Anhängern.

Diesen Widerstreit der Meinungen sollten plötzlich die Epoche machenden Untersuchungen Villemin's über die Uebertragbarkeit der Tuberkulose in neue Bahnen lenken. Es waren zwar bereits früher Uebertragungsversuche vorgenommen worden und von zufälligen Uebertragungen bei Sektionen berichtet worden (Laennec) und zwar scheint Kortum (1789) der erste gewesen zu sein, der derartige Versuche angestellt hat. Dieselben verliefen jedoch zum grossen Teil negativ, zum anderen Teil wurden sie nicht beachtet, speziell die schönen Experimente von Klencke (1843) hatten dieses Schicksal. Erst die zahlreichen positiven Resultate, die Villemin erhielt, zogen die allgemeine Aufmerksamkeit auf sich. Die erste Mitteilung Villemin's geschah 1865, die zweite 1866 und die dritte 1868. Aus seinen an Kaninchen angestellten Versuchen ergab sich folgendes: Die Lungenphthise ist, wie die tuberkulösen Krankheiten im allgemeinen, eine spezifische Affektion. Ihre Ursache liegt in einem überimpfbaren Agens. Diese Ueberimpfung lässt sich vom Menschen auf das Kaninchen leicht vollführen. Somit gehört die Tuberkulose in die Klasse der virulenten Krankheiten und verdient in der nosologischen Reihe ihren Platz neben der Syphilis, steht aber vielleicht dem Rotz noch näher. Was ihr Vorkommen bei Tieren anbetrifft, so kommt eine Empfänglichkeit dafür nur dem Menschen, Affen, Kühen und Kaninchen zu. Die übrigen Tiere sind ganz oder teilweise immun dagegen; beim Rinde tritt die Tuberkulose unter einer besonderen Form auf, die man als Perlsucht bezeichnet hat. Seine Resultate hat Villemin teils mit Tuberkeln und käsigen Massen tuberkulöser Menschen und Tiere, teils mit Sputum erhalten. Es liegt also der Tuberkulose, so schliesst er in seiner letzten Arbeit ein spezifisches Virus zu Grunde; nur durch dieses Virus und auf keine andere Weise kann die Krankheit hervorgerufen werden. Sie entsteht nicht spontan im menschlichen Haushalt; weder Schwäche, noch Elend, noch Wärme, noch Kälte, Heredität oder Einfluss der Profession und dergleichen mehr können sie entstehen machen, ebenso stehen vorangehende Krankheiten in keinem direkten ursächlichen Zusammenhang mit der nachfolgenden Phthise; es bedarf hierzu eines von aussen kommenden, in der Atmosphäre befindlichen, das eigentümliche Tuberkelgift enthaltenden Keimes, dessen Ueberimpfbarkeit beweist, dass er sich in den organischen Medien der Tiere und Menschen fortpflanzt. Die Tuberkel haben überhaupt in ihrem anatomischen und histiologischen Bau nichts Spezifisches, nichts, was sie von anderen verwandten Bildungen trennt. Das einzig sichere Kriterium für die Natur des Tuberkels ist das in ihm enthaltene, durch Impfbarkeit sich dokumentierende Gift.

Dass diese durchaus neuen Anschauungen einen wahren Sturm in der wissenschaftlichen Welt entfesselten, liegt auf der Hand. Zwar hatte sich in Laienkreisen die Ansicht von der Ansteckungsfähigkeit der Tuberkulose vielfach Bahn gebrochen, in der Wissenschaft war jedoch der Glaube daran fast ganz geschwunden. Mit ausserordentlichem Eifer warfen sich deshalb die Forscher aller Länder auf die Nachprüfung der Villemin'schen Versuche und fast alle mussten die Uebertragbarkeit bestätigen, wenngleich das Vorhandensein eines spezifischen Virus anfangs noch vielfach geleugnet wurde. Der erste war Lebert (1866), der seine Rusultate noch vor dem Erscheinen der zweiten Arbeit Villemin's veröffentlichte. Villemin selbst hatte alle seine Versuche mittelst Verimpfung tuberkulösen Materials angestellt. Seine Nachuntersucher bedienten sich teils dieser Methode, teils gingen sie weiter und stellten auch Inhalations- und Fütterungsversuche an. Es ist natürlich nicht angängig, alle Nachuntersuchungen hier aufzuzählen, nur die wichtigsten sollen kurz berührt werden. Vor allem sind da zwei grosse Versuchsreihen von Colin (1867 und 1868) zu erwähnen, ferner Clark (1867), beide mit positivem Resultat; trotzdem leugnen die Autoren aber das Vorhandensein eines spezifischen tuberkulösen Virus. Klebs (1868) trat hingegen warm für die virulente Natur der Tuberkulose ein, ebenso eine grosse Reihe späterer Autoren auf Grund ihrer positiven Versuchsresultate und zwar beschränkten sich dieselben nicht nur auf menschliches Material, sondern es wurde in zahlreichen Fällen auch Perlsuchtmaterial mit ausgezeichnetem Erfolg angewendet. Nur ganz vereinzelte Versuche ergaben ein negatives Resultat, so dass die Thatsache der Uebertragbarkeit der Tuberkulose bald fast unangefochten dastand. Allein über die Deutung dieser Thatsache erhob sich bald ein lebhafter Widerstreit der Meinungen, der die ärztliche Welt anfangs in drei Parteien schied. Nach der einen nächst Villemin besonders von Klebs verteidigten ist es ein spezifisches, den tuberkulösen Produkten anheftendes Virus, durch dessen Uebertragung die Tuberkulose des Impftieres entsteht. Die zweite Ansicht, welche Langhans aussprach, hält die Impfresultate für zweifelhaft und bis dahin wenigstens für nichts beweisend; der menschlichen Tuberkulose sei aber gleichwohl Spezifität zuzuerkennen. Die dritte Ansicht endlich erklärte die Impftuberkel einfach für Produkte mechanischer Irritation, welche nichts Spezifisches an sich haben, sondern durch Aufnahme fein verteilter korpuskulärer Elemente ins Blut und deren Ablagerung in den Organen entstehen sollen. Letztere Theorie wurde besonders von Lebert eifrig verfochten und ihr schloss sich anfangs eine grössere Zahl von Autoritäten an, unter denen besonders Clark, Sanderson, Cohnheim und B. Fränkel, Gerlach, Talma und M. Wolff zu nennen sind. Diese Autoren zeigten, dass in den Organen der Versuchstiere nicht allein durch tuberkulöse Massen, sondern auch durch gesunde Organbestandteile von Leichen, Krebsmassen, Abscesseiter, ja sogar durch ganz heterogene Dinge, wie Papier, Baumwolle, Zinnober, Quecksilber etc. Gebilde zu erzeugen waren, die makroskopisch und mikroskopisch dem echten Tuberkel genau entsprachen. Allmählich klärte sich indes auch dieser Widerspruch auf, als sich einerseits zeigte, dass bei den Versuchstieren manchmal spontane Tuberkulose auftritt, andererseits es entweder bei dem Versuche selbst oder durch nachherige Infektion der Wunde zu einer unbeabsichtigten Nebeninfektion mit dem in unreinen Ställen so häufig vorkommenden tuberkulösen Virus kommen kann; ausserdem entstehen auch durch feinkörnige Fremdkörper wohl tuberkelähnliche Knötcheneruptionen, die zwar histologisch dem Tuberkel fast völlig gleichen, aber sich durch ihr weiteres Verhalten wesentlich von demselben unterscheiden: sie verkäsen nicht und sind nicht weiter verimpfbar. Besonders war es Baumgarten, der diese Dinge entschieden betonte und Cohnheim und B. Fränkel schlossen sich dem bald an, besonders nachdem eine Wiederholung ihrer Versuche an anderen Orten (die ersten hatten im Berliner pathologisch-anatomischen Institut stattgefunden) vollständig negativ ausgefallen war.

Von besonderem Werte zur Klärung der Uebertragungsfrage erwiesen sich dabei die intraokulären Impfungen, bei denen man im stande war, den Verlauf der ganzen Krankheit direkt zu verfolgen. Hier waren vor allem die Versuche Baumgarten's (1880) von grosser Bedeutung. Merkwürdigerweise hatte derselbe anfangs mit Uebertragungsversuchen menschlichen Materials nur Misserfolge, während mit Perlsucht die Uebertragung ausnahmslos gelang. Später stellte sich dann heraus, dass die Uebertragung mit menschlichem Leichenmaterial um so besser gelingt, je früher nach dem Tode dieselbe ausgeführt wird, so dass an einem Teil seiner Misserfolge jedenfalls der späte Termin seiner Impfungen schuld hat.

Von Inhalationsversuchen verdienen die von Tappeiner (1877) und Weichselbaum (1882) Erwähnung. Tappeiner konnte durch Inhalierenlassen phthisischen Sputums bei einer grossen Anzahl von Hunden fast immer Tuberkulose der Lungen erzeugen. Schottelius (1878) hatte demgegenüber zwar behauptet, dass nicht allein den tuberkulösen Massen, sondern auch gewissen anderen organischen Substanzen die Fähigkeit tuberkelähnliche Knötchen zu erzeugen zukommt. Das ist nach Weichselbaum auch der Fall, indes besteht noch ein wesentlicher Unterschied in der Wirkung der genannten Substanzen. Im tuberkulösen Sputum ist nämlich ein Virus enthalten, welches ohne Bezug auf die eingebrachte Menge und den Impfungsort ausnahmslos Knötchen von tuberkelähnlichem Bau in grosser Zahl hervorruft, während andere organische Substanzen nicht tuberkulöser Natur entweder gar nicht oder nur unter gewissen Bedingungen Knötchen und nur in geringer Zahl erzeugen.

Ferner wurden von einer grossen Zahl von Autoren Fütterungsversuche mit tuberkulösen Massen angestellt, genannt seien nur Chauveau, Gerlach, Klebs, Bollinger, Orth, Aufrecht u. A. m. Johne, der diese Versuche kritisch gesichtet hat, zieht darau s folgende Schlüsse: Die Uebertragung der Tuberkulose von Tier auf Tier und von Mensch auf Tier durch den Genuss tuberkulöser Massen ist möglich, wenn auch mit weniger Sicherheit zu erzielen, als durch Impfungen. Die Uebertragung geschieht am leichtesten durch Fütterung tuberkulöser Massen, demnächst auch durch Milch tuberkulöser Tiere. Die Infektion durch tuberkulöses Material vom Menschen gelingt verhältnismässig schwer.

Inzwischen wurde auch auf histologischem Gebiete die weitere Kenntnis des Tuberkels sehr gefördert, namentlich waren es die Arbeiten von Langhans (1868) welche hier unsere Kenntnisse wesentlich erweiterten, er schenkte insbesondere den Riesenzellen seine Aufmerksamkeit und konnte nachweisen, dass dieselben ein fast konstanter Bestandteil des Tuberkels aller menschlichen Organe sind. Um diesen Satz drehte sich dann lange Zeit der Streit der Meinungen, bis sich herausstellte, dass die Riesenzellen sich zwar sehr häufig in Tuberkeln finden, aber nicht selten darin auch vermisst merden, dass andererseits auch in vielen anderen Bildungen Riesenzellen sich nachweisen lassen.

Besonders fördernd wirkten hier die zahlreichen Arbeiten von Schüppel, ferner die Untersuchungen von Buhl, Rindfleisch, Friedländer, Aufrecht, Ziegler, Baumgarten, Orth, Cohnheim, Birch-Hirschfeld u. A.

Auch über die Frage nach dem Verhältnis der Tuberkulose zur Lungenschwindsucht wurde lebhaft debattiert. Virchow hatte den Satz aufgestellt, dass man die bei der Phthise so häufige käsige Pneumonie von den Tuberkeln der Lunge trennen und als etwas davon Verschiedenes ansehen müsse. Durch die Arbeiten von Buhl und Rindfleisch, namentlich aber durch die Baumgarten's und Orth's, kam auch diese Frage zu einem gewissen Abschluss; dass beide Prozesse eine nosologische resp. ätiologische Einheit besitzen, wird allerseits zugegeben; während aber Orth auf Grund der histiologischen Differenzen eine anatomische Differenzierung aufrecht erhält, wird diese von Baumgarten wegen Geringfügigkeit der mikroskopischen Differenzen bestritten. Beide Ansichten sind von den genannten Verfechtern derselben noch heutigen Tages nicht verlassen.

Bezüglich der Aetiologie der Tuberkulose war schon von einer Reihe von Autoren die Ansicht geäussert worden, dass es sich dabei vermutlich um ein organisiertes, vermehrungsfähiges Kontagium handelt; indessen war wohl Klebs (1877) der Erste, der sich auf Grund seiner Untersuchungen, bei denen er das „Monas tuberculosum" gefunden zu haben glaubte, mit aller Entschiedenheit die Theorie aufstellte, dass das spezifische tuberkulöse Virus in bestimmten Bakterien gesucht werden müsse. Nach ihm glaubten noch mehrere Untersucher den spezifischen Erreger gefunden zu haben, indes alle diese Angaben erwiesen sich später als irrig. Erst dem Genie R. Koch's (1882) blieb es vorbehalten, den Erreger der Tuberkulose unanfechtbar nachzuweisen. Durch eine eigenartige Färbemethode, deren Wesen in der Einwirkung alkalisch gemachter Anilinfarbstoffe unter Erwärmen bestand, gelang es ihm in Schnitten von Tuberkeln zahlreiche stäbchenförmige, sehr dünne Bakterien nachzuweisen, die teils im Innern, teils zwischen den Zellen lagen und speziell die Riesenzellen bevorzugten. Damit war allerdings noch keineswegs der sichere Beweis gegeben, dass diese Bazillen die Ursache der fraglichen Krankheit seien. Aber auch dieser Beweis gelang Koch in unwiderleglicher Weise. Mit Hilfe des von ihm eingeführten festen durchsichtigen Nährbodens konnte er aus den Krankheitsprodukten die Bazillen züchten und sie durch mehrfaches Umzüchten von allen anhaftenden Verunreinigungen befreien; mit diesen Reinkulturen konnte er in beliebiger Wiederholung bei Meerschweinchen das Krankheitsbild erzeugen, das bei denselben durch Verimpfung tuberkulöser Produkte entsteht, aus diesem Tiere wieder die Bazillen züchten u. s. f. Damit war der sichere Beweis geliefert, dass die in den tuberkulösen Substanzen vorkommenden Bazillen nicht nur Begleiter des tuberkulösen Prozesses, sondern die Ursache desselben sind. Weitere Untersuchungen über die Herkunft der Bazillen ergaben, dass dieselben in ihrer Entwicklung lediglich auf den tierischen Organismus angewiesen sind, da sie nur bei Temperaturen zwischen 30 und 40° C. wachsen. Da nun die weitaus überwiegende Mehrzahl der Tuberkulosen von den Respirationsorganen ihren Ausgangspunkt nimmt, so war Koch der Ansicht, dass diese Bazillen mit Staubteilchen eingeatmet würden; in die Luft gelangen sie aber durch das Sputum des Phthisikers, in dem sie auch nach dem Eintrocknen noch monatelang lebensfähig bleiben können. Damit war zugleich ein Weg gegeben, eine der hauptsächlichsten Quellen, aus denen der Infektionsstoff fliesst, zu verstopfen und zwar durch Unschädlichmachen des Sputums.

Es darf indes nicht verschwiegen werden, dass gleichzeitig und unabhängig von Koch auch Baumgarten die Tuberkelbazillen gesehen hat und zwar hat er sie in Schnitten vermittelst Kalilauge sichtbar gemacht. Da er Züchtungsversuche jedoch nicht unternommen hatte, äusserte er sich einstweilen nicht über die Frage, ob die Bakterien nur Begleiter oder die Ursache der Erkrankung seien.

Die meisten Nachprüfungen fand anfangs von den Koch'schen Mitteilungen die Färbetechnik und hier war man vor allem bemüht, die für Sputumuntersuchungen so überaus lästige Zeitdauer, die nach den Koch'schen Angaben etwa 24 Stunden betrug, zu verkürzen. Das gelang vor allem Ehrlich, der das Alkali der Koch'schen Lösung durch Anilinwasser, also eine Lösung eines organischen Alkalis, ersetzte. B. Fränkel verwandte zu diesem Zwecke ausserdem auch noch das dem Anilin homologe Toluidin; derselbe machte ferner auf die Wichtigkeit der Kontrastfärbung aufmerksam und verkürzte die Färbungszeit dadurch noch weiter, dass er Entfärben und Kontrastfärben in einem Akt vornahm vermittelst saurer alkoholischer Kontrastfarbe. Ziehl konstatierte dann, dass die Färbeflüssigkeit keineswegs alkalisch zu sein brauche, sondern dass auch andere Zusätze die Färbung der Tuberkelbazillen ermöglichen; als besonders praktisch erwies sich ihm die Karbolsäure, und die damit hergestellte sogen. Ziehl'sche Flüssigkeit ist bekanntlich heutzutage vorzugsweise im Gebrauch. Ehrlich hatte das eigenartige Verhalten des Tuberkelbazillus Farbstoffen gegenüber durch Annahme einer Hülle zu erklären gesucht, die für Farbstoffe nur unter dem Einfluss von Alkalien durchgängig, für Mineralsäuren dagegen undurchgängig sei; eine Annahme, die Ziehl auf Grund seiner Beobachtungen, dass der Tukerkelbazillus langer Säureeinwirkung nicht widersteht, bekämpfte. Später hat dann Ehrlich seine Hüllentheorie in der Weise modifiziert, dass er annahm, dass starke Mineralsäuren die Hülle viel langsamer durchdringen, als unter dem Einfluss der Beizen die Farbstoffe. Der Erwähnung bedarf aus dieser Zeit auch noch die Biedert'sche Anreicherungsmethode bei der Untersuchung des Sputums auf Tuberkelbazillen.

Ganz ausserordentlich zahlreich sind die Arbeiten, die sich mit dem Vorkommen des Tuberkelbazillus in den einzelnen erkrankten Organen beschäftigen; die ersten ausgedehnten Untersuchungen über das Sputum rühren von Fraentzel her, der den Satz aufstellte: „Wo Tuberkelbazillen im Sputum gefunden werden, besteht Lungentuberkulose“; wo hingegen trotz wiederholter und genauer Untersuchung keine Tuberkelbazillen nachzuweisen sind, da besteht, wenn überhaupt Sputa da sind und aus den Lungen stammen, entweder überhaupt keine Lungentuberkulose, oder es fehlen wenigstens Schmelzungsherde in den Lungen, welche ihren Inhalt nach aussen entleeren.“ Zu der gleichen Ansicht kam auch B. Fränkel, der noch hervorhebt, dass länger beobachtetes Verschwinden der Bazillen aus dem Sputum ein günstiges Zeichen ist, während bei dem gewöhnlichen Gange der chronischen Phthise die Menge der Bazillen keinen

Anhaltspunkt für den Verlauf gibt. Leyden betont, dass bei Fehlen des Bazillus im Sputum dasselbe nicht entscheidend ist, sondern der klinische Befund. Auch in anderen Organen wurden jetzt häufig bei tuberkulösen Erkrankungen die Bazillen gefunden, so bei Nasenaffektionen von Demme, Schäffer und Nasse, im Kehlkopf von B. Fränkel, der nicht lange vorher als Erster Miliartuberkel des Kehlkopfs am Lebenden beobachtet hatte, Craemer, Voltolini, im Urogenitalsystem durch Nachweis im Harn von Lichtheim, Neelsen, Smith, Leyden u. A. m.

Als Quelle für die Ueberschwemmung der Blutbahn mit dem Virus der Tuberkulose bei akuter allgemeiner Miliartuberkulose hatten Ponfick und namentlich Weigert schon vor Koch's Entdeckung grosse Venen- resp. Ductus thoracicus-Tuberkel erkannt; jetzt konnte Weigert diese Befunde auch noch durch den Nachweis von Tuberkelbazillen in diesen Gebilden vollkommen sicher stellen.

Die anfangs noch sehr umstrittene tuberkulose Natur des Lupus wurde dann später auf Grund weiterer Untersuchungen Koch's (1884) bald allgemein anerkannt; ebenso lagen von der sogenannten chirurgischen Tuberkulose die Beweise, dass sie gleichfalls durch den Tuberkelbazillus verursacht wird, bald in sehr grosser Zahl vor.

Einen sehr wesentlichen Fortschritt verdankt die Lehre von der Tuberkulose den Untersuchungen Cornet's (1888). Derselbe hatte durch zahlreiche Impfversuche nachgewiesen, dass von einer Ubiquität des Tuberkelbazillus keine Rede sein könne, sondern dass derselbe sich nur dort dem Staube beigemischt auffinden lasse, wo unreinliche Phthisiker ihren Auswurf sorglos auf den Boden entleert hatten; der Phthisiker sei also hauptsächlich durch seinen Auswurf gefährlich, der auf den Boden entleert, eintrockne, zu Staub werde und so in der Luft schwebend, zur Einatmung gelange. Daraus folge für die Prophylaxe, dass es nötig sei, namentlich in geschlossenen Wohnräumen das Ausspeien auf den Boden unbedingt zu verhindern; zur Aufnahme des Sputums müssen Spucknäpfe mit Wasser gefüllt aufgestellt und diese regelmässig in den Abort entleert oder der Inhalt verbrannt werden. Cornet hatte bald auch die Genugthuung, dass seine Vorschläge in den meisten civilisierten Staaten eingeführt wurden trotzdem es ihnen anfangs an starkem Widerspruch nicht fehlte.

Im Jahre 1890 wurde dann die ganze Welt in grosse Aufregung versetzt durch die Ankündigung Koch's, dass er ein spezifisches Heilmittel gegen die Tuberkulose entdeckt habe, das Tuberkulin. Während er in seiner ersten Ankündigung die Herstellung des Mittels noch nicht bekannt gab, teilte er bald mit, dass es einen glycerinhaltigen, eingedickten Extrakt von Tuberkelbazillenkulturen darstellt; dasselbe hat die Eigenschaft, in bestimmten Dosen eingespritzt, bei tuberkulösen Menschen und Tieren starke, bald vorübergehende Fieberreaktion hervorzurufen, die sich schon in den allerersten Anfängen der Krankheit zeigt, somit also zur Diagnose benutzt werden kann; häufig wiederholte Injektion sollte dann Heilung des Leidens herbeiführen. Natürlich wurde das Mittel bald allgemein versucht und es herrschte anfangs eine grosse Begeisterung über dessen Wirksamkeit, die aber leider bald zum Teil infolge unrichtiger Anwendung einem weitgehenden Pessimismus Platz machte. Nur einzelne Autoren, darunter B. Fränkel, Goetsch und Petruschky, liessen sich durch die Berichte über Misserfolge nicht abschrecken, sondern verwandten dasselbe in vorsichtiger Dosierung unentwegt weiter und sie haben die Genugthuung, dass infolge der von ihnen mitgeteilten günstigen Resultate neuerdings langsam die Tuberkulinbehandlung wieder an Boden gewinnt. Als diagnostisches Mittel, namentlich auch bei Rindertuberkulose, blieb dem Tuberkulin die Anerkennung erhalten. Im Jahre 1897 gab Koch ein neues Tuberkulin bekannt, das TR, das nach kurzer Prüfung meist ebenfalls wieder verlassen wurde, und endlich im Jahre 1901 noch ein anderes, aus zu Staub gemahlenen Tuberkelbazillen bestehend, das gegenwätig der Prüfung unterliegt, deren Resultate noch nicht abgeschlossen sind.

Inzwischen erkannte man auch, dass es sich bei der gewöhnlichen Lungenschwindsucht meist nicht um eine reine Infektion mit Tuberkelbazillen handelt, sondern dass, namentlich in den späteren Stadien, mit denselben vereint, auch die eitererregenden Pilze, namentlich Strepto- und Staphylococcen, ihr verderbliche Wirksamkeit ausüben. Die Kenntnis davon verdanken wir den Arbeiten von Cornet, Spengler, Schabad, Sata, Kerschensteiner und vieler Anderen.

Die akute Form der Lungentuberkulose, die sogenannte „galoppierende Schwindsucht", fand (1893) durch Fränkel und Troje eine sowohl in klinischer wie in anatomischer Beziehung mustergültige Bearbeitung; die Verfasser zeigten, dass dieselbe nichts anderes darstellt, als eine Selbstinfektion durch Aspiration grösserer Mengen virulenten, tuberkulösen Materials aus einem älteren Spitzenherde nach den unteren Lungenpartien.

Auf Grund der Cornet'schen Untersuchungen hatte man geglaubt, die Einatmung von trockenem Staub, der mit Tuberkelbazillen verunreinigt war, als die Hauptquelle der Infektion ansehen zu müssen. Demgegenüber zeigte Flügge (1896), dass noch eine andere wesentliche Quelle für die Infektion existiert, nämlich die von Phthisikern beim Sprechen und namentlich beim Husten verspritzten Tröpfchen, die in einer grossen Zahl der Fälle lebende Tuberkelbazillen enthalten und die längere Zeit in der Luft schweben bleiben. Ein Mittel gegen die Infektionsgefahr von dieser Seite ist das Vorhalten des Taschentuches oder der Hand vor den Mund beim Husten, wodurch fast alle Tröpfchen aufgefangen werden. B. Fränkel hat später zu diesem Zweck das Tragen von Mundmasken mit Gaze seitens der Kranken empfohlen. Nach anfänglich heftiger Bekämpfung, namentlich durch Cornet, haben die Flügge'schen Ansichen sich heute neben den Cornet'schen volles Bürgerrecht erworben, namentlich auch infolge der zahlreichen bestätigenden Nachprüfungen.

Aus der allerneuesten Zeit ist noch kurz zu erwähnen, dass man auch in der Natur vielfach Bazillen gefunden hat, welche die Farbenreaktion des Tuberkelbazillus geben, ohne echte Tuberkelbazillen zu sein. Eine grössere Anzahl von Arten ist jetzt beschrieben und unter dem Namen Pseudotuberkelbazillen zusammengefasst; über ihr Verhältnis zu den echten Tuberkelbazillen herrscht jedoch noch keine volle Klarheit (Rabinowitsch, Petri, Moeller, Lubarsch u. A.). Beachtenswert ist, dass man auch bei einzelnen Krankheiten des Menschen derartige Pseudotuberkelbazillen gefunden hat.

Interessant sind ferner die Untersuchungen von Naegeli, der bei 96 % aller Leichen über 16 Jahre bestehende oder geheilte Tuberkulose fand; dann die Angaben von Birch-Hirschfeld, nach denen der erste Anfang der Tuberkulose ein Geschwür der Bronchialschleimhaut der Bronchien 3. bis 4. Ordnung darstellt. Das allermeiste Aufsehen haben in letzter Zeit jedoch die Mitteilungen Koch's (1901) erregt, nach denen die Tuberkelbazillen des Menschen und des Rindes voneinander verschieden sein sollen und eine gegenseitige Infektionsmöglichkeit nicht bestehen soll, so dass infolgedessen die bisherigen Massregeln gegen die Uebertragung der Tuberkulose durch die Kuhmilch auf den Menschen sehr an Wert verlören. Eine überaus lebhafte Diskussion hat sich über diese Frage erhoben und sie ist, trotz mancher Versuche, bis heute noch keineswegs als endgültig gelöst anzusehen.

Erwähnt sei endlich noch, dass es von Behring (1902) gelungen ist, durch Injektion von menschlichen Tuberkelbazillen in sehr geringen Dosen Rinder gegen Rindertuberkulose zu immunisieren, ein Verfahren, das im Laboratorium zuverlässig, z. Z. in der Praxis auf seine Brauchbarkeit in ausgedehntem Masse erprobt wird.

Wie anfangs erwähnt, sah bereits Hippokrates die Lungenschwindsucht als heilbar an und er hat auch schon den Aufenthalt in frischer Luft, speziell auf den Bergen und an der See, sowie gute Ernährung als Heilmittel empfohlen. Lange Zeit war diese Erkenntnis in Vergessenheit geraten und noch in der Mitte des neunzehnten Jahrhunderts war in den Augen der Aerzte die Diagnose Lungenschwindsucht gleichbedeutend mit einem Todesurteil. Man spricht gewöhnlich Brehmer (1868) das Verdienst zu, die Heilbarkeit der Schwindsucht neu entdeckt und ihre Behandlung durch hygienisch-diätetische Mittel neu eingeführt zu haben. Nach den Angaben von Tucker-Wise ist es indesen zweifellos, dass 1835 bereits der englische Arzt Bodington eine Anzahl von Patienten auf diese Weise behandelt hat; trotz guter Erfolge gab er die Sache jedoch infolge vielfacher Anfeindungen bald wieder auf. Brehmer hat das grosse Verdienst, die Sache konsequent weiter verfolgt, die Methode der Sanatoriumsbehandlung ausgebildet und dem ganzen Verfahren Anerkennung verschafft zu haben, eine Anerkennung, die lange Zeit nur gering war, die ihr jetzt aber, durch die Erfolge, wie sie Dettweiler, Turban u. A. erzielten, nirgends mehr versagt wird.

Seit Koch's Entdeckungen des Tuberkelbazillus und speziell seit den Cornet'schen Untersuchungen über sein Vorkommen ausserhalb des menschlichen Körpers, ist man bemüht gewesen, den Kampf gegen die Tuberkulose, die sich als einer der furchtbarsten Feinde des Menschengeschlechtes herausgestellt hat, aufzunehmen. Haben doch neuere statistische Untersuchungen die erschreckende Thatsache ergeben, dass $^1/_7$ aller Todesfälle dieser Krankheit zuzuschreiben ist. Während man sich anfangs darauf beschränkte, den Infektionserreger nach Möglichkeit unschädlich zu machen, ist in der letzten Zeit ein neues Moment in diesem Kampfe in den Vordergrund getreten, die Sorge für die Erkrankten, und zwar speziell für die unbemittelten Kranken. Während die bemittelten Kranken schon sehr früh der Vorteile der Brehmer-Dettweiler'schen Sanatoriumsbehandlung sich erfreuen konnten, war das den Unbemittelten, die doch die überwältigende Mehrzahl dieser Leidenden ausmachen, wegen des hohen Kostenpunktes nicht möglich. Erst infolge der sozialen Gesetzgebung konnte man in Deutschland daran denken, auch für diese Kranken im weiten Masse fürsorgend einzutreten. Aus diesem Gesichtspunkte heraus hat sich die deutsche Heilstättenbewegung entwickelt, deren Anfänge bereits bis in das Jahr 1889 zurückreichen, wo Leyden und B. Fränkel zuerst den Plan fassten, die Errichtung von Heilanstalten für Unbemittelte zu fördern. Verwirklicht wurde der Plan durch die von Dettweiler (1892) in Falkenstein errichtete erste deutsche Heilstätte. Von da ab mehrten sich, erst langsam, dann namentlich nachdem die deutschen staatlichen Versicherungsanstalten begannen sich der Sache anzunehmen, schneller die Anzahl der Heilstätten für Unbemittelte, so dass jetzt in Deutschland bereits etwa 80 solcher Anstalten bestehen, in denen die Kranken zum Teil zu sehr billigen Preisen, z. T. soweit sie Versicherte sind, vollständig kostenlos aufgenommen und entweder geheilt oder doch für längere Zeit dem Leben erhalten werden. Zur Centralisierung aller dieser Bestrebungen konstituierte sich 1896 in Berlin das deutsche Centralkomite zur Errichtung von Heilstätten für Lungenkranke, um das, sowie um die ganze Heilstättenbewegung sich namentlich B. Fränkel, von Leyden und Pannwitz hochverdient gemacht haben. Durch deren Initiative wurde auch im Jahre 1899 in Berlin der glänzend verlaufene Kongress zur Bekämpfung der Tuberkulose als Volkskrankheit zu stande gebracht, der ungemein befruchtend auf das allgemeine Interesse für den Kampf gegen diese Seuche wirkte. Das deutsche Centralkomite beschränkt sich seitdem nicht mehr auf die Förderung der Errichtung von Lungenheilstätten, sondern hat die Centralisierung aller Bestrebungen auf dem Gebiete der Bekämpfung der Tuberkulose als Volkskrankheit in die Hand genommen. Besondere Erwähnung verdienen darunter die von B. Fränkel so häufig befürwortete Errichtung von Asylen für unheilbare Tuberkulöse, wodurch deren Gefahr für Familie und Nebenmenschen wirksam unschädlich gemacht wird. Unter dem Protektorate der deutschen Kaiserin stehend, hat das Centralkomite in ausserordentlich segensreicher Weise gewirkt und es berechtigt auch für die Zukunft unter der uneigennützigen Mitwirkung hoher Staatsbeamter und hervorragender medizinischer Autoritäten zu den weitgehendsten Hoffnungen. Als neueste Frucht seiner Bemühungen bleibt noch zu erwähnen die 1901 erfolgte, der thatkräftigen Initiative von Althoff, B. Fränkel, von Leyden und Pannwitz zu verdankende Gründung des internationalen Centralbureaus zur Bekämpfung der Tuberkulose, dessen Zweck es ist, die internationalen Bestrebungen auf diesem Gebiete, die ja allein nur zu einem erspriesslichen Ziel führen können, in jeder Weise zu fördern.

Intoxikationskrankheiten.

Von

Theodor Husemann (Göttingen).

Wie man in älterer Zeit häufig unrichtig epidemische Krankheiten als Folge von Vergiftung ansah und besonders die Pest auf absichtliche Brunnenvergiftung zurückführte, hat man im Gegensatze dazu eine Anzahl epidemischer und endemischer Affektionen, die gegenwärtig unbestritten als Folge der Einführung teils unorganischer, teils organischer Gifte galten, von tellurischen oder klimatischen Einflüssen abgeleitet. Die Erkenntnis der Thatsache, dass ihnen die Einführung von Giften mit den Speisen oder Getränken zu Grunde liegt, führte selbstverständlich zu geeigneten prophylaktischen Massregeln, aus denen namhafte Abnahme ihrer Häufigkeit resultierte, wodurch ihre Bedeutung als Volkskrankheit wesentlich verringert worden ist. Indessen kommen manche in bestimmten Gegenden auch jetzt noch in nicht unbedeutender Ausdehnung vor, und für einzelne ist die Aetiologie mit Sicherheit erst in den letzten Decennien festgestellt worden.

Endemische Kolik (Colica vegetabilis, Colica sicca s. intertropica).

Litteratur: ***Hirsch,*** *Handb. der histor. geogr. Pathol. III, 192 (mit ausführlichen Litteraturangaben).* — ***Lefèvre,*** *Recherches sur la cause des coliques sèches, Paris 1859.* — ***Cuynat,*** *Mem. de l'Acad. de Lyon 1843/44, 20.* — ***Campbell,*** *Practit. 1885, Dec., 477.* — ***Reese,*** *Amer. med. News 1887, Aug., 227.* — ***Stewart,*** *ebend., Juni, 676.* — ***Marnata,*** *De la colique sèche comme manifestation de l'anémie tropicale, Paris 1880.*

Die in früherer Zeit nicht selten in einzelnen Gegenden europäischer Länder als Massenerkrankung vorkommenden Koliken, die man, weil man sie vorwaltend von dem übermässigen Genuss des Obstweins ableitete, als Colica vegetabilis oder auch nach den einzelnen Gegenden, in denen sie herrschten, als Kolik von Poitou (Colica Pictonum), von Devonshire, von Madrid benannte, haben sich bei genauerer Untersuchung als Folge von Bleivergiftung herausgestellt, wofür schon die völlige Identität mit dem von anderen Koliken und von Darmkatarrhen mit Kolikschmerzen abweichenden Krankheitsbilde der Bleikolik (Verstopfung, schwarze Stühle) spricht. Das Gift wurde meist als organisch-saure Verbindung von den als Getränk dienenden Flüssigkeiten aus den bleihaltigen Aufbewahrungsgefässen und in den Körper aufgenommen. In älterer Zeit geschah dies besonders durch Aufbewahrung von Cider in Gefässen mit schlechter bleihaltiger Glasur, in neuerer durch Wasser, das den Wohnungen der Erkrankten durch bleihaltige Leitungsröhren zugeführt war. Dasselbe gilt für die ebenfalls als Bleivergiftung aufzufassenden Massenerkrankungen in Nordamerika, die als Dry-belly-ache oder Bilious colic bezeichnet werden, und den meist ebenso genannten Koliken auf den Antillen, in Surinam, Cayenne und British Guyana, nur dass hier junger Rum, der bei der Destillation aus den stark bleihaltigen Röhren Blei aufgenommen hatte, vorwaltend als Krankheitsursache erscheint. Eine selbständige Colica intertropica (abgesehen von den nicht seltenen Fällen von Colica stercoralis in den Tropen) existiert nicht und die aus anderen tropischen Ländern berichteten Fälle von Colica sicca sind nach Hirsch nur in Hafenstädten an der Mannschaft französischer Kriegsschiffe, die sich auf dem Schiffe Bleikolik zugezogen hatte, beobachtet. Durch die Erkenntnis der Krankheitsursache sind in den früheren Sitzen der endemischen Koliken die Koliken so selten geworden, dass gegenwärtig von endemischer Kolik nirgendswo die Rede sein kann; doch kommen Massenerkrankungen durch bleihaltiges Trinkwasser u. a. bleihaltige Getränke noch hier und da vor.

Die älteste Bleikolikepidemie „mit Ausgang in Epilepsie oder Paralysis“ herrschte im 7. Jahrhundert nach Paulus von Aegina in Italien u. a. Provinzen des römischen Reiches. Im 16. Jahrhundert beschrieb Othraeus eine durch geschwefelten Wein hervorgerufene Kolikepidemie mit Ikterus und Konvulsionen aus Franken, Burgund, Oesterreich und Rhätien. Die seit 1572 in Poitou vorkommende, von Citois 1639 beschriebene Colica Pictonum wurde von ihm teils von siderischen Einflüssen, teils von der Qualität des Weines abgeleitet. Die zuerst von Huxham (1727) beobachtete Kolik von Devonshire erkannte Baker 1767 als Bleikolik infolge des Genusses von Cider. Schon 1843 zeigte Cuynat, dass eine endemische Kolik von Madrid und Neukastilien nicht mehr existiere, sondern nur einzelne Bleikolikfälle aus verschiedenen Ursachen, wie solche auch in anderen Teilen Spaniens (Andalusien, Catalonien) vorkommen. Das Trinkwasser, das aus bleiernen Leitungsröhren stammte, wies zuerst Tronchin 1757 als Ursache einer niederländischen Kolikendemie nach. Im grossen Massstabe führte solches in Verbindung mit bleihaltigem Sodawasser 1849 in New-Orleans zu Bilious colic, in etwas geringerem neuerdings 1883/84 in Tredegar (Monmouthshire), 1885 in Sheffield und 1886/87 in Dessau zu ausgesprochenem Saturnismus. Nach Campbell (1886) kommt in England auch jetzt noch endemische Kolik durch bleihaltige Obstweine durch Benutzung glasierter irdener Gefässe beim Gärenlassen der Früchte vor. Auch aus Frankreich werden solche durch das Hineinlegen von Bleikugeln als Konservierungsmittel in Cider gemeldet. Ueber ausgedehnte Massenvergiftungen durch Backwerk, dem Bleichromat zugesetzt wurde, haben Reese und Stewart 1887 berichtet. Auch bleihaltiges Mehl ist neuerdings in Frankreich und Amerika Anlass zu solcher geworden.

Die seit der Einführung der Dampfschiffe auf der französischen Flotte in tropischen Gewässern ausserordentlich häufig gewordene Schiffskolik, die auf Schiffen anderer Stationen selten und fast nur bei

Heizern (daher die englische Bezeichnung Fireman's Colic) auftretende Affektion wurde anfangs als eine durch Erkältung entstandene Sympathicusneurose, dann als Malariaaffektion oder überhaupt als miasmatisches Leiden aufgefasst. 1859 wies Lefèvre überzeugend nach, dass das symptomatisch der Bleikolik völlig entsprechende Leiden mit dem enormen Bleikonsum bei Ausrüstung der grossen Kriegsdampfer (etwa 13000 kg Bleimetall auf eine Fregatte von 50 Kanonen, ausserdem Bleioxyd und Bleisalze zu Kitten und Anstrichen) und dem Bleigehalte des Trinkwassers, der aus den Zuleitungsröhren des Trinkwassers stammt und in den heissen Klimaten noch gesteigert wird, wenn man zu besserer Durstlöschung das Wasser mit Säuren versetzt, im Zusammenhange steht. Nimmt man die Thatsachen hinzu, dass die in den französischen tropischen Besitzungen gelieferten Getränke (Spirituosen, Weine) polizeilich unkontrolliert und oft bleihaltig sind, dass die Bleikolik nach Tanquerel besonders häufig in der heissen Jahreszeit auftritt, so ist die Erklärung für das Beschränktbleiben der Colique sèche in den tropischen Flottenstationen gegeben. Sie trat zuerst an den westafrikanischen Stationen, auf Madagascar, Réunion und den Molukken, und auf den Südseestationen auf, später auch an den Küsten von Cayenne und den Rio de la Plata-Staaten. Nach der Erkenntnis der Ursache depossedierte die verbesserte Schiffshygieine die Affektion mehr und mehr, so dass seit 1880 die französische medizinische Litteratur ganz darüber schweigt.

Lefèvre wies für die französischen Schiffe ausser dem Angegebenen noch nach, dass das Maschinenfett enorm mit Blei verunreinigt war und dass die bei der Maschine angewandten Kühlrohre, die Wasserbehälter und deren Hähne und sogar die Arzneibehälter von Blei waren. Dass manche tropische Fälle von Kolik ohne Bleisaum u. s. w. auf tropischer Anämie (Marnata) basieren, ist möglich, doch ist jedenfalls das Gros der Colique sèche Bleiaffektion.

Ergotismus (Ignis sacer, Brandseuche, Kriebelkrankheit, Pelade).

Litteratur: ***Kobert,*** *Ueber die Bestandtheile und Wirkung des Mutterkorns, Lpz. 1884. Zur Geschichte des Mutterkorns, Dorpater Histor. Unters. 1889, 1, 1 (mit vielen Litteraturangaben).* — ***Hirsch,*** *Histor. geogr. Pathol. 1883, II, 142.* — ***K. F. Heusinger,*** *Rech. de Pathol. comparée, 1846, II, 473.* — ***C. H. Fuchs,*** *Das heilige Feuer des Mittelalters, Heckers Ann. 1834, XXVIII, 1 (enthält viel Litteratur).* — ***Marchand,*** *Étude historique sur quelques épidémies du moyen âge, Par. 1873.* — ***Hecker,*** *Geschichte der neueren Heilkunde, 1839, 287 (enthält namentlich Litteratur aus dem 16. und 17. Jahrhundert).* — ***Thuillier,*** *Journ. des savants, 1676, IV, 79.* — ***Lang,*** *Beschreibung des biss dahin dasigen Orten niemahls erhörten und zu Zeiten sehr schädlichen Genusses der Kornzapfen in dem Brodte u. s. w., Lucern 1717.* — ***Salerne,*** *Mem. de l'Acad. des Sc. 1747, II, 155.* — ***Bouchet,*** *Journ. de Méd. 1762, XVII, 327.* — ***Read,*** *Traité du seigle ergoté, Strasb. 1771.* — ***Jussien, Paulet, Saillant*** *et* ***Tessier,*** *Mem. de la Soc. de Méd. de Paris, Année 1776, 260.* — ***Bordot,*** *Considérations méd. sur le seigle ergoté, Paris 1818.* — ***Courhaut,*** *Traité de l'ergot du seigle, Chalons s/Saône 1827.* — ***Barrier,*** *Gaz. méd. de Lyon, 1855, Nr. 10.* — ***Bald. Rousseus,*** *Opusc. med. 1618, abgedr. bei Schenck, Obs. med. lib. VI, 1565, 830.* — *Von einer ungewöhnlichen und bis anhero in diesen Landen unbekannten, gifftigen, ansteckenden Schwacheit, welche der gemeine Mann dieser Art in Hessen die Kribelkrankheit, Krimpfsucht oder ziehende Seuche nennet u. s. w., Marburg 1597.* — ***Brunner,*** *Ephemerid. Acad. Leopold, Dec. III, Ann. II, Obs. 224, 1699.* — ***Casp. Schwenckfeldt,*** *Theriotroph., Siles., Liegn. 1615, 334.* — ***Drawitz,*** *Bericht und Unterricht vom schmerzmachenden Scharbock, Leipz. 1647.* — ***Wedel,*** *resp.* ***Wolf,*** *Diss. de morbo spasmodico maligno, in Saxonia, Lusatia etc. grassante, Jen. 1717.* —

Scrinci, *Sat. med. Siles. IV, 35 (1736).* — **Bergen**, *resp.* **Müller**, *De morbo epidemico spasmodico convulsivo, Francof. ad Viadr. 1742.* — **Lentin**, *Beiträge zur Geschichte der Kriebelkrankheit im J. 1770, 1771.* — **Taube**, *Geschichte der Kriebelkrankheit u. s. w., Göttingen 1771 (Hauptwerk).* — **Tissot**, *Philosoph. Transact. 1765, Vol. L, 106.* — **Zimmermann**, *V. d. Erfahrung in der Arzneikunst, Zür. 1764, 489.* — **Lorinser**, *Ursache und Beobachtungen über die Wirkungen des Mutterkorns, Berl. 1824.* — **W. Diez**, *Versuche über die Wirkungen des Mutterkorns, Tübing. 1832.* — **Th. O. Heusinger**, *Studien über den Ergotismus, Marb. 1846.* — **Griepenkerl**, *Casp. Vierteljahrsschr. 1853, XIII, 1.* — **Meyr**, *Wochenschr. Wien. Aerzte 1861, 377.* — **Siemens**, *Arch. f. Psychiatr. 1880, XI, 108.* — **Tuczek**, *ebend. 1882, XIII, 99; 1887, XVIII H. 2.* — **Hedborn**, *Upsala Läk. Förenings Förhandl. 1890, XXVII, 363 (für die älteren und neueren schwedischen Ergotismusfälle wichtig).* — **C. von Haartman**, *Fenska Läk. Sällok. Handl. I, 1.* — **Krysinski**, *Pathol. und krit. Beitr. z. Mutterkornfrage, Jen. 1880 (ausführl. alphabet. Litteraturverzeichnis).* — **Grünfeld**, *Dorp. histor. Unters. 1889, I, 48, Janus 1898, I, 104 (für die neueren russischen Epidemien wichtig).* — **Reulin**, *Journ. de Chim. méd. 1829, V, 608.*

Die wichtigste aller Intoxikationskrankheiten ist die durch Beimengung reichlicher Mengen der unter dem Namen Mutterkorn bekannten Pilzbildung, die in gefährlicher Quantität sich besonders am Roggen, bisweilen auch an der Trespe und in Schweden an der Gerste, vorwaltend in nassen Sommern und auf sumpfigem, feuchtem Boden entwickelt, zum Getreide und Benutzung des aus dem damit verunreinigten hergestellten Brotes oder anderer Speisen hervorgerufene Ergotismus. Die durch die Benennungen Brandseuche, Ergotismus gangraenosus und Kriebelkrankheit oder Krampfseuche, Ergotismus convulsivus symptomatologisch deutlich gekennzeichneten beiden Formen sind unter den durch schädliches Getreide hervorgerufenen Morbi cereales derartig vorwaltend, dass man dahin verschiedene Massenerkrankungen im Altertum bezogen hat, obschon diese entweder, wie die von Caesar erwähnte Epidemie von Massilia infolge Gebrauchs alter Hirse und verdorbener Gerste, gar nicht beschrieben sind oder wie die bei Prokop erzählte Massenerkrankung mit gastrischen Symptomen, welche schlechtes Brot bei den von Belisar gegen die Vandalen geführten Truppen hervorrief, weder das für Ergotismus gangraenosus charakteristische brandige Absterben von Gliedmassen noch die krampfhaften Erscheinungen der Kriebelkrankheit darboten. Für die Deutung der Morbi cereales des Altertums ist aber das Mutterkorn überhaupt auszuschliessen, weil Roggen bei Hellenen und Römern nicht kultiviert wurde.

Die Roggenkultur fand in den ersten Jahrhunderten n. Chr. in Italien nur bei den Taurinern (Piemont) und auf der Balkanhalbinsel nur in Thrakien und Makedonien statt (Plinius, Galen). Der Roggen war im Altertum so unbekannt, dass dessen römische und griechische Bezeichnungen (secale, centenum, *βρίζα*) sich nur an drei Stellen alter Schriftsteller finden! Nur so ist es begreiflich, dass die Alten das auffällige Gebilde des Mutterkorns nicht beschrieben haben, weil sie es eben nicht kannten. Man ist daher unberechtigt, die unzweifelhaft auf andere Getreidearten zurückzuführenden Massenerkrankungen im Altertum, für welche bald verdorbenes, bald mit Lolch (*αἶρα*) vermengtes Korn als Ursache in Anspruch genommen wird, für Ergotismus zu halten.

Nach der Verbreitung des Roggens als Kulturpflanze im frühen Mittelalter kam es nach nassen und kalten Sommern, wenn viel Mutterkorn sich gebildet und im übrigen Misswachs eingetreten war, zu zahlreichen oft ausserordentlich mörderischen Massenerkrankungen, der brandigen Form des Ergotismus. Diese zeigten die Eigentümlichkeit, dass sie sich auf gewisse Landstriche beschränkten, wo sie, oft durch grosse Zeiträume getrennt, stets mit denselben charakteristischen Symptomen wieder auftraten und Furcht und Schrecken verbreiteten. Besonders wurden verschiedene Provinzen Frankreichs und der Niederlande von der Krankheit heimgesucht, die, anfangs schlechtweg als Pest bezeichnet, später mit dem wahrscheinlich dem im Mittelalter soviel gelesenen Virgil entlehnten Namen „heiliges Feuer", Ignis sacer und analogen auf das langsame Vergehen der Gliedmassen oder auch auf die brennenden Schmerzen hindeutenden Benennungen belegt wurde. Vom Ende des 11. Jahrhunderts an ist der Name Ignis Sancti Antonii gebräuchlich, der im Zusammenhange mit der 1089 durch Gaston geschehenen Gründung eines zur Pflege der an Ignis sacer Leidenden bestimmten Ordens des heil. Antonius in Vienne und dem Glauben an die Wunderthätigkeit der daselbst aufbewahrten Reliquien dieses Heiligen steht.

Der Name Feu sacré neben „les ardents", „mal des ardens" und „Ignis plaga" findet sich zuerst bei einer in Paris vorgekommenen Epidemie. Später erscheinen die Namen Clades s. pestis igniaria, Ignis silvaticus, I. invisibilis, I. divinus, I. judicialis und I. infernalis. Neben dem heiligen Antonius galten auch die heilige Jungfrau und verschiedene andere Heilige als wunderthätig bei dem Leiden, woher sich die Namen Ignis Beatae Mariae, I. Sti. Firmani, I. Sti. Martialis ableiten.

Die Epidemien des Ignis sacer sind von keinem medizinischen Schriftsteller des Mittelalters, sondern nur von Chronisten erwähnt und kurz beschrieben. Die klassische Medizin gebrauchte den Namen in einem anderen Sinne, in welchem er auch fast durchgängig bei den mittelalterlichen Aerzten sich findet. Nur **Virgil** *benutzt ihn in der Georgica für eine auf den Menschen übertragbare, mit brennenden Blattern beginnende, überaus gefährliche Tierkrankheit, vermutlich die nämliche, welche* **Columella** *als bei Schafen grassierend bezeichnet und die man sicher als Milzbrand zu deuten berechtigt ist.* **Celsus** *versteht unter I. s., den er den bösartigen Ulcera anreiht, zwei Formen von Hautausschlägen, die* **Fuchs** *als Eczema impetiginodes und E. chronicum cruris deutet; andere fassen die eine als Herpes esthiomenos.* **Plinius** *hebt deutlich als eine Art des I. s. die Gürtelrose hervor, daneben diverse Herpesformen („alii serpentes"). Die mittelalterlichen Aerzte identifizieren I. s. meist mit Erysipelas (vgl. Collectio Salernit. IV, pag. 367); in den mittelalterlichen Uebersetzungen des Hippokrates und Galens ist Erysipelas stets mit Ignis sacer wiedergegeben. Der salernitanische Tractatus de curatione aegritudinum unterscheidet I. sacer und I. infernalis, ersterer wird mit Wegerichblättern, letzterer mit Katerfett behandelt. Durch die Uebersetzungen arabischer Aerzte, in specie des Avicenna, kam dann auch der Ignis persicus, bei Avicenna eine Art des Anthrax, in die medizinischen und chirurgischen Werke des Occidents und wurde vielfach mit Ignis sacer zusammengeworfen, z. B. von* **K. v. Megenberg** *(„quot vor den nagenden sichtum, der ze latein ignis persicus heisst, und haizent in etlich laien daz hellisch feuer"). Sehr genau unterscheidet* **Heinrich von Mondeville** *in seiner Chirurgie (ed. Pagel, p. 480—481) das Antonsfeuer und den Ignis persicus, indem er ersteres ausdrücklich für identisch mit dem unter dem Namen Herpes esthiomenos beschriebenen Brande der Extremitäten erklärt. Nach ihm wird der Herpes esthiomenos, von dem er verschiedene Formen, darunter eine durch Erfrieren und eine andere durch zu feste Verbände, unterscheidet, und von welchem er sagt, dass er mit Schwärze der Glieder und schrecklichem Foetor, den er als dem Leichengeruche identisch erklärt, einhergehe, in Frankreich „malum nostrae Dominae", in Italien und Burgund „malum Sancti Antonii", in der Normandie „malum Sancti Laurentii" und in anderen Gegenden in verschiedener Weise benannt. Dass Ignis Sancti Antonii bis in das 16. Jahrhundert hin als Bezeichnung für Brand gebraucht wurde, beweist das Feldarzneibuch von* **v. H. Gersdorf** *(1517).*

Als älteste Epidemie des heiligen Feuers erscheint eine 857 am Rhein grassierende, in den Annales Xantenses beschriebene Seuche, bei welcher schwellende Blasen (vesicae turgescentes) auftraten und entsetzliche Fäulnis zum Abfallen der Gliedmassen vor dem Tode führte. An diese reiht sich zunächst die schon erwähnte Pariser Epidemie von 951. Vom Ende des 10. bis in die Mitte des 12. Jahrhunderts haben wir zahlreiche Epidemien in verschiedenen französischen Provinzen und angrenzenden Gebieten, die sämtlich durch brandiges Absterben der Gliedmassen sich charakterisieren. Wir finden grössere Epidemien in Guyenne, Angoumois, Perigord und Limousin, wo 40 000 Menschen daran gestorben sein sollen, 996 in Lothringen und Burgund, 1009 in Flandern, wo der Ignis sacer in Cambray und Valenciennes mehrere tausend Menschen dahinraffte, 1042 in Lothringen, besonders in Verdun, sehr verbreitet 1085—1089 in Flandern, Lothringen und in der Dauphiné, wo 1099 alle Befallenen gestorben sein sollen. 1109 treffen wir den Ignis sacer in der Sologne, ausserdem in der schon 1118 wieder affizierten Dauphiné, 1128 und 1129 in Paris, wo die Zahl der Opfer auf 14 000 angegeben wird, in Chartres, Soissons, Cambray, Arras u. a. französischen Orten, 1141 in Paris, 1152 in den verschiedensten Teilen von Frankreich; dann erscheint das Leiden erst wieder nach einem hundertjährigen Intervalle 1245 in Poitou und 1251 in Marseille, wo der Name Ignis infernalis gebraucht wird, dann wiederum 100 Jahre später in der Bretagna (1347 und 1373), endlich 1530 in Paris.

Bei keiner Epidemie von Ignis sacer wurde die Ursache des Leidens erkannt und selbst die Natur als Morbus cerealis wird nirgendswo betont, obschon allerdings eigentümliches Aussehen des Brotes z. B. blutrote Färbung in der Epidemie von 1089 und 1125 Beimengung von dunklem verderbtem Korne angegeben wird und ausserordentlich häufig ein Zusammenhang mit dem Missraten der Ernte und dem für die Mutterkornbildung überaus günstigen nassen Sommern, die z. B. 945, 1042, 1085, 1086, nach Fuchs sogar 16mal unter 29 Ignis sacer Jahren hervorgehoben wird, unverkennbar ist. Erst 1630, als in dem im Mittelalter wiederholt von Ignis sacer heimgesuchten unfruchtbaren Landstriche des Orleannais, der Sologne, welche der Landseuche die französische Benennung Gangrène des Solognais verschaffte, eine Volkskrankheit mit den Erscheinungen des brandigen Abstossens von Fingern, Zehen, Füssen, Händen, ja Armen und Beinen auftrat, wies Thuillier der Vater nach, dass das Mutterkorn, dessen Giftigkeit er bei Tieren experimentell darthat, die Ursache sei.

An diese Epidemie reihten sich in Frankreich 1650, 1670 und 1674 drei weitere, die konstant in der Sologne, aber auch in Guyenne, Gatinais und vorzüglich in Montargis vorkamen. Auch bei der letzten Epidemie sprach sich der von der Académie nach der Sologne gesandte Dodart dafür aus, dass es sich nicht um Skorbut, sondern um Mutterkornvergiftung handle. 1709 finden wir nach einem kühlen und nassen Sommer dasselbe Leiden in der Umgegend von Orléans und Blois und gleichzeitig in einigen Kantonen der Schweiz (Luzern, Bern, Zürich), wo auch schon 1674 und 1716 Ergotismus gangraenosus beobachtet wurde und wo jetzt Lang auf die Beziehungen zu den Kornzapfen (Mutterkorn) hinwies. Eine 1710 in der Dauphiné und in Languedoc grassierende Epidemie, die in 400 Gemeinden etwa 2400 Personen ergriff, ist besonders durch den Umstand merkwürdig, dass man in der Abtei des heil. Antonius zu Vienna in der Affektion den Ignis Antonii wieder erkannte, zu dessen Bekämpfung dort 1089 der Orden des heil. Antonius gegründet war. 1747 war der Ergotismus nach Fodéré in der Sologne so heftig, dass ihm in kurzer Zeit

8000 Menschen erlagen. 1749/50 herrschte er in der Umgegend von Lille, 1764 in Arras und Douai, 1770 in Maine, 1770 und 1774 wieder in der Sologne.

Nachdem Mulcaille 1748 nach seinen Beobachtungen im Gatinais und Read auf Grund seiner Studien in Arras das Mutterkorn als Ursache der Brandseuche erwiesen, zeigte 1776 Salerne, dass man durch das Mutterkorn auch bei Schweinen und Hühnern Brand erzeugen könne. Nach der 1774er Epidemie, welche die Französische Akademie zu der Untersuchung der Gangrène des Solognais durch eine aus Paulet, Jussieu, Saillant und Tessier bestehende Kommission veranlasste, die ebenfalls zu der Ansicht gelangte, dass es sich um Mutterkornvergiftung handle und zugleich die Brandseuche mit der Ignis plaga von 945 identifizierte, vergingen 40 Jahre bis zum Wiederauftreten derselben, das 1813, 1814 und 1816 in der Dauphiné (Dép. de l'Isère), Burgund (Dép. Côte d'or und Saône-et-Loire) und Bourbonnais (Dép. Allier) erfolgte. Eine weitere grössere Epidemie wurde 1855 in den Départements Isère, Loire, Haute Loire, Ardèche und weniger ausgedehnt im Département du Rhône beobachtet.

Die Identität des Ignis sacer mit dem Ergotismus gangraenosus ist in Frankreich seit 1776 allgemein festgehalten, während man ausserhalb Frankreichs sehr verschiedene Deutungsversuche machte, die 1834 Fuchs mit grosser Gründlichkeit zurückwies. Die Mehrzahl dieser Deutungen fällt schon deshalb weg, weil man Ignis sacer mit fieberhaften Krankheiten, z. B. Bubonenpest (Pfeufer), Scharlach (Hensler), Pocken (Moore, Krause), Erysipelas gangraenosum, Karbunkelfieber (Schnurrer) identifizierte. Nach den Schilderungen der Chronisten ist der Ignis sacer aber ein Morbus tabificus, der nur ausnahmsweise rasch tötet. Gegen alle diese Krankheiten spricht aber das mehr endemische, auf bestimmte Landstriche beschränkte Auftreten, in denen noch jetzt Ergotismus gangraenosus vorkommt. Dass es sich um einen Morbus cerealis handelt, beweist ausser den oben gegebenen Daten auch der Umstand, dass die Krankheit meist in Hungerjahren unmittelbar nach der Ernte, wo notorisch das Mutterkorn am giftigsten ist, auftrat und dann in der Regel bis zum folgenden Frühjahre, wo andere frische vegetabilische Kost zu haben ist, und nur wenn die Ernte zweimal hintereinander missriet, dauerte der Ignis sacer zwei Jahre. Dasselbe Verhalten zeigen auch der Ergotismus gangraenosus und die Kriebelkrankheit, die auch das mit dem Ignis sacer gemeinsam haben, dass die Kranken durch Versetzen in bessere Nahrungsverhältnisse (im Ignis sacer durch den Aufenthalt in Hospitälern der Klöster, die im Mittelalter allein Kornmagazine hatten und denen in der Regel das beste Korn geliefert wurde) sich wesentlich besserten, aber bei Rückkehr in ihre früheren Verhältnisse sich wiederum verschlimmern. Allerdings passt dies auch für sonstige Morbi cereales und insbesondere für den Skorbut, für den die Brandseuchenepidemien des 18. Jahrhunderts vielfach gehalten sind und zu welchem möglicherweise einzelne nicht genau beschriebene Epidemien des Ignis sacer gehören, während andere, wie die häufig als die erste Ignis sacer-Epidemie bezeichnete Seuche des Gregor von Tours (551) mehr den Charakter der Dysenterie mit einem kritischen Ausschlage haben. Sicher fehlt an den Ignis sacer-Epidemien die für Skorbut charakteristische Wundaffektion und die multiplen Blutungen, und wenn man auch zugeben kann, dass man die beim Skorbut zu beobachtenden Hauthämorrhagien und die daraus resultierende Färbung mit dem oft beim Ignis sacer hervorgehobenen Kohlschwarzwerden der

Extremitäten und die skorbutischen Geschwüre an den Beinen mit Gangrän verwechselt habe, so ist doch der beim Ignis sacer und der Gangrène des Solognais in eklatanter Weise hervortretende trockene Brand, wodurch einzelne Finger und Zehen, ja selbst ganze Extremitäten, oft ohne besondere Reaktion und ohne Wissen des Kranken abstiessen, eine beim Skorbut nicht vorkommende Erscheinung.

K. F. Heusinger u. a. haben für manche als Skorbut beschriebene deutsche und belgische Epidemien vermutet, dass es sich um Ergotismus gangraenosus handelte. Am meisten Wahrscheinlichkeit hat dies für eine 1483 bei Meissen und im Mansfeldischen herrschende Seuche. Für die Mehrzahl deutscher Skorbutepidemien ist dies aber sehr problematisch, weil in Deutschland die konvulsive Form des Ergotismus an Stelle der gangränösen tritt, so dass reine Epidemien der Brandseuche seit dem 16. Jahrhundert bestimmt nicht vorgekommen sind. Solche lassen sich ausserhalb Frankreichs, wo der Ergotismus gangraenosus am häufigsten im mittleren und oberen Stromgebiete der Loire (nach Hirsch unter 47 Epidemien 4 mal), danach im Stromgebiete der Rhone (13 unter 47) herrschte, nur in Spanien und Russland, wenige Fälle in England (1110, 1128, 1672) und in Mähren (1856) nachweisen.

In Spanien wird schon 991 eine Epidemie von Ignis sacer erwähnt. Noch 1590 fanden sich dort in verschiedenen Eremitagen des heil. Antonius mumifizierte Arme und Beine, welche die von Ignis sacer Befallenen dort aufgehängt hatten. Dasselbe wird 1730 aus Vienne berichtet. In Ungarn scheint in dem Mutterkornjahre 1770 für Skorbut gehaltene Brandseuche im Zempliner Komitat geherrscht zu haben. In Russland trat die Brandseuche 1785—1786 im Gouv. Kiew, 1834 bei den donischen Kosaken und 1871 und 1873 im Gouv. Charkow auf.

In die medizinischen Lehrbücher gelangte der von Lang 1717 genau beschriebene Ergotismus gangraenosus zuerst durch Sauvages nach der ausführlichen Darstellung von Salerne unter dem Namen Necrosis ustilaginea. Bouchet (1762) unterschied zuerst drei Stadien, von denen das erste durch Kriebelgefühl und Kontrakturen an die konvulsive Form erinnerte und welche auch 1814 von Bordot und Courhaut in ihren Beschreibungen festgehalten werden. Dass, wie dies schon in den Ignis sacer-Epidemien vorkommt, neben trocknem Brande auch feuchter Brand beobachtet wird, hat neuerdings (1855) Barrier bestätigt. Wie sehr übrigens die Mortalität in diesem Jahrhundert heruntergegangen ist, lehrten namentlich Courhauts. Resultate, wo von 300 Schwerkranken nur einer starb; auch die wenigen günstigen Resultate der Aerzte dieser Zeit lassen sich nicht mit den Mortalitäten des vorigen Jahrhunderts vergleichen, wo z. B. 1747 von 120 im Hotel Dieu in Orléans behandelten Kranken nur 5 am Leben blieben.

Für die konvulsive Form des Ergotismus sind besonders Deutschland, Schweden, Finnland und Russland der Hauptsitz gewesen. Nur ganz vereinzelt kam sie 1851 in Norwegen vor. Von 62 von Hirsch gesammelten Epidemien aus der Zeit von 1581—1879 (darunter 8 an bedeutender Ausdehnung) fallen 29 (davon 5 grössere) auf Deutschland. Hier wurde die Krankheit zuerst von Balduinus Ronsseus nach einer 1581 in der Parochie Hankensbüttel bei Gifhorn im Lüneburgschen vorgekommenen Epidemie, bei der 123 Personen in 2 Dörfern starben, als morbus novus et inauditus beschrieben. Seine Beschreibung giebt sowohl über die Art der Krämpfe als über andere Symptome, z. B. die eigentümliche Bulimie und die als Nachkrankheiten auftretenden Neurosen und Psychosen genaue Auskunft, gedenkt aber nicht des für das Vorläuferstadium charakteristischen Kriebelns, welches der Krankheit in einer späteren Epidemie des 16. Jahrhunderts (1596), wo die Seuche im Kölnischen, in Wittgenstein und Waldeck, Westfalen, Annaburg, Koburg und im Breisgau herrschte, den Namen Kriebelkrankheit verschaffte, der alle übrigen früher oder später aufgekommenen Namen verdrängt hat.

So auch den Namen „das Kromma", der ihr in Schlesien, wo sie 1589 und 1592 in der Gegend von Hirschberg, Schmiedeberg und Landeshut epidemisierte, beigelegt wurde, ferner die Benennungen Hiebelkrankheit, Krampfsucht, Krimpfsucht, ziehende Seuche, Ziehe oder Ziehekrankheit, wie sie 1717 in der Lausitz und noch gegenwärtig in Schweden [Dragsjuka][1]) heisst, Kornstaupe, Schwerenotskrankheit, Bauernkrankheit u. a. m.

Von den ausserordentlich zahlreichen Epidemien ist die der Jahre 1770/71 durch die musterhafte Schilderung der von Taube in der Umgegend von Celle beobachteten, auf 600 Personen (mit 97 Todesfällen) sich erstreckenden und durch ihre bedeutende Ausdehnung die hervorragendste. Besonders betroffen sind in den übrigen ausser Hannover und Braunschweig Westfalen, Schlesien, Sachsen, die Mark, Holstein, Böhmen und in der neuesten Zeit Oberhessen, wo 1855/56 von 102 12 tödlich endeten und 1879, wo in 15 Ortschaften des Kreises Frankenberg 500 Menschen erkrankt sein sollen.

Von 1600, wo die Kriebelkrankheit in Grünberg an der Wetter herrschte, bis 1770 finden wir betroffen: 1648/49 und 1675/76 das Vogtland, besonders um Plauen, 1676 auch Westfalen, 1700 Thüringen, 1702 das Erzgebirge und Hankensbüttel, 1716/17 Sachsen, die Lausitz, Schlesien, Mecklenburg und Schleswig-Holstein, 1718 im Lauenburgischen, 1722/23 Schlesien, Vorpommern und die Priegnitz, 1736/37 schlesische Dörfer am Zobten und am Fusse der Sudeten und böhmische Ortschaften in den Herrschaften Reichstadt, Hohenelb, Wartenberg und Niemes (hier 600 Kranke mit 100 Todesfällen), auch im Amte Bodenteich im Lüneburgischen, 1742 die Gegend von Neuruppin, Stendal und Havelberg. 1770 epidemierte die Krankheit ausser in Celle auch in Hankensbüttel (303 Fälle mit 56 Todesfällen), im Amte Rotenburg im Stadeschen, im Holsteinischen, wo einzelne Erkrankungen seit 1767 alljährlich vorkamen, bei Naumburg, Ziegenhain, Wernigerode und Homberg in Hessen. Weiter trat das Leiden auf: 1805 (Neumark), 1815/16 (Potsdam, Pommern, Medebach und Dülmen in Westfalen, Rheinland), 1821 (Niederschlesien, Breslau), 1831/32 (bei Luckau und Finstermünde in der Mark, Niederschlesien, Herford), 1845 (Darkehmen), 1851 (Stregow in Pommern), 1852 (Grossbodungen auf dem Eichsfelde). 1855/56 erkrankten ausser in Oberhessen auch 155 Personen (25 Todesfälle) in Braunschweigischen Dörfern am Harze und am Sollinge, 30 Personen im Lippischen (mit 7 Todesfällen), 11 im Waldeckschen, verschiedene in Thüringen, Nassau und Bayern. 1867 kam Kriebelkrankheit in Auerbach bei Stollberg (Sachsen), in 5 Dörfern bei Roding, im Regenkreise und in Ostpreussen vor. In Schweden, wo schon 1709 und 1737 Erkrankungen durch Brot vorkamen, fällt die erste Epidemie von Dragsjuka auf 1745/46 (Elfborgs Län).

In den späteren Epidemien sind am häufigsten Blekinge (1747/48, 1787, 1796/97, 1802) und Kroneborgs Län (1755/56, 1786/87, 1800, 1802/3), Dalarne (1802, 1813 und wahrscheinlich 1851) und Jonköpings Län (1763—1769, wo sie 1765 an 2000 und 1766 nicht viel weniger Erkrankungen veranlasste, in den übrigen Jahren mehr sporadisch war, 1800 mit 40 Fällen) betroffen, vereinzelt Carlshamn (1755), Wärmland (1787) und Nerike (1851).

Aus Finnland ist nur die grosse beschriebene Epidemie bekannt, welche von 1840—1842 dauerte und 1800 Erkrankungen mit 200 Todesfällen einschloss. Auch der nasskalte Sommer 1843 brachte viel Mutterkorn und Dragsjuka. Von 1841—1845 starben in Finnland 533, 1847 nur 12 Personen daran.

In Russland fallen die ältesten Epidemien der dort als zlaga kortscha (böser Krampf) bezeichneten Affektion auf die Jahre 1702 (Ostseeprovinzen) und 1722 (Gegend von Moskau bis zur Wolga in der Richtung zum Gouv. Nishni Nowgorod). Grosse, auf mehrere Gouvernements ausgedehnte Epidemien herrschten 1804, 1832 und 1837. Die neuesten Epidemien kamen 1872 (Cherson und Tomsk), 1873 (Kiew und Nowgorod), 1881—1883 (Tomsk), 1887 (Kiew), 1888/89 (Kostrema und Wjatke) und 1894/95 (Perm) vor.

Die Epidemiė von 1804 erstreckte sich auf Podolien, Minsk, die Ukraine, Wolhynien und Jekaterinoslaw; die von 1832 umfasste die Gouvernements Grodno, Kasan, Kostroma, Nishni Nowgorod und Wiatka, die von 1837 diejenigen von Moskau, Petersburg, Tula, Twer und Wolhynien. Ausserdem lieferten von 1832—1854 die Gouv. Charkow, Jaroslaw, Jekaterinoslaw, Kaluga, Kiew, Minsk, Mohilew, Nowgorod, Samara, Simbirsk, Smolensk, Taurien, Tschernigew und Wiatka, Epidemien, die namentlich in den ersten Jahren dieses Abschnitts grosse Sterblichkeit zeigten. So starben in Kasan (1839) 60 von 90 Kranken, in Wiatka (1837) 26 von 57, aber auch 1863/64 finden sich in Kostroma 90 Todesfälle auf 590 und 1888 sogar 99 auf 221 Erkrankungen. Im Kreise Nolinsk im Gouv. Wjatka starben 1889 von 2749 Kranken 535 Personen (19,42 Prozent).

Die besten Beschreibungen der Kriebelkrankheit im vorigen Jahrhundert gaben Caspar Schwenckfeldt, Serinc und in erster Linie Taube (1782), in unserer Zeit Carl von Haartmann, Theodor Otto von Heusinger und Krysinski (1888). Die schon von Ronsseus, Taube u. a. geschilderten sekundären Psychosen und Neurosen sind neuerdings von Siemens, Tuczek, Reformatsci und Bechterew sowohl in pathologischer als in anatomischer Hinsicht studiert worden. Die pathologisch-anatomischen Veränderungen der parenchymatösen Organe beschrieb Winogradow 1895.

Das Vorkommen von Katarakt als Folgekrankheit konstatierte zuerst ***Feldmann*** *1742 in Nakel bei Neuruppin, später wiederholt* ***Taube,*** *neuerdings* ***Tephjeschin*** *in Russland und* ***Ign. Meier*** *in Kronstadt (1857). Versiegen der Milchsekretien und Fehlgeburten werden vereinzelt aus Brandseucheepidemien (1674, 1814) gemeldet.*

Es hat recht lange gedauert, bis man allgemein das Mutterkorn als Ursache der Kriebelkrankheit erkannte. Allerdings erklärte schon Caspar Schwenckfeldt, dass die schlesischen Epidemien von 1587 und 1592 vom Korne herrühren, doch lässt er dieses durch Hagelwetter von einer Manna aërea maligna seu rore venenato et acri befallen und giftig geworden sein. Das aus dem Jahre 1597 stammende Gutachten der Marburger Fakultät über die Kriebelkrankheit bezeichnet diese als „eine giftige ansteckende Schwachheit“ und lässt ausser dem heisshungrigen Genusse des ganz warmen und übel ausgebackenen Brotes auch saure Aepfel und Schwämme als Ursache zu. Drawitz (1647) erklärte sie für eine Art des Scharbocks, und dieser Ansicht schloss sich noch 1716 Georg Wolfgang Wedel an. Die ersten Autoren, welche mit Bestimmtheit das Mutterkorn die Ursache der Kriebelkrankheit erklärten, sind solche, zu deren Kenntnis gemischte Ergotismusepidemien, in denen ein Teil der Erkrankten an Gangrän, ein anderer Teil an Krämpfen litt, kamen. Solche wurden schon im Mittelalter, besonders in Lothringen verschiedene Male (1089, 1129), ferner 1595 im Harze und 1609 und 1617 in der Schweiz beobachtet, worauf einerseits Brunner, andererseits Lang ihre Ueberzeugung von der richtigen Aetiologie der Kriebelkrankheit gründeten. Zimmermann und Tissot vereinigten 1764 auf dieser Grundlage zuerst Brandseuche und Kriebelkrankheit mit einander als Formen derselben Intoxikation.

In Deutschland sind Kriebelseuche und ausgesprochene Brandseuche zusammen nicht wieder beobachtet, wohl aber 1749 zu Bethune in Flandern und 1845/7 in verschiedenen Gegenden von Belgien, 1787 in verschiedenen Teilen Russlands, 1832 im Gouv. Nishni Nowgorod und 1863 im Gouv. Simbirsk und 1881 im Gouv. Charkow. Dagegen ist das Auftreten von Brandblasen auf der Haut der Finger und Zehen, Ausfallen der Haare, Abstossen der Fingernägel oder selbst der ganzen Haut bei Kriebelkranken in Deutschland häufig vorgekommen (z. B. 1742 in Nakel, 1770 in der Celler Epidemie, in den neueren Epidemien in Lippe und in Oberschlesien), ferner in Finnland (1840) und in den meisten neueren russischen Kriebelseuchen. Dass einzelne Brandseuchenepidemien zeitlich mit Kriebelseuchen zusammenfallen, lehren die Jahre 1716/17 und 1770/71. Auf die Thatsache, dass das erste Stadium der Gangrène des Solognais durch das Vorkommen von Kriebeln und Muskelkontraktionen grosse Aehnlichkeit mit manchen Fällen von Kriebelkrankheit zeigt, wurde erst 1847 durch K. F. Heusinger hingewiesen.

Im 18. Jahrhundert verfochten besonders Johann Anton Scrine (1736), von Bergen und Müller (1742), Cothenius (1755), später Lentin (1771) und Taube (1782) die Abhängigkeit der Kriebelseuche vom Mutterkorn, konnten aber keineswegs alle Aerzte überzeugen. Noch 1771 schrieben die Professoren Rudolf Augustin Vogel (Göttingen) und L. E. Eschenbach (Rostock) Schutzschriften für das verleumdete Mutterkorn. Die wunderbare Hypothese Linnés, die er 1742 durch seinen Schüler Rothmann verteidigen liess, dass das Ackerunkraut Raphanus raphanistrum die von ihm Raphania genannte Kriebelkrankheit verschulde, wurde schon 1765 von Magnus Anders Wåhlin widerlegt.

Der Ausspruch von Taube, dass nicht alles Mutterkorn, sondern nur das vom Honigtau befallene und verdorbene giftig wirke, erklärt sich aus der Unbekanntschaft mit der erst von Kühn (1856) experimentell erwiesenen Thatsache, dass der 1836 von Léveillé als besonderer Fadenpilz (Sphacelia segetum) beschriebene Roggenhonigtau das erste Stadium des Pilzes ist, deren zweites, das Dauermycelium, das Mutterkorn, das als Pilz schon 1765 von Otto v. Münchhausen erkannt und 1789 von Franz v. Schrank als Clavaria clavus und 1816 von De Candolle als Spermaedia clavus beschrieben wurde. Die Thatsache, dass die Sporen des dritten Stadiums von Claviceps purpurea Tulasne, das als selbständiger Pilz unter verschiedenen Namen (Sphaecia, Cordiceps) schon im Anfange des 19. Jahrhunderts beschrieben wurde, wiederum die Sphacelia liefern, wiesen 1847—1849 unabhängig von einander Durien de Maisonneuve und Kühn nach.

Dass auch Mutterkorn anderer Gramineen Kriebelkrankheit erzeugen kann, wies 1736 Scrine für das Mutterkorn der Trespe, das auch bei den neueren Epidemien in Oberhessen und im Solling (1856) im Spiele war, und 1765 Wählin für das der Gerste, die in Schweden mitunter reichlich Mutterkorn produziert, nach. Ueber die angeblich durch Maismutterkorn (Mais peladero), das an europäischem Mais nicht vorkommt, in Columbien in den Provinzen Neyva und Mariquita vorkommende Krankheit Pelade, die sich bei Menschen durch Ausfallen der Haare und Zähne, nicht aber durch Konvulsionen oder Gangrän charakterisieren soll, ist seit Roulins Mitteilungen (1829) weiteres nicht bekannt geworden.

Die auffallende Thatsache, dass das Mutterkorn in Frankreich nur Brandseuche, in Deutschland und den meisten Ländern Kriebelkrankheit erzeugt, führte K. F. Heusinger 1846 auf die differente Menge des Mutterkorns in französischem und deutschem Roggen zurück, seitdem die Untersuchungen Koberts (1884) den Nachweis lieferten, dass zwei verschiedene aktive Prinzipien, ein krampferregendes Alkaloid, Cornutin, und einer Getässkontraktion und Brand erregender Stoff, von ihm Sphacelinsäure genannt, enthalten sind, die wahrscheinlich unter verschiedenen Bedingungen mehr oder weniger reichlich sich entwickeln, so dass bald die krampferregende, bald die sphacelierende prävaliert.

In der Sologne wird die Menge des Mutterkorns auf $^1/_3$ oder $^1/_4$ angegeben, in Celle war es 1770 nur $^1/_8$, dagegen in der Lausitz $^1/_3$, in von Kriebelkrankheit heimgesuchten russischen Gegenden schwankte es 1889 meist zwischen 1 und 10 Prozent, betrug aber in einzelnen Distrikten 27 Prozent, 1894 in Perm sogar 33 Prozent. Jedenfalls wurde in Frankreich immer mehr Mutterkorn verzehrt als in Deutschland, da man es immer weiter genoss und nicht bald von Regierungswegen mit mutterkornfreiem Getreide vertauschte. Die Reindarstellung der aktiven Mutterkornstoffe, mit der sich zuerst **Wiggers** *(1831), später besonders* **Dragendorff** *beschäftigten, ist äusserst schwierig; nach* **Jacobj** *(1897) ist auch die Sphacelinsäure ein Gemenge eines in sehr geringer Menge Graugrün des Kammes bei Hühnern erzeugenden stickstofffreien Harzes mit einer inaktiven Säure.*

*Von einer medizinischen Behandlung des Mutterkornbrandes im Mittelalter ist nicht die Rede, da selbst die Kranken in Klöstern und Kirchen Heilung suchten, die Aerzte bei Erysipelas und Brand die Kranken an die Heiligen verwiesen (***Yperman***). In Frankreich überzeugte man sich schon 1747—1750, dass Amputation der brandigen Glieder schlechte Resultate gab. Bei der Kriebelkrankheit galt im 16. Jahrhundert in Schlesien das Elsternfleisch als Antidot. Im 17. und teilweise auch im 18. Jahrhundert war das von der Marburger Fakultät empfohlene Verfahren, in einer purgierenden Kriebellatwerge, einem Kriebeltheriak und einem Kriebelpulver aus 12 Substanzen bestehend, allgemein gebräuchlich.* **Linné** *empfahl Alchemilla als Specificum,* **Taube** *Brechmittel und stärkere Drastica, gegen die Krämpfe auch Opium,* **Griepenkerl** *(1855) wegen des Tanningehaltes Abkochungen der Früchte von Rumex crispus.*

Zur Verhütung der Ausbreitung und des Auftretens von epidemischem Ergotismus sind in Deutschland schon frühzeitig seitens des Staates zweckmässige und wirksame Massregeln getroffen worden. Zweifellos hat der Umtausch des stark mutterkornhaltigen Roggens gegen alten, den schon 1722 die preussische Regierung in der Priegnitz und 1770 die hannoversche im Celleschen verordnete, grösseres Unheil verhütet, und zweifellos hat der seit 1770 in dem Celleschen eingeführte Kartoffelbau dahin geführt, dass ähnliche Not, welche die ausschliessliche Ernährung mit schlechtem Roggen unmittelbar nach der Ernte bedingte, nicht eintreten kann. Auch in Frankreich ist der Rückgang der Roggenkultur gegenüber dem Weizenbau von entscheidendem Einflusse auf das Aufhören der Brandseuche gewesen. Jedenfalls sind diese Massregeln auch in erster Linie ungesäumt in den Staaten zu ergreifen, in denen der Ergotismus sich bis in die neueste Zeit erhalten hat, woneben die natürlich in Mutterkornjahren unumgänglichen populären Belehrungen, die Verbote des Vermahlens mutterkornhaltigen Roggens, polizeiliche Untersuchungen des Brotes nur untergeordnete Bedeutung haben. Dass das Verbot des Vermahlens mutterkornhaltigen Roggens nicht bloss unmittelbar nach der Ernte, sondern auch noch im folgenden Frühjahr notwendig ist, obschon ja die toxische Wirkung des Mutterkorns abnimmt, zeigt das von Taube u. a. noch mehrere Montae nach der Ernte beobachtete Vorkommen von Ergotismusfällen.

Pellagra (Rose von Asturien, Pseudopellagra).

Litteratur. ***Casal,*** *Historia natural médica del principado de Asturias, seguida de la descripcione conoscida per el vulgo con el nombre de mal de la rosa, Madrid 1762.* — ***Frapolli,*** *Animadversiones in morbum vulgo Pellagra dictum, Mediolani 1771.* — ***Odoardi,*** *D'una specie particolare di scorbuto, Belluno 1776.* — ***Gherardini,*** *Descrizione della pellagra, Milano 1780.* — ***Strambio,*** *De Pellagra Obss., Mediol. 1786—1789.* — ***Fanzago,*** *Memoria sopra la pellagra del territorio Padovano, Padova 1789.* — ***Della Bona,*** *Discorso comparativo sopra la pellagra etc., Venez. 1791.* — ***Soler,*** *Osservazioni med. prat. che formano la storia di una particolare malattia, Venez. 1791.* — ***Titius,*** *Pellagra morbi inter Insubriae agricolas grassantis pathol., Lips. 1792.* — ***Cerri,*** *Ann. universali di med. 1819, Agosto, 188.* — ***Menis,*** *Saggio di topografia stat. med. della provincia di Brescia, Brescia 1837.* — ***Vallenzasca,*** *Della falcadina, Venez. 1882.* — ***Balardini,*** *Della pellagra, del gran turco quale causa precipua di quella malattia, Ann. univ. di med. 1845, 1860.* — ***Labus,*** *La pellagra investigata sopra quasi 200 cadaveri di pellagrosi etc., Milano 1847.* — ***Lombroso,*** *Indagine chimico, fisiologiche e terapeutiche sul maiz guasto, Milano 1872.* — ***Husemann,*** *Arch. f. exper. Pathol. 1878, IX, 226.* — ***Lussana*** *und* ***Ciotto,*** *Gazz. med. Lomb. 1880, 1.* — ***Winternitz,*** *Vierteljahrsschr. f. Dermatol. III, 151, 1876 (mit reichlichem Litteraturverzeichnis über italienische Pellagraschriften).* — ***Roussel,*** *De la pellagre en France, Paris 1845.* — ***Scheiber,*** *Vierteljahrsschr. f. Dermat. II, 417, 1875.* — ***Felix,*** *Sur la prophylaxie de la Pellagre, Genève 1882 (mit rumänischer Litteratur).* — ***Typaldos,*** *Essai sur la pellagre observée à Corfou, Athènes 1867.* — ***Paltauf*** *und* ***Heider,*** *Wien. med. Jahrb. III, H. 8, 1889.* — ***Tuczek,*** *Klinische und anatomische Studien über die Pellagra, Berlin 1893.* — ***Belmondo,*** *Riv. sper. 1893, XV, XVI.* — ***v. Rosen,*** *Die Pellagra in Russland, Petersb. med. Wchschr. 1894, 1.* — ***Vales,*** *Die Pellagra in Yucatan, Berlin 1896 (reichliche Litteratur bei* ***Hirsch,*** *Histor. geogr. Pathol. II, 2, 172).*

Der zuerst aus Spanien unter dem Namen der Rose von Asturien beschriebene, jetzt unter der italienischen Benennung Pellagra (rauhe Haut, pelle agra, nach anderen Schälkrankheit, von palarsi, sich häuten, abgeleitet) allgemein bekannte Symptomenkomplex, der mit einer rosenartigen Entzündung der Haut beginnt, woran sich Störungen der Verdauung und im Anschlusse daran der allgemeinen Ernährung und des Nervensystems schliessen, die sich bald als Krämpfe oder Lähmung, bald als Psychosen (vorwaltend Melancholie, aber auch Manie u. a.) äussern, ist schon 1791 von Della Bona und Soler und neuerdings wieder von W. Winternitz (1876) als ein Konglomerat verschiedener von einander unabhängiger Leiden, die unter dem Einflusse von Armut und Elend entstehen, aufgefasst worden. Die zweifellose Thatsache, dass diese Vereinigung von Symptomen, die allerdings nur beim ländlichen Proletariat vorkommt, sich ausschliesslich in bestimmten Gegenden findet und sich hier seit dem Anfange des vorigen Jahrhunderts an vielen Tausenden von Menschen gezeigt und für diese verhängnisvoll geworden ist, lässt aber auf besondere lokale Ursachen schliessen. Wie dies schon von dem ersten Autor über die Rose von Asturien, Casal, 1762 behauptet wurde, ist dies der ausschliessliche oder doch fast ausschliessliche Genuss von Mais, und zwar meist in Form des Maisbreis (Polenta der Italiener, Mamalija der Rumänen, Cruchade der Franzosen). Erst mit der Verallgemeinerung des Maisbaus in der ersten Hälfte des 18. Jahrhunderts auf der iberischen und apenninischen Halbinsel auftretend, zuerst 1725 im Distrikte Oviedo in Asturien, in Italien vor 1750 in der Gegend von Sesto Calende beobachtet, hat sie sich aus winzigen Anfängen zu einer auf weite Distrikte des Maisbaus sich erstreckenden Endemie ausgebildet, die in einzelnen Jahren zu einer wahrhaften Epidemie sich steigerte. Im Laufe des 19. Jahrhunderts griff sie auch auf das südwestliche Frankreich, seit 1833 und besonders seit 1846 auf Rumänien über und verbreitete sich auch seit 1839 nach Korfu. In weniger bedeutender Ausdehnung ist Pellagra auch in Bessarabien in der Grafschaft Görz, in Friaul und in der Bukowina beobachtet, so dass sie in Europa nur zwischen dem 43.—46. Breitengrade vorkommt. Ausserhalb Europas ist sie nur in Yucatan und Campeche konstatiert, wo man die daran Erkrankten als Emmaizados („mit Mais vergiftet") bezeichnet.

*In Spanien erstreckt sich das „Mal de rosa" oder „Mal roxa" nicht allein auf ganz Asturien, sondern auch auf den angrenzenden Teil von Navarra und auf die Provinzen Zaragoza, Zamora, Cuenca u. a.; 1879 waren in 56 Gemeinden von Guadajara etwa 2 % der Bevölkerung pellagrös. In Italien trat das Leiden schon im vorigen Jahrhunderte in der Lombardei und Venetien massenhaft, in Piemont weniger häufig auf und kommt gegenwärtig ausserdem in den Landesteilen Emilia, Toscana, in den Marken und Umbrien und in der Umgebung von Rom vor. Eine Zählung von 1879 ergab in den genannten Provinzen 97 405 Pellagröse, davon 40 038 in der Lombardei, 29 385 in Venetien und 18 728 in Emilia, wonach in den beiden ersten Landesteilen etwas über 3 % der ländlichen Bevölkerung und etwas über 1 % der Gesamtbevölkerung an Pellagra litten (in Emilia 2,36 bzw. 0,85 %). In der Lombardei stieg die Zahl der Kranken von 1839—1856 von 20 282 auf 38 777 und bis 1879 auf 40 838, und ähnliche Steigerungen fanden in Venetien und Emilia statt. Am stärksten betroffen sind in der Lombardei die Provinzen Brescia (mit 3,12 % Pellagröser), Cremona und Milano, in Venetien, Padova und Rovigo, und in Emilia, Ferrara, Piacenza und Parma. In einzelnen Distrikten sind über 5 % der Bevölkerung pellagrös, so in Verolanuova (Brescia) 5,96, in Badia (Rovigo) 5,46, in Conselva (Padua) 5,2 affiziert. In Frankreich trat Pellagra zuerst 1818 in der der Umgegend von Teste-de-Buche und in der Ebene von Arcachon auf und verbreitete sich namentlich in der Gascogne und im Dép. des Landes, später auch in geringerer Weise in anderen Teilen Frankreichs. In Rumänien ist die Moldau mehr betroffen als die Wallachei, wo erst 1853 die ersten Fälle vorkamen; sämtliche Pellagröse in Rumänien nicht ganz 0,1 % der Bevölkerung. In Corfu ist in 27 ländlichen Distrikten 0,3 % pellagrös (**Typaldos**).*

Die Auffassung des Wesens der Pellagra hat im Laufe der Zeit mannigfach gewechselt. In älterer Zeit stellte man das von Insolation (Frapolli) abgeleitete Hautleiden in den Vordergrund und benannte danach das Leiden als Pellagra, Risipola lombarda, Insolato di primavera, Scottatura solare (Titius, Gherardini). Schon 1789 erklärte Fanzago die Hautaffektion für

Nebensache und statuierte eine Pellagra occulta, bei der das Exanthem fehle. Später leitete man dieses von gastrischen Störungen der Krankheiten innerer Organe (daher die Namen Colica di fegato, Mal della milza, Colica di primavera) ab und neuerdings hat man die Psychopathien als das Wesentliche der Krankheit hervorgehoben. Odoardi führte diese auf Kochsalzmangel in der Nahrung zurück und nannte sie Scorbuto alpino. Sehr allgemeine Verbreitung fand die zuerst von Menis ausgesprochene Ansicht, dass es sich um eine Folge der unzureichenden Ernährung und der sonstigen unhygienischen Verhältnisse (schlechte Wohnung, Unreinlichkeit), also um einen Morbus miseriae, wie Vaccari die Pellagra benannte, handle. Diese Ansicht lässt aber, abgesehen davon, dass in anderen Ländern Elend und Hunger keine Neurose und Psychosen nach Voraufgehen von Erysipelen und Verdauungsstörungen erzeugen, die Thatsache ausser Acht, dass dicht an den Herden der Pellagra sich Gemeinden finden, welche die gleichen oder noch schlimmere elende Verhältnisse bieten, ohne dass Pellagra dort herrscht. Jedenfalls waren die Verhältnisse der Landbevölkerung von Oberitalien weder zu der Zeit, wo sich die Pellagra zuerst zeigte, noch später ungünstiger als in den Abruzzen und anderen süditalienischen Landesteilen, wo noch jetzt Pellagra nicht existiert.

Dass der Mais die Ursache der Pellagra sei, folgerte Casal aus der später von Cerri (1819), Brierre de Beaumont u. a. bestätigten Heilung des Leidens durch Ersatz der Maisnahrung durch Fleisch und anderes Getreide. Den Einfluss des Polentakonsums betonte 1786 Strambio unter Hinweis auf das Freibleiben der lombardischen Distrikte, wo Reis oder Kastanien die Hauptnahrung bilden. Balardini führte das schwere Betroffensein der Provinz Brescia auf den enormen Maiskonsum zurück, der nicht durch die eigene Produktion gedeckt ist. Aehnliches zeigte 1842 Vallenzaska für die Provinz Pielluno in Venetien; auch sind analoge Erfahrungen in Bezug auf den Distrikt Canavese in Piemont, auch Toscana und ausserhalb Italiens auf Rumänien mitgeteilt. Schlagend ist die Mitteilung Rosens (1896), dass in Podolien sporadische Fälle von Pellagra vorkommen, aber stets eingewanderte, Mamaliga essende Rumänen betreffen, während die vorzugsweise von Roggenbrot, Kohl und Gurken lebenden Kleinrussen und Juden, obschon sie in schlechteren Verhältnissen leben, von Pellagra frei sind.

Die Schädlichkeit der Maisnahrung wurde von Strambio, später von Lussana u. a. auf den geringen Nährwert zurückgeführt, den der Mais jedoch nur dem Weizen und einigen anderen Getreidearten, nicht aber dem Reis und den Kartoffeln gegenüber besitzt. Man betrachtet daher jetzt ziemlich allgemein verdorbenen Mais, wie das schon Casal (1762), Frapolli (1771) und Gherardini (1780) gethan, als Ursache der Erkrankungen. Die hierauf sich gründende Analogie mit dem Ergotismus, auf welche schon Strambio und neuerdings Hebra hingewiesen hat, führte schon 1823 Sette zu dem Hinweis auf die Wahrscheinlichkeit, dass Pilzbildung dabei eine Rolle spiele. Balardini zeigte 1845, dass auf muffigem Mais sich häufig ein grünlich gefärbter Pilz („Verderame“) finde, der dem damit behafteten Mais die Eigenschaft verleihe, bei Hühnern Abmagerung, Ausfallen der Federn, Parese und andere nervöse Erscheinungen und beim Menschen Verdauungsstörungen und Durchfall zu erzeugen. Dass jedoch dieser von Cesati als Sporisorium Maydis beschriebene parasitische Pilz nicht als Ursache der Pellagra angesehen werden könne, wiesen Rezzi, der das Vorkommen dieses Pilzes auch in den nicht affizierten Distrikten Süditaliens betonte, und Lombroso (1869), welcher die Seltenheit des Sporisorium und die Möglichkeit einer Verwechslung mit dem ganz ungiftigen Aspergillus glaucus hervorhob, nach. Man gelangt so konsequenterweise zu der anfangs viel bestrittenen Theorie von Lombroso, dass nicht kranker, sondern erst nach der Einsammlung einem Fäulnis- oder Gärungserreger unterliegender Mais (verdorbener Mais, mais guasto) die Pellagra erzeugte. Hierfür spricht vor allem, dass alle Momente, welche das Zustandekommen derartiger Prozesse begünstigen, auch für das Auftreten der Pellagra sind, insbesondere das frühzeitige Einernten noch nicht vollkommen reifen Korns, das Einsammeln bei feuchter Witterung und die Aufbewahrung in feuchtem Zustande.

Besonders beweisend sind hierfür Daten aus Rumänien und Corfu. Nach Scheiber schüttet in Rumänien die wallachische Bevölkerung das stets in ungenügender Reife eingesammelte Welschkorn in Gruben, wo es dumpf wird und verdirbt, während die trotz ihres Polentakonsums von Pellagra freien wallachischen Bauern in Siebenbürgen den Mais reif einernten und in Scheunen und auf dem Boden trocknen. Nach Felix sind es besonders die bergigen Gegenden, wo der Mais nur selten reif wird, Sitz der Pellagra. In Corfu, wo wegen Ueberhandnahme der Weinkultur wenig Mais gebaut wird, ist es nicht der einheimische, sondern der aus Rumänien importierte, infolge der langen Seereise häufig verdorbene und schimmelige Mais, der das Leiden herbeiführt (Typaldos). In Frankreich führt man das Nichtvorkommen der Pellagra in Burgund und in der Franche Comté trotz des Genusses von Polenta (cruchade) auf das vorsichtige Trocknen zurück, ebenso in Mexiko. Von Interesse ist auch die von Tassani hervorgehobene Gefährlichkeit des Quarantin-Mais, einer Sorte, die wegen ihrer späten Aussaat fast nie zur Reife gelangt; ferner das häufige Vorkommen in solchen Gegenden, wo wegen unangemessener Bodenbeschaffenheit öfters Missernte eintritt, z. B. Canavese (Piemont), Dép. des Landes und die ausserordentliche Zunahme nach schlechten Ernten, welche zu frühem Einheimsen des Welschkorns nötigten, z. B. in Italien 1755, 1801, 1815—17, 1822/23, 1829/30, 1838, 1853/54, 1873/74, in Rumänien 1892, wo gleichzeitig auch die schwereren Formen (Psychosen), in grösserer Menge aufzutreten pflegen.

*Die von **Cuboni** (1886) aufgestellte Ansicht, dass es sich nicht um eine Intoxikationskrankheit, sondern um eine Mykose handle, indem ein eigentümlicher Bacillus Maydis sich im Darmkanale ausserordentlich vermehre, ist 1887 von **Paltauf** und **Heider** widerlegt. Weder das von **Lombroso** und **Erla** aus verdorbenem Mais dargestellte Pellagrozeïn, das nach den Untersuchungen von **Husemann** und **Cortes** ein Krampfgift einschliesst, noch das nach **Paltauf** und **Heider** aus Einwirkung von Bacillus Maydis und Bacillus mesentericus fuscus auf Mais entstehende narkotische Gift reichen zur Erklärung der Entstehung der Pellagra aus. Gegen die Theorie der Pellagra als eine Intoxikation durch Maisgifte spricht auch das wiederholte Vorkommen von sog. sporadischer Pellagra (Pseudopellagra nach **Roussel**) nach dem Genusse von Mehlspeisen aus anderem Mehl nicht, da nach **Baland** auch bei feuchter Aufbewahrung anderer Mehlarten sich giftige Ptomatine bilden. Dass durch Einwirkung von Pilzen (abgesehen von Mutterkorn) im Roggen giftige Stoffe entstehen können, zeigen die in Schweden über den sog. Oerräg. d. h. von Fumago und Cladosporium beschädigten Roggen, der Erbrechen. Schwindel, Zichen im ganzen Körper und vorübergehende Blindheit hervorrufen soll (**Erikson**, **Hedbom**).*

Eine detaillierte Beschreibung der Pellagra gab schon Frapolli (1771). Ueber den Sektionsbefund sind die ersten ausführlichen Nachrichten von Pietro Labus 1842 auf Grund von 200 in Mailand gemachten Sektionen gegeben. In der neuesten Zeit sind besonders die Veränderungen des Gehirns und Rückenmarks der Gegenstand eingehender Studien von Tuczek und Belmondo (1893) geworden.

Die Erkenntnis der wahren Ursache der Pellagra wird voraussichtlich eine Beschränkung der Krankheit, die übrigens seit den 70er Jahren in einzelnen Gegenden eine Abnahme erfahren hat, herbeiführen. So ist sie infolge der Einführung des Kartoffelbaues in Bellamo seltener geworden. Die Hygieine wird aber, da die Maiskultur nicht zu beseitigen ist, durch die Einführung von geeigneten Trockenanstalten viel Weh verhüten können.

Acrodynie.

*Litteratur: **Hirsch**, Hdb. der geogr. Pathol. 1883, II, 172 (enthält die vollständige Litteratur). — **Marquez**, Gaz. hebd. de méd. 1889, Nr. 6.*

Mit dem Namen Acrodynie (Mal des pieds et des mains, Erythème épidémique) belegt man Massenerkrankungen, als deren pathognomische Symptome Kriebeln und intensiven Nadelstichen ähnliche Schmerzen in Füssen und Händen und später Erythem oder erysipelatöse Ausschläge an den Extremitäten mit nachfolgender Schrumpfung und Pigmentierung der Haut, sowie Kontrakturen und Paresen bezeichnet werden. Die vorwaltend bei der ärmeren Bevölkerung, namentlich in Kasernen und Gefängnissen beobachtete Acrodynie trat zuerst 1827/28 und 1829 in Paris und anderen Orten Frankreichs auf, wo vor dem Auftreten der Schmerzen und des Ausschlages, der mehrere Monate anhielt, Erbrechen, Durchfälle, Konjunktivitis oft vorausgingen. In späteren französischen Epidemien (1854 in der Krim bei 600 französischen Soldaten, 1859 in Lyon, 1874 im Feldlager bei Satory fehlen diese prodromalen Symptome, ebenso in der belgischen Epidemie von 1844/45 (in Gefängnissen von Brüssel, Gent und Namur), während sie bei einer analogen Erkrankung französischer und mexikanischer Soldaten (1866 in Mexiko) vorkamen. Das Leiden hat offenbar Aehnlichkeit mit Pellagra und Ergotismus (in Brüsseler Gefängnissen kam auch vereinzelt Gangrän vor), noch grössere mit subakutem Arsenicismus, wie eine 1889 in Hyères bei 400 Personen beobachtete Vergiftung durch den Genuss mit arseniger Säure gegipsten Weines beweist (Marquez). Doch lehrt die enorme Ausdehnung der 1828/29er Epidemie, die in Paris 1828 allein 40000 Menschen ergriff, dass Arsenicismus nicht im Spiele sein kann.

Lathyrismus.

*Litteratur: **B. Schuchardt**, Dtsch. Arch. f. klin. Med. 1887, XL, 320. — **Husemann**, Encycl. Jahrb. I, 432 (enthält sämtliche Litteratur). — **Mingazzini und Buglioni**, Riv. di Freniatria 1896, XXII, 79, 233.*

Durch den infolge Missratens des Getreides wochen- oder monatelang fortgesetzten Gebrauch der Samen verschiedener Arten von Platterbsen (Lathyrus), besonders Lathyrus Cicera L. und Lathyrus Clymanum L., vielleicht auch von Ervum Ervilia L. in Form daraus dargestellten Speisen oder damit versetzten Brotes entstehen eigentümliche Krankheitserscheinungen, welche in einzelnen Ländern beim Missraten der Cerealien in epidemischer Verbreitung beobachtet werden. Die gewöhnlichste Form, die sich als spastische Spinalparalyse darstellt und sich durch das Fehlen der Konvulsionen und des Kriebelns vom Ergotismus spasmodicus unterscheidet, scheint schon im Altertum bekannt gewesen zu sein, da in einer pseudohippokratischen Schrift von epidemisch in Ainos nach anhaltendem Gebrauche von Hülsenfrüchten als Nahrungsmittel aufgetretener Schwäche in den Schenkeln die Rede ist. Vermutlich sind die für Ergotismus spasmodicus gehaltenen mittelalterlichen Epidemien in Italien hierher zu ziehen, da bestimmte Erkrankungen durch Platterbsen im 18. Jahrhundert aus Modena und Toscana beschrieben sind und bis in die neueste Zeit hinein in Mittel- und Süditalien (1847 in den Abruzzen, 1873—76 bei Neapel, 1880 und 1896 bei Rom, 1882 bei Parma) vorkommen. In Frankreich wurde Lathyrismus im vorigen Jahrhundert in der Franche Comté, 1819 im Dép. Indre-et-Loire und 1829 in Loire-et-Cher beobachtet. Die ausgedehntesten Erkrankungen wurden 1829—1835 im Territorium Sangor in Ostindien und 1856—1858 in Allahabad Tausende von Erkrankungen (in einem einzigen Orte 2000 Fälle ausschliesslich bei Eingeborenen) beobachtet. Eine grössere Anzahl Lathyrismusepidemien, z. T. über 1000 Personen umfassend, sind 1860 und 1882/83 von französischen Militärärzten aus Algier mitgeteilt worden, wo die Affektion nach den als Djilben bezeichneten Lathyrussamen den Namen Djilbenkrankheit führte und ebenfalls nur bei Eingeborenen vorkommt.

Neben der spastisch-paralytischen Form (Lathyrisme médullaire spasmodique) kam in Indien und in Algier auch noch eine gangränöse vor. Die Möglichkeit einer Mitwirkung von Mutterkorn ist ausgeschlossen, da in den betroffenen Gegenden Indiens überhaupt kein Korn gewachsen war und die Kabylen keinen Roggen bauen.

Sehr genaue Beschreibungen des Lathyrismus spastico-paralyticus gaben Bourlier (1883) und Mingazzini und Buglieni (1896). Die chemischen Verhältnisse der Platterbsen, in denen nach Marie (1882) mehrere giftige Alkaloide enthalten sein sollen, beürfen noch genauerer Aufklärung. Mehrmals sind auch Vergiftungen von Pferden und Schweinen durch die in Frankreich als chiche, gesse oder charosse, in Italien als cicerchia bezeichnete Hülsenfrucht vorgekommen.

Milchkrankheit (Milk Sickness).

*Litteratur: A report disease in Ohio, Med. Repository, New York 1812, XV, 92. — **Coleman**, Western Quart. Rep. 1822, I, 133. — **Crookshank**, Philad. Journ. of Med. Sc. 1826, 252. — **Graff**, Amer. Journ. of Med. Sc. 1841, p. 351. — **Philipps**, Cincinnati Lancet, 1877, p. 130. — **Gardner**, St. Louis med. Journ. 1880, p. 288. — **Kimmell**, Vhdlg. des X. internat. Congr., Berl. 1891, II, 5. Abth. p. 148. — **Hirsch**, Handb. der hist. geogr. Path. 2. Bearb. Abth. II p. 177 (mit reicher Litteratur). — **Schuchardt**, Janus 1897, II, p. 537, 425 (vollständige Litteraturübersicht).*

Die in verschiedenen Gebieten der Vereinigten Staaten von Nordamerika (Ohio, Missouri, Indiana, Illinois, Virginia, Kentucky, Tennessee, Georgia und Nordkarolina) seit dem Anfange des 19. Jahrhunderts bekannte Milchkrankheit (Milk Sickness) ist vielfach als eine infolge Genusses giftiger Kräuter (Rhus Toxicodendron, Eupatorium ageratoides u. a.) bei Rindvieh nach dem Weiden auf unkultiviertem und besonders

59*

sumpfigem Boden in gewissen Gegenden auftretende Intoxikationskrankheit aufgefasst worden, die durch den Genuss der Milch und daraus dargestellter Produkte (Butter, Käse) oder auch des Fleisches der kranken Tiere auf den Menschen übertragen wird und in dieser Weise früher alljährlich, ziemlich ausgebreitete, jetzt seltener und beschränkter Erkrankungen herbeiführte. Der Umstand, dass die Affektion ein Inkubationsstadium von 3—10 Tagen hat, die Thatsache, dass die Verbreitung eine Zunahme der Schädlichkeit mit Sicherheit annehmen lässt, indem kleine Mengen Fleisch der gefallenen Rinder Schweine tödlich vergiften, deren Fleisch dann wieder auf Hunde, und das dieser wiederum auf Bussarde tödlich wirkt, weist mit ziemlicher Bestimmtheit auf eine Infektion durch niedere Organismen hin. Heusinger vermutete, dass es sich um Anthrax handle, weil das Leiden vom Vieh besonders auf Malariaboden acquiriert werde, weshalb man es in Amerika auch Moorkrankheit (Swamp disease) genannt hat; doch ist es nicht bloss Sumpfboden, sondern jeder bisher nicht kultivierte Boden, aus denen der Krankheitserreger aufgenommen wird. Auch stimmt das Krankheitsbild nicht ganz zu dem Milzbrandfieber; denn obschon die Hauptzüge, die Erscheinungen der Gastritis (daher der mitunter für die Affektion benutzte Name Stomach Sickness) und die langsame Rekonvalescenz identisch ist, kommt bei der Milk Sickness niemals Milzbrandkarbunkel oder Milztumor vor. Auch sind nervöse Erscheinungen, besonders Paralyse und Coma (daher die Bezeichnung Slows für einzelne Formen) und Zittern (daher der Name „Trembles", der für die Krankheit der Tiere am gebräuchlichsten ist) vorwaltend. Die erste Beschreibung des Leidens datiert von 1812, später haben Coleman, Graff und Kimmell genauere Nachrichten darüber gegeben. Crookshank wies 1826 auf das Wasser als Träger des Giftes hin, das auch direkt beim Menschen die Krankheit erzeugen kann. Dass im Blute erkrankter Tiere niedere Organismen vorhanden sind, haben Philipps und Hardner angegeben; doch spricht ersterer von Spirillen und Sphärobakterien, letzterer vom Bacillus subtilissimus.

Namenregister.

Lippert & Co. (G. Pätz'sche Buchdr.), Naumburg a. S.

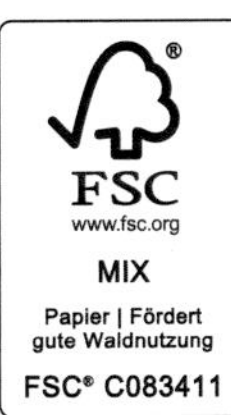

Zeitfracht Medien GmbH
Ferdinand-Jühlke-Straße 7
99095 Erfurt, Deutschland
produktsicherheit@kolibri360.de